U0214684

国家出版基金项目
NATIONAL PUBLICATION FOUNDATION

新闻出版改革发展项目
国家出版基金项目
中医古籍抢救工程示范项目

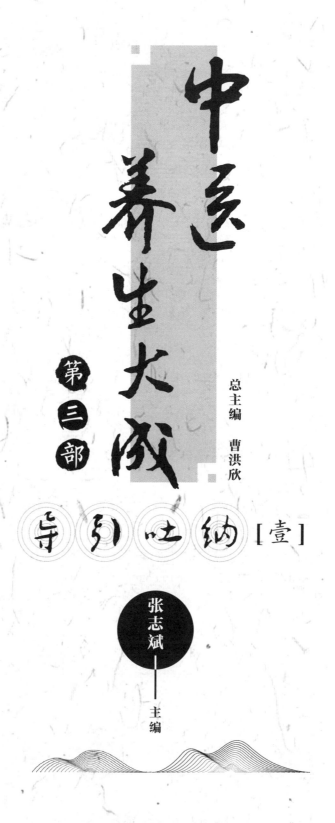

中医养生大成

第三部

导引吐纳 [壹]

总主编 曹洪欣

张志斌

主编

海峡出版发行集团
THE STRAITS PUBLISHING & DISTRIBUTING GROUP

福建科学技术出版社
FUJIAN SCIENCE & TECHNOLOGY PUBLISHING HOUSE

图书在版编目（CIP）数据

中医养生大成. 第三部 / 张志斌主编. —
福州：福建科学技术出版社，2017.10
ISBN 978-7-5335-5466-8

I.①中… II.①张… III.①养生（中医）–
基本知识 IV.①R212

中国版本图书馆CIP数据核字（2017）第275453号

书　　名	**中医养生大成·第三部**
总 主 编	曹洪欣
主　　编	张志斌
出版发行	福建科学技术出版社
社　　址	福州市东水路76号（邮编350001）
网　　址	www.fjstp.com
经　　销	福建新华发行（集团）有限责任公司
印　　刷	福州德安彩色印刷有限公司
开　　本	787毫米×1092毫米　1/16
印　　张	73
图　　文	1168码
版　　次	2017年10月第1版
印　　次	2017年10月第1次印刷
书　　号	ISBN 978-7-5335-5466-8
定　　价	980.00元

书中如有印装质量问题，可直接向本社调换

1996 年，世界卫生组织在《迎接 21 世纪的挑战》报告中指出："21 世纪的医学，不应继续以疾病为主要研究对象，而应以人类健康作为医学研究的主要方向。"人类进入 21 世纪已经十几年了，随着回归自然和崇尚天然潮流的兴起，医学朝向健康的观念越来越深入人心，全球性卫生工作的战略重心也由治疗疾病向提高人体健康素质从而减少疾病转移。而来自于《黄帝内经》的中医"治未病"这一原创观点，以及由此发展而来的中医养生学说和独特而又多样的保健技术与方法，体现了东方文明动静结合的哲学思维、人与自然相和谐的系统理念，越来越受世界瞩目，不仅为中华民族的繁衍昌盛做出了重要贡献，并将继续发挥重要作用，也为实现卫生战略的"重点前移"提供思维创新源泉。

正是在这样的大背景下，我们怀着"摸清家底"的愿望，对中医养生类古籍进行调研。据《中国中医古籍总目》（薛清录主编，上海辞书出版社 2007 年版，后简称《总目》）记载，现存的历代养生相关著作约有 485 种，《总目》将之分为三类，其中养生通论类著作 300 种，导引气功类著作 148 种，炼丹类著作 37 种。另有食养食治类著作 89 种，加上散见于各综合性中医书籍中的内容，涉及中医养生的古籍总计约有 600 种，数量真可谓不少。但是，对于此类古籍的整理、使用却做得很不够。近几十年来，虽然也有一些养生学著作陆续出版，但总的来说，研究者的注意力大多集中在"气功"方面，而真正能够体现中医养生理论的多数著作，还是深藏在图书馆中，能得到广泛传播与应用的不多。大型中医养生学古籍丛书点校出版，更是至今尚未见到。由此，我们萌发了点校出版大型中医养生古籍丛书的创作冲动。经过反复思考与探讨，我们决定以《中医养生大成》命名。我们这么做，并非拘泥于形式与措辞，而是希望进行一次严肃的中医养生文献整理；不是不加甄别地统括中国古代曾经出现的各种养生法，更不去迎合某些市场需要而故弄玄虚，而是给读者一部能够较为准确地体现中医养生理论的著作。

生命如此美好，却又如此短暂。因此，如何能够延长生命，并不仅仅是医学的研究命题。历史上，除医家之外，道家、佛家、儒家、方士，以及其他不同阶层的人群，都会在"养生"一名之下，实施各自的方法，以达到不同的目的，既有强身健体、减少疾病、延年益寿，也有长生不老、羽化登仙，甚至还有不良之徒借养生为名，纵欲宣淫，聚徒敛财，施行邪术。然而，真正形成理论，有着大量专门著作的，主要还是中医养生与道家养生。这两种养生理论的根本区别在于，中医养生追求的是健康长寿，而道家养生追求的是不死登仙。这两种不同的目标，成就了两种不同的养生理念与方法。

近几十年来，我国的养生活动比较活跃，各种房中、气功、食疗、药膳等方面的书籍大量涌现，良莠毕集。其中虽然不乏非常优秀的著作，但也较为普遍地存在中医养生与道家养生相混淆的现象，甚至有些原本不属于中医的文献，也打着中医的旗号出现。因此当某些养生方法出现偏差或问题的时候，有人就直接归罪于中医，严重损害了中医的声誉。我们之所以将本丛书命名为《中医养生大成》，就是希望能够还中医养生一个纯粹、真实的面貌。

我们希望能将纯粹、真实的中医养生理论分离出来。但不可否认，这种分离有时候是极为困难的。中医学是植根于中华文化土壤中的本土医学，是中华文化的重要载体之一，它既有自然科学的内涵，也有人文科学的底蕴。在其发展过程中，与中国古代儒、道、佛等其他各家文化相互影响、相互渗透。而且，这种影响与渗透，是以一种水乳交融的方式进行的，一旦融入，则难分彼此。在医学史上，有许多著名的跨文化学者对中医学的发展产生过巨大的影响，亦道亦医者如葛洪，亦佛亦医者如鉴真，亦儒亦医者如苏轼。更何况源自华夏传统哲学的一些经典概念，在各学派之间，可能只是用词不同而已。例如中医学的经典古籍《黄帝内经·素问》提出的"恬惔虚无，真气从之"这样一种有利于健康的精神状态，道家称之为"存想"，佛家称之为"禅定"，儒家称之为"静坐"。历史上的中医，是一门包容性极强的学科，它不断从儒、道、佛学中汲取精华而充实自身。在中医养生学著作中确实存在着许多来自于儒、道、佛的内容，并且已经成为中医养生学理论的重要组成部分。

但是，既然中医养生与道家养生之间存在着根本的区别，进行分离还是有章可循的。首先，我们要明确什么是中医养生。《中医药学名词（2004）》给"中医养生学"所下的定义是"研究中国传统保健理论与方法和应用的中医学科"；给"养生"所下的定义是"根据中医理论，运用调神、导引、四时调摄、食养、药养等方法的中国传统保健方法"。

作为中医理论指导下的中医学科，中医养生学有着一个根本而明确的指导思想，那就是来自于《黄帝内经》的"治未病"思想。一般认为，中医"治未病"

包括三种境界：其一为治理健康，保全长生；其二为慎微杜渐，先病而治；其三为既病防变，先变而治。前者属于养生内容，后二者则属于治疗内容。元代名医朱丹溪对此有一个很好的评价，他说："未病而先治，所以明摄生之理。夫如是则思患而预防之者，何患之有哉？此圣人不治已病治未病之意也。……或曰：见肝之病，先实其脾脏之虚，则木邪不能传；见右颊之赤，先泻其肺金之热，则金邪不能盛，此乃治未病之法。今以顺四时调养神志而为治未病者，是何意耶？盖保身长全者，所以为圣人之道；治病十全者，所以为上工术。不治已病治未病之说，著于《四气调神大论》，厥有旨哉！"

朱丹溪明确指出"治未病"虽有三义，但从根本来说，当以《素问·四气调神大论》的观点为宗旨。

"四气调神大论"的观点是什么呢？《素问·四气调神大论》云："阴阳四时者，万物之终始也，死生之本也。逆之则灾害生，从之则苛疾不起，是谓得道。道者，圣人行之，愚者佩之。从阴阳则生，逆之则死；从之则治，逆之则乱。反顺为逆，是谓内格。是故圣人不治已病治未病，不治已乱治未乱，此之谓也。夫病已成而后药之，乱已成而后治之，譬犹渴而穿井，斗而铸锥，不亦晚乎！"

这就清楚地提出了"治未病"的根本涵义，即顺从自然之道，使"苛疾不起"。它要求医生指导人们保持健康的生活方式，以提高身体素质，从而达到不得病的目的，使人们能在健康自然的状态下，"尽终其天年"，也就是使不同个体都能达到其最长的自然寿命。中医的养生防病，实际上与将卫生工作的战略重心前移是一致的，都是主张调动人体自身的力量，对内杜绝内伤疾病的形成，对外防范抗击外邪的入侵。

根据以上原则，我们就可以清晰地掌握一个标准：凡是以不死成仙，以及享乐宣淫为目的的内容，均不属于中医养生。例如，《总目》中提到的炼丹类著作，大多属于道家养生的内容。因为无论是外丹还是内丹，均以长生不死为目的。所谓外丹，是指将药物（主要是矿物类）放在鼎中，以火炼制成丹药，以图服了这种丹药后人体可以获取矿物类坚固耐久的特性而长生不死。所谓内丹，是指利用各种修炼功法，以人体作为"炉"和"鼎"，以体内的精气作为"药物"，运用"神"作为"火"去烧炼，使精、气、神相交，聚结成"物"，就是"内丹"，亦是所谓的"不死之道"。关于炼丹，明代著名医药出版家胡文焕明确表示："内丹成就能有几？外丹我心亦不喜。惟晓人生天地间，顺受其正而已矣。"著名医药学家李时珍也提出过激烈的反对，他说："方士固不足道，本草其可妄言哉？"

因此，为了能从理论上对中医养生的概念、方法、科学内容做出较为系统的阐述，剔除不属于中医养生的荒诞内容，澄清人们对于中医养生的误解，为建立中医养生学提供可靠的底本资料与坚实理论基础，我们确立了本丛书的几项取舍原则。本丛书为古籍整理项目，因此，收录著作的成书或刊刻时间为清末之前，亦即 1911 年之前。从内容上来说，不收录：

①以长生不老为目的的道教炼丹（含内丹、外丹）书；

②以渲染房中技巧、追求淫乐、采阴补阳为目的的房中书；

③以不死成仙为目的或否定医药作用等涉及邪术的书籍；

④1911 年之后，受日本以及西洋医学影响的卫生类书籍。

同时，为了保证丛书质量，也不收录：

①没有原创意义，属于全盘抄袭的养生书；

②以救荒、长生辟谷为目的的相关本草书；

③以技击为主的武术书。

经过这样的取舍，中医养生有了一个相对清晰的范畴，大致可以分为三大类，也就是本丛书的三个分部。

第一，养生通论。概括起来说，有以下七类内容：趋安避险、顺应四时、饮食有节、起居有常、精神恬愉、小劳无极、养老哺幼等。这些都是大家非常熟悉的内容。也许，在此前中医养生讨论中，对"趋安避险"谈得相对较少。其实这是中医养生理论中十分重要的内容。所谓养生，是相对于外部环境而言的，趋安避险包括居处的选择、水源与环境的卫生，以及有效地防范一切可能的危害。北齐颜之推说："虑祸求福，全身保性，有此生然后养之。"他认为养生必须先留心防备祸患，求得平安，保全生命，这才有生可养，才谈得上延长寿命。同理，保持健康的生活方式，改掉过嗜厚味及过分安逸的生活习惯，以及在传染性疾病流行之际做好各种隔离防范工作，预防各种急慢性疾病的发生，也属于趋安避险的范畴。

第二，食养食治。饮食对于人类生存的重要性是不言而喻的，古人尤其看重饮食不当的危害与饮食调养的作用，认为饮食不当是百病产生的根源。唐代名医孙思邈说："凡欲治疗，先以食疗。既食疗不愈，后乃用药尔。"很明显，他认为食疗是胜于药疗的。因此，饮食调养与饮食文化在我国古代得到良好的发展，有着悠久的传承历史，几乎成为古代社会生活不可或缺的一个部分。在古代中医本草著作中，很多食物就是药物，还有一些界于食物与药物之间，适当使用可以强身健体、减少疾病、延年益寿。这是自古至今养生的依据。沿用不衰的药茶、药膳都是由此而产生的。但必须注意的是，药物总是有寒热温凉偏性的，绝对不能以药代食。因为即便是药茶、药膳，也都含有具不同滋补作用的药物。因此，真正意义上的药茶、药膳与饮食养生不同，并不是老少皆宜、人人可用的，一般只适宜用于身体在寒热虚实某方面有所偏向的人。而对于疾病，采用以食物为主的方法进行调理治疗，则属于食治范畴。食治性质平和，副作用小，既能起到治疗作用，又可调养补益，使用适当有很好的效果。至于希望通过服用某些药物（药饵）以求长生不老的，是古代方士的养生方法，称为"服饵""服食"。在早期的药饵中，盛行服用石药，即矿物类药物，故又称为"服石"。在历史的长河中，曾经出现五花八门的延年不老之品，它们充斥于道家的养生书，有时也会出现在医方本草书中。但是，无论是单味药，还是复方制品，没有一种可以使人长生不老。需要指出的是，由于古人的思维与认识不同于今人，有些饮食禁忌的提法及饮食调养的方法可能不被现代人所理解。同时，受道家养生观念的影响，所收录的食养食治著作中，可能有涉及服食辟谷的内容，需要读者注意甄别。

第三，导引吐纳。包括各种导引按摩、吐纳行气的内容。吐纳就是吐故纳新，指呼吸运动；行气就是运用意念调整呼吸。此前，这一类内容常被称为"气功"。虽然现在"气功"这一名词相当普及，但本丛书仍然不予使用。原因有两方面。其一，在古代文献中，通过调整呼吸达到静心宁神的这一类养生方法，并没有用过"气功"这样的词来概括，而多使用的是"吐纳行气"。作为一部古籍整理著作，恢复使用古人的提法完全合乎学术要求。其二，"气功"本来就是一个现代名词。而这些年来，有人借用"气功"之名，鼓吹其静能移神动物，动能穿垣断壁，甚至能远距离发功夺人神思、替人疗病，并以此类荒诞的神话沽名钓誉。我们这部纯学术性古籍整理著作应与之泾渭分明。

还需说明的是，这次收录的个别著作中，可能仍然含有某些本属于淘汰范畴的内容，但是因其大部分内容是健康有益的，我们还是予以选录。同时，遵循古籍整理的原则，为了保持古籍的完整性，避免文献的支离破碎，对那些不尽合适的内容未予删除。我们会在"内容提要"或者"校后记"中提出研究者的看法，在此提醒读者加以甄别。

最后，我们希望与读者共享研究成果。文献研究是一个十分艰辛的过程，我们将把这个过程以及成果用最简洁的语言进行记录。在每一种著作的校后记中，会记载该书的现存版本考查与选择版本的依据、内容提要、作者生平，以及相关学术源流的考证等，还会将研究工作尚存未解决的问题如实地告诉读者，相信会有助于读者加深对相关著作及其学术背景的理解，同时，也便于读者对我们的研究工作进行监督审核。

曹洪欣

《中医养生大成·第三部》收录导引吐纳方面的专门著作36种，内容涉及导引按摩与吐纳行气两个方面。这是中医养生中最具特色的一个部分。

古代养生方法大致可以分为养形与养神两个大类。古人对养形与养神采取一动一静截然不同的两种态度，对养神要求"闲心"，对养形却要求"劳形"。所谓劳形，就是让形体运动。

为什么要"劳形"呢？古人是从自然现象得到的启示。《吕氏春秋·尽数》提到"动形"时说："流水不腐，户枢不蝼，动也。形体亦然。形不动则精不流，精不流则气郁。"因此，古人认为人也应该是这样的，身体如果不活动，体内的精气就不会周流；精气不流动，气机就会阻滞，人体也会因此而生病。古代人体的运动可以有两种，一种是肢体的主动运动，另一种是外力作用于人体的一定部位进行运动。一般来说，前者称为导引，后者称为按摩。由于导引与按摩对人体所起的养生作用相似，因此常二者并称为"导引按摩"，或简称为"导引"。古人进行导引锻炼的目的很明确，一是"逆却未生之众病"，即强身健体，预防各种疾病的产生；二是"攻治已结之笃疾"，即治疗各种已经确诊的疾病。

所谓吐纳，简单地说就是指呼吸，即吐故纳新。但是吐纳作为一类具有强身祛疾作用的锻炼方法，与单纯的呼吸运动又有所区别。吐纳包括调整呼吸的方式、频率、深浅，及控制呼吸时的意念。古人早就认识到呼吸是生命存在的条件之一，人体必须通过呼吸，与外界交换"气"这种物质，通过吐（故）纳（新），能呼出体内的废气，吸入外界的新鲜空气，从而保持身体的健康。吐纳的目的大致有两个，一是调节换气；二是排除杂念，使思想入静。由于有意念控制的加入，古人有时候也称吐纳为"行气"。

早期的导引术有可能只是单纯的肢体运动，而早期的吐纳术可能也只是深长的呼吸而已。发展到后来，则成为将导引与吐纳相互结合的锻炼方法，合称为"导引吐纳"，或"导引引气"。古代的这一类著作，有图画与文字两种表达形式。

最晚在两汉魏晋时期，我国导引术的发展已经昌盛。除了历史记载中华佗创编的"五禽戏"之外，这一时期应该出现过多种导引著作。从现存的许多书籍中可以看到这一时期导引著作的摘录引用。《玄鉴导引法》中说："导引秘经，千有余条。"可见当时导引专书的内容已经相当丰富了。现存的有长沙马王堆汉墓出土的帛书《导引图》，使用者"皆可按图视像，随疾所在，行气导引，以意排除之"。

但是由于朝代变更，战火频仍，早期的导引著作如今大多已不复可见。除了出土的《导引图》帛书，现存的导引著作大多是明代及其以后的作品。鉴于这样的情况，本书在遴选相关著作时遵循以下原则：

第一，选择以导引吐纳术为主要内容的著作，包括有文无图、有文有图，以及原本属导引按摩图或其他图画类的作品。

第二，有些著作刊刻年代较晚，但属后人从前人著作中收集整理而成的，实际反应的是早期导引内容，则仍将此类著作归为早期的著作。如后人整理的《巢氏病源补养宣导法》及陈希夷《坐功图说》，仍作为隋代及宋代著作来处理。

第三，古代导引吐纳在流传过程中，大致形成以下几个系统：①二十四气导引图：即根据节气的不同建立二十四种导引方法。②陈抟睡功法：若干种睡姿导引法。③四十九仙导引图：用仙人名字命名的导引法。④八段锦或十二段锦坐（立）功法：八种或十二种坐姿（或立式）导引法。⑤易筋经：一套十二式，或三套二十二式套路导引法。⑥五禽戏：五种仿生导引法。⑦保身良法：又称"延年却病法"，一套九种功法，包括八种站功与一种坐功。⑧其他：若干种相对具有特色的导引法，如服气图说、二十四导引法、十二度按摩法等。在各书中各种功法或有重复，但因多法的组合不同，功法及图形抑或有所差异，为体现流传演变的过程，本书则分别予以收入。

第四，有若干种著作，原属多种养生方法的综合性著作，原书已经收录在本丛书的第一部《养生通论》中，但其中导引部分亦颇具特色，或体现了某一类导引图的流传演变。为了能在本部中相对完整地反映古代中医养生导引法的全貌，仍节选其导引内容，收入附录中。

需要说明的是，有些导引图并非以书籍的形式保留至今，而是收藏于博物馆的书画文物，因此，其作者、年代等可能不易考证，还希望读者见谅。

此外，还需提醒读者的是，作为一部具有实用意义的养生著作，如果读者参照书中导引法在养生实践中使用的话，则需注意中医养生导引法的特点。这个特点，符合中华文化的中庸特色。东汉著名的外科学家华佗有一句名言："人体欲得劳动，但不当使极耳。"意思是说，人体一定要劳作或运动，但必须注意不能过度。

导引也讲究适可而止，不能使人过于疲劳。导引结束后，一般要做些按摩动作，使全身感到温热，微微汗出。但不宜出很多汗。如果出汗了，要用粉搓身，注意保暖，不要受风着凉。导引的动作是千变万化的，可以根据不同的体质情况、锻炼需求，以及不同的疾病，选择不同动作。

限于我们的学术水平，书中观点或有不当之处，希望能够得到广大读者的理解与批评指正。

张志斌

凡例

一、选书及其归类原则

《中医养生大成》为中医养生学专题丛书（包括少量的古籍节选），是一部系统的、经过校点并带有简要注释的中医养生学古籍文献整理性著作。丛书共三部：

第一部"养生通论"，主要收集趋安避险、顺应四时、饮食有节、起居有常、精神恬惔、小劳无极、养老哺幼等七类内容。

第二部"食养食治"，主要收集食养食治理论、食药、食养方、食治方等四类内容。

第三部"导引吐纳"，主要包括导引按摩与吐纳行气两大类，并附有历代吐纳导引图。

《中医养生大成》所收录的著作，成书或刊刻时间为清末之前，亦即 1911 年之前；内容为中医养生。除综合性中医著作节选其与中医养生相关的内容外，大部分著作为全书收录。

二、各部组成安排

每部均有"校点说明"，对本部所收录著作的校点方法做出明确的说明。所收录的著作均予以校勘和标点，除原书序言、目录、正文之外，另设"内容提要"与"校后记"两项内容。

"内容提要"简要介绍所收录著作的内容特色。"校后记"介绍所收录著作的朝代、作者、书名、成书年代、版本传承情况，扼要点明该书的性质和主要特点，并说明本次校点选取底本与参校本的相关情况。各节选著作，以及收录于附录中的著作，一般保留"内容提要"，省略"校后记"（少数节选内容较长者除外）。

三、内文排版原则

中医学素有"注而不述""以注代述"的传统，历代医家往往采用通过注解前人著作的方式来阐述自己的观点。为便于读者阅读，本次校点整理予以区分不同来源的文字，排版时将引述经文或作者原文排为大字，作者注文排为小字；重订者或注解者的按语、注文另设字体予以区分；底本中的双行小字改为单行小字；眉批或旁注据文义插入相应正文之后，排为小字，用鱼尾括号（【　】）括注以为标记。

　　本丛书插图均采用原图进行修复。

校点说明

一、本丛书尽可能选用最佳底本与校本（包括主校本与他校本），并在所收录著作的校后记中介绍所选底本、校本及遴选理由。

二、本次校勘采用"以本（底本）为主"与"以善为主"相结合的"本善兼顾"法，并择要写入校后记。

三、本丛书所收录著作的底本为繁体字直排，此次整理改简化字横排，排式变更造成的文字含义变化予径改，如"右件药"中径改"右"为"上"，不出注。

四、凡底本无误而校本有误者，不出注。底本引文虽有化裁，但不失原意者不改，不出注。唯底本有误或引文改变原意时，方据情酌改，或仍存其旧，并出注说明。

五、底本中药名与今通行之名不同者，属用字规范范畴的予径改，如"黄檗"改作"黄柏"，"莪茂"改作"莪术"，不出注；若为药物异名，或能体现时代用药特征的药名，则不改，如"栝楼"不需改作"瓜蒌"；若原系药物正名，后被俗名所取代并广为运用者，则二者均可使用，但在所收录的同一本著作中需予以统一，如"黄耆"与"黄芪"。

六、底本中医名词术语用字与今不同者，一般径改为通行或规范之名，如"藏府"改作"脏腑"，尤其是同一著作用字（词）不统一或不规范时，均加以统一或规范，不另出注。但若系引用《黄帝内经》原文，则不予改动，如"藏象"不改作"脏象"。另外，古人常将"症""证"二字混用，为保持古书原貌，今均未改动。

七、通假字是古籍中常见的用字现象。底本中的通假字，为保持古籍原貌、原意，除容易产生歧义者外，一般不予改动。

八、底本中的避讳字，有碍于文义文理者，改回原字，并于首见处出注说明；若习用已久，于文义文理无碍者，则不改。

九、底本中的异体字、俗写字或笔画差错残缺者，均径改为规范汉字，不出注。

十、底本中明显的错字、别字，或日、曰，己、已等混淆之类，予径改，不出注。

十一、底本有脱文，或模糊不清难以辨认者，以虚阙号"□"按所脱字数一一补入。

十二、底本目录与正文不符时，若正文正确而目录有误，则依据正文订正目录，若目录正确而正文有误，则依据目录订正正文。原书目录分卷排列者，全部移聚到书前。上述改动，均出注说明。

十三、底本中疑难冷僻字及重要的特殊术语，酌情予以简要注释。

十四、为了保持古籍原貌，原著作中的观点及理论不作任何删改，药物剂量采用旧制，个别当今法规已禁用或改用替代品的药物不作改动，也不出注，请读者注意甄别。

目录

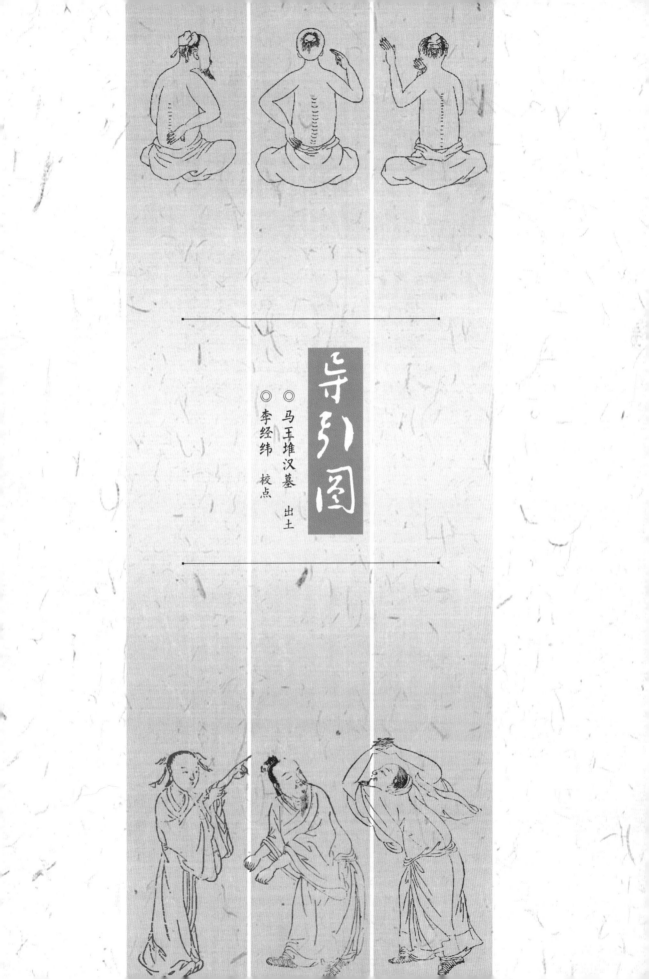

导引图

◎ 马王堆汉墓 出土

◎ 李经纬 校点

内容提要

　　《导引图》是 1973 年年底从长沙马王堆汉墓出土的一幅彩绘帛画。其上绘有 44 个人物，分 4 行排列，呈现练功的各种动作姿式。人物形象男女老少各不相同，均逼真生动、栩栩如生。原图已有损坏残破，后经专家研究，重绘复原。原图无名，研究专家根据内容，为其命名为"导引图"。图中部分人物动作附有简单旁注，文字很少。这是我国现在已知最早的养生导引图。因原图破损模糊，本次整理均以原图与重绘复原图对照呈现。图中不同动作，原有旁注者，以旁注为图名；原无旁注者，仅出图号说明。凡原图所没有，为今整理补出的文字，均用"〔〕"标注。

导引图

〔总图原图〕

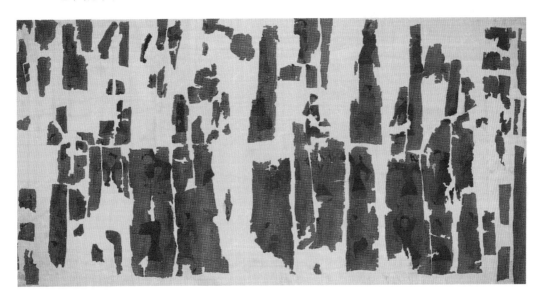

〔总图重绘复原图〕

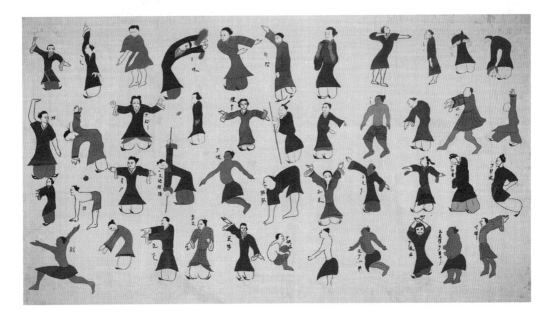

〔导引图-01〕

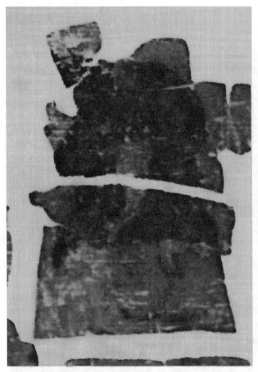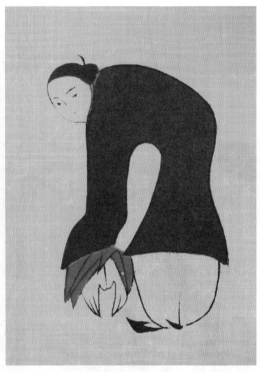

〔导引图-02〕

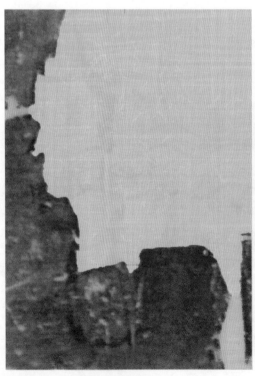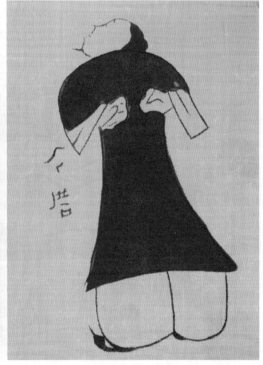

〔导引图-03〕

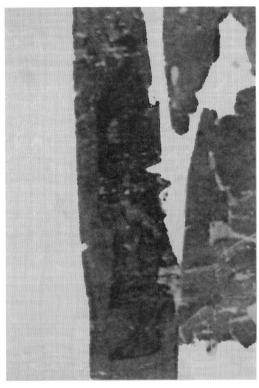 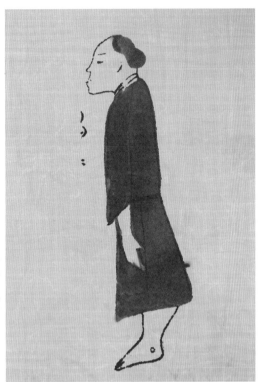

〔导引图-04〕

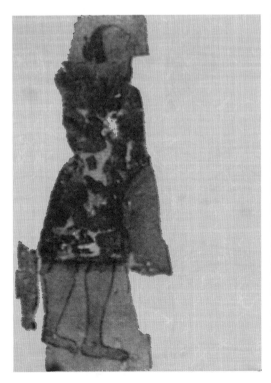 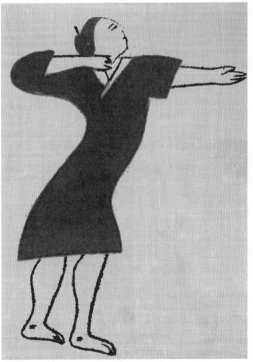

〔导引图-05〕

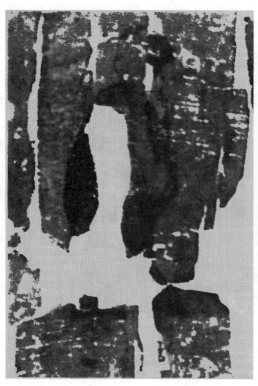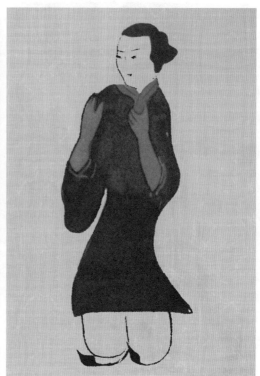

〔导引图-06〕折阴

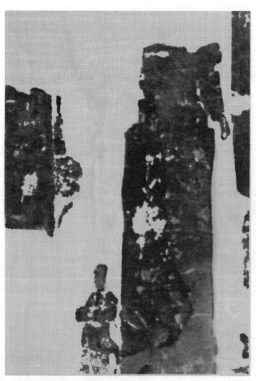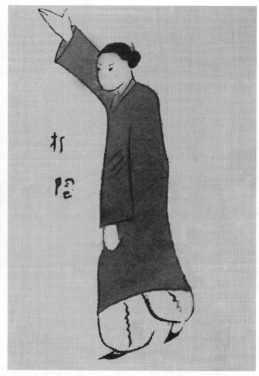

〔导引图-07〕

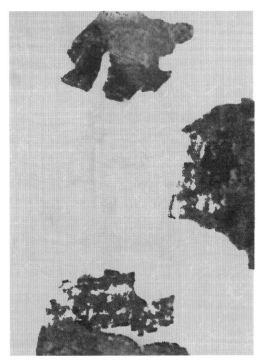
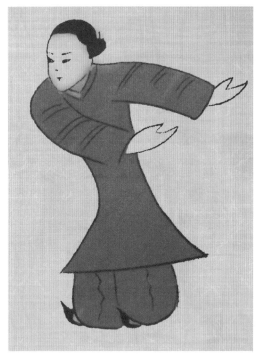

〔导引图-08〕螳螂

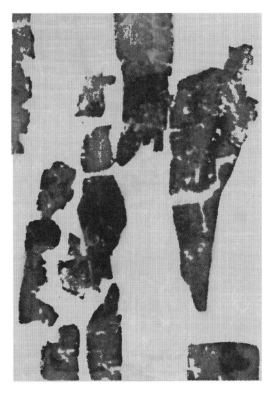
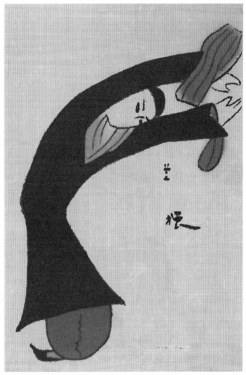

〔导引图-09〕

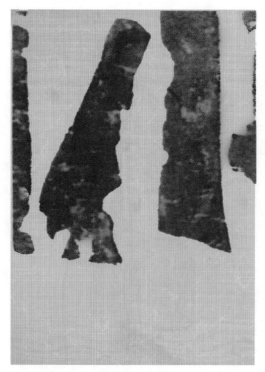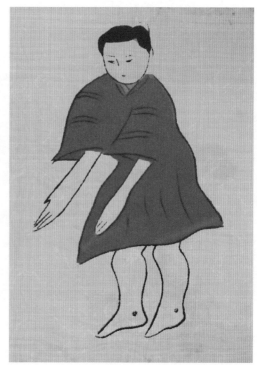

〔导引图-10〕

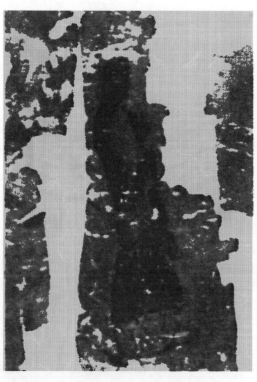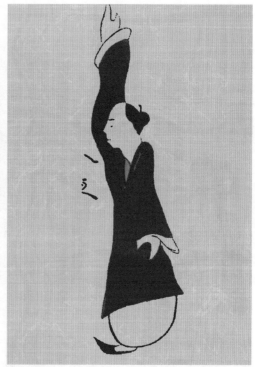

〔导引图-11〕

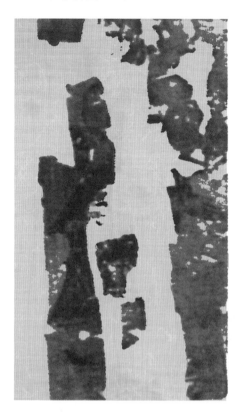 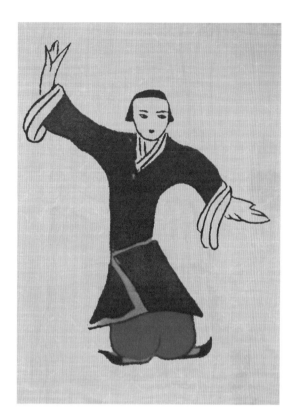

〔导引图-12〕

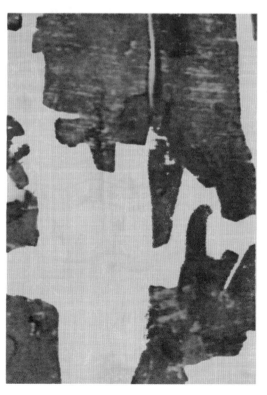 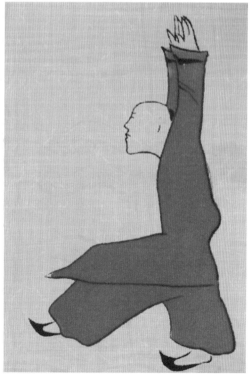

〔导引图-13〕痛肋

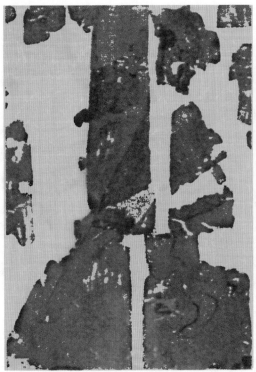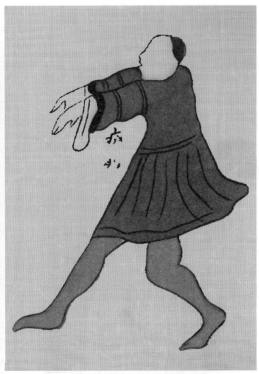

〔导引图-14〕

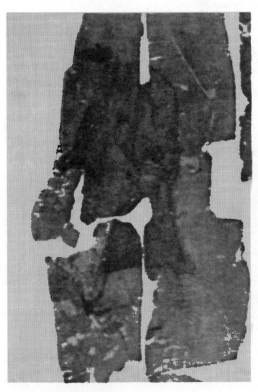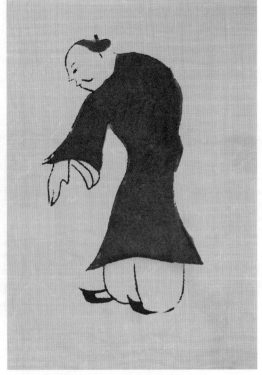

〔导引图-15〕颓疝

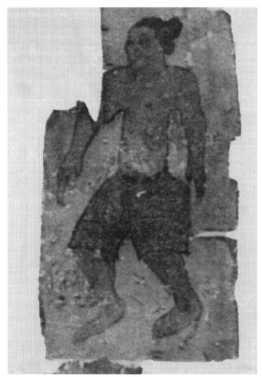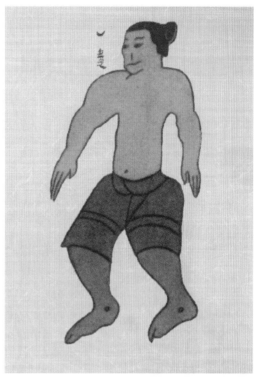

〔导引图-16〕

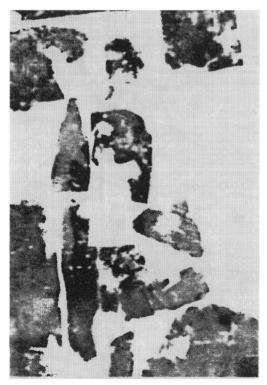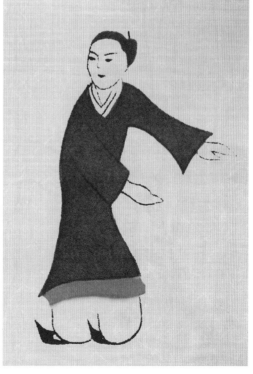

〔导引图-17〕

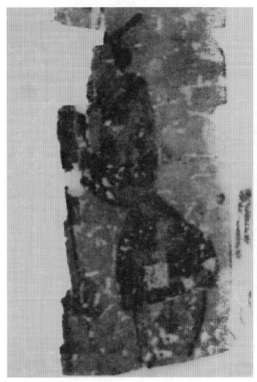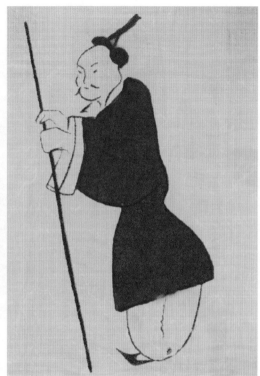

〔导引图-18〕腹中

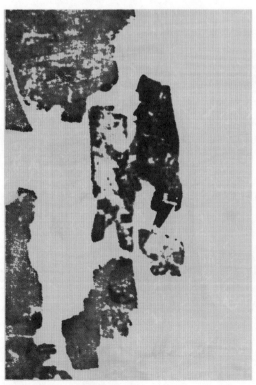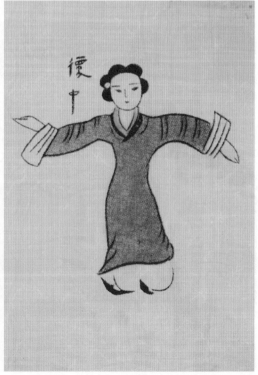

〔导引图-19〕

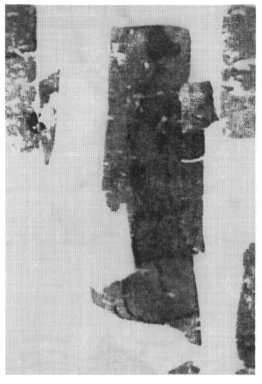 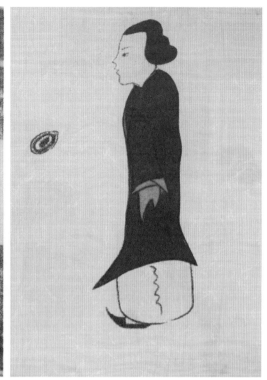

〔导引图-20〕引聋

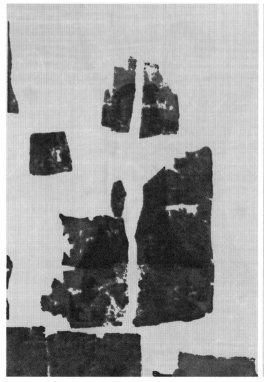 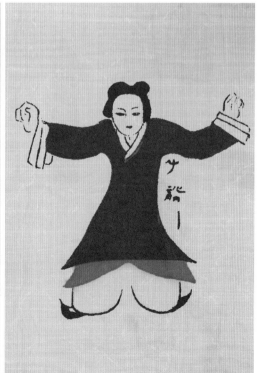

〔导引图-21〕

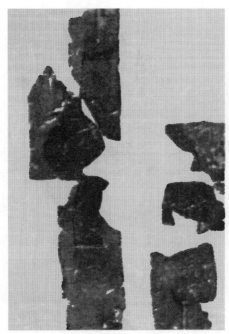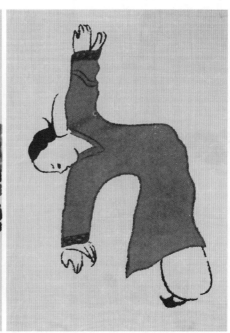

〔导引图-22〕烦

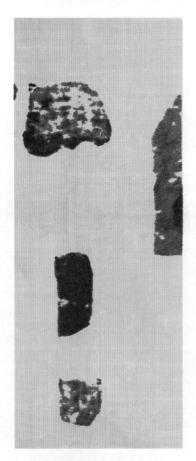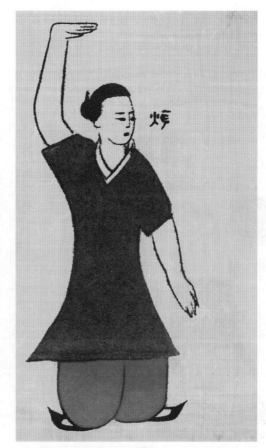

〔导引图-23〕引膝痛

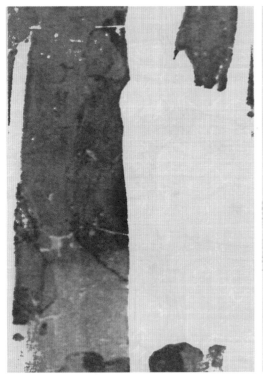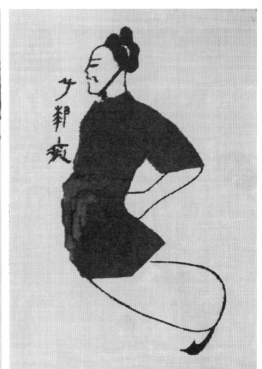

〔导引图-24〕引胠积

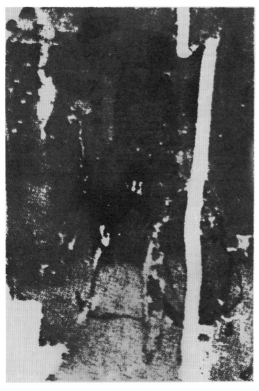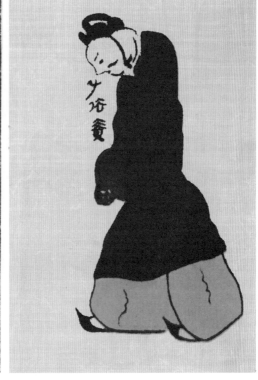

〔导引图-25〕鹤□

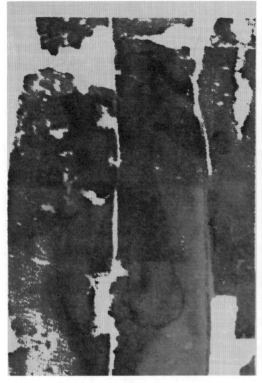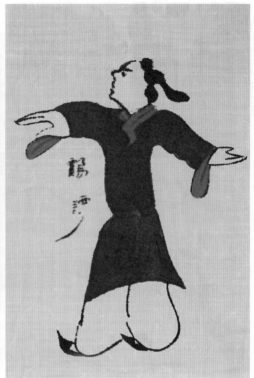

〔导引图-26〕

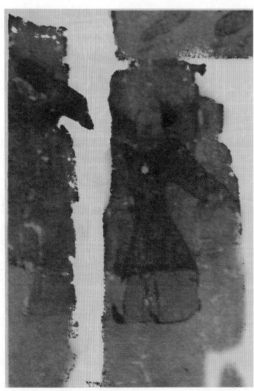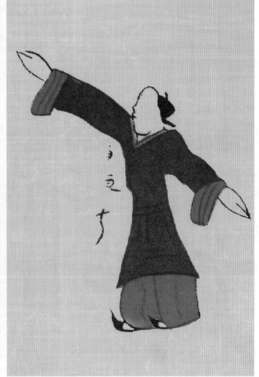

〔导引图-27〕蚤登

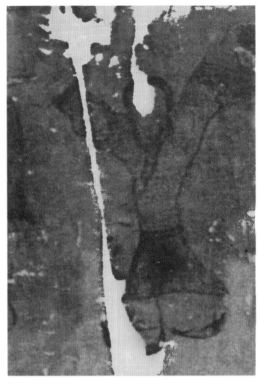
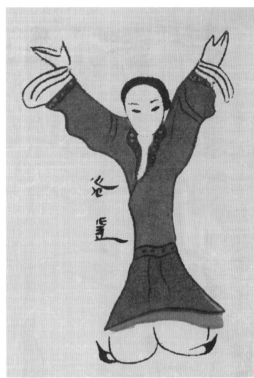

〔导引图-28〕俛欮

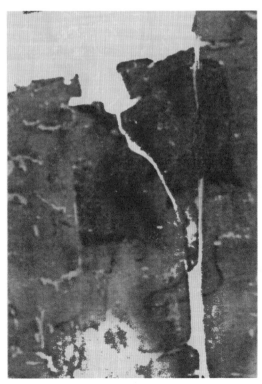
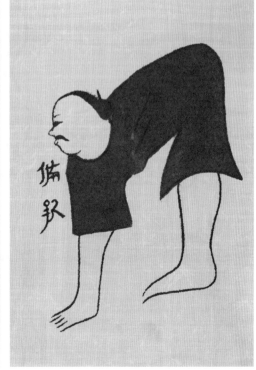

〔导引图-29〕引项

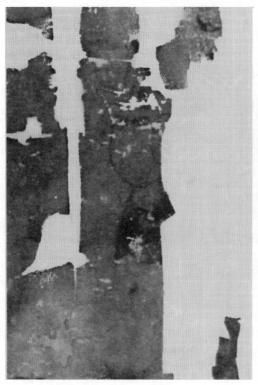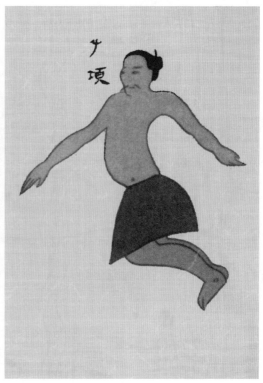

〔导引图-30〕以杖通阴阳

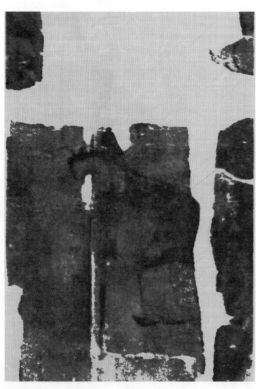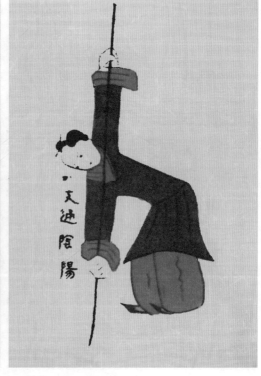

〔导引图-31〕鹞背

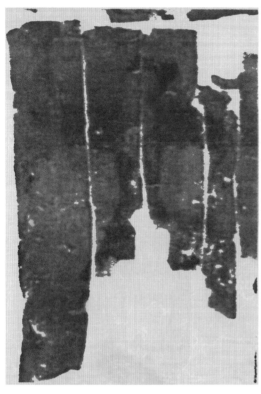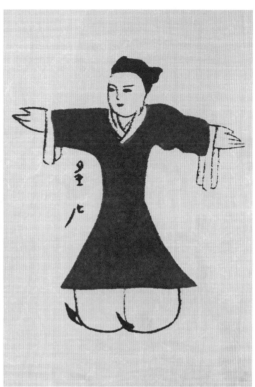

〔导引图-32〕伸

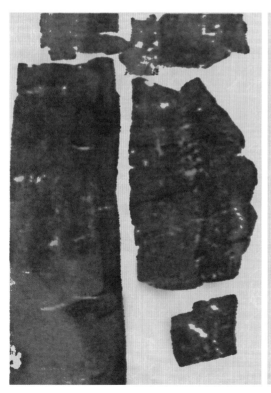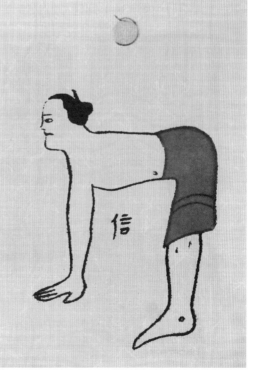

〔导引图-33〕

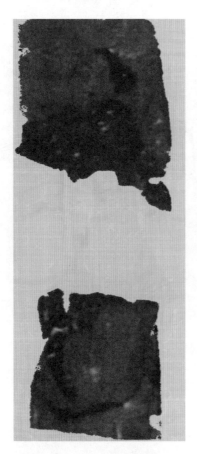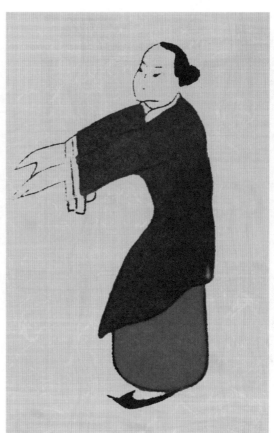

〔导引图-34〕仰呼

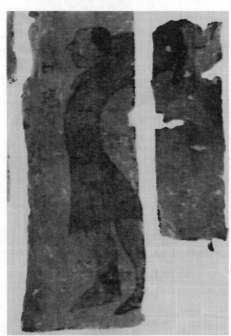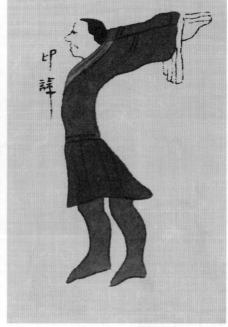

〔导引图-35〕猕猴讙引热中

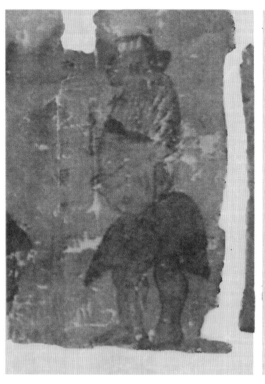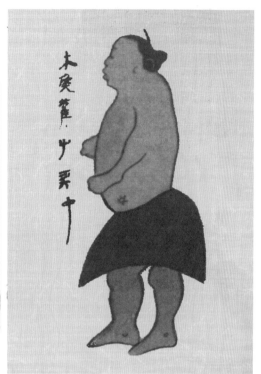

〔导引图-36〕引温病

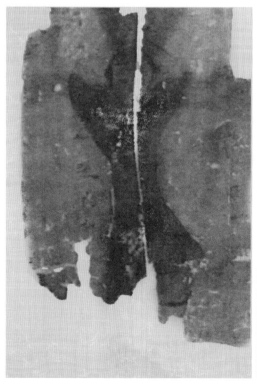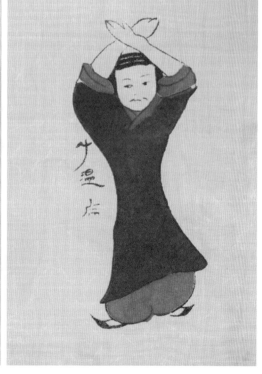

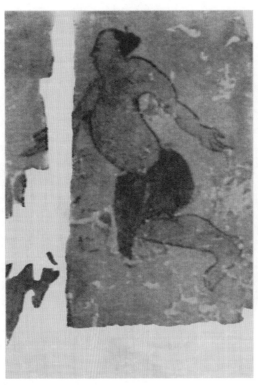
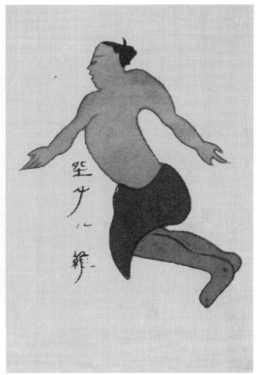

〔导引图-38〕

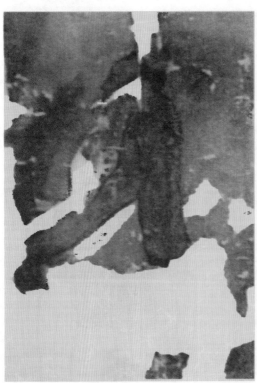
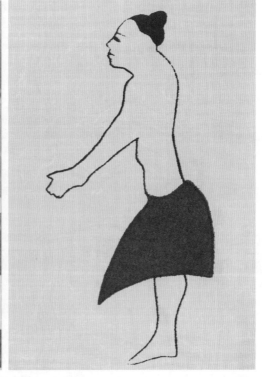

〔导引图-39〕引痹痛

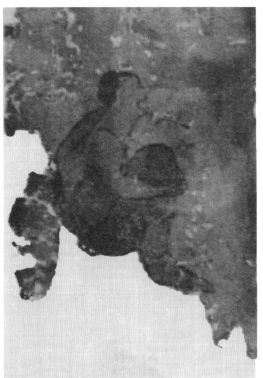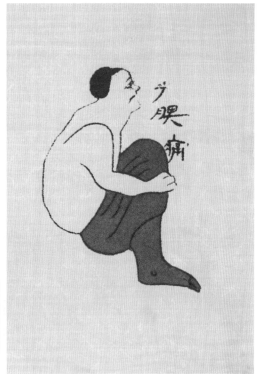

〔导引图-40〕爰壖

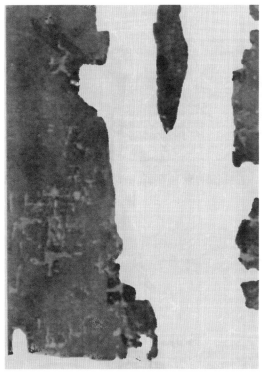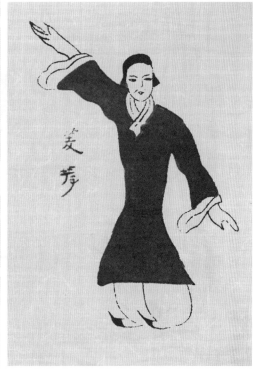

〔导引图-41〕熊经

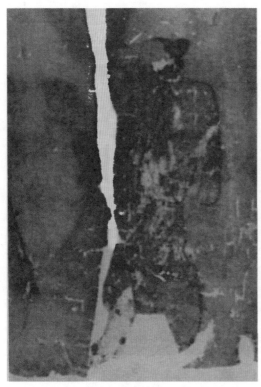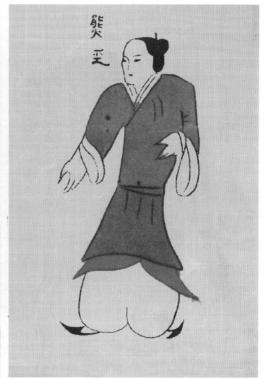

〔导引图-42〕蚖恳

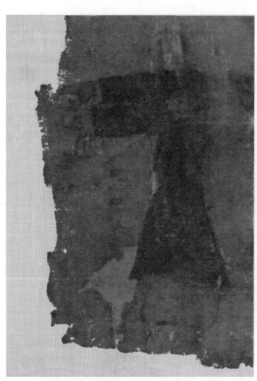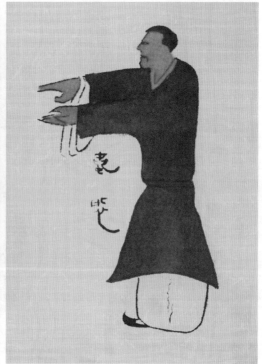

〔导引图-43〕

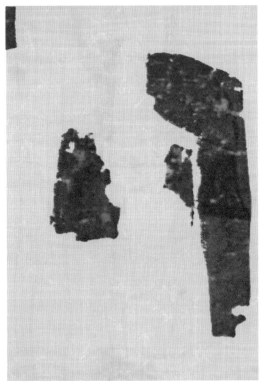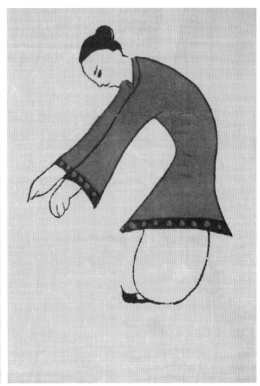

〔导引图-44〕鹞

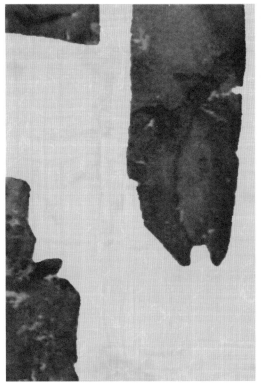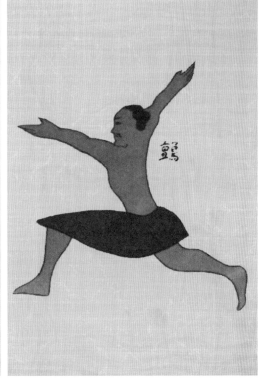

校后记

　　《导引图》是 1973 年年底从长沙马王堆汉墓出土的一幅彩绘帛画。其上绘有 44 个人物，分 4 行排列，呈现练功的各种动作姿式。人物形象男女老少各不相同，均逼真生动、栩栩如生。考古学家认为，这幅导引图为汉初文物，至迟不晚于汉墓主人下葬的年代，即汉文帝十二年（公元前 168 年）。这是我国已知现存最早的养生导引图。

　　这幅导引图，从功法的具体形式来看，包括四方面的内容：一是徒手运动，帛画的大部分图像均为徒手运动。二是器械操练，如"以杖通阴阳"之类，帛画中还出现过盘、棍、袋等器械，用来辅助运动。三是行气吐纳，如"印谭（仰呼）"之类。四是意念活动，如某些图像表现为凝神存想的样子。从术式的功能来看，可分为养生功和医疗功两大类。养生功主要以养生健体为目的，多为模仿动物动作的功法，如"螳螂""熊经""鹞背"等。医疗功，主要以治病为目的，或者作为治病的辅助方法，促进身体恢复健康，大多标明为"引"治某种疾病，如"引聋""引胠积""引温病"等。

　　原图已有损坏残破，经专家研究后重绘复原。原图无名，研究专家根据内容，为其命名为"导引图"。图中部分人物动作附有简单旁注，文字很少。因原图破损模糊，本次整理均以原图与重绘复原图对照呈现，原图位左，重绘复原图位右。图中不同动作，原有旁注者，以旁注为图名；原无旁注者，仅出图号说明。凡原图所没有，为今整理补出的文字，均用"〔 〕"标注。

李经纬

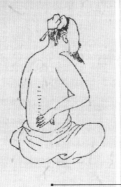
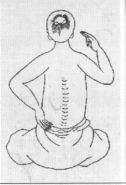
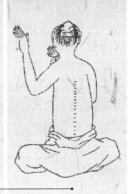

巢氏病源补养宣导法

◎ [隋] 巢元方　原著

◎ [清] 廖平　辑

◎ [民国] 曹炳章　补辑

◎ 张爱军　整理校点

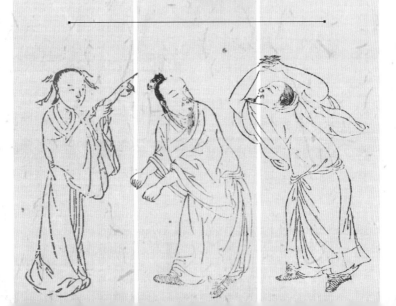

内容提要

  《巢氏病源补养宣导法》上下两卷。隋代巢元方原著，清末民初廖平从《诸病源候论》前半部分中选摘汇辑成上卷，民国时期曹炳章依据《诸病源候论》后半部分补辑了下卷。此书文字全部来自于隋代《诸病源候论》，因此，就内容来说，这是一部反映早期祛病养生导引法的专著。《诸病源候论》原是一部疾病症状学专书，其书没有传统意义上的治法方药，但汇集了隋代之前祛病养生的导引方法。《巢氏病源补养宣导法》完全采用《诸病源候论》的证候名为标题，并按照其原有的先后次序，摘录编排相应的导引治疗方法。这些方法包括呼吸吐纳与肢体导引两大类，有立、坐、卧等多种姿势，大多以祛病为主要目的，也涉及强身健体。由于《诸病源候论》成书很早，且具有极高的学术价值，书中的导引法也对后世产生很大的影响。

  廖平所选编的《巢氏病源补养宣导法》原不分卷，只选择了《诸病源候论》中"呕哕病诸候"之前的内容，收入他编著的《六译馆丛书》中。曹炳章编修《中国医学大成》时，收录廖氏此书作为上卷正编，又补辑了下卷续编，而使此书成为上下两卷。现以此两种传本作为底本进行整理校点，并用《诸病源候论》原书进行核校。

巢氏宣导法提要[1]

隋巢元方原著，清廖平辑撰。平，四川井研人。尝考导引之法，创自黄岐《素》《灵》，为道家修养却病之法，其法多散见各道书。隋巢元方著《诸[2]病源候论》，搜集能治病之各法，录于各病源之后，以代药治。井研廖平，汇辑成编，名《巢氏病源补养宣导法》。惜乎只辑其半，尚非全璧。炳章复辑其佚，并再考修养各书之各疗病法，汇集续编，附刊于后，以补药治之不足。俾人人得悉养生之法，以锻炼精神、强健体格，崇尚武精神，谋兴家保国之需要，诚摄生要览也。

---

〔1〕巢氏宣导法提要：据曹炳章《中国医学大成》第十一集《巢氏宣导法》补。

〔2〕诸：原脱，据《诸病源候论》原书补。

目 录 [1]

[1]目录:《六译馆丛本》无目录,据《中国医学大成》本补。
[2]腰背病诸候上:本书按《诸病源候论》编排顺序摘录各病证中提到的导引法,无导引法的病证
    则略过,并不特别讲究标题前后的连贯,如书中有"腰背病诸候上",而无"腰背病诸候下"。
    下同。

卷上 正编

〔清〕井研 廖平 纂辑[1]

风病诸候上

风偏枯候

其汤熨针石，别有正方，补养宣导，今列于后。《养生方·导引法》云：正倚壁，不息行气，从头至足止。愈疟、疝、大风、偏枯、诸风痹。"补养宣导"，每门皆有此语，今只一见。

又云：仰两足趾，五息止。引腰背痹、偏枯，令人耳闻声。常行，眼耳诸根，无有挂碍。

又云：以背正倚，展两足及趾，瞑心，从头上引气，想以达足之十趾及足掌心，可三七引，候掌心似受气止。盖谓上引泥丸，下达涌泉是也。

又云：正住[2]倚壁，不息行气，从口趣令气至头始止。治疟、痹、大风偏枯。

又云：一足踏[3]地，足不动，一足向侧相，转身倚[4]势，并手尽[5]急回，左右迭三[6]七。去脊风冷、偏枯不通润。

风失音不语候

《养生方》云：醉卧当风，使[7]人发瘖[8]。

风口㖞候

《养生方》云：夜卧，当耳勿得有孔。风入耳中，喜令口㖞。

风四肢拘挛不得屈伸候

《养生方·导引法》云：手前后递互拓，极势三七，手掌向下，头低面心，气向

---

〔1〕卷上……纂辑：原无此十一字，据《中国医学大成》本补。
〔2〕住：原作"柱"，据《诸病源候论》改。
〔3〕踏：原作"蹋"，同"踏"。下同。
〔4〕倚：原作"攲"，通"倚"。下同。
〔5〕尽：原为墨丁，据《诸病源候论》补。
〔6〕三：《诸病源候论》作"二"。
〔7〕使：原为墨丁，据《诸病源候论》补。
〔8〕瘖：原作"瘖"，据《诸病源候论》改。

下至涌泉、仓门，却努一时取势，散气，放纵身，体[1]平头动，膊[2]前后倚侧，柔转二七。去膊井冷血，筋急渐渐如消。

又云：两手抱左膝，伸腰，鼻纳[3]气七息，展右足。除难屈伸拜[4]起、胫中痛萎。

又云：两手抱右膝着膺。除下重难屈伸。

又云：踞坐，伸右脚，两手抱左膝头，伸腰，以鼻纳气，自极七息，展左足着外。除难屈伸拜起、胫中疼痹。

又云：立身，上下正直，一手上拓，仰手如推物势，一手向下如捺物，极势，上下来去，换易四七。去膊内风、两膊井内冷血、两掖筋脉挛急。

又云：踞坐[5]，伸左脚，两手抱右膝，伸[6]腰，以鼻纳气，自极七息，展左足着外。除难屈伸拜起、胫中疼痹[7]。

风身体手[8]足不随候

《养生方·导引法》云：极力右掖振两臂[9]，不息九通。愈臂痛劳倦，风气不随。振两臂者，更互蹑踏，犹言厥九通，中间偃伏皆为之，名虾蟆行气。不已，愈臂痛劳倦，风气不随。久行，不觉痛痒，作种种形状。

又云：偃卧，合两膝，布两足，伸腰，口纳气，振腹，七息。除壮热疼痛，两胫不随。

又云：治四肢疼闷及不随，腹内积气。床[10]席必须平稳，正身仰卧，缓解衣带，枕高三寸。握固者，以两手各自以四指把手拇指，舒臂，令去身各五寸，两脚竖趾，相去五寸，安心定意，调和气息，莫思余事，专意念气。徐徐漱醴泉者，以舌舐略唇口牙齿，然后咽唾，徐徐以口吐气，鼻引气入喉，须微微缓作，不可卒急强作，待好调和。引气吐气[11]，勿令自闻出入之声。每引气，心心念送之，从脚趾头使气出。引气五息、六息，一出之为一息。一息数至十息，渐渐增益，得至百息、二百息，病即除愈。不用食生菜及鱼、肥肉。大饱食后，喜怒忧患，悉不得行气。惟须向晓清静时行气，大佳，能愈万病。

风痹手足不随候

《养生方·导引法》云：左右拱手两臂，不息九通。治臂足痛、劳倦、风痹不随。

---

〔1〕体：原作"气"，据《诸病源候论》改。

〔2〕膊：原作"髆"，通"膊"。下同。

〔3〕纳：原作"内"，通"纳"。下同。

〔4〕拜：原作"舞"，据《诸病源候论》改。

〔5〕踞坐：原作"屈"，据《诸病源候论》改。

〔6〕伸：原作"生"，据文义改。下同。

〔7〕痹：原脱，据《诸病源候论》补。

〔8〕手：原作"两"，据《诸病源候论》改。

〔9〕臂：原作"臀"，据《诸病源候论》改。下同。

〔10〕床：原作"壮"，据《诸病源候论》改。

〔11〕吐气：原脱，据《诸病源候论》补。

偏风候

《养生方·导引法》云：一手长舒，仰掌合掌，一手捉颏，挽之向外，一时极势二七，左右亦然。手不动，两向侧势，急挽之二七。去颐[1]骨急强、头风脑旋、喉[2]痹、髆内冷注、偏风。

又云：一足踏地，一手后向长舒努之，一手捉涌泉急挽，足努手挽，一时极势。左右易，俱二七。治上下偏风，阴气不和。

风不仁候

《养生方·导引法》云：赤松子曰，偃卧，展[3]两胫、两手，足外踵趾相向，以鼻纳气，自极七息。除死肌、不仁、足寒。

又云：展两足，上。除不仁、胫寒之疾也。

风湿痹候

《养生方·导引法》云：任臂，不息十二通。愈足湿痹不任行，腰脊痹痛。又正卧，叠两手着背下，伸两脚，不息十二通。愈足湿痹不任行，腰脊痛痹。有偏患者，患左压右足，患右压左足。久行，手亦如足用行，满十方止。

又云：以手摩腹，从足至头，正卧，蜷臂导引，以手持引足住，任臂，闭气不息十二通。以治痹湿不可任，腰脊痛。

风湿候

《养生方·真诰》云：栉头理发，欲得多过，通流血脉，散风湿。数易栉，更番用之。

风痹候

《养生方》云：一曰以右踵[4]拘左足拇指，除风痹；二曰以左踵拘右足[5]拇指，除厥痹；三曰两手更引足跗置膝上，除体痹。

又云：因汗入水，即成骨痹。

又云：偃卧，合两膝头，翻两足，伸腰坐，口纳气，胀腹，自极七息。除痹痛热痛，两胫不随。

又云：踞坐，伸腰，以两手引两踵，以鼻纳气，自极七息，引两手[6]布两膝头。除痹、呕。

又云：忍尿不便，膝冷成痹。

又云：偃卧，端展两手足臂，以鼻纳气，自极七息，摇足三十而止。除胸足寒、周身痹、厥逆。

又云：正倚壁，不息，行气，从头至足止。愈大风、偏枯、诸痹。

[1]颐：原作"头"，据《诸病源候论》改。
[2]喉：原作"候"，据《诸病源候论》改。
[3]展：原为墨丁，据《诸病源候论》补。
[4]踵：原为墨丁，据《诸病源候论》补。
[5]右足：原为墨丁，据《诸病源候论》补。
[6]引两手：原误在本段末，据文义前移。

又云：左右手夹据地，以仰引腰五息止。去痿痹，利九窍。

又云：仰两足趾，引五息止，腰背痹枯，令人耳闻声。久行，眼耳诸根，无有挂碍。

又云：踞坐[1]，伸右脚，两手抱左膝头，伸腰，以鼻纳气，自极七息。除难屈伸拜起、胫中痛、疼痹。

又云：左右拱两臂，不息九通。治臂足疼、劳倦、风痹不随。

又云：凡人常觉脊偻强而闷，仰面努膊井向上，头左右两向挼之，左右三七，一住。待血行气动定然，始更用。初缓后急，不能先急后缓。若无病人，常欲得旦起、午时、日没三辰如用，辰别二七。除寒热病、脊腰颈项痛、风痹两膝颈头。以鼻纳气，自极七息。除腰痹背痛、口内生疮、牙齿风、头眩尽除。

又云：大汗，勿偏脱衣，喜偏风，半身不随。

《养生经·要集》云：大汗，急敷粉。着汗湿衣，令人得疮，大小便不利。

风惊候

《养生方》云：精藏于玉房，交接太数则失精。失精者，令人怅怅，心常惊悸。

风病诸候下

风冷候

《养生方·导引法》云：一足踏地，足不动，一足向侧，如"丁"字样，转身倚[2]势，并手尽急回，左右迭互。去脊风冷、偏枯不通润。

又云：蹲坐，身正头平，叉手安颏下，头不动，两肘向上振摇，上下来去七七，亦持手三七，放纵身心。去乳房风冷肿闷、鱼寸不调、日日损。

又云：坐，两足长舒，自纵身，纳气向下，使心内柔和适散然。始屈一足安膝下，长舒一足，仰足趾向上使急，仰眠，头不至席，两手急努向前，头向上努挽，一时各各取势，来去二七，迭互亦然。去脚疼，腰膊冷，血冷，风，日日渐损。

又云：长舒足，肚腹着席，安徐看气向下，知有去处然。使着两手掌拓席，努使臂直，散脊背气向下，渐渐尽势，来去二七。除脏腑内宿冷、脉急、腰膊风冷。

又云：欲以气出汗，拳手屈膝，侧卧，闭气自极，欲息，气定复闭气，如此汗出乃止。复转卧，以下居上，复闭气如前，汗大出乃止。此主治身中有风寒。欲治股胫手臂痛法，屈一胫一臂，伸所病者，正偃卧，以鼻引气令腹满，以意推之，想气行至上，至上[3]温热，即愈。

---

〔1〕坐：原脱，据文义补。

〔2〕倚：原作"歌"，据《诸病源候论》改"敧"，通"倚"。

〔3〕至上：原脱，据《诸病源候论》补。

又云：肚腹着席，长舒一足向后，急努足趾，一手舒向前尽势，将一手向背上挽足倒极势，头仰蹙背使急。先用手足斜长舒者，两向自相挽急，始屈手足共头，一时取势。常记动手足，先后交番，上下来去二七，左右亦然。去背项腰膝膊并风冷疼闷，脊里倔强。

又云：坐正，两手向后捉腕，反向拓席，尽势，使腹[1]眩眩，上下七，左右换手亦然。损腹肚冷风，宿气积，胃口冷，食饮进退，吐逆不下。

又云[2]：凡学将息人，先须正坐，并膝头、足。初坐，先足趾相对，足跟外扒，坐上。欲安稳，须两足跟向内相对，坐上。足趾外扒，觉闷痛，渐渐举身，似疑便坐上。待共内坐相似不痛，如双竖足跟向上，坐上，足趾并反向外。每坐常。去膀胱内气、膝冷、两足冷疼、上气、腰痛，尽自消适。

又云：长舒一足，一脚屈，两手挽膝三里，努膝向前，身却挽，一时取势，气内散消，如似骨解，迭互换足，各别三七。渐渐去膊脊冷风冷血、筋急。

又云：两手[3]向后，倒挽两足，极势，头仰，足趾内外努之，缓急来去七，始手向前直舒，足自摇，膝不动，手足各二七。去脊腰闷、风冷。

又云：身平正，舒两手向后，极势，屈肘向后空捩四七，转腰，垂手向下，手掌四面转之。去臂内筋急。

又云：两手长舒，合掌向下，手高举与膊齐，极势，使膊闷痛然，始上下摇之二七。手下至髀还，上下缓急，轻手前后散振七。去膊内风冷疼，日消散。双手前拓，努手合掌向下。

又云：手掌倒拓两膊井前，极势，上下傍两掖，急努振摇，来去三七，竟。手不移处，努两肘上急势，上下振摇二七，欲得拳两手七，因相将三七。去项膊筋脉急努。一手屈拳向左，一手捉肘头，向内挽之，上下一时尽势，屈手散放，舒指三，方转手，皆极势四七。调肘膊骨筋急强。两手拓向上，极势，上下来去三七。手不动[4]，时两肘向上，极势七，不动手、肘、臂，侧身极势，左右回三七。去颈骨冷气风急。前一十二件有此法，能使气人行之，须在疾中可量。

头面风候

《养生方》云：饱食仰卧，久成气病[5]头风。

又云：饱食沐发，作头风。

又云：夏不用露面卧，露下堕面上，令面皮厚，喜成癣。一云作面风。其汤熨针石，别有正方。补养宣导，今附于后。

《养生方·导引法》云：一手拓颐，向上极势，一手向后长舒急努，四方显手掌，一时俱极势，四七，左右换手皆然。拓颐，手两向共头倚侧，转身二七。去臂膊

---

[1]腹：原作"復"，据《诸病源候论》改。

[2]又云：原作"凡人"，据《诸病源候论》改。

[3]两手：此二字前原衍一"手"字，据《诸病源候论》删。

[4]手不动：此前原有"又云"二字，并换行。据《诸病源候论》删改。

[5]气病：原作"病气"，据《诸病源候论》乙转。

头风，眠睡。

又云：解发，东向坐，握固，不息一通，举手左右导引，手掩两耳。治头风，令发不白。以手复捋头五，通脉也。

又云：人常须日已没食讫，食讫即更不须饮酒，终天不干呕。诸热食腻物，不饮冷醋浆，喜失声失咽。热食，枕手卧，久成头风目[1]涩。

又云：端坐伸腰，左右倾头，闭目，以鼻纳气，自极七息止[2]。除头风。

又云：头痛，以鼻内徐吐出气，三十过，休。

又云：抱两膝，自弃于地，不息八通。治胸中上至头诸病、耳目鼻喉痛。

又云：欲治头痛，偃卧[3]，闭气，令鼻极乃息，汗出乃止。

又云：又两手头后，极势，振摇二七，手掌翻覆安之二七，头欲得向后仰之，一时一势，欲得倚斜四角，急挽之三七。去头掖膊肘风。

风头眩候

《养生方·导引法》云：以两手抱[4]右膝着膺。除风眩。

又云：以两手承辘轳倒悬，令脚反在其上元。愈头眩风癫。坐地舒两脚，以绳绊之，大绳绊讫，拖辘轳上来下去，以两手挽绳，使脚上头[5]下[6]，不[7]使离地，自极十二通。愈眩风癫。久行，身卧空中而不堕落。

又[8]云：一手长舒，合掌仰，一手捉颐，挽之向外，一时极势二七，左右亦然。手不动，两向侧，极势，急挽之二七。去颈骨急强、头风脑旋、喉痹、膊内冷注、偏风。

又云：凡人常觉脊背倔强，不问时节，缩咽膊内，仰面，努膊井向上，头左右两向挼之，左右三七一住，待血行气动住然，始更用。初缓后急，不得先急后缓。若无病人，常欲得旦起、午时、日没三辰，辰别二七。除寒热病、脊腰颈项痛、风痹、口内生疮、牙齿风、颈头眩，众病尽除。

又云：坐地，交叉两脚，以两手从曲脚中入，低头，叉项上。治久寒不能自温[9]、耳不闻声。

又云：脚着项上，不息十二通。愈[10]大寒、不觉暖热、久顽冷患、耳聋目眩病。久行即成法，法身五六，不能变也。

又云：低头不息六通。治耳聋、目癫眩、咽喉不利。

又云：大前侧牢，不息六通。愈耳聋目眩。随左右聋伏，并两膝，耳着地牢，强

---

〔1〕目：原作"日"，据《诸病源候论》改。

〔2〕自极七息止：原在本段末，《诸病源候论》同，据文义前移。

〔3〕偃卧：原在"令鼻极"之后，《诸病源候论》同，据文义前移。

〔4〕抱：《诸病源候论》作"抅"。

〔5〕头：原书作"而"，据《诸病源候论》改。

〔6〕下：原书为墨丁，据《诸病源候论》补。

〔7〕不：原脱，据《诸病源候论》补。

〔8〕又：原为墨丁，据《诸病源候论》补。

〔9〕不能自温：原作"不然能自湿"，据《诸病源候论》改。

〔10〕愈：此前原换行，衍"又云"二字，据《诸病源候论》删改。

意多用力至大极。愈耳聋目眩病。久行不已，耳闻十方，亦能倒头，则不眩也。八件有此术，亦在病疾难为。

风癫候

《养生方》云：夫人见十步直墙，勿顺墙而卧，风利吹人，必发癫痫及体重。人卧春夏向东，秋冬向西，此是常法。其汤熨针石，别有正方。补养宣导，今附于后。

《养生方·导引法》云：还向反望，不息七通。治咳逆、胸中病、寒热癫疾、喉不利、咽干咽塞。

又云：以两手承辘轳倒悬，令脚反在上元。愈头眩风癫。坐地，舒两脚，以绳絆之，以大绳絆讫，拖辘轳上来下去，以两手挽绳，使脚上头下，不使离地，自极十三通。愈头眩风癫。久行，身卧空中而不堕落。

风邪候

《养生方·导引法》云：脾主土，土暖如人肉，始得发汗，去风冷邪气。若腹内有气胀，先须暖足，摩脐上下并气海，不限遍数，多为佳。如得左回右转，三七。和气如用，要用身内一百一十三法，回转三百六十骨节，动脉摇筋，气血布泽，二十四气和润，脏腑均调。和气在用，头转动摇振，手气向上，心气则下，分明知[1]去知来，莫问平手、倚腰、转身、摩气，屈蹙回动，尽心气放散，送至涌泉，一一不失气之行度，用之导益。不解用者，疑如气乱。

鬼邪候

《养生方》云：《上清真人诀》曰，夜行常琢齿，杀鬼邪。

又云：仙经治百病之道，叩齿二七过，辄咽气二七过，如三百通乃止。为之二十日，邪气悉去；六十日，小病愈；百日，大病除，三虫伏尸皆去，面体光泽。

又《无生经》曰：治百邪鬼虫毒，当正偃卧，闭目闭气，内视丹田，以鼻徐徐纳气，令腹极满，徐徐以口吐之，勿令有声，令入多出少，以微为之，故存视五脏，各如其形色，又存胃中，令鲜[2]明洁白如素。为之倦极，汗出乃止，以粉粉身，摩捋形体。汗不出而倦者，亦可止。明日复为之。

又云：当存作大雷电，隆隆鬼鬼，走入腹中，为之不止，病自除去。

又云：封君达常乘青牛，鲁女生常乘驳牛，孟子绰常乘驳马，尹公度常乘青骡。时人莫知其名字为谁，故曰，欲得不死，当问青牛道士。欲得此色，驳牛为上，青牛次之，驳马又次之。二色[3]者，顺生之气也，故云青牛者，乃柏木之精；驳牛者，古之神示之先；驳马者，乃神龙之祖也。云道士乘此以行于路，百物之恶精、疫气之疬鬼，长摄之焉。

风瘙身体隐疹候

《养生方》云：汗出不可露卧及浴，使人身振、寒热、风疹。

---

〔1〕知：原脱，据《诸病源候论》补。

〔2〕鲜：原作"解"，据《诸病源候论》改。

〔3〕色：原作"已"，据《诸病源候论》改。

诸癞候

《养生禁忌》云：醉酒露卧，不幸生癞。

又云：鱼无鳃，不可食。食之，令人五月发癞。

虚劳病诸候上

虚劳候

《养生方·导引法》云：唯欲嘿气养神，闭气使极，吐气使微。又不得多言语，大呼唤令神劳损。亦云：不可泣泪及多唾涕。此皆为损液漏津，使喉涩大渴。

又云：鸡鸣时，叩齿三十六通讫，舐唇漱口，舌聊上齿表，咽之三过。杀虫，补虚劳，令人强壮。

又云：两手拓两颊，手不动，搂肚肘使急，腰内亦然，住定。放两肋，头向外，肘髆腰[1]气散，尽势，大闷始起，来去七通。去[2]肘臂劳。

又云：两手抱两乳，急努，前后振摇，极势二七。手不动，摇两肘头，上下来去三七。去两肘内劳损，散心向下，众血脉遍身流布，无有壅滞。

又云：两足跟相对，坐上，两足趾向外[3]扒，两膝头拄席，两向外扒使急，始长舒两手，两向取势，一一皆急三七。去五劳、脊膝疼、伤冷、脾痹。

又云：跪[4]一足，坐上，两手髀内卷，足努踹向下，身外扒，一时取势，向心来去二七，左右亦然。去五劳、足背[5]疼闷、膝冷、阴冷。

又云：坐抱两膝，下去三里二寸，急抱向身极势，足两向身起，欲似胡床，住势，还坐，上下来去二七。去腰足臂内虚劳、膀胱冷。

又云：外转两脚，平踏而坐，意努动膝节，令骨中鼓，挽向外十度，非转也。

又云：两足相踏，向阴端急蹙，将两手捧膝头，两向极势，捺之二七竟，身侧两向，取势二七，前后努腰七。去心劳、痔病、膝冷。调和未损尽时，须言语不瞋喜，偏跏，两手抱膝头，努膝向外，身、手、膝各两极势，挽之三七，左右亦然。头须左右仰扒。去背急臂劳。

又云：两足相踏，令足掌合也，蹙足极势，两手长舒，掌相向脑项之后，兼至髆，相挽向头髆，手向席，来去七，仰手七，合手七，始两手角上极势，腰正，足不动。去五劳七伤、脐下冷暖不和。数用之，常和调适。

---

〔1〕腰：原脱，据《诸病源候论》补。

〔2〕去：原脱，据《诸病源候论》补。

〔3〕外：原作“下”，据《诸病源候论》改。

〔4〕跪：原作“跑”，据《诸病源候论》改。

〔5〕背：《诸病源候论》作“臂”。

又云：一足踏地，一足屈膝，两手抱犊鼻下，急挽回身极势，左右换易四七。去五劳、三里气不下。

又云：蛇行气，曲卧以正身，复起，踞，闭目随气所在，不息，少食裁通肠，服气为食，以舐为浆，春出冬藏，不财不养。以治五劳七伤。

又云：虾蟆行气，正动摇两臂，不息十二通。以治五劳七伤、水肿之病也。

又云：外转两足十遍，引去心腹诸劳。内转两足各十遍，引去心五息止，去身一切诸劳疾疹。

虚劳羸瘦候

《养生方》云：朝朝服玉泉，使人丁壮，有颜色，去虫而牢齿也。玉泉，口中唾也。朝未起，早漱口吞之，辄琢齿二七过，如此者三，乃止，名曰练精。

又云：咽之三过乃止。补养虚劳，令人强壮。

虚劳寒冷候

《养生方·导引法》云：坐地，交叉两脚，以两手从脚中入，低头，叉手项上。治久寒不能自温，耳不闻声。

虚劳少气候

《养生方·导引法》云：人能终日不唾，恒含枣核而咽之，受气生津，此大要也。

虚劳里急候

《养生方》云：正偃卧，以口徐徐纳气，以鼻出之。除里急。饱食后，小咽气数十，令温寒者，干呕腹痛，从口纳气七十所，大填腹后，小咽气数十，两手相摩令极热，以摩腹，令气下。

虚劳体痛候

《养生方·导引法》云：双手舒指向上，手掌从面向南，四方回之，屈肘上下尽势四七，始放手向下垂之，向后双振，轻散气二七，上下动两膊二七。去身内、臂肋疼闷。渐用之，则永除。

又云：大踦坐，以两手捉足五趾，自极低头，不息九通。治颈脊腰脚痛、劳疾。

又云：偃卧，展两足趾右向，直两手身旁，鼻纳气七息。除骨痛。

又云：端坐，伸腰，举右手，仰其掌，却左臂，覆右手，以鼻纳气，自极七息，息间稍顿左手。除两臂、背痛。

又云：胡跪，身向下，头去地五寸，始举头，面向上，将两手一时抽出，先左手向身前[1]长舒，一手向身后[2]长舒，前后极势二七，左右亦然。去臂骨脊筋阴阳不和，疼闷疠痛。

又云：坐一足上，一足横铺安膝下押之，一手捺上膝向下，急，一手反向取势长舒，头仰向前，共两手一时取势，捺摇二七，左右迭互亦然。去髀、胸、项、掖脉血

---

〔1〕前：原作"用"，据《诸病源候论》改。
〔2〕身后：原作"后身用"，据《诸病源候论》改。

迟涩，挛痛闷疼。双足互跪[1]安稳，始抽一足，向前极势，头面过前两足趾，上下来去三七，左右换足亦然。去臂、腰、背、髀、膝内疼闷不和，五脏六腑气津调适。一足屈如向前，使膀胱着膝上，一足舒向后尽势，足趾急努，两手向后，形状欲似飞仙虚空，头昂，一时取势二七，足左右换易一寸。去遍身不和。

又云：长舒两足，足趾努向上，两手长舒，手掌相向，手指直舒，仰头努脊，一时极势，满三通。动足相去一尺，手不移处，手掌内外七通。须臾动足二尺，手向下拓席，极势三通。去遍身内筋节劳虚、骨髓疼闷。长舒两手，向身用上两捉足趾，急搦[2]心，不用力，心气并在足下，手足一时努纵，极势三七。去腨、臂、腰疼，解溪蹙气，日日渐损。

虚劳口干燥候

《养生方·导引法》云：东向坐，仰头不息五通，以舌撩口中，漱满二七，咽。愈口干。若引肾水发醴泉，来至咽喉。醴泉甘美，能除口苦，恒香洁，食甘味和正。久行不已，味如甘露，无有饥渴。

又云：东向坐，仰头不息五通，以舌撩口，漱满二七，咽。治口苦干燥。

虚劳病[3]诸候下

虚劳膝冷候

《养生方·导引法》云：两手反向拓席，一足跪坐上，一足屈如，仰面，看气道[4]众处散适，极势振之四七，左右亦然。始两足向前双踏，极势二七。去胸腹病、膝冷、脐闷。

又云：互跪，调和心气，向下至足，意想气索索然，流布得所，始渐渐平手，舒手傍肋，如似手掌纳气出气，不上面。觉急闷，即起背至地，来去二七，微减。去膝头冷、膀胱宿病、腰内脊强、脐下冷闷。

又云：舒两足坐，散气向涌泉，可三通，气彻倒，始收右足屈卷，将两手急捉脚涌泉，挽足踏手，挽一时取势，手足用力，送气向下三七，不失气数。寻去肾内冷气、膝冷脚疼。

又云：跪一足，坐上，两手脏内卷，足努踹向下，身外扒，一时取势向心，来去二七，左右亦然。去痔、五劳、足臂疼闷、膝冷、阴冷。

又云：卧，展两胫，足十趾相柱，伸两手身旁，鼻纳气七息。除两胫冷、腿骨

---

〔1〕跪：原作"跑"，据《诸病源候论》改。

〔2〕搦：原作"揣"，据《诸病源候论》改。

〔3〕病：原脱，据文义补。

〔4〕道：原作"通"，据《诸病源候论》改。

中疼。

又云：偃卧，展两胫、两手，外踵者相向，亦鼻纳气，自极七息。除两膝寒、胫骨疼、转筋。

又云：两足趾向下柱席，两涌泉相拓，坐两足跟头，两膝头外扒，手身前向下，尽势七通。去劳损、阴疼、膝冷、脾瘦、肾干。

又云：两手抱两膝，极势来去摇之七七，仰头向后。去膝冷。

又云：偃卧，展两胫，两足趾左向，直两手身旁，鼻纳气七息。除死肌及胫寒。

又云：立，两手搦腰遍，使身正放纵，气下使得所，前后振摇七七，足并头两向，振摇二七，头上下摇之七，缩咽，举两膊，仰柔脊，冷气散，令^[1]脏腑气向涌泉通彻。

又云：互跪，两手向后，掌合地，出气向下。始，渐渐向下，觉腰脊大闷，还上，来去二七。身正，左右散气，转腰三七。去脐下冷闷、膝头冷、解溪内病。

虚劳阴痛候

《养生方·导引法》云：两足趾向下柱席，两涌泉相拓，坐两足跟头，两膝头外扒，手身前向下尽势七通。去劳损、阴疼、膝冷。

虚劳阴下痒湿候

《养生方·导引法》云：卧，令两手布膝头，取踵置尻下，以口纳气，腹胀自极，以鼻出气七息。除^[2]阴下湿、少腹里痛、膝冷不随。

风虚劳^[3]候

《养生方·导引法》云：屈一足，趾向地努之，使急，一手倒挽足解溪，向心极势，腰、足解溪、头如似骨解气散，一手向后拓席，一时尽势三七，左右换手亦然。去手足腰膊风热急闷。

又云：仰头却背，一时极势，手向下至膝头，直腰，面身正，还上去三七。始正身，纵手向下，左右动摇二七，上下挽背脊七。渐去背脊、臂膊、腰冷不和。头向下努，手长舒，向背上高举，手向上共头，渐渐五寸，一时极势，手还收向心前，向背后，去来和谐，气共力调，不欲气强于力，不欲力强于气，二七。去胸背前后筋脉不和、气血不调。

又云：伸左胫，屈右膝内压之，五息止。引肺，去风虚，令人目明。依经为之，引肺中气，去风虚病，令人目明，夜中见色与昼无异。

〔1〕令：原作"冷"，据《诸病源候论》改。
〔2〕除：原脱，据《诸病源候论》补。
〔3〕劳：原脱，据《诸病源候论》补。

腰背病诸候上

腰痛候

《养生方》云：饭[1]了勿即卧，久成气病，令腰疼痛。又曰：大便勿强努，令人腰疼目涩。

又云：笑多，即肾转腰痛。

又云：人汗出[2]次，勿企床悬脚，久成血痹，两足重及腰痛。

《养生方·导引法》云：一手向上极势，手掌四方转回，一手向下努之，合手掌努指，侧身倚形，转身向似看，手掌向上，心气向下散适，知气下缘上，始极势，左右上下四七亦然。去膊井、肋、腰、脊疼闷。

又云：平跪，长伸两手，拓席向前，待腰脊须转，遍身骨解气散，长引腰极势然。始却跪便急，如似脊内冷气出许，令臂膊痛，痛欲似闷痛，还坐，来去二七。去五脏不和、背痛闷。

又云：凡人常须觉脊强，不问时节，缩咽转内，似回搏内，似面努搏并向上也。头左右两向捼之，左右三七一住，待血行气动定然，始更用，初缓后急。若无病人，常欲得旦起、午时、日没三辰如用，辰别三七。除寒热、脊腰颈痛。

又云：舒两足，足趾努上，两手长舒，手掌相向，手指直舒，仰头努脊，一时极势，满三通。动足相向一尺，手不移处，手掌向外七通，更动足二尺，手向下拓席，极势三通。去遍身内筋脉虚劳、骨髓疼闷。长舒两足，身角上，两手提两足趾急搦，心不用力，心气并在足下，手足一时努纵，极势三七。去腨臂腰痛，解溪足气，日日渐损。

又云：凡学将息人，先须正坐，并[3]膝头、足。初坐，先足趾趾相对，足跟外扒，坐上。少欲安稳，须两足跟向内相对，坐上。足趾织，觉闷痛，渐渐举身似款便。两足上待共坐相似不痛，始双竖足跟而上，足趾并反而向外。每坐常学。去膀胱内冷、面冷风、膝冷、足疼、上气、腰疼，尽自消适也。

腰痛不得俯仰候

又云：伸两脚，两手着五趾上。愈腰折不能低着、唾血、久疼愈。

又云：长伸两脚，以两手捉五趾七遍。愈折腰不能低仰也。

胁痛候

《养生方·导引法》云：卒左胁痛，念"肝为青龙，左目中魂神，将五营兵千乘

---

[1]饭：原作"饮"，据《诸病源候论》改。

[2]出：原脱，据《诸病源候论》补。

[3]并：原脱，《诸病源候论》同，据本书"风冷候"补。

万骑，从甲寅直符吏入左胁下”，取病去。

又云：右胁痛，念“肺为白虎^[1]，右目中魄神，将五营兵千乘万骑，从甲申直符吏入右胁下”，取病去。胁侧卧，伸臂直脚，以鼻纳气，以口出之。除胁皮肤痛，七息止。

又云：端坐伸腰，右顾视月^[2]，口纳气，咽之三十。除左胁痛，开目。

又云：举手交项^[3]上，相握自极。治胁下痛。坐地，交两手着不周遍握，当挽。久行，实身如金刚，令息调长，如风云如雷。

消渴诸痛候

消渴候

《养生法》云：人睡卧勿张口，久成消渴及失血色。赤松子云：卧，闭目不息十二通，治饮食不消。

法云：解衣惔^[4]卧，伸腰，膜^[5]少腹，五息止。引肾，去消渴，利阴阳。解衣者，使无挂碍；惔卧者，无外想，使气易行；伸腰，使肾无逼蹙；膜者，大努使气满小腹者，即摄腹牵气使上，息即为之；引肾者，引水来咽喉润上部，去消渴枯槁病；利阴阳者，饶气力。此中数虚，要与时节而为避。初食后、大饥时，此二时不得导引，伤人。亦避恶日，时节不和时亦避。导已，先行一百二十步，多者千步，然后食之。法不使大冷大热，五味调和。陈秽宿食、虫蝎余残不得食。少眇着口中，数嚼少湍咽。食已，亦勿眠。此名谷药，并与气和，即真良药。

伤寒病诸候上

伤寒候

《养生方·导引法》云：端坐，伸腰，徐以鼻纳气，以右手持鼻，闭目吐气。治伤寒头痛洗洗，皆当以汗出为度^[6]。

---

〔1〕虎：原作“帝”，据《诸病源候论》改。

〔2〕月：《诸病源候论》作“目”。

〔3〕项：原作“顶”，据《诸病源候论》改。

〔4〕惔：原作“佚”，据《诸病源候论》改。下同。

〔5〕膜：原作“瞋”，据《诸病源候论》改。下同。

〔6〕度：原这墨丁，据《诸病源候论》补。

又云：举左手，顿左足，仰掌，鼻纳气四十息止[1]。除身热背痛。

温病诸候

温病候

《养生方·导引法》云：常以鸡鸣时，存心念四海神名三遍。解百邪小鬼，令人不病。东海神名阿明，南海神名祝融，西海神名巨乘，北海神名禺强。

又云：存念心气赤、肝气青、肺气白、脾气黄、肾气黑，出周其身，又兼避邪鬼。欲辟却众邪百鬼，常存心为炎火如斗，煌煌光明，则百邪不敢干之，可以入温疫之中。

疫疠病诸候

疫疠病候

《养生方》云：封君达常乘青牛，鲁女生常乘驳牛，孟子绰常乘驳[2]马，尹公度常乘青骡。时人莫知其名字为谁，故曰，欲得不死，当问青牛道士。欲得此色，驳牛为上，青牛次之，驳马又次之。三色者，顺生之气也。云古之青牛者，乃柏木之精也；驳牛者，古之神示之先也；驳马者，乃神龙之祖也。云道士乘此以行于路，百物之恶精、疫气之疠鬼，将长揖之焉。延年之道，存念心气赤、肝气青、肺气白、脾气黄、肾气黑，出周其身，又兼辟邪鬼。欲辟却众邪百鬼，常存心为炎火如斗，煌煌光明，则百邪不敢干之，可以入温疫之中。

冷热病诸候

病热候

《养生方·导引法》云：偃卧，合两膝，布两足而伸腰，口纳气，振腹七息。除壮热疼痛，通两胫不随。

又云：覆卧去枕，立两足，以鼻纳气四十所，复以鼻出之，极令微气入鼻中，勿

---

[1] 止：原作"之"，据《诸病源候论》改。
[2] 驳：原作"骏"，据《诸病源候论》改。

令鼻知。除身中热、背痛。

又云：两手却据，仰头向日，以口纳气，因而咽之数十。除热、身中伤、死肌。

病冷[1]候

《养生方·导引法》云：一足向下踏地，一足长舒向前，极势，手掌四方取势，左右换易四七。去肠冷、腰脊急闷、骨疼，令使血气上下布润。

又云：两足相合，两手仰捉两脚，向上急挽，头向后振，势极三七。欲得努足，手两向舒张，身、手、足极势二七。去窍中生百病、下部虚冷。

又云：又趺，两手反向拓席，渐渐向后，努脐腹向前散气，待火急还放，来去二七。去脐下冷、脚疼、五脏六腑不和。

又云：两手向后拓腰，蹙膊极势，左右转身，来去三七。去腹肚脐冷、两膊急、胸掖不和。

又云：互[2]跪，两手向后，手掌合地，出气向下。始渐渐向下，觉腰脊大闷还上，来去二七。身正，左右散气，转[3]腰三七。去脐下冷、解溪内疼痛。

寒热厥候

《养生方·导引法》云：正偃卧，展两足，鼻纳气，自极，摇足三十过止。除足寒厥逆也。

气病诸候

上气候

《养生方》：饮水勿急咽，久成气病。

《养生方·导引法》云：两手向后，合手拓腰向上，急势，振摇臂肘，来去七。始得手不移，直向上向下，尽势，来去二七。去脊、心、肺气壅闷散消。正坐，并膝头、足。初坐，先足趾相对，足跟外扒。坐止，少欲安稳，须两足跟向内相对坐。足趾外扒，觉闷痛，渐渐举身[4]似款便，坐足上。待共内坐相似不痛，始双竖脚跟向上，坐上，足趾并反向外。每坐常觉。去膀胱内冷、膝风冷、足疼、上气、腰痛，尽自消适也。

又云：两足两趾相向，五息止。引心肺，去厥逆上气。极用力，令两足相向，意止，引肺中气出，病人行肺内外，展转屈伸随适[5]，无有违逆。

---

〔1〕病冷：原作"冷热"，据《诸病源候论》改。

〔2〕互：原作"牙"，据《诸病源候论》改。

〔3〕转：原作"膊"，据《诸病源候论》改。

〔4〕身：原作"手"，据《诸病源候论》改。

〔5〕适：原作"冷热"，据《诸病源候论》改。

卒上气候

《养生方·导引法》云：两手交叉颐下，自极，致补气。治暴气咳。以两手交颐下，各把两颐脉，以颐句交中，急牵来着喉骨，自极三通，致补气充足。治暴气、上气、泻喉等病，令气调长，音声宏亮。

结气候

《养生方》云：哭泣悲来，新[1]哭讫，不用即食，久成气病。

《养生方·导引法》云：坐，伸腰，举左手，仰其掌，却右臂，覆右手，以鼻纳气，自极七息。息间，稍顿右手。除两臂背痛、结气。

又云：端坐，伸腰，举左手，仰掌，以右手承右胁[2]，以鼻纳气，自极七息。除结气。

又云：两手拓肘头，拄席，努肚上极势，待大闷始下，来去上下五七。去脊背体内疼、骨节急强、肚肠宿气。行，忌太饱，不得用肚编也。

逆气候

《养生方·导引法》云：以左足踵拘右足拇指，鼻纳气，自极七息。除癖逆气。

脚气病诸候

脚气缓弱候

《养生方·导引法》云：坐，两足长舒，自纵身，纳气向下，使心内柔和适散。然后屈一足，安膝下努，长舒一足，仰取趾向[3]上，便急仰眠，头不至席，两手急努向前，头向上努挽。一时各各取势，来去二七，递互亦然。去腰疼、腰髆冷、血冷、风痹，日日渐损。

又云：覆卧，傍视，纳踵，伸腰，以鼻纳气，自极七息。除脚中弦痛、转筋[4]、脚酸疼、脚痹弱。

又云：舒两足坐，散气向涌泉，可三通。气彻倒，始收右足屈倦，将两手急捉脚涌泉，挽，足踏手挽，一时取势，手足用力，逆气向下三七，不失气数。寻去肾内冷气、膝冷、脚疼也。

又云：一足屈之，足趾仰，使急，一足安膝头[5]，散心，两足跟出气向下，一手拓膝头向下急捺，一手向后拓席，一时极势，左右亦然，二七。去膝髀疼急。

---

〔1〕新：原作"近"，据《诸病源候论》改。

〔2〕胁：原作"脉"，据《诸病源候论》改。

〔3〕向：原为墨丁，据《诸病源候论》补。

〔4〕筋：原为墨丁，据《诸病源候论》补。

〔5〕膝头：此后原衍"心"字，据《诸病源候论》删。

又云：一足踏地，一足向后，将足解溪安腨上，急努两手，偏相向后，侧身如转，极势二七，左右亦然。去足疼痛痹急、腰痛也。

咳嗽病诸候

咳逆候

《养生方·导引法》云：先以鼻纳气，乃闭口咳，还复以鼻纳气，咳则愈。向晨去枕，正偃卧，伸臂、颈，瞑目，闭口无息，极胀腹两足再，顷间吸腹，仰两足，倍拳，欲自微息定，复为之。春三、夏五、秋七、冬九。荡涤五脏，津润六腑。

又云：还向反望、倒望[1]，不息七通。治咳逆、胸中病、寒热也。

淋病诸候[2]

诸淋候

《养生方·导引法》云：偃卧，令两手布膝头，斜踵置尻，口纳气，振腹，鼻出气。去淋、数小便。

又云：蹲踞，高一尺许，以两手从外屈膝内入，至足跌上，急手握足五趾，极力一通，令内曲入，利腰髋，治淋。

石淋候

《养生方·导引法》云：偃卧，令两手布膝头，斜踵置尻，口纳气，振腹，鼻出气。去石淋、茎中痛。

气淋候

《养生方·导引法》云：以两足踵布膝，除癃。

又云：偃卧，以两足布膝头，取踵置尻下，以口纳气，腹胀自极，以鼻出气七息，除气癃、数小便、茎中痛、阴以下湿、小腹痛、膝不随也。

---

〔1〕望：原脱，据《诸病源候论》补。
〔2〕淋病诸候：此及其后"小便病诸候""大便病诸候"，凡三小节，原脱，据《诸病源候论》补。

小便病诸候

小便数候

《养生方·导引法》云：以两踵布膝，除数尿。

又云：偃卧，令两足布膝头，斜踵置尻，口纳气，振腹，鼻出气。去小便数。

遗尿候

《养生方·导引法》云：蹲踞，高一尺许，以两手从外屈膝，至足跗上，急手握足五趾，极力一通，令内曲入，利腰髋，治遗尿。

大便病诸候

大便难候

《养生方·导引法》云：偃卧，直两手，捻左右胁。除大便难、腹痛、腹中寒。口纳气，鼻出气，温气咽之数十，病愈。

大便不通候

《养生方·导引法》云：龟行气，伏衣被中，覆口鼻头面，正卧，不息九通，微鼻出气。治闭塞不通。

大小便难候

《养生方·导引法》云：正坐，以两手交背后，名曰带便。愈不能大便，利腹，愈虚羸。反叉两手着背上，推上使当心许，跌坐，反到九通。愈不能大小便，利腹，愈虚羸也。

五脏六腑病诸候

肝病候

《养生方》云：春三月，此谓发陈，天地俱生，万物以荣。夜卧早起，阔步于庭，被发缓形，以使春志生。生而勿杀，与而勿夺，赏而勿罚。此春气之应也，养生之道也。逆之则伤于肝，夏变为寒，则奉长生者少。

又云：肝脏病者，愁忧不乐，悲思嗔怒，头旋眼痛，呵气出而愈。

心病候

《养生方》云：夏三月，此谓蕃莠，天地气交，万物英实。夜卧早起，无厌于日，使志无怒，使华英成秀，使气得泄，若所爱[1]在外。此夏气之应，养长之道也。逆之则伤心，秋为痎疟。

《养生方·导引法》云：心脏病者，体有冷热。若冷，呼气入；若热，吹气出。

又云：左卧，口纳气，鼻出之。除心下不便也。

脾病候

《养生方》云：脾脏病者，体面上游风习习痛，身体痒，烦满疼痛，用嘻气出。

肺病候

《养生方》云：多语则气争，肺胀口燥。

又云：秋三月，此谓容平，天气以急，地气以明。早卧早起，与鸡俱兴，使志安宁，以缓秋形，收敛神气，使秋气平，无外其志，使肺气清。此秋气之应也，收养之道也。逆之则伤肺，冬为飧[2]泄。其汤熨针石，别有正方。补养宣导，今附于后。

《养生方·导引法》云：肺脏病者，体胸背痛满，四肢烦闷，用嘘气出。以两手据地覆之，口纳气，鼻出之。除胸中、肺中病也。

肾病候

《养生方》云：冬三月，此谓闭藏，水冰地坼[3]，无扰乎阳。早卧晚起，必待日光，使志若伏匿，若有私意，若已[4]有得，去寒就温，无泄皮肤，使气亟夺。此冬气之应也，养脏之道也。逆之则伤肾，春为痿厥。

《养生方·导引法》云：肾脏病者，咽喉窒塞，腹满耳聋，用呬气出。

又云：两足交坐，两手捉两足解溪，挽之，极势，头仰，来去七。去肾气壅塞。

膀胱病候

《养生方·导引法》云：蹲坐，倚身，努两手向前，仰掌，极势，左右转身腰三七。去膀胱内冷血风、骨节急强。

又云：互跪，调和心气，向下至足，意里想气索索然，流布得所，始渐渐平身，舒手傍肋，如似手掌纳气出气不止。面觉急闷，即起，皆至地，来去二七。微减膝头冷、膀胱病宿、腰脊强、脐下冷闷。

---

〔1〕爱：原作"受"，据《诸病源候论》改。

〔2〕飧：原脱，据《诸病源候论》补。

〔3〕坼：原作"圻"，据《诸病源候论》改。

〔4〕已：原脱，据《诸病源候论》补。

腹痛病诸候

腹痛[1]候

《养生方·导引法》云：治股、胫、手臂痛法，屈一胫、臂中所痛者，正偃卧，口鼻闭气，腹痛，以意推之，想气往至痛上，俱热即愈。

又云：偃卧，展两胫、两手，仰足趾，以鼻纳气，自极七息。除腹中弦急切痛。

又云：偃卧，口纳气，鼻出之。除里急。饱咽气数十，令温中寒气。吐呕腹痛，口纳气七十所，大振腹，咽气数十，两手相摩令热，以摩腹，令气下。

又云：偃卧，仰两足、两手，鼻纳气七息。除腹中弦切痛。

腹胀候

《养生方·导引法》云：蹲坐，住心，卷两手，发心向下，左右手摇臂，递互倚身，尽膊势，卷头筑肚，两手冲脉至脐下，来去三七。渐去腹胀、肚急闷、食不消化。

又云：腹中苦痛，有寒，以口呼出气三十过，止。

又云：若腹中满，食饮苦饱，端坐伸腰，以口纳气数十，满吐之，以便为故，不便复为之。有寒气，腹中不安，亦行之。

又云：端坐，伸腰，口纳气数十。除腹满、食饮过饱、寒热、腹中痛病。

又云：两手向身侧一向，偏相极势，发顶足，气散下，欲似烂物解散。手掌指直舒，左右相皆然，来去三七，始正身，前后转动膊腰七。去腹肚胀、膀胱、腰脊、臂冷、血脉急强，悸也。

又云：苦[2]腹内满，饮食善饱，端坐，伸腰，以口纳气数十，以便为故，不便复为。

又云：脾主土，暖如人肉，如始得发汗，去风冷邪气。若腹内有气胀，先须暖足，摩上下并气海，不限遍数，多为佳。始得左回右转立七。和气如用，腰身内一日一十三法，回转三百六十骨节，动脉摇筋，气血布泽，二十四气和润，脏腑均调，和气用。头动摇振，手气向上，心气向下，分明知去来，莫阁平手，倚腰，转身，摩气，蹙回动，尽，心气放散，送至涌泉，一一不失气之行度。用之有益，不解用者，疑如气乱。

心腹痛病诸候

心腹痛候

《养生方·导引法》云：行大道，常度日月星辰清净，以鸡鸣安身卧，嗽口三咽

---

〔1〕痛：原作"病"，据《诸病源候论》改。
〔2〕苦：原作"若"，据《诸病源候论》改。

之。调五脏、杀蛊虫，令人长生，治心腹痛。

心腹胀候

《养生方·导引法》云：伸右胫，屈左膝，内压之，五息。引脾，去心腹寒热、胸臆邪胀。依经为之，引脾中热气出，去腹中寒热、胸臆中邪气胀满。久行，无有寒热时节之所中伤，名为真人之方。

痢病诸候

水谷痢候

《养生方》云：秋三月，此谓容平，天气以急，地气以明。早卧早起，与鸡俱兴，使志安宁，以缓秋形，收敛神气，使秋气平，无外其志，使肺气精。此秋气之应也，收养之气也。逆之则伤肺，冬为飧[1]泄。

又云：五月，勿食未成核果及桃、枣，发痈疖。不尔，发寒热，变黄疸[2]，又为泄痢。

冷热痢候

《养生方·导引法》云：泄下有寒者，微引气，以息内腹，徐吹欲息，以鼻引气，气足复前即愈。其有热者，微呼以去之。

湿䘌病诸候

湿䘌候

又云：有天行之湿，初得不觉，行坐不发，恒少气力，或微利，或不利，病或则变呕吐，即是虫内食[3]于脏。

又云：有急结湿，先因腹痛下利，脓血相兼出。病成反[4]大小便不通，头项满痛，小腹急满，起坐不安。亦是内食五脏。凡如此，虽初证未发于外，而心腹亦常烦懊。至于临困，唇口及肛门方复生疮，即死也。

疳䘌候

又云：五疳，一是白疳，令人皮肤枯燥，面失颜色。二是赤疳，内食人五脏，令人头发焦枯。三是蛲疳，食人脊膂，游行五脏，体重胕肿。四是疳䘌，食人下部，疼

---

〔1〕飧：原作"餐"，据《诸病源候论》改。
〔2〕疸：原作"疽"，据《诸病源候论》改。
〔3〕食：原作"入"，据《诸病源候论》改。
〔4〕反：原作"翻"，《诸病源候论》同，据文义改。

痒，腰脊挛急。五是黑痔，食人五脏，多下黑血，数日即死。凡五痔，白者轻，赤者次，蜴痔又次之，痔置又次之，黑者最重。皆从肠里上食，咽喉、齿龈[1]并生疮，下至谷道伤烂，下利脓血，呕逆，手足心热，腰痛嗜睡。秋冬可，春夏极。

又云：面青颊赤，眼无精光，唇口燥，腹胀有块，日日瘦损者是痔。食入五脏，至死不觉。

又云：五痔缓者，则变成五蒸。五蒸者，一曰骨蒸，二曰脉蒸，三曰皮蒸，四曰肉蒸，五曰血蒸。其根源、初发形候虽异，至于蒸成，为病大体略同。皆令人腰疼心满，虚乏无力，日渐羸瘦，或寒热无常，或手足烦热，或逆冷，或利，或涩，或汗也。五蒸别自有论，与虚劳诸病相从也。

三虫候[2]

《养生方·导引法》云：以两手着头相叉，长气，即吐之。坐地，缓舒两脚，以两手外抱膝中，疾低头，入两膝间，两手交叉头上，十三通。愈三尸也。

又云：叩齿二七过，辄咽气二七，如三百通乃止。为之二十日，邪气悉去；六十日，小病愈；百日，大病除，三虫伏尸皆去，体面光泽也。

积聚病诸候

积聚候

《养生方·导引法》云：以左足践右足上，除心下积。

又云：病心下积聚，端坐，伸腰，向日仰头，徐以口纳气，因而咽之，三十过而止，开目。

又云：左胁侧卧，伸臂，直脚，以口纳气，鼻吐之，周[3]而复使。除积聚、心下不便。

又云：以左手按右胁，举[4]右手极形，除积及老血。

又云：闭口微息，正坐向王气，张鼻取气，逼置脐下，小口微出十二通气，以除结聚。低头不息十二通，以消饮食，令身轻强。行之冬月，令人不寒。

又云：端坐，伸腰直上，展两臂，仰两手掌，以鼻纳气，闭之，自极七息，名曰蜀王乔。除胁下积聚。

又云：向晨，去枕，正偃卧，伸臂、胫，瞑目，闭口不息，极张腹、两足，再

---

〔1〕龈：原作"断"，据《诸病源候论》改。

〔2〕三虫候：此候本属"九虫病诸候"，本书误入"湿䘌病诸候"中。

〔3〕周：原作"通"，据《诸病源候论》改。

〔4〕举：原脱，据《诸病源候论》补。

息，顷间吸腹，仰两足，倍拳，欲自微息定，复为。春三、夏五、秋七、冬九。荡涤五脏，津润六腑，所病皆愈。腹有病[1]积聚者，张吸其腹，热乃止，癥瘕散破即愈矣。

癥瘕诸病[2]

癥瘕候
《养生方》云：饮食大走，肠胃伤，久成瘕，时时结痛。

《养生方·导引法》云：向晨，去枕，正偃卧，伸臂胫，瞑目闭口无息，极张腹，两足再息，顷间吸腹仰两足，倍拳，欲自微息定，复为之。春三、夏五、秋七、冬九。荡涤五脏，津润六腑，所病皆愈。积聚者，张吸其腹，热乃止。癥瘕散破即愈矣。

鳖瘕候
《养生方》云：六月勿食泽中水，令人成鳖瘕也。

鱼瘕候
《养生方》云：鱼赤目，作鲙食之，生瘕。

疝诸病

寒疝候
《养生方·导引法》云：蹲踞，以两手举足，蹲极横。治气冲肿痛，寒疝入上下，致肾气。蹲踞，以两手捉趾令离地，低跟极横挽，自然一通，愈荣卫中痛。

疝瘕候
《养生方·导引法》云：挽两足趾，五息止，引腹中气。去疝瘕，利孔窍。

又云：坐，舒两脚，以两手捉大拇指，使足上头下，极挽，五息止，引腹中气遍行身体。去疝瘕病，利诸孔窍，往来易行。久行精爽，聪明修长。

巢氏病源补养宣导法

---

[1]病：原作"疾"，据《诸病源候论》改。

[2]癥瘕诸病：此及其后"疝诸病"，凡两小节，原脱，据《诸病源候论》补。

痰饮诸病[1]

痰饮候

《养生方·导引法》云：左右侧卧，不息十二通。治痰饮不消。右有饮病，右侧卧；左有饮病，左侧卧。又有不消，气排之，左右各十有二息，治痰饮也。

痰饮食不消候[2]

《养生方·导引法》云：行左之右之侧卧，闭目，气不息十二通，治诸饮不消。右有饮病，左不息，排下消之。

又云：鹜行气，低头倚壁，不息十二通，以意排之，痰饮宿食从下部出。息鹜行气者，身直颈[3]曲，排气下行而一通，愈宿食。久行息然能出，不须孔塞也。

癖病诸候

癖候

《养生方》云：卧觉，勿饮水更眠，令人作水癖。

又云：饮水勿[4]急咽，久成水癖。

又云：举两膝，夹两颊边，两手据地蹲坐，故久行之，愈伏梁。伏梁者，宿食不消成癖，腹中如杯如盘。宿痫者，宿水宿气，癖数生痫。久行，肠化为筋，骨变为实。

痞诸病[5]

诸痞候

《养生方·导引法》云：正坐努腰，胸仰举头，将两手指相对，向前捺席使急，身如共头胸向下，欲至席还起，上下来去二七。去胸肋痞、脏冷、疼闷、腰脊闷也。

---

〔1〕痰饮诸病：标题原脱，据《诸病源候论》补。

〔2〕痰饮食不消候：原作"诸饮候"，据《诸病源候论》补。

〔3〕直颈：原作"置胫"，据《诸病源候论》改。

〔4〕勿：原作"忽"，据《诸病源候论》改。

〔5〕痞诸病：此小节原脱，据《诸病源候论》补。

脾胃病诸候

脾胃气不和不能饮食候

《养生方·导引法》云：倚身，两手一向偏侧，急努身舒头，共手竞扒相牵，渐渐一时尽势。气共力皆和，来去左右亦然，各三七。项前后两角缓舒手，如是似向外扒，放纵身心，摇三七，递互亦然。去太仓不和、臂腰虚闷也。

呕哕病诸候

呕吐候

《养生方》云：八月勿食姜[1]，一云被[2]霜瓜，向冬发寒热及温病，食欲吐，或心中停饮不消，或为反胃。

《养生方·导引法》云：正坐，两手向后捉腕，反拓席，尽势，使腹弦弦，上下七，左右换手亦然。除腹肚冷风、宿气积、胃口冷、食饮进退吐逆不下。

又云：偃卧，展胫两手，左跷两足踵[3]，以鼻纳气，自极七息。除腰中病、食苦呕[4]。

又云：坐，直舒两脚，以两手挽两足，自极十二通。愈肠胃不能受食、吐逆。以两手直叉两足底，两脚痛，舒。以头枕膝上，自极十二通。愈肠胃不能受食、吐逆。

宿食不消诸病[5]

宿食不消候

《养生方·导引法》云：凡食讫，觉腹内过饱，肠内先有宿气，常须食前后两手撩膝，左右倚身，肚腹向前，努腰就肚，左三七，右二七，转身按腰脊，极势。去太仓腹内宿气不化、脾痹、肠瘦、脏腑不和。得令腹胀满，日日消除。

---

〔1〕勿食姜：原为墨丁，据《诸病源候论》补。
〔2〕被：原作"秋"，据《诸病源候论》改。
〔3〕踵：原作"腫"，据《诸病源候论》改。
〔4〕呕：原脱，据《诸病源候论》补。
〔5〕宿食不消诸病：标题原脱，据《诸病源候论》补。

又云：闭口微息，正坐向王气，张鼻取气，逼至脐下，小口微出十二通气，以除结聚。低头不息十二通，以消饮食，令身轻强。行之，冬月不寒。

又云：端坐，伸腰，举右手，仰掌，以左手承左胁，以鼻纳气，自极七息所。除胃寒，食不变，则愈[1]。

又云：鹜行气，低头倚壁，不息十二通，以意排，痰饮宿食从下部出，自愈。鹜行气者，身直颈曲，排气下行十二通，愈宿食。

又云[2]：雁行气，低臂推膝踞，以绳自缚拘左，低头，不息十二通。消食轻身，益精神，恶气不入，去万邪。一本云：正坐，仰天，呼吸天精，解酒食饮饱。出气吐之数十，须臾立饥且醒。夏月行之，令人清凉。

食伤饱候

《养生方·导引法》云：若腹中满，食饮若饱，端坐，伸腰，以口纳气数十，满，吐之，以便为故，不便复为之。有寒气，腹中不安，亦得之。

又云：端坐，伸腰，口纳气数十。除腹中满、食饮过饱、寒热、腹中痛病。

---

〔1〕则愈：此后原衍"又云端坐伸腰举右手承左胁以鼻纳气七息除胃中寒食不消"25个字，据《诸病源候论》删。

〔2〕又云：自此后至本卷末凡三条，《六译馆丛书》本无，据《中国医学大成》本补。

卷下 续编

鄞县 曹炳章 续辑

水肿病诸候

水肿候

《养生方》云：十一月，勿食经夏自死肉脯，内动于肾，喜成水病。其汤熨针石，别有正方，补养宣导，今附于后。

《养生方·导引法》云：虾蟆行气，正坐，动摇两臂，不息十二通。以治五劳、水肿之病。又云：人卧，勿以脚悬蹋高处，不久遂致成肾水也。

霍乱病诸候

霍乱候

《养生方》云：七月食蜜，令人暴下，发霍乱。

霍乱转筋[1]候

《养生方·导引法》云：偃卧，展两胫、两手，外踵者相向，以鼻纳气，自极七息。除两膝寒、胫骨疼、转筋。

又法：覆卧，傍视，立两踵，伸腰，鼻纳气。去转筋。

又云：张胫两足趾，号五息，令人不转筋。极自用力张脚，痛挽两趾，号言宽大，去筋节急蹩挛痛。久行，身开张。

又云：覆卧，傍视，立两踵，伸腰，以鼻纳气，自极七息已。除脚中弦痛、转筋、脚酸疼。一本云：治脚弱。

霍乱筋急[2]候

《养生方·导引法》云：两手抱足，头不动，足向口面，不受气，众节气散，来

---

〔1〕霍乱转筋：《诸病源候论》作"转筋"。
〔2〕霍乱筋急：《诸病源候论》作"筋急"。

往三七。欲得捉足，左右侧身，各各急挽，腰不动。去四肢、腰上下、髓内冷[1]，血脉冷，筋急。

又云：一足向前互跪，押䏿极势，一手向前，长努拓势，一足向后屈，一手搦解溪，急挽尽势，膝头搂席使急，面头渐举，气融散流上下，左右换易四七。去腰、伏兔、腋下闷疼，髓筋急。

又云：长舒一足，屈一足，两手抱膝三里，努膝向前，身却挽，一肘取势，气内散消，如似骨解，递互换足，各别三七。渐渐去膊脊冷风、冷血筋急。

又云：张胫两足趾，号五息止，令人不转筋。极自用力张脚，痛挽两足趾，号言宽大，去筋节急挛躄痛。久行，身开张。

又云：双手反向拓腰，仰头向后努急，手拓处不动，展两肘头相向，极势三七。去两臂膊筋急冷血、咽骨掘弱。

又云：一手拓前极势长努，一手向后长舒尽势，身似天形，左右迭互换手，亦二七，腰脊不动。去身内八节骨内冷血、筋髓虚、项膊急。

又云：一足踏地，一手向前长舒，一足向后极势，长舒一手一足，一时尽意，急振二七。左右亦然。去髓疼筋急、百脉不和。

又云：两手掌倒拓两膊井前极势，上下傍两掖，急努振摇，来去三七竟，手不移处，努两肘向上急势，上下振摇二七，欲得卷两手七，自相将三七。去项膊筋脉急劳。一手屈卷向后左，一手捉肘头向内挽之，上下一时尽势，屈手散放，舒指三，左转手，皆极势四七。调肘膊骨筋急。张两手，拓向上极势，上下来往三七，手不动，将两肘向极势七，不动手肘臂，侧身极势，左右回三七。去胫骨冷气风急。

中恶病诸候

中恶卒魇[2]候

《养生方·导引法》云：拘魂门，制魄户，名曰握固法。屈大拇指，着四小指内抱之，积习不止，眠时亦不复开，令人不魇魅。

又云：人魇，勿然明唤之，魇死不疑。暗唤之惟好，得远唤，亦不得近而急唤，亦喜失魂魄。

自缢死候

又云：自缢死，旦至暮，虽已冷，必可治，暮至旦，则难治。此谓其昼则阳盛，其气易通；夜则阴盛，其气难通。

又云：夏则夜短，又热，则易活。

---

[1]冷：此后原衍"血"字，据《诸病源候论·筋急候》删。

[2]中恶卒魇：《诸病源候论》作"卒魇"。

又云：气虽已断，而心微温者，一日以上犹可活也。

尸病诸候

伏尸候

《养生方·导引法》云：叩齿二七过，辄咽气二七过，此三百通乃止。为之二十日，邪气悉去；六十日，小病愈；百日，大病除，伏尸皆去，面体光泽。

注病诸候

诸注候

《养生方》云：诸湿食不见影，食之成卒注。

风注候

《养生方·导引法》云：两手交拓两膊头面，两肘头仰上极势，身平头仰，同时取势，肘头上下三七摇之。去膊肘风注、咽项急、血脉不通。

冷注候

《养生方·导引法》云：一手长舒，合掌，一手捉颏，挽之向外，一时极势二七，左右亦然。手不动，两向侧势，急挽之二七。去颈骨急强、头风脑旋、喉痹、膊内冷注、偏风。

走注候

《养生方》云：食米甘甜粥，变成走注，叉[1]两胁也。

蛊毒病诸候上

蛊毒候

《养生方·导引法》云：两手着头相叉，坐地，缓舒两脚，以两手从外抱膝中，痛低头入两膝间，两手交叉头十二通。愈蛊毒及三尸毒、腰中大气。

又云：常度日月星辰清净，以鸡鸣安身卧，嗽口三咽之。调五脏，杀蛊虫，令人长生，治心腹痛。

---

〔1〕叉：原作"又"，据《诸病源候论》改。

又云：治百病邪蛊，当正偃卧，闭目闭气，内视丹田，以鼻徐徐纳气，令腹极满，徐徐以口吐之，勿令有声，令入多出少，以微为故。存视五脏，各如其形色。又存胃中，令鲜明洁白如素。为之倦极，汗出乃止，以粉粉身，摩捋形体。汗不出而倦者，亦可止。明日复为之。又当存作大雷电，隆晃走入腹中，为之不止，病自除。

蛊毒病诸候下

饮酒中毒候

《养生方》云：正坐，仰天，呼出酒食醉饱之气。出气之后，立饥且醒。

血病诸候

吐血候

《养生方》云：思虑伤心，心伤则吐衄，发则发焦也。

唾血候

《养生方·导引法》云：伸两脚，两手指着足五趾上。愈腰折不能低。若唾血、久疼，为之愈。长伸两脚，以两手捉五趾七遍。愈腰折不能低仰。若唾血、久疼、血病，久行，身则可卷转也。

小便血候

《养生方》云：人食甜酪，勿食大酢，必变为尿血。

发毛病诸候

须发秃落候

《养生方》云：热食汗出，勿伤风，令发堕落。其汤熨针石，别有正方，补养宣导，今附于后。

《养生方·导引法》云：欲理发，向王地，既栉发之始，而微咒曰，泥丸玄华，保精长存，左为隐月，右为日根，六合清炼，百神受恩。咒毕，咽[1]唾三过。能常行

[1]咽：原脱，据《诸病源候论》补。

之，发不落而生。

又云：当数易栉，栉之取多，不得使痛，亦可令侍者栉。取多，血液不滞，发根常牢。

白发候

《养生方·导引法》云：解发，东向坐，握固，不息一通，举左右手导引，手掩两耳。治头风，令发不白。以手复持头五，通脉也。

又云：清旦初起，左右手交互，从头上挽两耳[1]，又引须发，即流通。

又云：坐地，直两脚，以两手指脚胫，以头至地。调脊诸椎，利发根，令长美。坐，舒两脚，相去一尺，以扼脚两胫，以顶至地十二通。调身脊无患害，致精气润泽。发根长美者，令青黑柔濡滑泽，发恒不白。

又云：伏，解发东向，握固，不息一通，举手左右导引，掩两耳，令发黑不白。伏者，双膝着地，额直至地，解发，破髻，舒头，长敷在地。向东者，向长生之术。握固两手，如婴儿握，不令气出。不息，不使息出，极闷已，三嘘而长细引。一通者，一为之，令此身囊之中满其气。引之者[2]，此旧身内恶邪伏气，随引而出，故名导引。举左右手各一通，掩两耳、塞鼻孔三通，除白发患也。

又云：蹲踞，以两手举足五趾，低头自极，则五脏气遍至。治耳不闻、目不明。久为之，则令发白复黑。

又云：正月十日沐发，发白更黑。

又云：千过梳头，头不白。

又云：正月一日，取五香煮作汤，沐头不白。

又云：十日沐浴，头不白。

又云：十四日沐浴，令齿牢发黑。

又云：常向本命，栉发之始，叩齿九通。阴咒曰，大常散灵，五老返真，泥丸玄华，保精长存，左回拘月，右引日根，六合清炼，百疾愈因。咽唾三通。常数行之，使人齿不痛，发牢不白。一云头脑不痛。

又云：思心气上下四布，正赤通天地，自身大且长，令人气力增益，发白更黑，齿落再生。

面体病诸候

面疱候

《养生方》云：醉不可露卧，令人面发疮疱。

---

〔1〕两耳：此后原衍"举"字，据《诸病源候论》删。

〔2〕者：原脱，据《诸病源候论》补。

又云：饮酒热未解，以冷水洗面，令人面发疮，轻者皶疱。

面皯𪒟候

《养生方》云：饱食而坐，不行步，有所作务，不但无益，乃使人得积聚不消之病及手足痹、面目皯𪒟。

目病诸候

目风泪出候

《养生方·导引法》云：踞，伸右脚，两手抱左膝头，生腰，以鼻纳气，自极七息。除难屈伸拜起，去胫中痛痹、风目、耳聋。

又云：踞，伸左脚，两手抱右膝，生腰，以鼻纳气，自极七息，展左足着外。除难屈伸拜起，去胫中疼。一本云除风目暗、耳聋。

又云：以鼻纳气，左手持鼻，除目暗泣出。鼻纳气，口闭，自极七息，除两胁下积血气。

又云：端坐，生腰，徐以鼻纳气，以右手持鼻，除目暗。若泪出，闭目吐气。鼻中息肉、耳聋亦然。除伤寒头痛洗洗，皆当以汗出为度。

目暗不明候

《养生方》云：恣乐伤魂，魄通于目，损于肝，则目暗。其汤熨针石，别有正方，补养宣导，今附于后。

《养生方·导引法》云：蹲踞，以两手举足五趾，头自极，则五脏气遍。主治耳不闻人语声、目不明。久为之，则令发白复黑。

又云：仰[1]两足趾，五息止，引腰背痹偏枯，令人耳闻声。久行，眼耳诸根，无有挂碍。

又云：伸左胫，屈右膝纳压之，五息止，引肺，去风虚，令人目明。依经为之，引肺中气，去风虚病，令人目明，夜中见色，与昼无异。

又云：鸡鸣以两手相摩令热，以熨目，三行，以指抑目，左右有神光，令目明，不病痛。

又云：东向坐，不息再通，以两手中指口唾之二七，相摩拭目，令人目明。以甘泉漱之，洗目，去其翳垢，令目清明。上以内气洗身中，令内睛洁；此以外洗去其尘障。

又云：卧，引为三，以手爪项边脉五通，令人目明。卧正偃，头下却亢引三通，以两手指爪项边大脉为五通，除目暗患。久行，令人眼夜能见色。为久不已，通见十方，无有剂限。

---

〔1〕仰：原脱，《诸病源候论·目暗不明候》同，据同书"风偏枯候"及"风痹候"同文补。

目青盲候

《养生方》云：勿塞故井及水渎，令人耳聋目盲。

又云：正月八日沐浴，除目盲。

目茫茫候

《养生方·导引法》云：鸡鸣欲起，先屈左手唉盐指，以指相摩。咒曰，西王母女，名曰益愈，赐我目，受之于口。即精摩形。常鸡鸣二七着唾，除目茫茫，致其精光，彻视万里，遍见四方。咽二七唾之，以热指摩目二七，令人目不瞑。

鼻病诸候

鼻衄候

《养生方》云：思虑则伤心，心伤则吐衄血。

鼻齆候

《养生方·导引法》云：东向坐，不息三通，手捻鼻两孔，治鼻中患。交脚踑坐，治鼻中患，通脚痛疮，去其涕唾，令鼻道通，得闻香臭。久行不已，彻闻十方。

鼻生疮候

《养生方·导引法》云：踞坐，合两膝，张两足，不息五通，治鼻疮。

鼻息肉候

《养生方·导引法》云：端坐生腰，徐徐以鼻纳气，以右手捻鼻，除目暗，泪苦出，徐徐闭目吐气。鼻中息肉、耳聋，亦能除伤寒头痛洗洗，皆当以汗出为度。

又云：东向坐，不息三通，以手捻鼻两孔，治鼻中息肉。

耳病诸候

耳聋候

《养生方》云：勿塞故井及水渎，令人耳聋目盲。其汤熨针石，别有正方，补养宣导，今附于后。

《养生方·导引法》云：坐地，交叉两脚，以两手从曲脚中入，低头叉项上，治久寒不能自温，耳不闻声。

又云：脚着项上，不息十二通，必愈大寒不觉暖热、久顽冷患、耳聋目眩。久行即成法，法身五六不能变。

牙齿病诸候

齿痛候

《养生方》云：常向本命日，栉发之始，叩齿九通。阴咒曰，太帝散灵，五老返真，泥丸玄华，保精长存，左回拘月，右引日根，六合清炼，百疾愈因。咽唾三通，常数行之，使齿不痛，发牢不白，头脑不痛。

又云：东向坐，不息四通，琢齿二七，治齿痛病。大张口，琢齿二七，一通二七。又解四通，中间其二七大势，以意消息，瘥病而已，不复疼痛。解病，鲜白不梨，亦不疏离。久行不已，能破金刚。

又云：东向坐，不息四通，上下琢齿三十六下，治齿痛。

风齿候[1]

《养生方·导引法》云：凡人常觉脊背皆掘强，不问时节，缩咽膊内，仰面努膊井向上，头左右两向掖之，左右三七一住，待血行气动定，然始更用。初缓后急，不得先急后缓。若无病人，常欲得旦起、午时、日没三辰，如用，辰别三七。除寒热病，脊、腰、头、颈、项痛，风痹，口内生疮，牙齿风，头眩，终尽除也。

齿龂肿候

《养生方》云：水银不得近牙齿，发肿，善落齿。

齿虫候

《养生方》云：鸡鸣时，常叩齿三十六下，长行之，齿不蠹虫，令人齿牢。

又云：朝未起，早漱口中唾，满口乃吞之，辄琢齿二七过，使人丁壮有颜色，去虫而牢齿。

又云：人能恒服玉泉，必可丁壮妍悦，去虫牢齿。谓口中唾也。

齿龋注候

《养生方》云：朝夕琢齿，齿不龋。

又云：食毕，当漱口数过。不尔，使人病龋齿。

---

〔1〕风齿候：此标题及其后第一段原脱，据《诸病源候论》补。

唇口病诸候

口舌疮候[1]

《养生方·导引法》云：凡人常觉脊背掘强，不问时节，缩咽膊内，仰面努膊井向头上，左右两向捵之，左右三七一住，待血气行动定，然始更用。初缓后急，不得先急后缓。若无病人，常欲得旦起、午时、日没三辰，如用，辰别二七，除寒热病，脊、腰、颈、项痛，风痹，口内生疮，牙齿风，头眩，终尽除也。

謇吃候

《养生方》云：愤满伤神，神通于舌，损心则謇吃。

喉心胸病诸候

喉痹候

《养生方·导引法》云：两手拓两颊，手不动，搂肘使急，腰内亦然，住定。放两肋头向外，肘膊腰气散尽势，大闷始起，来去七通，去喉痹。

又云：一手长舒，合掌仰，一手捉颏，挽之向外，一时极势二七，左右亦然。手不动，两向侧势，急挽之二七。去颈骨急强、头风脑旋、喉痹、膊内冷注、偏风。

狗咽候

又云：治此病者，以一抟饭共狗分食便瘥，所以谓之狗咽。

胸痹候

《养生方》云：以右足践左足上，除胸痹、食热呕。

瘿瘤等病诸候

瘿候

《养生方》云：诸山水黑土中出泉流者，不可久居，常食令人作瘿病，动气增患。

多忘候

《养生方》云：丈夫头勿北首卧，神魂不安，多愁忘。

---

〔1〕口舌疮候：此候原脱，据《诸病源候论》补。

嗜眠候

《养生方·导引法》云：跂踞，交两手内并脚中入，且两手急引之，愈久寐，精气不明。交脚跂踞，凡故言跂踞，以两手从内屈脚中入，左手从右跗踠上入左足，随孔下，右手从左足踠上入右足，随孔下，出抱两脚，急把两手极引二通。愈久寐，精神不明。久行则不睡，长精明。

又云：一手拓颏，向上极势，一手向后长舒急努，四方显手掌，一时俱极势四七，左右换手皆然。拓颏手两向共头，倚侧转身二七。去臂髆风、眠睡。寻用，永吉日康。

体臭候

《养生方》云：以手掩口鼻，临目微气，久许时，手中生液，速以手摩面目，常行之，使人体香。

疔疮诸候

疔疮候

《养生方》云：人汗入诸食内食之，作疔疮。

痈疽病诸候上

痈候

《养生方》云：五月勿食不成核果及桃、枣，发痈疖。不尔，发寒热，变为黄疸，又为泄利。又云：人汗入诸食中，食之则作疔疮、痈、疖也。

疽候

《养生方》云：铜器盖食，汗入食，食之令人发恶疮内疽。

又云：鲫鱼脍合猪肝肺，食之发疽。

又云：乌鸡肉合食，发疽。

又云：鱼腹内有白如膏，合乌鸡肉食之，亦发疽也。

又云：鱼金鳃，食发疽也。

又云：已醉，强饱食，不幸发疽。其汤熨针石，别有正方，补养宣导，今附于后。

《养生方·导引法》云：正倚壁，不息行气，从头至足止，愈疽。行气者，鼻纳息五入方一吐，为一通。满十二通愈。

又云：正坐倚壁，不息行气，从口辄令气至头而止，治疽痹、气不足。

痈疽病诸候下

瘭疽候

又云：十指端策策痛，入心不可忍，向明望之，晃晃黄赤，或黯黯青黑，是疽。直截后节，十有一愈。

又云：风胗痛不可忍者，瘭疽。发五脏俞，节解相应通洞，瘭疽也。诸是瘭疽皆死。又齿间臭热，血出不止，瘭疽也，七日死。治所不瘥，以灰掩覆其血，不尔着人。

又云：诸是瘭疽皆死，唯痛取利，十有一活耳。此皆毒气客于经络，气血痞涩，毒变所生也。

风疽候

《养生方》云：大解汗，当以粉粉身。若令自干者，成风疽也。

肠痈候

《养生方》云：六畜卒疫死及夏病者，脑不中食，喜生肠痈也。

内痈候

《养生方》云：四月勿食螺鸡肉，作内痈，在胸掖下，出瘘孔。

痤疖候

《养生方》云：人汗入诸食中，食之作痈疖。

又云：五月，勿食不成核果及桃、枣，发痈疖也。

瘘病诸候

诸瘘候

《养生方》云：六月勿食自落地五果，经宿蚍蜉、蝼蛄、蜣螂游上，喜为九瘘。

又云：十二月勿食狗、鼠残肉，生疮及瘘，出颈项及口里，或生咽内。

鼠瘘候

《养生方》云：正月勿食鼠残食，作鼠瘘，发于颈项；或毒入腹，下血不止；或口生疮，如有虫食。

瘰疬瘘候

《养生方·导引法》云：踑踞，以两手从曲脚入，据地，曲脚加其上，举尻。其可用行气，愈瘰疬、乳痛。

瘨瘘候

《养生方·导引法》云：正偃卧，直两手、两足，念月所在，令赤如油囊丹，除癥、少腹重不便。腹中热，但口纳气息出之数十，不须小咽气。即肠中不热者，七息已温热，咽之十数。

痔病诸候

诸痔候
《养生方》云：忍大便不出，久作气痔。其汤熨针石，别有正方，补养宣导，今附于后。

《养生方·导引法》云：一足踏地，一足屈膝，两手抱犊鼻下，急挽向身，极势，左右换易四七。去痔、五劳、三里气不下。

又云：踞坐，合两膝，张两足，不息两遍，治五痔。

又云：两手抱足，头不动，足向口受气，众节气散，来去三七。欲得捉，左右侧身，各急挽，腰不动。去四肢、腰上下、髓内冷，血冷，筋急闷，痔。

又云：两足相踏，向阴端急蹙，将两手捧膝头，两向极势，捧之二七竟，身侧两向取势二七，前后努腰七。去心劳、痔病。

疮病诸候

诸恶疮候
《养生方》云：铜器盖食，汁入食，发恶疮、内疽也。

又云：醉而交接，或致恶疮。

又云：饮酒热未解，以冷水洗面，令恶疮，轻者鼬疱。

又云：五月五日取枣叶三升，井华水捣取汁，浴，永不生恶疮。

又云：井华水和粉洗足，不病恶疮。其汤熨针石，别有正方，补养宣导，今附于后。

《养生方·导引法》云：龙行气，叩头下视，不息十二通。愈风疥、恶疮，热不能入。

又云：五月一日、八月二日、九月九日、十月七日、十一月四日、十二月十三日，沐浴，除恶疮。

癣候
《养生方》云：夏勿露面卧，露下堕面，皮厚及喜成癣。

疥候
《养生方·导引法》云：龙行气，叩头下视，不息十二通。愈风疥、恶疮，热不能入。

腕伤病诸候

卒被损瘀血候

《养生方·导引法》云：端坐，生腰，举左手，仰掌，以右手承右胁，以鼻纳气，自极七息。除瘀血、结气。

又云：鼻纳气，口闭，自极七息。除两胁下积血气。

又云：端坐，生腰，举左手，右手承右胁，鼻纳气七息。除瘀血。

又云：端坐，右手持腰，鼻纳气七息，左右戾头各三十止。除体瘀血、项颈痛。

又云：双手搦腰，手指相对向，尽势，前后振摇二七。又，将手大指向后，极势，振摇二七，不移手，上下对，与气下尽势，来去三七。去云门、腰掖血气闭塞。

（竖排）巢氏病源补养宣导法

71

妇人杂病诸候一

月水不调候

《养生方》云：病忧恚泣哭，以令阴阳结气不和，故令月水时少时多，内热苦渴，色恶，体肌枯，身重。

妇人杂病诸候二

漏五色俱下候

《养生方》云：夫妇自共争讼，讼意未和平，强从，子脏闭塞，留结为病，遂成漏下黄白如膏。

妇人杂病诸候三

月水不通无子候

《养生方》云：少时若新产后，急带举重，子阴挺出或倾邪，月水不泻，阴中激痛，下寒，令人无子。

结积无子候

《养生方》云：月水未绝，以合阴阳，精气入内，令月水不节，内生积聚，令绝子，不复产乳。

妇人杂病诸候四

乳痈候

《养生方》云：热食汗出，露乳伤风，喜发乳肿，名吹乳，因喜作痈。

乳结核候

《养生方·导引法》云：跂踞，以两手从曲脚内入，据地，曲脚加其上，举尻。其可用行气，愈瘰疬、乳痛。交两脚，以两手从曲脚任捥，举十二通，愈瘰疬、乳痛也。

妇人难产病诸候

逆产候

《养生方》云：妊娠，大小便勿至非常之去处，必逆产杀人也。

妇人产后病诸候

产后带下候

又云：带下有三门，一曰胞门，二曰龙门，三曰玉门。产后属胞门，谓因产伤损胞络故也。

小儿杂病诸候

难乳候

又云：儿在胎之时，母取冷过度，冷气入胞，令儿着冷。至儿生出，则喜腹痛，不肯饮乳，此则胎寒，亦名难乳也。

校后记

　　《巢氏病源补养宣导法》上下两卷，隋代巢元方原撰，清末民初廖平从《诸病源候论》前半部分中选摘汇辑成上卷，民国时期曹炳章依据《诸病源候论》后半部分补辑了下卷。此书文字全部来自于隋代《诸病源候论》，因此，就内容来说，这是一部反映早期祛病养生导引法的专著。

一、作者与成书

　　本书的原著者是巢元方等人。巢元方，隋代著名医家，隋大业年间（605—616）任太医博士、太医令。据《炀帝开河记》载，曾治愈麻叔谋风逆不得起坐之症。隋大业六年（610年），巢氏奉诏领衔主持编撰《诸病源候论》五十卷。这是一部疾病病因症状学专书，博采兼搜，荟萃群说，分六十七门，一千七百二十病候，专门论述疾病的病因证候与症状表现。书中不载治法方药，但汇集了隋代之前祛病养生的导引法。

　　本书上卷的选辑者廖平（1851—1932），清末民初的经学家、医家。字季平，晚号六译，四川井研人。精治今文经学，曾任尊经书院、四川国学院教职。同时，兼通医学，曾编辑评述医书 20 余种，所辑大多为隋唐之前的重要医书，附带收录后人的精炼阐述，并加以本人的评述，总题为《六译馆医学丛书》，陆续刻成于1914~1921 年。《巢氏病源补养宣导法》就是他从《诸病源候论》前半部分中选辑汇编而成的。原书一卷，内容至"呕哕病诸候"止。

　　本书下卷的补辑者曹炳章（1877—1956），字赤电，浙江鄞县人。家世从商，曹氏在继承家业、经营药栈的同时，潜心医学。从《黄帝内经》《难经》《金匮要略》等经典医籍开始，精读不懈，终至医名鹊起。曾任中国国医馆名誉理事，热心支持中医事业的发展。他主张医者必须博览群书，才能有坚实的基础。因此，发奋从事医学著作的编纂。1935 年编大型医学丛书《中国医学大成》，上自《黄帝内经》《难经》，下至近代诸家，已印行 128 种。曹氏认为"隋巢元方著《诸病源候论》，搜集能治病之各法，录于各病源之后，以代药治。井研廖平，汇辑成编，名《巢氏病源补养宣导法》。惜乎只辑其半，尚非全璧。炳章复辑其佚，并再考修养各书之各疗病法，汇集续编，附刊于后，以补药治之不足"。因此，在《中国医学大成》中，他不仅收录了廖平所辑的《巢氏病源补养宣导法》一卷，作为上卷正编，并补辑《诸病源候论》后半部分的导引内容，作为下卷续编，而使此书成为上下两卷，内容也更为完善。

巢氏病源补养宣导法

二、主要内容与特点

本书完全采用《诸病源候论》的证候名为标题，并按照其原有的先后次序，摘录编排相应的导引治疗方法。上卷从"风病诸候上"开始，直至"呕哕病诸候"止，下卷从"水肿病诸候"接上，至"小儿杂病诸候"止。凡《诸病源候论》各病证中提到导引法者，逐一按原标题摘录，而如若原书无导引法的病证则略过。

书中记载的宣导方法包括呼吸吐纳与肢体导引两大类，前者有鼻纳气不令耳闻、口纳气徐徐吐气、闭气不息、存想行气等种种不同；后者包括立、坐、卧等多种姿势，进行手、臂、腰、脊、腿、足等肢体的运动。此外，还配合有咽津、琢齿、栉发、沐浴，以及节制饮食、讲究卫生、调和情志等养生保健的措施。书中的导引法以祛病为主要目的，也涉及强身健体。

三、本次校点的相关说明

本书现存最早版本为1913出版的《六译馆医学丛书》本，但《六译馆医学丛书》中只有前一卷。含有两卷的版本为1936年出版的《中国医学大成》本。在后书的目录，书名是《巢氏宣导法》，而在正文的卷首，书名为《巢氏病源补养宣导法》，同《六译馆医学丛书》本书名。因此，在本次点校中，上卷正编以《六译馆医学丛书本》为底本，下卷续编以《中国医学大成》本为底本，并略去曹氏简称，以《巢氏病源补养宣导法》为书名。由于此书的全部文字均来自于《诸病源候论》，故以此为校本。版本选择日本大阪オリエソト出版的《东洋医学善本丛书》影印怀仙阁南宋刊本，参照著名文献学家段逸山先生编著的《诸病源候论通检》。

本书的"目录"与"提要"均据《中国医学大成》本补入。

张爱军

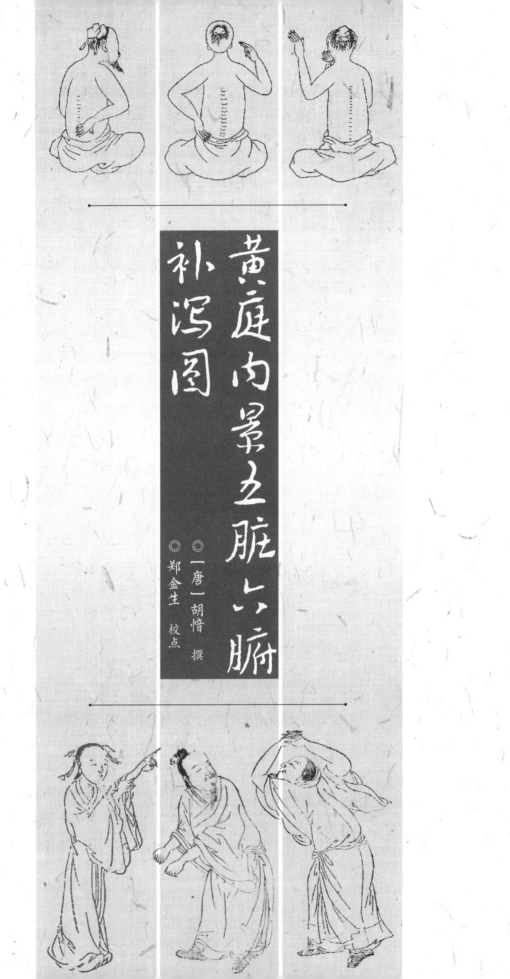

黄庭内景五脏六腑补泻图

◎ [唐] 胡愔 撰

◎ 郑金生 校点

内容提要

　　《黄庭内景五脏六腑补泻图》不分卷，短小精练，仅六千余字。唐代胡愔撰。主要论述人体肺、心、肝、脾、肾五脏及胆腑的功能、生理病理特点、主要病证与治疗主方、饮食宜忌，以及用以养生保健与治疗疾病的导引调气法。具体的内容包括肺脏图、心脏图、肝脏图、脾脏图、肾脏图、胆腑图。每一脏（腑）之下，有一般论述、修养法、相病法、治病调气法、按月饮食忌宜法及导引法内容。根据此书内容看，虽然每脏都配有一幅模拟动物的示意图，但其"图"字可能并非指图画，而应是法度之义。

　　此书现存三种传本，本次以明正统《道藏》洞玄本《黄庭内景五脏六腑补泻图》为底本进行校点。

序 [1]

太白山见素子胡愔　述

夫天主阳，食人以五气；地主阴，食人以五味。气味相感，结为五脏。五脏之气，散入四肢、十六部、三百六十关节，引为经脉、津液、血髓，蕴成六腑、三焦、十二经，通为九窍。故五脏者，为人形之主。一脏损则病生，五脏损则神灭。

故立五脏者，神明、魂、魄、志、精之所居也，每脏各有所主。是以心主神，肺主魄，肝主魂，脾主意，肾主志。发于外，则上应五星，下应五岳，皆模范天地，禀象日月，触类而取，不可胜言。若能存神修养，克己励志，其道成矣。然后五脏坚强，则内受腥腐诸毒不能侵，外遭疾病诸气不能损。聪明纯粹，却老延年。志高神仙，形无困疲。日月精光，来附我身；四时六气，来合我体。入变化之道，通神明之理。把握阴阳，呼吸精神，造物者翻为我所制。至此之时，不假金丹玉液，琅玕大还，自然神化冲虚、气合太和而升云汉。五脏之气结五云而入天中，左召阳神六甲，右呼阴神六丁，千变万化，驭飞轮而适意。是以不悟者劳苦外求，实非知生之道。是故太上曰"精是吾神，气是吾道，藏神养气，保守坚贞，阴阳交会，以立真形"是也。

愔夙性不敏，幼慕玄门，炼志无为，栖心淡泊。览《黄庭》之妙理，穷碧简之遗文，焦心研精，屡更岁月。伏见旧图奥密，津路幽深，词理既玄，赜之者鲜。指以色象，或略记神名。诸氏篡修，异端斯起，遂使后学之辈罕得其门。差之毫厘，谬逾千里。今敢搜罗管见，罄竭谀闻，按据诸经，别为图式。先明脏腑，次说修行，并引《病源》吐纳除疾、旁罗药理、导引屈伸、察色寻证、月禁食忌。庶使后来学者，披图而六情可见，开经而万品昭然。

时大中二年戊辰岁述

---

〔1〕序：原书以"黄庭内景五脏六腑补泻图并序"为名，序与正文连排，此次校点将序与正文分开。

目 录 [1]

黄庭内景五脏六腑补泻图

---

[1] 目录：原无，据正文内容补。

黄庭内景五脏六腑补泻图

太白山见素子胡愔　述

　　孙思邈论曰：夫人禀天地而生，故内有五脏六腑、精气、骨髓、筋脉，外有四肢、九窍、皮毛、爪齿、喉咽、唇舌、肛门、胞囊，以此总而成躯。故将息得理，则百体安和。役用非宜，则为五劳、七伤、六极。有方可救，虽病无他；无法可凭，奄然永往。所以此图之中皆备述五脏六腑，血脉根源，循环连注，与九窍应会处所，并穷于此。其能留心，考而行之，则内外百疴无所逃矣。

　　夫发宜多栉，齿宜数叩，液宜常咽，气宜清炼，手宜在面。此五者，所谓"子欲不死修昆仑"矣。由是炼丹以固之，却粒以轻之，去其土符，书其金格，朝天吸日，驭气冲虚，此术士之用也。

　　《元始太玄经》云：喜怒伤性，哀乐伤神。性损则害生，神伤则侵命。故养性以全气，保神以安心。气全则体平，心安则神逸，此全生之妙诀也。

肺脏图

　　治肺用呬，呬为泻，吸为补。肺，金宫[1]也，五脏之华盖，本一居上，对胸，有六叶，色如缟映红。凡丈夫至八十肺气衰，魄离散也。重三斤三两。西方白色，入通于肺，开窍于鼻，在形为皮毛。肺脉出于少商。肺者，诸脏之长，气之本也，是以诸气属之。久卧伤气。天气圆于肺。盖呼吸之精源，为传送之官治，又为魄门上玉堂。肺者，相傅之官也，治节

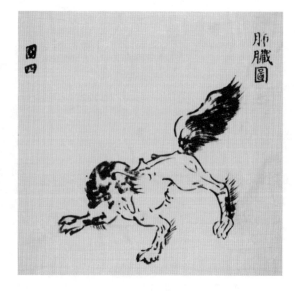

---

〔1〕宫：原作"商"，据《医方类聚》本改。

出焉。于液为涕。涕者，肺之津液，肾邪入肺则多涕。肺生于右，肺为喘咳。六腑大肠为肺之府，大肠与肺合，为传泻行导之府。五官鼻为肺之官，肺气通则鼻知香臭，肺病则鼻不知香臭。肺合于皮，其荣毛也。皮聚而毛落者，肺先死也。为西方兑金也，金受气于寅，生于巳，王于酉，病于亥，死于午，墓于丑。为秋，日为庚辛，辰为申酉。为金，声商，色白，味辛。其臭腥，心邪入肺则恶腥也。其性义，其情怒。肺之外应西岳，上通太白之精。合于大肠，上主于鼻。故人之肺风者，即鼻塞也；人之容色枯者，肺干也；人之鼻痒者，肺有虫也；人之多怖者，魄离于肺也；人之体黧黯者，肺气微也；人之多气者，肺盛也；人之不耐寒者，肺劳也；人之好食辛味者，肺不足也；人之肠鸣者，肺气壅也；人之颜色鲜白者，肺无恶也。肺邪自入则好哭。夫肺主商也，肺之有疾当用呬。呬者，肺之气也，其气义，能抽肺之疾，所以人之有怨气填塞胸臆者，则长呬而泄之，盖自然之理也。向若不呬，必致伤败，赖呬而获全乎。故肺疾当用呬泻之。夫人之无苦而呬者，不祥也。

修养法

常以秋三月朔望旭旦，西面平坐，鸣天鼓七，饮玉泉三，然后瞑目正心，思吸兑宫白气入口，七吞之，闭气七十息。盖所以调补神气，安息灵魄之所致也。

相肺脏病法

肺病热，右颊赤。肺病，色白而毛槁，喘，咳逆，胸背及四肢烦疼，或梦见美人乍来亲近。肺虚则少气不能报息，肺燥喉干。肺风则多汗畏风，时欲咳。如气喘，旦则善，暮则甚。肺病气上逆，急食苦以泄之。又曰：肺病欲收，食酸以收之，用辛补之，苦泻之。禁食寒，肺恶寒也。肺有病，鼻塞不通，不闻香臭，或有瘜肉，或生疮，皮肤瘙痒，恶疮疥癣，上气咳嗽，涕唾脓血，宜服排风散方。

人参七分　防风八分　羌活八分　沙参五分　天雄八分　薯蓣十分　丹参七分　苦参八分　秦艽八分　山茱萸八分　玄参七分

上捣筛为末，空腹，以防风汤下三钱一匕。

治肺六气法

吐纳用呬法，以鼻微长引气，以口呬之，勿令耳闻，皆先须调气令和，然后呬之。肺有病，用大呬三十遍，细呬三十遍，去肺家劳热，上气咳嗽，皮肤疮痒，四肢劳烦，鼻塞，胸背疼痛。依法呬，疾差止，过度则损。

月食禁忌法

七月勿食茱萸，食之血痢。八月、九月勿多食生姜，并肝、心。肺之病宜食黍、桃，禁苦味。

肺脏导引法 七月、八月、九月行之

可正坐，以两手据地，缩身曲脊，向上三举，去肺家风邪积劳。可反拳槌背上，左右各三五度，此去胸臆间风毒。闭气为之，毕，良久闭目，三咽液、三叩齿而止。

心脏图

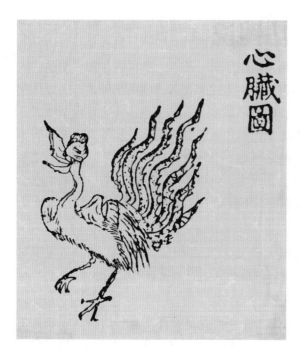

治心用呵，呵为泻，吸为补。心，火宫也，居肺下肝上，对鸠尾下一寸，色如缟映绛，形如莲花未开。丈夫至六十，心气衰弱，言多错忘。心重十二两。南方赤色，入通于心，开窍于舌[1]，在形为脉。心脉出于中冲。心者，生之本，神之处也，且心为诸脏之主，主明运用生。是以心藏神，亦君主之官也，亦曰灵台。心之为噫，雷气通于心，于液为汗，肾邪入心则多汗。六腑小肠为心之府，小肠与心合，为受盛之府。五官舌为心之官，心气通则舌知五味，心病则舌焦卷而短，不知五味也。心合于脉，其荣色也，心之合也。血脉虚少而不能荣于脏腑者，心先死也。为南方，为夏，日为丙丁，辰为巳午。为火，声徵，色赤，味苦。其臭焦，其性礼，其情乐。心之外应南岳，上通荧惑之精。心合于小肠，主其血脉，上主于舌。故人之心风者，即舌缩不能语也；人之血壅者，心惊也；舌不知味者，心虚也；多忘者，心神离也；重语者，心乱也；多悲者，心伤也；好食苦味者，心不足也；面青黑者，心冰也；容色赤好者，心无他恶也。肺邪入心则多言。夫心主徵，心之有疾当用呵。呵者，心之气，其气礼。呵能静其心，和其神，所以人之昏乱者多呵，盖天然之气也，故心病当用呵泻之也。

修养法

常以四月、五月弦朔清旦，面南端坐，叩金梁九，漱玉泉三，静思以嗯吸离宫赤气入口，三吞之，闭气三十息，以补呵之损。

相心脏病法

心热者，色赤而脉溢。心病者，颜先赤，口生疮腐烂，心胸、肩胁、两肋、背、两鼻、臂皆痛，或夜梦赤衣人持赤刀仗火来怖之人。心虚，则胸腹腰相引而痛。又云：心病欲濡，急食咸以濡之。用苦以补之，甘以泻之。禁湿衣、热食，心恶热及水。心病，证当脐上有动气，按之牢，苦痛，苦烦。心病，手足心热，哕。心有病，口干舌强，咽喉口痛，咽食不得，口内生疮，忘前失后，梦见炉冶之类，宜服五参丸。

---

[1]舌：原作"耳"，据《医方类聚》本改。

秦艽七分　人参七分　舟参[1]七分　玄参十分　干姜十分　沙参五分　酸枣仁八分
苦参粉八分

上捣筛，蜜和丸如梧桐子，空腹，人参汤下二十丸，日再服。

六气法[2]

治心脏用呵法，以鼻渐长引气，以口呵之，皆调气如上，勿令自耳闻之，然后呵之。心有病，用大呵三遍，细呵十遍，去心家劳热，一切烦闷。疾差止，过度损。

月食禁忌法

四月勿食大蒜，令人发易白及堕。五月勿食韭，损心气及有毒，并勿食心、肾。心病宜食大小麦、杏、薤，禁咸食。

心脏导引法四月、五月行之

可正坐，两手作拳，用力左右五筑，各五六度。又可正坐，以一手向上拓空，如拓重石然。又以两手急相叉，以脚踏手中各五六度。去心胸间风邪诸疾。闭气为之，毕，良久闭目，三咽液、三叩齿而止。

肝脏图

治肝用嘘，嘘为泻，吸为补。肝，木宫也，居左下，少近心，左三叶，右四叶，色如缟映绀。凡丈夫至六十，肝气衰，肝叶薄，胆渐减，目不明也。重四斤四两。东方青色，入通于肝，开窍于目，在形为筋。肝脉出于大敦[3]。肝色青翠，大小相重之象也。肝者，罢极之本，魂之处也。于液为泪。泪者，肝之液也，肾邪入肝故多泪。六腑胆为肝之府，胆与肝合也。五官眼为肝之官，肝气通则分五色，肝实则目赤黄也。肝合于脉，其荣爪也，肝之合也。筋脉缓而不能自持者，肝先死也。为东方，为春，日为甲乙，辰为寅卯。为木，声角，色青，味酸。其臭臊，心邪入肝

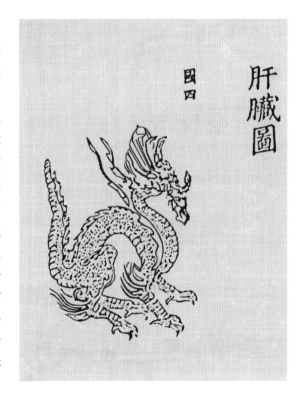

〔1〕舟参：丹参之别称。
〔2〕六气法：即"治心六气法"之省文，后各脏图同。
〔3〕大敦：原作"木"，据《医方类聚》本改。

则恶燥。肝之外应东岳，上通岁星之精。春三月，存岁星在肝中，亦作青气存之。肝合膜，上主于目，又主筋。故人之肝虚者，筋急也；皮枯者，肝热也；肌肉斑黯者，肝风也；人之色青者，肝盛也；人好食酸味者，肝不足也；人之发枯，肝伤也；人之手足多汗者，肝无疾也。肺邪入肝则多笑。夫肝主筋，肝之有疾当用嘘。嘘者，肝之气，其气仁，能除毁痛，皆自然之理也。

修养法

以春三月朔旦，东面平坐，叩齿三通，闭气九息，吸震宫青气入口，九吞之，以补嘘之损，享青龙之祀。

相肝脏病法

肝热者，左颊赤。肝病者，目夺而胁下痛引小腹，令人喜怒。肝虚则恐，如人将捕之。实则怒。虚则寒，寒则阴气壮，梦见山树园林。肝气逆则头痛，耳聋颊肿。又曰：肝病欲散，急食辛以散之，用酸补之，辛泻之。禁当风，肝恶风也。肝病，脐左有动气，按之牢若痛，支满，淋溲，大小便难，好转筋。肝有病，昏昏饶睡，眼膜，视物不明，飞蝇上下，努肉漫睛，或生晕映，冷泪下，两角赤痒，宜服升麻散。

升麻八分　黄芩八分　茺蔚子八分　栀子十分　决明子十分　车前子十分　干姜十分　苦瓠五分　龙胆五分

上捣筛为末，食上暖浆水下方寸匕，日再服。

六气法

治肝脏用嘘法，以鼻渐长引气，以口嘘之。肝病用大嘘三十遍，细嘘十遍，自然去肝家虚热，亦除四肢壮热、眼暗、一切烦热等。数嘘之，绵绵相次不绝为妙。疾差止，过度则损。

月食禁忌法

正月不食生葱，熟者不食益佳。二月、三月不食蓼子、小蒜及百草心，勿食肝、肺。肝病宜食麻子、豆、李子，禁辛。

肝脏导引法正月、二月、三月行之

可正坐，以两手相重按臂上，徐徐缓捩身，左右各三五度。又可正坐，两手相叉，翻复向胸三五度。此能去肝家积聚，风邪毒气。

脾脏图

治脾用呼，呼为泻，吸为补。脾，土宫也，掩大仓上，在脐上三寸，色缟映黄。凡丈夫至七十，脾气虚而皮肤枯瘦也。重二斤二两。中央黄色，入通于脾，开窍于口，在形为颊。脾脉出于隐白。脾为五脏之枢也。脾者，肉之本，意之处也。谷气通于脾，于液为涎，肾邪入脾则多涎。六腑胃为脾之府，胃与脾合，为五谷之府。五官口为脾之官，脾气通则口知五味，脾病则口干不能食，不知五味也。脾合于肉，其荣唇也。夫肌肉消瘦者，脾先死也。为中央，为季夏，日为戊己，辰为辰未戌丑。为土，声宫，色黄，味甘。其臭香，心邪入脾则恶香也。脾之外应中岳，上通镇星之精。季夏并四季各十八日，存镇星在脾中，亦作黄气存之。脾连于胃，上主于口，消谷府也，如磨转之，化其生而入于熟者也。食不消，脾不转也。食坚物者，脾磨不化也，则为食患。故诸脏不调则伤脾，脾脏不调则伤质，质神俱伤，则伤人之速也。故人不欲食坚物者，全身之道也。人之不欲食者，脾中有不化之食；人之多惑者，脾不安；人之多食者，脾实也；人之食不下者，脾虚也；人之无颜色者，脾伤

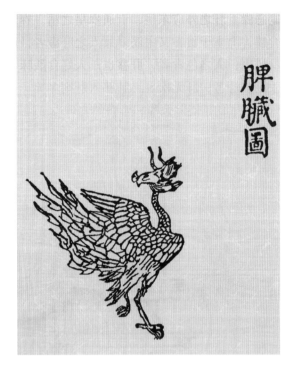

脾脏图

也；人之好食甘味者，脾不足也；人之肌肉鲜白滑者，脾无疾也。肺邪入脾则多歌。夫脾主宫，故脾之有疾当用呼。呼者，脾之气，其气信，能抽脾之疾，故人中热者，则呼以驱其弊也。

修养法

常以季夏之月朔旦并四季之末十八日之旭旦，正坐中宫，禁气五息，鸣天鼓十二通，吸坤宫之黄气入口，十二吞之，以补呼之损。

相脾脏病法

脾热者，鼻色赤黄而肉臑。脾病者，体上游风瘟瘟，遍体闷疼，身重喜饥，肉痿，足不能行，喜声，脚下痛。脾虚，则腹肚胀鸣，成溏痢，食多不化。脾风之状，多汗恶风，身体怠惰，四肢不收，微黄，不嗜饮食，诊在鼻，其色黄。脾恶湿，食苦以燥之。又曰：脾病欲缓，急食甘以缓之，甘即补之，苦即泻之。禁湿，脾恶湿也。脾病，当脐有动气，按之牢若痛，苦逆气，小肠急痛泄下，足重胫寒。脾有病，两胁胀满，饮食不消，时时呕逆，不能下食，背膊沈重，气满冲心，四肢虚肿，宜服诃黎勒丸。

干地黄十分　牡丹皮十分　薯蓣八分　泽泻八分　茯苓八分　芎䓖八分　山茱萸九分荜拨四分　干姜五分　诃黎勒皮七分

上捣筛，蜜和丸如梧桐子，空腹，地黄汤下二十丸。

六气法

治脾脏吐纳用呼法，以鼻渐长引气，以口呼之。脾病用大呼三十遍，细呼十遍，能去脾家一切冷气，壮热霍乱，宿食不消，偏风麻痹，脾内结块。数数呼之，相次勿绝。疾退即止，过度则损。

月食禁忌法

六月勿食茱萸，令人患赤白痢。四季勿食脾、肝、羊血。脾病宜食粳米、枣、葵，禁酸味。

脾脏导引法 六月并四季行之

可大伸一脚，以两手向后反掣，各三五度。亦可跪坐，以两手拒地，回顾用力虎视，各三五度。能去脾脏积聚，风邪毒气。

肾脏图

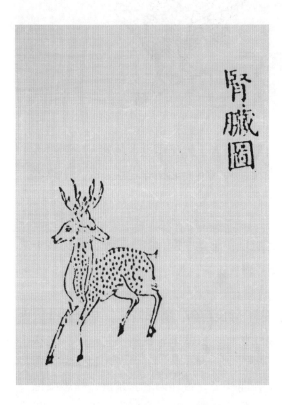

治肾用吹，吹为泻，吸为补。肾，水宫也，左肾，右命门，前对脐，傅[1]着腰脊，色如缟映紫。凡丈夫至六十，肾气衰，发堕[2]齿槁；七十形体皆极；九十肾气焦枯，经脉空虚。人之有肾，如树之有根。重一斤二两。北方黑色，入通于肾，开窍于二阴，在形为骨，故久立即伤骨损肾。肾脉出于涌泉。肾者，封藏之本，精之处也。肾经于上焦，荣于中焦，卫于下焦。肾为之呻，亦为欠，两凡一于肾。于液为唾，肾邪自入则多唾。六腑膀胱为肾之府，膀胱与肾合，为津液之府。五官耳为肾之官，故肾气通则耳闻五音，肾病则耳聋骨痿。肾合于骨，其荣髭也，肾之合也。骨痿而不能起床者，肾先死也。为北方，为冬，日为壬癸，辰为亥子。为水，声羽，色黑，味咸。其臭腐，心邪入肾则恶腐也。肾之外应北岳，上通辰星之精。冬三月，存辰星在肾中，亦作黑气存之。肾合于骨，上主于齿，齿之痛者，肾伤也；又主于耳，耳不闻声者，肾亏也。人之骨疼者，肾虚也；人之齿多龃者，肾虚也；人之齿堕者，肾风也；人之耳痛者，肾气壅也；人之多欠者，肾邪也；人之腰不伸者，肾乏也；人之色黑者，肾衰也；人之容色紫光者，肾无苦也；人骨[3]鸣者，肾羸也。肺邪入肾则多呻。夫肾主羽，故肾之有疾当用吹。吹者，肾之气，其气智，能

---

〔1〕傅：原作"博"，《医方类聚》本作"膊"，均属形近而误，据文义改。

〔2〕堕：原作"随"，据《医方类聚》本改。

〔3〕骨：《医方类聚》本同，据文义，疑为"耳"之误。

抽肾之疾。故人有积气冲臆者，则强吹也。肾气沈滞，重吹则渐通也。

修养法

常以冬三月，面北向平坐，鸣金梁七，饮玉泉三，北吸玄宫之黑气入口，五吞之，以补吹之损。

相肾脏病法

肾热者，颐赤。肾病者，色黑而齿槁，腹大体重，喘咳，汗出恶风。肾虚则腰中痛。肾风之状，颈多汗，恶风，食欲下膈塞不通，腹喜满，失衣则腹胀，食寒则泄，诊在形黑瘦而腹大。肾若[1]燥，急食辛以润之。又曰：肾病欲坚，急食咸以坚之，用苦以泻之，咸以补之。禁无犯热食、温衣，肾恶燥也。肾病，脐下有动气，按之牢若痛，苦腹满，食不消，体重，骨节疼，嗜卧。肾有病，腰胯、膀胱冷痛，脚冷疼或痹，小便余沥，疝瘕所缠，宜服肾气丸。

干地黄十分　薯蓣十分　牡丹皮七分　泽泻八分　山茱萸九分　茯苓六分　桂心六分
附子四分

上捣筛，蜜丸如梧桐子大，空腹，酒下三十丸，日再服。

六气法

治肾脏吐纳用吹法，以鼻渐长引气，以口吹之。肾病用大吹三十遍，细吹十遍，能除肾家一切冷，腰疼膝冷，腰脚沈重，久立不得，阳道衰弱，耳中虫鸣，及口中有疮。是肾家诸疾、诸烦热，悉皆去之。数数吹之，相次勿绝。疾差则止，过度则损。

月食禁忌法

十月勿食椒，令人口干，成赤白痢。十一月、十二月勿食鳞甲之物并食肾、脾。肾病宜食大豆黄卷、藿，禁甘物。

肾脏导引法 冬三月行之

可正坐，以两手耸拓，左右[2]引胁三五度。亦可手着膝挽肘，左右同捩身三五度。亦可以足前后踏，左右各数十度。能去腰、肾、膀胱间风邪积聚。

上已上五脏数，加胆名六腑，亦受水气，与坎同道，不可同例叙之，故别胆腑图相次之。

胆腑图

治胆用嘻，嘻为泻，吸为补。胆傅着肝，色如缟映青。重三两三铢。胆合乎膀胱，上主于毛发。故人之发枯者，胆竭也；人之爪干者，胆亏也；人之发燥毛焦者，胆有风也；人之好食苦味者，胆不足也；人之颜色青光白者，胆无疾也。

---

〔1〕若：《医方类聚》本同，据文义，疑为"苦"之误。
〔2〕左右：原作"石"，《医方类聚》本无"肾脏导引法"，据文义改。

修养法

常以冬三月，端居净思，北吸玄宫之黑气入口，三吞之，以补嘻之损，用益胆之津。

相胆腑病法

胆之有病，太息，口苦，呕宿汁，心中恐人将捕之。胆若实，则精神不守，卧起无定；若虚则伤寒，寒则恐畏，头眩。虚损，则爪发枯燥，目中泪出，膀胱连腰、小腹俱痛。胆与肝合道，有病与肝脏方。

胆腑导引法

可正坐，合两脚掌，昂头，以两手挽脚腕起摇动，为之三五度。亦可大坐，以两手拓地，举身努腰脊三五度，能去胆家风毒邪气。

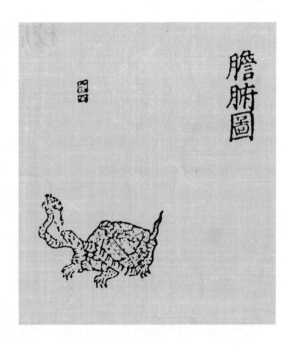

治胆腑吐纳用嘻法

以鼻渐长引气，以口嘻之，去胆家病，并除阴脏一切冷。阴汗盗汗，面无颜色，小肠胀满，脐下冷痛，口干舌涩，数嘻之，疾乃愈。

上五脏六腑图，取其要者略之，故文不足寻者数之。

肺呬、心呵、肝嘘、脾呼、肾吹、胆嘻。上此六字，六腑之气，非神名，人用宜知之。但为除疾，非胎息也。

释音

臑奴到切，折脊胁也。咳音孩，笑也。瘕音加，病也。龃才与切。

校后记

唐代胡愔《黄庭内景五脏六腑补泻图》为导引调气养生书。全书短小精练，仅六千余字，不分卷。书中以五脏及胆腑为纲，分述各脏养生保健与治疗疾病的导引调气法。该书充实并发展了道家的六字（吹呼嘘呵嘻呬）吐气调疾法，对后世调气养生具有较大影响。

一、作者与成书

胡愔为女性，此可见于《唐书·艺文志》卷五十九所载"女子胡愔《黄庭内景图》一卷"。胡愔现存著作《黄庭内景五脏六腑补泻图》序中署为"太白山见素子胡愔述"，可知其姓胡名愔，号见素子（或见素女子），居太白山，乃道家人物。太白山一般认为位于陕西省眉县南部与太白、周至二县交界处。然厦门大学盖建民先生认为，当指葛洪在《抱朴子内篇》卷四中提到的"太白山"，位于今浙江东阳。然无论太白山位于何处，凭其序后题署，都不大可能是她的故里，而极有可能是其修道之处。

胡氏自序简介了其生平："愔夙性不敏，幼慕玄门，炼志无为，栖心淡泊。览《黄庭》之妙理，穷碧简之遗文，焦心研精，屡更岁月"，则可见其自幼便习玄门道学，长期致力于道教文献的研究。从其所遗养生书的内容看来，胡氏亦有着深厚的医学造诣，对《黄帝内经》等医籍极为熟悉。另自序后注明"时大中二年戊辰岁述"，唐大中二年即公元 848 年，可知胡愔为晚唐人，主要活动于 9 世纪上半叶。

关于胡愔的著作，除《唐书·艺文志》所载"《黄庭内景图》一卷"外，宋《崇文总目》卷七载胡愔有"《黄庭内景五脏六腑图》一卷，阙"；卷九载："《黄庭内景图》一卷，阙；《黄庭外景图》一卷，阙"。宋《通志》卷六十七载"《黄庭内景五脏六腑图》一卷，胡悟（愔）撰"，"《黄庭五脏内景图》一卷，唐女子胡愔撰"；卷六十九载"胡愔方二卷"。元《宋史》卷二百零五载"胡愔《黄庭内景图》一卷，《黄庭外景图》一卷"，"《黄庭内景五脏六腑图》一卷，太白山见素女子胡愔撰"；卷二百零七载"胡愔《补泻内景方》三卷"。清《陕西通志》卷七十五载："《黄庭五脏六腑图》一卷，太白山见素女子胡愔撰"。可见，胡愔除了《黄庭内景图》之外，可能还撰有《黄庭外景图》等书，但至今只存有"内景图"类的书。

"黄庭内景"是道教的术语。一般解释为：黄者，中央之色；庭者，四方之中；内指事，即脑中、心中、脾中；景，即象。实际上，是指人体内部的生理状态。胡愔身为道士，接受道教人身脏腑关窍各有司神，以及各具动物形态的"五脏神"之说。但是她的著作，更多的是从医学的角度出发，摒弃了道教养生理论中的神秘因素。正如她本人在序中所云"不假金丹玉液，琅玕大还"，而着重于"先明脏腑，次说修行，并引《病源》吐纳除疾，旁罗药理、导引屈伸、察色寻证、月禁食忌"。

二、传本比较与底本选定

胡愔现存于《道藏》的著作有二，一见于洞玄部灵图类（以下简称"洞玄本"），书名《黄庭内景五脏六腑补泻图》；一见于洞真部修真类（以下简称"洞真本"），书名《黄庭内景五脏六腑图》。前者在《全国中医古籍总目》著录为《黄庭内景五脏六腑补泻图并序》，且云"又名《黄庭内景图》"，其版本为《道藏》本。但《道藏》未见有此书名，此书名乃见于其他书目。洞玄本与洞真本内容大同小异，故可视为同一书。

除上述二书外，《医方类聚》所存《五脏六腑图》（不著撰人）的内容也与《道藏》胡愔二书多同，均为五脏及胆腑的生理病理与养生治病法。因此本文也将其作为传本之一，予以比较。

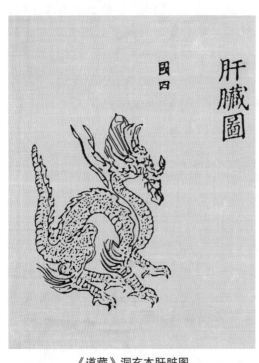
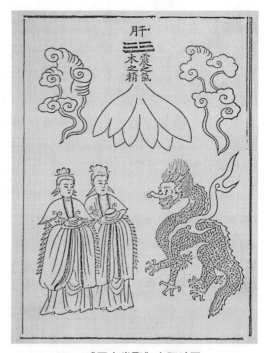

《道藏》洞玄本肝脏图　　　　　　　　《医方类聚》本肝脏图

经比较，洞玄本有各脏图，而洞真本无图。《医方类聚》本亦有图，但与洞玄本图出入较大。

下面以"肺脏图"为例，分析该书三种传本文字的异同。洞玄本"肺脏图"包括一般论述、修养法、相肺脏病法、治肺六气法、月食禁忌法、肺脏导引法。洞真本"肺脏图"包括一般论述、修养法、相肺脏病法、治病肺脏方、导引法。其中，洞玄本"治肺六气法"与洞真本"治病肺脏方"内容基本相同，均有治肺病药方"排风散"，十一味药物中只相差"羌活"一味。洞真本的"治病肺脏方"包含洞玄本的"月食禁忌法"。而《医方类聚》本"肺脏图"则有较大的不同，仅包括一般论述与"相肺脏病法"，在这两项中尚有很多小字注，但没有方药与导引吐纳法。值得一提的是，《医方类聚》本虽无修养法标题，但在每脏图解中，实际包

三种传本的内容比较表

内容	传本		
	洞玄本	洞真本	《医方类聚》本
肺脏图	有	无	有
图解	有	有	有
修养法	有	有	无
相肺脏病法	有（有方药）	有（有方药）	有（无方药）
治肺六气法	有	名"治病肺脏方"	无
月食禁忌法	有	无	无
肺脏导引法	有	名"导引法"	无

含有修养法内容，但与《道藏》二本有较大的不同，选取的是《素问·四气调神》中的内容。三种传本的内容比较见下表。

从以上比较可见，洞玄本是现存内容最为完整的传本，且其图文更切合中医养生这一主题，故本次校点选择明正统《道藏》洞玄本《黄庭内景五脏六腑补泻图》为底本，而以1923—1926年上海涵芬楼据明正统《道藏》本影印的洞真本《黄庭内景五脏六腑图》与日本文久元年辛酉(1861年)江户学训堂仿朝鲜原本铅印本《医方类聚》本为校本。

三、主要内容与特点

《黄庭内景五脏六腑补泻图》主要论述人体肺心肝脾肾五脏及胆腑的功能、生理病理特点、主要病证与治疗主方、饮食宜忌，以及用以养生保健与治疗疾病的导引调气法。根据此书内容看，绝大部分内容是文字叙述。"图"字可释为图谋，也可释为法度。愚见以为，此书名中的"图"字，虽可理解为配有插图，也可能更含有法度之义。

本书内容依次为肺脏图、心脏图、肝脏图、脾脏图、肾脏图、胆腑图。每一脏(腑)之下，都有以下内容：①五脏图：每脏配有一幅模拟动物的脏神图，后跟有一段关于此脏的生理功能及病理状态的一般论述，包括此脏的五行属性位置，基本形态，大致重量，生理功能，与六腑、五官、体液、神志的关系，主要病理状态，以及调气补泻的方法与作用；②修养法：用调气、咽液、宁神等方式调理各脏功能；③相本脏病法：论述各脏虚实寒热各种病的主要见症、发展特点、食治原则与禁忌、主治方剂及其药物组成与制服法；④六气法：以呼吸吐纳调理各脏；⑤月食禁忌法：按时节月份论述食物忌与宜；⑥本脏导引法：针对各脏，给出劳动肢体、活动筋

脉的方法，配合咽津与叩齿，旨在去诸脏积聚及邪气。

此书值得注意之处在于，书名虽为《黄庭内景五脏六腑补泻图》，分为六节，实际上只提到了五脏与胆腑。对于其余五腑，除了各脏论述生理功能的文字中非常简要地捎带提及之外，并无其他的专门论述。揣摩其间原因，可能有二：其一，胆与其余诸腑"传化物而不藏"不同，其储存胆汁，为藏精之腑。其二，此书之吐纳导引调养法强调"六气法"。五脏各一法，尚余其一，而胆正有脏之用，故以胆与五脏并论。

所谓六气法，是始自于南北朝陶弘景的六种对五脏具有调治作用的呼气方法——吹、呼、嘘、呵、唏、呬。《养性延命录·服气疗病篇第四》曰："心脏病者，体有冷热，呼、吹二气出之；肺脏病者，胸背胀满，嘘气出之；脾脏病者，体上游风习习，身痒疼闷，唏气出之；肝脏病者，眼疼，愁忧不乐，呵气出之。已上十二种调气法，依常以鼻引气，口中吐气，当令气声逐字吹、呼、嘘、呵、唏、呬吐之。若患者依此法，皆须恭敬用心为之，无有不差，愈病长生要术也。"可见，陶之六气配五脏为：吹、呼（心），嘘（肺），呵（肝），唏（脾）。其中心脏分冷热病而占其二。但是，遗漏了"呬"法及与其相配的肾脏。唐代孙思邈补充了"呬"之用法，《备急千金要方·养性·调气法第五》云："肾脏病者，体冷阴衰，面目恶瘘。相法，肾色黑，梦见黑衣及兽物捉刀杖相怖。用呬气出。"在《黄庭内景五脏六腑补泻图》中，六字及其与所治脏的相配都有了改变：呬（肺）、呵（心）、嘘（肝）、呼（脾）、吹（肾）、嘻（胆）。明代的多种养生著作，大多推崇此说。如明代周履靖《赤凤髓·太上玉轴六字气诀》："吸则一而已，呼有六者。以呵字治心气，以呼字治脾气，以呬字治肺气，以嘘字治肝气，以嘻字治胆气，以吹字治肾气。"

由此可见，该书的核心内容"六气法"实为流传已久的道家六字吐气调疾法。胡愔以前的"六气法"在脏腑配属及理论阐述方面十分简略，且与中医理论存在抵牾之处。胡愔充实了脏腑相关的内容，以此阐明调气补泻的作用。同时她又调整了六字吐气法与脏腑的配属关系，使之与中医理论更为贴合。除此以外，胡愔还补充了六字吐气法之外的其他修养法（如咽津、叩齿、宁神、食治、方药、导引等），形成了综合性的调理脏腑养生法。胡愔之书问世之后，唐宋书目均予著录。其书收入《道藏》，广为流传，成为养生名著。今将此书校点一过，以飨读者。

郑金生

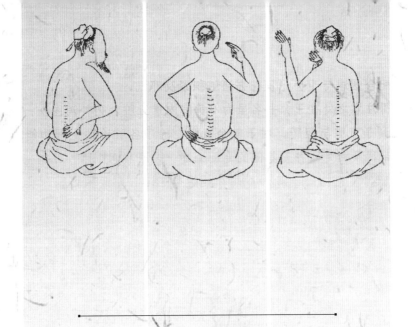

坐功图说

◎ [宋] 陈抟 撰

◎ [民国] 郑官应 刊

◎ 张心悦 校点

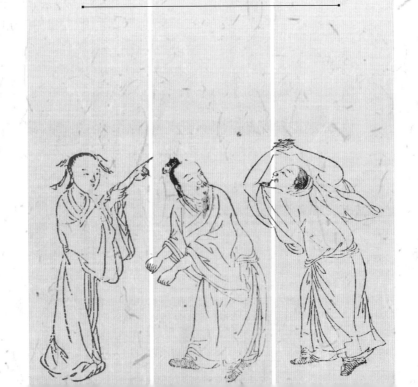

内容提要

　　《坐功图说》是一部以坐位行功为特点的导引图书。宋代陈抟约撰于989 年，民国郑官应辑录，由上海大东书局刊行于 1926 年。

　　《坐功图说》主体部分实际上就是陈希夷《二十四气坐功导引却病图》，自"立春正月节坐功图势"至"大寒十二月中坐功图势"，与二十四个节气相配，每月各两幅，共二十四幅导引图。每图配有动作说明，及所治病症。从每一节气坐功动作的所主病症看，《坐功图说》乃是郑氏从高濂《遵生八笺》中辑出。其同时辑出附在二十四节气坐功图后的还有八段锦坐功图八幅，以及陈抟左右睡功图两幅。

　　本次点校，以现藏于浙江省图书馆的上海大东书局铅印本《坐功图说》（1929 年再版）为底本，以高濂《遵生八笺》明万历十九年（1591 年）中国中医科学院图书馆馆藏明代钟惺伯敬重刻本（课花书屋藏版）为校本。

序

　　养生之道，必由奇经八脉，所谓冲、任、督、带、阴跷、阳跷、阴维、阳维是也。冲、任、督、带，人所共知；阴跷、阴维，人多未晓。《黄庭》《灵》《素》，语焉不详。读者未得师指，莫知端的。曹文逸《修真诀》云："我为诸公说端的，命蒂从来在真息，下手工夫先静心，次缄口鼻息平和。然后闭目内视，神注于谷道前、阴囊后，即阴跷也。"张紫虚以为："阴维在丹田左下约一寸，膀胱水道所从出，上承肝血海，凡有病者，皆倚此以相制。"《灵枢》《素问》曰："制则生化。"《黄庭》徒搓关元，尚未得真穴也。然熊经鸟伸，安禅制毒龙，见诸释老所述。夫毒龙，相火也，为元气之贼。但知按摩导引，回环掀簸，似隔一层，而活筋络则未尝无功。余自童年好道，未遇真师，时曾刊《陆地仙经》及视潘伟如中丞选刊《十二段锦》，并《易筋经》十二图附以说。朋辈行之，皆身强寡疾。兹复采陈希夷先生《坐功图说》、达摩禅师《易筋图说》合为一本，付诸手民。虽于三乘大法尽性至命之学未得其门径，如遵行勿辍，亦可却病延年。窃愿苦尪弱者，不必服药，借此摩荡奇经，足以巩革肤、生津液，诚卫生之要术也。若朱子云，鼻端有白，我其观之，意注左胁。即孟子养浩然之气而勿正勿忘，勿助长，注脚与二氏异。孰为守约，尤在默参焉。

香山郑官应谨序于羊城居易山房

目 录

八段锦

八段锦坐功图

坐功图说

[宋]陈抟　著

后学郑官应　刊

立春正月节坐功图势

运主厥阴初气，时配手太阳三焦。

坐功

宜每日[1]子丑时，叠手按髀，转身拘颈，左右耸引各三五度。叩齿、吐纳、漱咽三次。

治病

风气积滞，项痛、耳后痛、肩臑痛、背痛、肘痛诸痛。

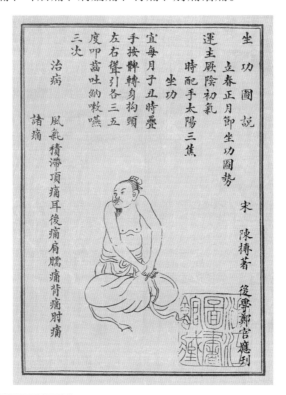

----

〔1〕日：原作"月"，据《遵生八笺》改。

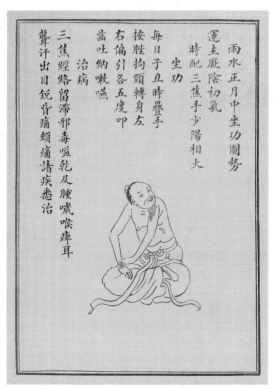

雨水正月中坐功图势

运主厥阴初气，时配三焦手少阳相火。

坐功

每日子丑时，叠手按脞，拗颈转身，左右偏引各五度。叩齿，吐纳，漱咽。

治病

三焦经络留滞邪毒，嗌干及肿，哕，喉痹，耳聋，汗出，目锐眦痛，颊痛，诸疾悉治。

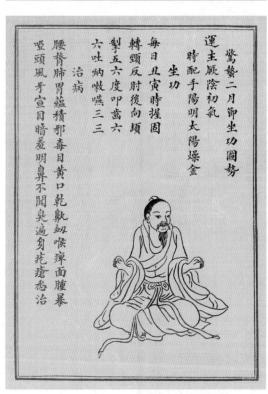

惊蛰二月节坐功图势

运主厥阴初气，时配手阳明太阳[1]燥金。

坐功

每日丑寅时握固，转颈，反肘后向，顿掣五六度。叩齿六六，吐纳、漱咽三三。

治病

除腰脊、肺、胃蕴积邪毒，目黄口干，鼻衄，喉痹面肿，暴哑，头风，牙宣，目暗羞明，鼻不闻香臭，遍身疙瘩，悉治。

---

〔1〕太阳：《遵生八笺》同，《万育仙书》作"大肠"。

春分二月中坐功图势

运主少阴二气，时配手阳明大肠燥金。

坐功

每日丑寅时，伸手回头，左右挽引，各六七度。叩齿六六，吐纳、漱咽三三。

治病

胸臆、肩背、经络虚劳邪毒，齿痛，颈肿，寒栗热肿，耳聋耳鸣，耳后、肩臑、肘臂、外背痛，气满，皮肤壳壳然坚而不痛，瘙痒。

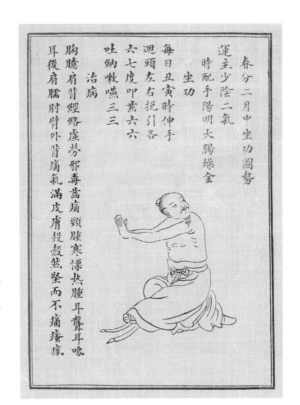

清明三月节坐功图势

运主少阴二[1]气，时配手太阳小肠寒水。

坐功

每日丑寅时，正坐定，换手左右如引硬弓，七八度。叩齿、纳清吐浊、咽液各三。

治病

颈痛不可回顾，肩拔、臑折、腰软，及肘臂、腰肾、肠胃虚邪积滞，耳前热，苦寒，耳聋，嗌痛[2]诸痛。

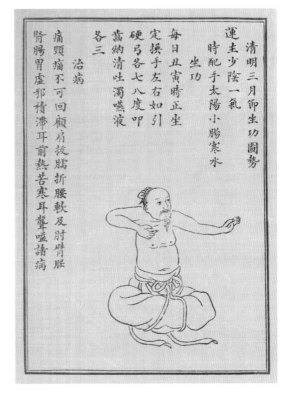

---

〔1〕二：原作"一"，据《遵生八笺》改。

〔2〕痛：原错为此"治病"小节第一个字，据文义移。此段文字与《遵生八笺》相比较，有明显倒错，为保持原书面貌，不据《遵生八笺》作挪移，只将不通之处略改动之，并加注。

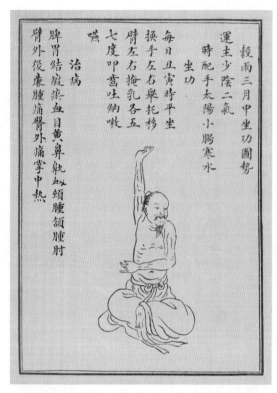

谷雨三月中坐功图势
运主少阴二气，时配手太阳小肠寒水。

谷雨三月中坐功图势

运主少阴二气，时配手太阳小肠寒水。

坐功
每日丑寅时，平坐，换手左右举托，移臂左右掩乳，各五七度。叩齿，吐纳，漱咽。

治病
脾胃结瘕瘀血，目黄，鼻衄蛆，颊肿颔肿，肘臂外后廉肿痛，臀外痛，掌心热。

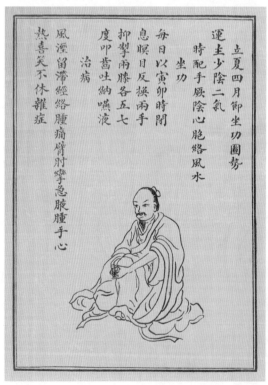

立夏四月节坐功图势

立夏四月节坐功图势

运主少阴二气，时配手厥阴心包络风木[1]。

坐功
每日寅卯时，闭息冥目，反换两手，抑制两膝，各五七度。叩齿，吐纳，咽液。

治病
风湿留滞经络，肿痛，臂肘挛急，腋肿，手心热，喜笑不休，杂症。

---

〔1〕木：原作"水"，误，据《遵生八笺》改。下同。

小满四月中坐功图势

运主少阳三气，时配手厥阴心胞络风木。

坐功

每日寅卯时，正坐，一手举托，一手拄按，左右各三五度，叩齿，吐纳，咽液。

治病

肺腑蕴滞邪毒，胸胁支满，心中憺憺大[1]动，面赤，鼻赤，目黄，心烦作痛，掌中热，诸痛。

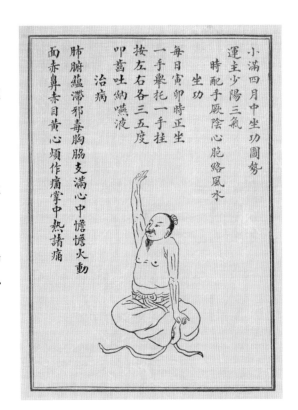

芒种五月节坐功图势

运主少阳三气，时配手少阴心君火。

坐功

每日寅卯时，正立仰身，两手上托，左右力举各五七度，定息。叩齿，吐纳，咽液。

治病

腰肾蕴积虚劳，嗌干心痛欲饮，目黄胁痛，消渴，善笑、善惊、善忘，上咳下吐，气泄身热而股痛心悲，头项痛，面赤。

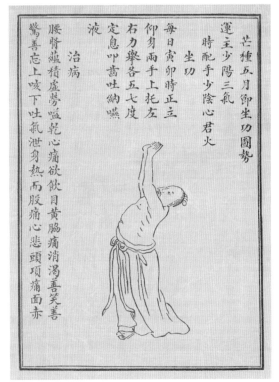

---

〔1〕大：原作"火"，据《遵生八笺》改。

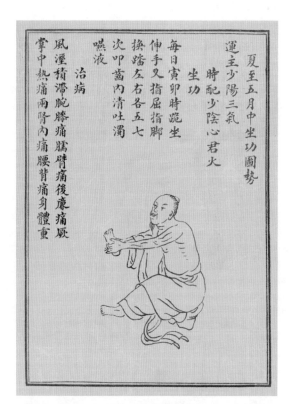

夏至五月中坐功图势

运主少阳三气，时配少阴心君火。

坐功

每日寅卯时，跪坐，伸手，叉指，屈指，脚换踏左右，各五七次。叩齿，纳清吐浊，咽液。

治病

风湿积滞，腕膝痛，臑臂痛，后廉痛厥，掌中热痛，两肾内痛，腰背痛，身体重。

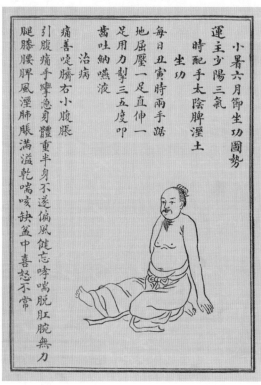

小暑六月节坐功图势

运主少阳三气，时配手太阴脾湿土。

坐功

每日丑寅时，两手踞地，屈压一足，直伸一足，用力掣三五度。叩齿，吐纳，咽液。

治病

善嚏，脐右小腹胀，引腹痛，手挛急，身体重，半身不遂，偏风，健忘，哮喘，脱肛，腕无力，腿、膝、腰、髀风湿，肺胀满，嗌干，喘咳，缺盆中痛[1]，喜怒不常。

---

〔1〕痛：原错为此"治病"小节第一个字，据文义移此。此段病症排列次序与《遵生八笺》不同。

大暑六月中坐功图势

运主太阴四气，时配手太阴肺[1]湿土。

坐功

每日丑寅时，双拳踞地，返首向肩，引作虎视，左右各三五度。叩齿，吐纳，咽液。

治病

头、项、胸、背风毒，咳嗽，止气喘渴烦，胸膈满，臑臂痛，掌中热，脐上或肩背痛，风寒汗出，中风，小便数欠，淹泄，皮肤痛及麻，悲愁欲哭，洒淅[2]寒热。

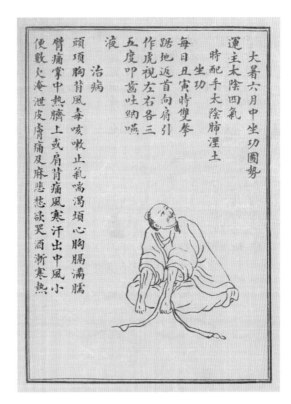

大暑六月中坐功图势

运主太阴四气

时配手太阴肺湿土

坐功

每日丑寅时双拳踞地返首向肩作虎视左右各三五度叩齿吐纳咽液

治病

头项胸背风毒咳嗽止气喘渴烦心胸膈满臑臂痛掌中热脐上或肩背痛风寒汗出中风小便数欠淹泄皮肤痛及麻悲愁欲哭洒淅寒热

立秋七月节坐功图势

运主太阴四气，时配足少阳胆相火。

坐功

每日丑寅时，正坐，两手托地，缩体闭息，耸身上踊七八度。叩齿，吐纳，咽液。

治病

补虚益损，去腰肾积气，口苦，善太息，心胁痛，不能反侧，面尘体无泽，足外热，头痛，颔痛，目锐眦[3]痛，缺盆痛，腋下肿，汗出振寒。

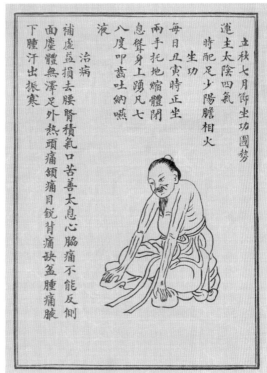

立秋七月节坐功图势

运主太阴四气

时配足少阳胆相火

坐功

每日丑寅时正坐两手托地缩体闭息耸身上踊凡七八度叩齿吐纳咽液

治病

补虚益损去腰肾积气口苦善太息心胁痛不能反侧面尘体无泽足外热头痛颔痛目锐眦痛缺盆肿痛腋下肿汗出振寒

---

[1] 肺：《遵生八笺》《万育仙书》均作"脾"。
[2] 洒淅：原作"酒渐"，误，据《遵生八笺》改。
[3] 眦：原作"背"，误，据《遵生八笺》改。

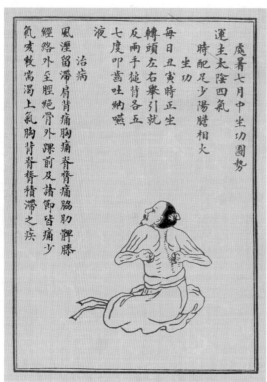

处暑七月中坐功图势

治病

风湿留滞，肩背痛胸痛脊脊痛胁肋髀膝经络外至胻绝骨外踝乃诸节皆痛少气咳嗽上气胸背脊脊积滞之疾

每日丑寅时正坐转头左右举引就反两手捶背各五七度叩齿吐纳咽液

时配足少阳胆相火

运主太阴四气

处暑七月中坐功图势

处暑七月中坐功图势

运主太阴四气，时配足少阳胆相火。

坐功

每日丑寅时，正坐，转头，左右举引就，反两手捶背，各五七度。叩齿，吐纳，咽液。

治病

风湿留滞，肩背痛，胸痛，脊脊痛，胁肋、髀膝、经络外至胻绝骨外踝乃诸节皆痛，少气咳嗽，喘渴上气，胸背脊脊积滞之疾。

言颜黑呕呵欠狂歌上登欲弃衣裸走不能

风气留滞腰背经络洒洒振寒苦伸数欠或恶人与火闻水声则惊狂疟瘟汗出鼽衄口喝唇胗颈肿喉痹

治病

每日丑寅时正坐两手按膝转头推引各三五度叩齿吐纳咽液

时配足阳明胃燥金

运主太阴四气

白露八月节坐功图势

白露八月节坐功图势

运主太阴四气，时配足阳明胃燥金。

坐功

每日丑寅时，正坐，两手按膝，转头推引，各三五度。叩齿，吐纳，咽液。

治病

风气留滞腰背经络，洒洒振寒，苦伸数欠，或恶人与火，闻水声则惊狂，疟，汗出，鼽衄，口喝，唇胗，颈肿，喉痹不能[1]言，颜黑，呕，呵欠，狂歌上登，欲弃衣裸走。

---

[1] 不能：原错为此小节最后两个字，误，据《遵生八笺》移。

秋分八月中坐功图势

运主阳明五气，时配足阳明胃
燥金。

坐功

每日丑寅时，盘足而坐，两手掩
耳，左右反侧，各三五度。叩齿，吐
纳，咽液。

治病

风湿积滞胁肋腰股，腹大水肿，
膝膑肿痛，膺乳气冲，股伏兔、骱外
廉、足跗诸痛，遗溺，失气，奔响腹
胀，脾不可转，䐐以结，腨似裂，消
谷善饮，胃寒喘满。

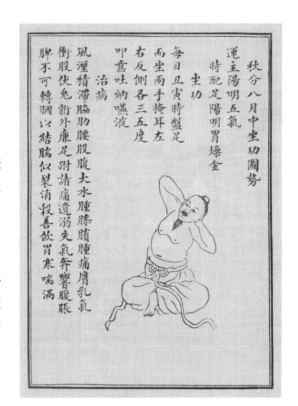

寒露九月节坐功图势

运主阳明五气，时配足太阳膀胱
寒水。

坐功

每日丑寅时，正坐，举两臂，
踊身上托，左右各五七度。叩齿，吐
纳，咽液。

治病

诸风寒湿邪挟胁腋经络动冲，
头痛，目似脱如拔，脊痛腰折，痔，
疟，狂癫，头两边痛，头囟顶痛，目
黄泪出，鼽衄，霍乱诸疾。

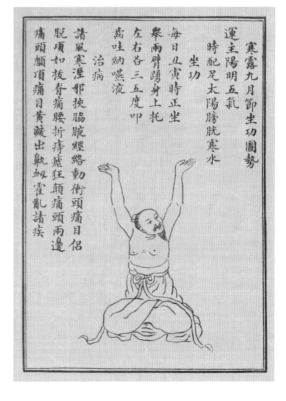

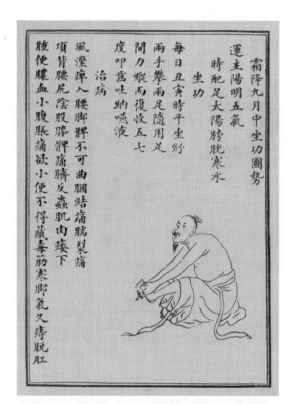

霜降九月中坐功图势

运主阳明五气，时配足太阳膀胱寒水。

坐功

每日丑寅时，平坐，舒两手，攀两足，随用足间力，纵而复收五七度。叩齿，吐纳，咽液。

治病

风湿入腰脚，髀不可曲，腘结痛，腨裂痛，项、背、腰、尻、阴、股、膝、髀痛，脐反虫，肌肉痿，下肿，便脓血，小腹胀痛，欲小便不得，脏毒，筋寒脚气，久痔，脱肛。

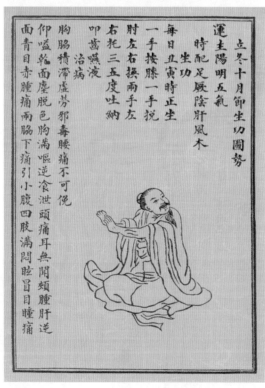

立冬十月节坐功图势

运主阳明五气，时配足厥阴肝风木。

坐功

每日丑寅时，正坐，一手按膝，一手挽肘，左右换[1]，两手左右托三五度。吐纳，叩齿，咽液。

治病

胸胁积滞，虚劳邪毒，腰痛不可俯仰，嗌干，面尘脱色，胸满，呕逆，餐泄[2]，头痛，耳无闻，颊肿，肝逆面青，目赤肿痛，两胁下痛引小腹，四肢满闷，眩冒，目瞳痛。

---

〔1〕一手按膝，一手挽肘，左右换：此十一字，与图不符，且与下图释文重复，《万育仙书》等亦如此，疑误。

〔2〕餐泄：疑为"飧泄"之误，下同。

小雪十月中坐功图势

运主太阳终气，时配足厥阴肝风木。

坐功

每日丑寅时，正坐，一手按膝，一手挽肘，左右争力，各三五度。叩齿，吐纳，咽液。

治病

脱肘，风湿热毒，妇人小腹肿，丈夫㿉疝、狐疝，遗溺，闭癃，血睾肿睾疝，足逆寒胻，善瘛，节时肿，转筋，阴缩两筋挛，洞泄，血在胁下喘，善恐，胸中喘，五淋。

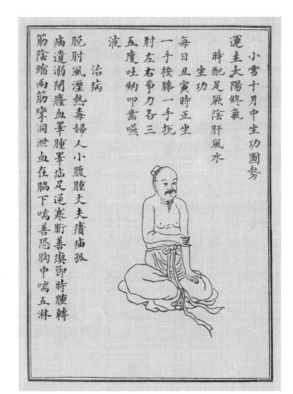

大雪十一月节坐功图势

运主太阳终气，时配足少阴肾君火。

坐功

每日子丑时，起身仰膝，两手左右托，两足左右踏，各五七次。叩齿，咽液，吐纳。

治病

脚膝风湿毒气，口热舌干，咽肿，上气，嗌干及肿，烦心，心痛，黄疸，肠澼，阴下湿，饥不欲食，面如漆，咳唾有血，渴，喘，目无见，心悬如饥，多恐，常若人捕等症。

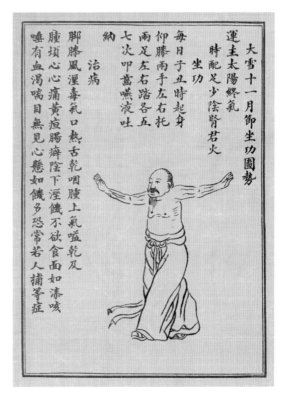

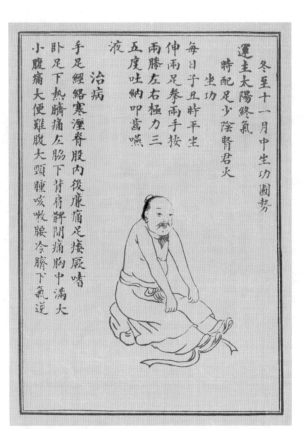

冬至十一月中坐功图势

運主太陽終氣
時配足少陰腎君火

坐功

每日子丑時平坐
伸兩足拳兩手按
兩膝左右極力三
五度吐納叩齒咽
液

治病

手足經絡寒濕脊股內後廉痛足痿厥嗜
臥足下熱臍痛左脅下背肩髀間痛胸中滿大
小腹痛大便難腹大頸腫咳嗽腰冷臍下氣逆

冬至十一月中坐功图势

运主太阳终气，时配足少阴肾君火。

坐功

每日子丑时，平坐，伸两足，拳两手，按两膝，左右极力三五度。吐纳，叩齿，咽液。

治病

手足经络寒湿，脊股内后廉痛，足痿，厥，嗜卧，足下热，脐痛，左胁下、背、肩、髀间痛，胸中满，大小腹痛，大便难，腹大颈肿，咳嗽，腰冷，脐下气逆。

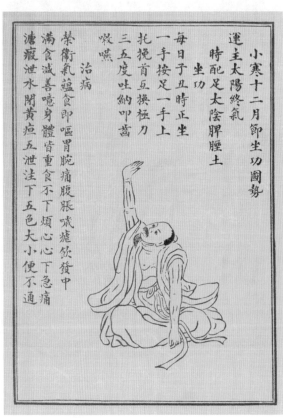

小寒十二月節坐功圖势

運主太陽終氣
時配足太陰脾腥土

坐功

每日子丑時正坐
一手按足一手上
托挽首互換極力
三五度吐納叩齒
漱咽

治病

榮衛氣蘊食即嘔胃脘痛腹脹瘧飲發中
滿食減善噫身體皆重食不下煩心心下急痛
溏瘕泄水閉黃疸五泄注下五色大小便不通

小寒十二月节坐功图势

运主太阳终气，时配足太阴脾湿土。

坐功

每日子丑时，正坐，一手按足，一手上托，挽首，互换极力三五度。吐纳，叩齿，漱咽。

治病

荣卫气蕴，食即呕，胃脘痛，腹胀，疟饮发，中满，食减，善噫，身体皆重，食不下，烦心，心下急痛，溏瘕泄，水闭，黄疸，五泄，注下五色，大小便不通。

大寒十二月中坐功图势

运主厥阴初气，时配足太阴脾湿土。

坐功

每日子丑时，两手向后，踞床跪坐，一足直伸，一足用力，左右各三五度。叩齿，漱咽，吐纳。

治病

经络蕴积，诸气，舌根强痛，体不能动摇，或不能卧，强立，股膝内肿，尻阴、䯏䯒、足背痛，腹胀肠鸣，餐泄不化，足不收行，九窍不通，足胕肿，苦水胀。

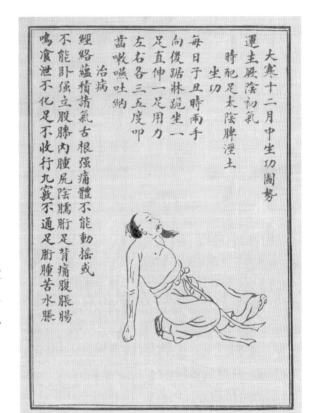

大寒十二月中坐功圖勢

運主厥陰初氣

時配足太陰脾溼土

坐功

每日子丑時兩手
向後踞床跪坐一
足直伸一足用力
左右各三五度叩
齒嗽嚥吐納

治病

經絡蘊積諸氣舌
根強痛體不能動搖或
不能臥強立股膝內腫
尻陰䯏䯒足背痛腹脹腸
鳴滄泄不化足不收行九
竅不通足胕腫苦水脹

八段锦

古杭　高濂

闭目冥心坐，冥心盘跌而坐。握固静思神。叩齿三十六，两手抱昆仑。又两手向项后，数九息，勿令耳闻。自此以后，出入息皆不可使耳闻。左右鸣天鼓，二十四度闻。移两手心掩两耳，先以第二[1]指压中指，弹击脑后，左右各二十四次。微摆撼天柱，摇头左右顾，肩膊转，随动二十四，先须握固。赤龙搅水津。赤龙者，舌也。以舌搅口齿并左右颊，待津生而咽。漱津三十六，神水满口匀。一口分三咽，所漱津液分作三口[2]，作汩汩声而咽之。龙行虎自奔。液为龙，气为虎。闭气搓手热，以鼻引清气，闭之少顷，搓手急数，令极热，鼻中徐徐乃放气出。背摩后精门。精门者，腰后外肾也。合手心摩毕，收手握固。尽此一口气，再闭气也。想火烧脐轮。闭口鼻之气，想心火下烧丹田，觉热极，即用[3]后法。左右辘轳转，俯首摆撼两肩三十六，想火自丹田透双关，入脑户，鼻引清气，闭少顷间[4]。两脚放舒伸。放宜[5]两脚。叉手双虚托，叉手相交，向上托[6]空三次或九次。低[7]头攀足频。以两手向前攀脚心十二次，乃收足，端坐。以候逆水上，候口中津液生。如未生，再用急搅取水，同前法。再漱再吞津。如此二度毕，神水九次吞。谓再漱如前，口分三，三十六咽乃为九也。咽下汩汩响，百脉自调匀。河车搬运讫，摆肩并身二十四，及再转辘轳二十四次。发火遍烧身。想丹田火自下而上，遍烧身体，想时口鼻皆闭气少顷。邪魔不敢近，梦寐不能昏。寒暑不能入，灾病不能迍。子后午前作，造化合乾坤。循序次第转，八卦是良因。

诀曰：其法于甲子日夜半子时起首，行时口中不得出气，唯鼻中微微放清气。每日子后午前各行一次，或昼夜其[8]行三次，久而自知。蠲除疾病，渐觉身轻。能勤苦不怠，则仙道不远矣。

高子曰：已上八段锦法，乃古圣相传，故为图有八。"握固"二字，人多不考，岂特闭目见自己之目，冥心见自己之心哉？跌坐时，当以左脚后跟曲顶肾茎根下动处，不令精窍漏云耳。行功何必拘以子午，但一日之中，得有身闲心静处，便是下手所在，多寡随行。若认定二时，忙迫当如之何？入道者不可不知。

---

〔1〕二：原作"三"，误，据《万育仙书》改。
〔2〕三口：原脱，据《修龄要指》补。
〔3〕用：原缺，据《修龄要指》补。
〔4〕顷间：原脱，据《修龄要指》补。
〔5〕宜：《修龄要指》作"直"。
〔6〕托：原脱，据《修龄要指》补。
〔7〕低：原缺，据《修龄要指》补。
〔8〕其：《修龄要指》作"共"。

八段锦坐功图

青菜真人　著

香山郑官应　刊

第一叩齿集神图势

叩齿集神三十六，两手抱昆仑，双手击天鼓二十四。

上法先须闭目冥心，盘坐，握固，静思，然后叩齿集神。次又两手向项后数九息，勿令耳闻，乃移[1]手各掩耳，以第二指压中指，击弹脑后，左右各二十四次。

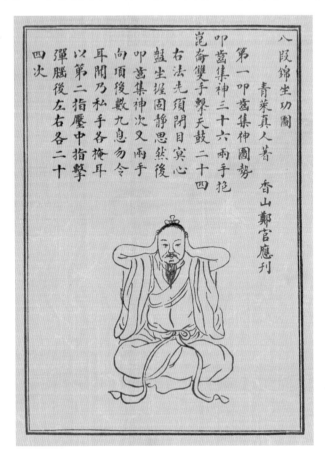

---

〔1〕移：原作"私"，上文"八段锦"小字注作"移两手"，据改。

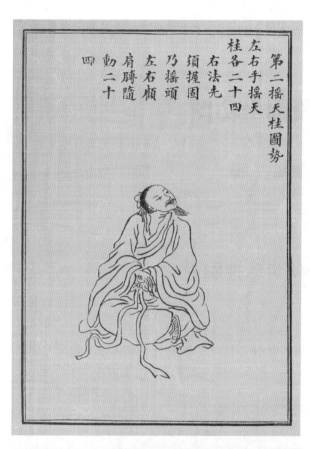

第二摇天柱图势

左右手摇天柱各二十四。

上法先须握固，乃摇头左右顾，肩膊随动二十四。

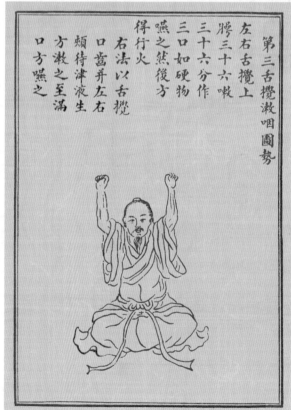

第三舌搅漱咽图势

左右舌搅上腭三十六漱，三十六分作三口，如硬物咽之。然后，方得行火。

上法以舌搅口齿并左右颊，待津液生，方漱之，至满口，方咽之。

第四摩肾堂图势

两手摩肾堂三十六数，多更妙。

上法闭气，搓手令热后，摩肾堂如数。毕，仍收手握固，再闭气，想用心火下烧丹田，觉热极即用后法。

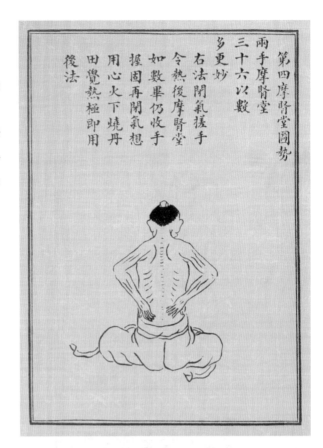

第四摩肾堂圖勢

兩手摩肾堂
三十六以數
多更妙
右法閉氣搓手
令熱後摩肾堂
如數畢仍收手
握固再閉氣想
用心火下燒丹
田覺熱極即用
後法

第五单关辘轳图势

左右单关辘轳，各三十六。

上法须俯首摆撼左肩三十六，次右肩亦三十六次。

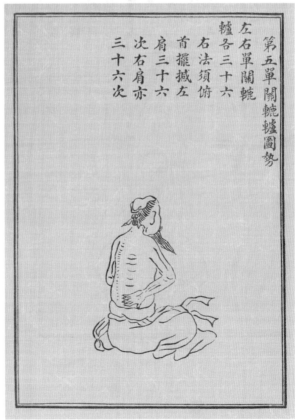

第五單關轆轤圖勢

左右單關轆
轤各三十六
右法須俯
首擺撼左
肩三十六
次右肩亦
三十六次

115

坐功图说

第六左右辘轳图势

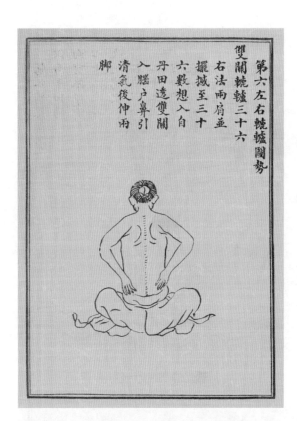

双关辘轳三十六。

上法两肩并摆撼至三十六数，想入自丹田，透双关，入脑户，鼻引清气，后伸两脚。

第七左右按顶图势

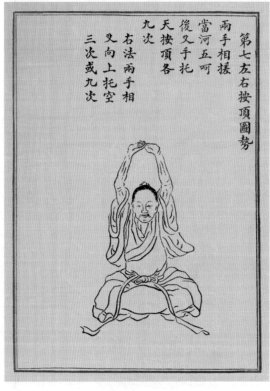

两手相搓，当呵五呵，后叉手托天，按顶各九次。

上法两相叉，上托空三次或九次。

第八钩攀图势

以两手如钩，向前攀双脚心十二次，再收足，端坐。

上法以两手向前攀脚心十二次，乃收足端坐。候口中津液生，再漱再吞，一如前数。摆肩并身二十四，及再轳轳二十四次。想丹田火自下而上，遍烧身体[1]。想时，口鼻皆须闭气少顷。

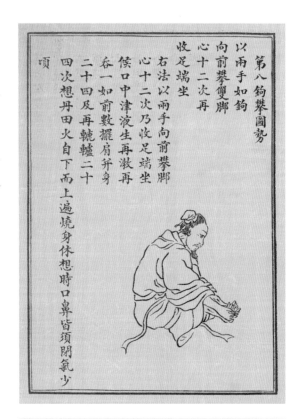

第九左睡功图[2]

调和真气五朝元，心息相依念不偏。三物长居于戊己，龙虎盘结大丹圆。

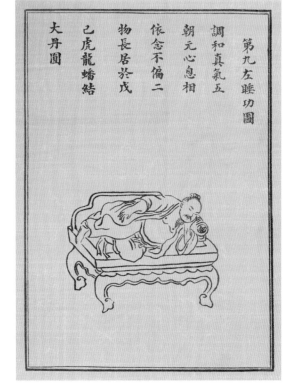

---

〔1〕体：原作"休"，上文小字注作"遍烧身体"，据改。

〔2〕左睡功图：左右睡功图不属于"八段锦"的内容，但此书加在"八段锦"之后，作为第九、十图。

第十右睡功图

肺炁长居于坎位，肝炁却向到离宫。脾气呼来中位合，五气朝元入太空。

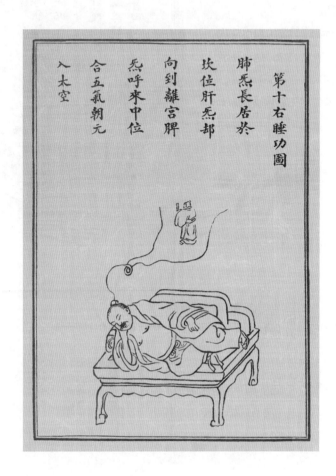

校后记

《坐功图说》是一部以坐位行功为特点的导引图书。宋代陈抟约撰于 989 年。民国郑官应辑录，由上海大东书局刊行于 1926 年，1929 年再版。

一、作者与成书

作者陈抟，字图南，号希夷先生。五代至宋初真源（今河南鹿邑）人。据《鹿邑县志》称：自幼颖悟，读书过目成诵。五代后唐明宗长兴年间（930—933）曾举进士，未中，遂放弃仕途，隐居山水之间。先栖居于武当山九室岩，服气辟谷凡二十年。后移居华山，相传曾卧于寝处百余日不起。传世为陈抟之著，有"坐功图"二十四幅与"睡功图"两幅。因其有百日之睡的传说，其"睡功"之名似更甚于"坐功"。后周世宗（954—958）曾召之进宫，欲拜谏议大夫，辞而不受。北宋太宗亦重其人，赐号"希夷先生"。据载著有《指玄篇》，言导养还丹之事，已佚。今存《陈希夷坐功图》一卷，乃《坐功图说》之主体部分。

《陈希夷坐功图》不同的版本，其名大同小异者颇多。除此《坐功图说》之外，也称"四时坐功却病图"，或"陈希夷二十四气导引坐功图势"等。此书最初的刊刻流传情况已无从考证。现存最早的传本为明代《万育仙书》本与《遵生八笺》本。《万育仙书》约成于 1565 年之后，《遵生八笺》约成于 1591 年。在前书中，称为"四时坐功却病图"，二十四幅图排在一起。在后书中，分别以"陈希夷孟（仲、季）春（夏、秋、冬）二气坐功图势"为名，分成十二个单元，分散于"四时调摄笺"的"春卷""夏卷""秋卷""冬卷"之中，并不排列在一起，没有一个总的名称。这两种传本，各图所主病症的文字并不一致。从《坐功图说》每一种行功动作的所主病症看，郑氏乃是从高濂《遵生八笺》中辑出。《万育仙书》与《遵生八笺》亦均收入了两幅"陈抟左右睡功图"。

二、主要内容与特点

《坐功图说》的主体内容即为"坐功图说"，实际上这就是"陈希夷二十四气导引坐功图势"，为宋代陈抟所撰，包括二十四幅导引图，自"立春正月节坐功图势"至"大寒十二月中坐功图势"，与二十四个节气相配，每月各两幅。每图配有动作说明及所治病症。原书对于行功时间有较为严格的要求，一般春秋季的动作要求在丑寅时，夏季的动作要求在寅卯时，冬季的动作要求在子丑时。需要注意的是，此图虽然称为"坐功"，但尚有两幅为立式。

其同时辑出，附出在后的还有"八段锦坐功图"八幅，以及"陈抟左右睡功图"两幅。"八段锦坐功图"的作者题为"青莱真人"，其姓名、生平、里籍均无从考证，亦不知其为何时人氏，现存单行本亦为后人所辑。此十图不言治病，大致用以养生保健。

三、本次校点的相关说明

据《中国中医古籍总目》载，原书约成于989年，现署以"［宋］陈抟（图南、希夷先生）撰"的坐功图著作共两种，均是孤本。其一名为《二十四气坐功导引治病图》，为抄本（残），附《奇经八脉考》，现藏于中国中医科学院图书馆。其二为《坐功图说》，1929年上海大东书局铅印本，现藏于浙江省图书馆。

考前抄本，封面署为《陈希夷先生二十四气坐功导引治病图》。实际上，这是据某一个《万寿仙书》本所抄的残本，可以说是空有其名。因为书中只有二十四气坐功图之前七幅，另有八段锦坐功图之后七幅、陈希夷睡功图两幅、诸仙导引图二十二幅（原图五十幅）、其他导引图十幅，以及一些文字性内容。书后附有李时珍的《奇经八脉考》。所以，此书称为《陈希夷先生二十四气坐功导引治病图》，确为名实不符，不足为取。

《坐功图说》则是民国时人郑官应从《遵生八笺》中辑出，由上海大东书局铅印刊行于1926年（1929年再版）。虽然刊刻年代较晚，但二十四幅坐功图却很可能是宋代的作品。本次点校，以现藏于浙江省图书馆的上海大东书局铅印本《坐功图说》为底本，以高濂《遵生八笺》明万历十九年（1591年）中国中医科学院图书馆馆藏明代钟惺伯敬重刻本（课花书屋藏版）为主校本，以《修龄要指》涵芳楼本为旁校本。

张心悦

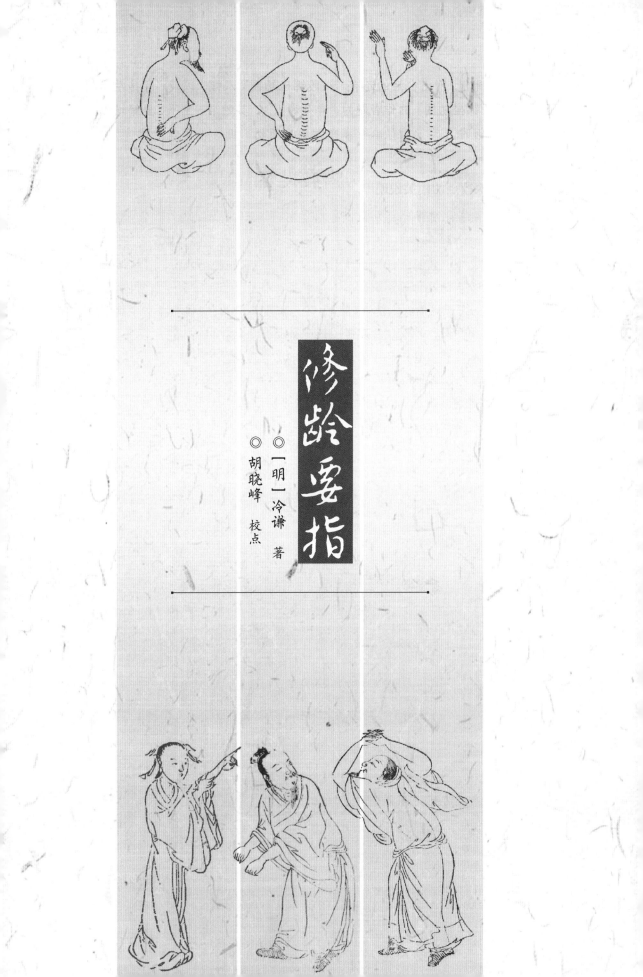

修龄要指

◎ 〔明〕冷谦 著

◎ 胡晓峰 校点

内容提要

　　《修龄要指》为吐纳导引养生著作。一卷。明代冷谦（启敬）编著。主要内容有四时调摄、起居调摄、延年六字诀、四季却病歌、长生一十六字妙诀、十六段锦、八段锦导引法、导引却病歌诀、却病八则等，均为吐纳导引养生的具体方法。该书练功方法动静结合，语言叙述简明扼要，多有歌诀，便于记诵。书名"修龄"，即为养生长寿之意。虽然全书字数不多，却是言简意赅，涉及饮食起居、四时摄养、吐纳导引、却病延年等养生长寿之法。这些内容并非作者自撰，多由他书摘录而来，未标明出处，虽文献价值不高，然实用价值较大。

　　此次校点，以1920年上海涵芬楼据清道光十一年（1831年）六安晁氏活字刻本影印的《学海类编》为底本，清咸丰二年（1852年）广东抚署刻本《颐身集》、1935年上海医学书局铅印本《道藏精华灵》为校本。

目　录^{〔1〕}

修龄要指

〔1〕目录：颐本、道本无此目录。

修龄要指

[明] 武林冷谦（启敬） 撰

四时调摄

春三月，此谓发陈，夜卧早起，节情欲以葆生生之气，少饮酒以防逆上之火。肝旺脾衰，减酸增甘。肝藏魂，性仁，属木，味酸，形如悬匏，有七叶，少近心，左三叶，右四叶。著于内者为筋，见于外者为爪，以目为户，以胆为腑，故食辛多则伤肝。治肝用嘘字，导引以两手相重按[1]肩上，徐徐缓缓身左右各三遍。又可正坐，两手相叉，翻覆向胸三五遍。此能去肝家积聚，风邪毒气，不令病作。一春早暮，须念念为之，不可懈惰，使一暴十寒，方有成效。

正月，肾气受病，肺脏气微。减咸酸，增辛辣，助肾补肺，安养胃气。衣宜下厚而上薄，勿骤脱衣，勿令犯风，防夏餐雪。

二月，肾气微，肝正旺。戒酸增辛，助肾补肝。衣宜暖，令得微汗，以散去冬伏邪。

三月，肾气以息，心气渐临，木气正旺。减甘增辛，补精益气。勿处湿地，勿露体三光下。

胆附肝短叶下，外应瞳神鼻柱间。导引可正坐，合两脚掌，昂头，以两手挽脚腕起摇动，为之三五度。亦可大坐，以两手招地举身，努力腰脊三五度，能去胆家风毒邪气。

夏三月，此谓蕃秀，夜卧早起。伏阴在内，宜戒生冷；神气散越，宜远房室。勿暴怒，勿当风，防秋为疟；勿昼卧，勿引饮，主招百病。心旺肺衰，减苦增辛。心藏神，性礼，属火，味苦，形如倒悬莲蕊。著于内者为脉，见于外者为色，以舌为户，以小肠为腑，故食咸则伤心。治心用呵字，导引可正坐，两手作拳用力，左右互相虚筑各五六度。又以一手按髀，一手向上拓空，如擎石米之重，左右更手行之。又以两手交叉，以脚踏手中各五六度，间气为之，去心胸风邪诸疾。行之良久，闭目三咽津，叩齿三通而止。

---

[1] 按：道本同，颐本作"接"。

四月，肝脏已病，心脏渐壮。增酸减苦，补肾助肝，调养胃气。为纯阳之月，忌入房。

五月，肝气休，心正旺。减酸增苦，益肝补肾，固密精气。早卧早起，名为毒月，君子斋戒，薄滋味，节嗜欲。霉雨湿蒸，宜烘燥衣。时焚苍术，常擦涌泉穴，以袜护足。

六月，肝弱脾旺。节约饮食，远避声色。阴气内伏，暑毒外蒸，勿濯冷，勿当风，夜勿纳凉，卧勿摇扇，腹护单衾，食必温暖。

脾藏意，性信，属土，味甘，形如刀镰。著于内者为脏，见于外者为肉，以唇口为户，以胃为腑，故食酸多则伤脾。旺于四季末各十八日，呼吸囊籥，调和水火，会合三家，发生万物，全赖脾土。脾健则身无疾。治脾用呼字，导引可大坐，伸一脚，屈一脚，以两手向后及掣三五度。又跪坐，以两手据地，回头用力作虎视各三五度，能去脾家积聚，风邪毒气，又能消食。

秋三月，此谓容平，早卧早起，收敛神气，禁吐禁汗。肺旺肝衰，减辛增酸。肺藏魄，性义，属金，味辛，形如悬磬，名为华盖，六叶两耳，总计八叶。著于内者为肤，见于外者为皮毛，以鼻为户，以大肠为腑，故食苦多则伤肺。治肺用呬字，导引可正坐，以两手据地，缩身曲脊，向上三举，去肺家风邪积劳。又当反拳捶背上，左右各捶三度，去胸臆间风毒。闭气为之，良久闭目咽液，叩齿而起。

七月，肝心少气，肺脏独旺。增咸减辛，助气补筋，以养脾胃。安静性情，毋冒极热，须要爽气，足与脑宜微凉。

八月，心脏气微，肺金用事。减苦增辛，助筋补血，以养心肝脾胃。勿食姜，勿沾秋露。

九月，阳气已衰，阴气太盛。减苦增甘，补肝益肾，助脾胃。勿冒暴风，恣醉饱。

冬三月，此谓闭藏，早卧晚起，暖足凉脑，曝背避寒，勿令汗出，目勿近火，足宜常濯。肾旺心衰，减咸增苦。肾藏志，性智，属水，味咸。左为肾，右为命门，生对脐，附腰脊。著于内者为骨，见于外者为齿，以耳为户，以膀胱为腑，故食甘多则伤肾。治肾用吹字，导引可正坐，以两手耸托，左右引胁三五度。又将手反着膝挽肘，左右同捩身三五度，以足前后踏，左右各数十度，能去腰肾风邪积聚。

十月，心肺气弱，肾气强盛。减辛苦以养肾气。为纯阴之月，一岁发育之功，实胚胎于此，大忌入房。

十一月，肾脏正旺，心肺衰微。增苦减咸，补理肺胃。一阳方生，远帷幕，省言语。

十二月，土旺，水气不行。减甘增苦，补心助肺，调理肾气。勿冒霜雪，禁疲劳，防汗出。

起居调摄

平明睡觉，先醒心，后醒眼，两手搓热，熨眼数十遍，以睛左旋右转各九遍，闭住少顷，忽大挣开，却除风火。披衣起坐，叩齿集神，次鸣天鼓，依呵、呼、呬、吹、嘘、嘻六字诀，吐浊吸清，按五行相生循序而行一周，散夜来蕴积邪气。随便导引，或进功夫，徐徐栉沐，饮食调和。面宜多擦，发宜多梳，目宜常运，耳宜常凝，齿宜常叩，口宜常闭，津宜常咽，气宜常提，心宜常静，神宜常存，背宜常暖，腹宜常摩，胸宜常护，囊宜常裹，言语宜常简默，皮肤宜常干沐。食饱徐行，摩脐擦背，使食下舒，方可就坐。饱食发痔，食后曲身而坐，必病中满。怒后勿食，食后勿怒。身体常欲小劳，流水不腐，户枢不朽，运动故也。勿得久劳，久行伤筋，久立伤骨，久坐伤肉，久卧伤气，久视伤神，久听伤精。忍小便膝冷成淋，忍大便乃成气痔。着湿衣汗衣，令人生疮。夜膳勿饱，饮酒勿醉，醉后勿饮冷，饱余勿便卧。头勿向北卧，头边勿安火炉。切忌子后行房，阳方生而顿灭之，一度伤于百度。大怒交合成痈疽；疲劳入房，虚损少子；触犯阴阳禁忌，不惟父母受伤，生子亦不仁不孝。临睡时，调息咽津，叩齿鸣天鼓。先睡眼，后睡心，侧曲而卧，觉直而伸，昼夜起居，乐在其中矣。

延年六字诀 [1] 此法以口吐鼻吸，耳不闻声乃妙 [2]。

总 [3] 诀 [4] 此行六字工夫秘要诀也。非此，六气行不到手，本经以此导之，若引经耳，不可不知 [5]。

肝若嘘时目瞪睛，肺知 [6] 呬气手双擎，心呵顶上连叉手，肾吹抱取膝头平，脾病呼时须撮口，三焦客热卧嘻宁。

吹肾气诀 [7]

肾为水病主生门，有病尫羸气色昏，眉蹙耳鸣兼黑瘦，吹之邪妄立逃奔。

---

〔1〕诀：道本同，颐本作"总诀"。

〔2〕此法……乃妙：道本同，颐本作"用此六字，以导六气，加以行势，方能引经。行时须口吐鼻息，耳不闻声乃得"。

〔3〕总：原无，据《赤凤髓》补。

〔4〕诀：道本同，颐本无此标题。

〔5〕此行……不可不知：道本同，颐本无此小字注释。

〔6〕知：道本同，颐本作"和"。

〔7〕吹肾气诀：道本同。颐本排列顺序为嘘肝气诀、呬肺气诀、呵心气诀、吹肾气诀、呼脾气诀、嘻三焦诀。

呵心气诀

心源烦燥急须呵，此法通神更莫过，喉内口疮并热痛，依之目下便安和。

嘘肝气诀

肝主龙涂位号心，病来还觉好酸辛，眼中赤色兼多泪，嘘之立去病如神。

呬肺气诀

呬呬数多作生涎，胸膈烦满上焦痰，若有肺病急须呬，用之目下自安然。

呼脾气诀

脾宫属土号太仓，痰病行之胜药方，泻痢肠鸣并吐水，急调呼字免成殃。

嘻三焦诀

三焦有病急须嘻，古圣留言最上医，若或通行土壅塞，不因此法又何知。

四季却病歌

春嘘明目木扶肝，夏至呵心火自闲，秋呬定收金肺润，肾吹惟要坎中安；三焦嘻却除烦热，四季长呼脾化餐，切忌出声闻口耳，其功尤胜保神丹。

长生一十六字妙诀

一吸便提，气气归脐；一提便咽，水火相见。

上十六字，仙家名曰"十六锭金"，乃至简至易之妙诀也。无分于在官不妨政事，在俗不妨家务，在士商不妨本业。只于二六时中，略得空闲，及行住坐卧，意一到处，便可行之。口中先须漱津三五次，舌搅上下腭，仍以舌抵上腭，满口津生，连津咽下，汨然有声。随于鼻中吸清气一口，以意会及心目寂地，直送至腹脐下一寸三分丹田元海之中，略存一存，谓之一吸；随用下部轻轻如忍便状，以意力提起使归脐，连及夹脊、双关、肾门一路提上，直至后顶玉枕关，透入泥丸顶内，其升而上之，亦不觉气之上出，谓之一呼。一呼一吸，谓之一息。气既上升，随又似前汨然有声咽下，鼻吸清气，送至丹田，稍存一存；又自下部如前轻轻提上，与脐相接而上，所谓气气归脐，寿与天齐矣。凡咽下口中有液愈妙，无液亦要汨然有声咽之。如是一咽一提，或三五口，或七九，或十二，或二十四口，要行即行，要止即止，只要不忘，作为正事，不使间断，方为精进。如有疯疾，见效尤速。久久行之，却病延年，形体变，百疾不作，自然不饥不渴，安健胜常。行之一年，永绝感冒痞积、逆滞不和、痛[1]疽疮毒等疾，耳目聪明，心力强记，宿疾俱瘳，长生可望。如亲房事，欲

---

〔1〕痛：原作"瘫"，据颐本、道本改。

泄未泄之时，亦能以此提呼咽吸，运而使之归于元海，把牢春汛，不放龙飞，甚有益处。所谓造化吾手，宇宙吾心，妙莫能述。

十六段锦[1]

庄子曰：吹嘘呼吸，吐故纳新，熊经鸟伸，为寿而已矣。此导引之法，养形之秘，彭祖寿考之所由也。其法自修养家所谈，无虑数百端，今取其要约切当者十六条，参之诸论，大概备矣。凡行导引，常以夜半及平旦将起之时，此时气清腹虚，行之益人。先闭目握固，冥心端坐，叩齿三十六通，即以两手抱项，左右宛转二十四，以去两胁积聚风邪。复以两手相叉，虚空托天，按项二十四，以除胸膈间邪气。复以两手掩两耳，却以第二指压第三指，弹击脑后二十四，以除风池邪气。复以两手相提，按左膝左捩、按右膝右捩身二十四，以去肝家风邪。复以两手，一向前一向后，如挽五石弓状，以去臂腋积邪。复大坐，展两手扭项，左右反顾，肩膊随转二十四，以去脾家积邪。复两手握固，并拄两胁，摆撼两肩二十四，以去腰肋间风邪。复以两手交捶臂及膊上连腰股各二十四，以去四肢胸臆之邪。复大坐斜身偏倚，两手齐向上，如排天状二十四，以去肺间积邪。复大坐伸脚，以两手向前，低头扳脚十二次，却钩所伸脚屈在膝上，按摩二十四，以去心胞络邪气。复以两手据地，缩身曲脊，向上十三举，以去心肝中积邪。复起立据状，扳身向背后视，左右二十四，以去肾间风邪。复起立齐行，两手握固，左足前踏，左手摆向前，右手摆向后，右足前踏，右手摆向前，左手摆向后二十四，去两肩之邪。复以手向背上相捉，低身徐徐宛转二十四，以去两胁之邪。复以足相扭而行前数十步，复高坐伸腿，将两足扭向内，复扭向外各二十四，以去两足及两腿间风邪。复端坐闭目，握固冥心，以舌抵上腭，搅取津液满口，漱三十六次，作泪泪声咽之。复闭息想丹田火自下而上，遍烧身体，内外热蒸乃止。能日行一二遍，久久身轻体健，百病皆除，走及奔马，不复疲乏矣。

八段锦导引法

闭目冥心坐，冥心盘趺而坐。握固静思神。叩齿三十六，两手抱昆仑。叉两手向项后，数九息，勿令耳闻。自此以后，出入息皆不可使耳闻。左右鸣天鼓，二十四度闻。移两手心掩两耳，先以第二指压中指，弹击脑后，左右各二十四次。微摆撼天柱，摇头左右顾，肩膊转，随动二十四，先须握固。赤龙搅水津。赤龙者，舌也。以舌搅口齿并左右颊，待津液生而咽。漱津三十六，一云鼓漱。神水满口匀。一口分三咽，所漱津液分作三口，做泪泪声而咽

---
[1]锦：道本同，颐本后有一"法"字。

之。龙行虎自奔。液为龙，气为虎。**闭气搓手热**，以鼻引清气，闭之少顷，搓手急数，令极热，鼻中徐徐乃放气出。**背摩后精门**。精门者，腰后外肾也。合手心摩毕，收手握固。尽此一口气，再闭气也。**想火烧脐轮**。闭口鼻之气，想用心火下烧丹田，觉热极，即用后法。**左右辘轳转**，俯首摆撼两肩三十六，想火自丹田透双关，入脑户，鼻引清气，闭少顷间。**两脚放舒伸**。放直两脚。**叉手双虚托**，叉手相交，向上托空三次，或九次。**低头攀足频**。以两手向前攀脚心十二次，乃收足端坐。**以候逆水上**，候口中津液生，如未生，再用急搅取水，同前法。**再漱再吞津**。如此三度毕，神水九次吞。谓再漱三十六，如前一口分三咽，乃为九也。**咽下汩汩响，百脉自调匀**。河车搬运讫，摆肩并身二十四，及再转辘轳二十四次。**发火遍烧身**。想丹田火自下而上，遍烧身体，想时口鼻皆闭气少顷。**邪魔不敢近，梦寐不能昏**。**寒暑不能入，灾病不能迍**。**子后午前作，造化合乾坤**。**循环次第转，八卦是良因**。

诀曰：其法于甲子日夜半子时起首，行时口中不得出气，唯鼻中微放清气。每日子后午前各行一次，或昼夜共行三次，久而自知。蠲除疾病，渐觉身轻。能勤苦不息，则仙道不远矣。

导引却病歌诀

水潮除后患
平明睡起时，即起端坐，凝神息虑，舌舐上腭，闭口调息，津液自生，渐至满口，分作三次，以意送下。久行之，则五脏之邪火不炎，四肢之气血流畅，诸疾不生，久除后患，老而不衰。

诀曰：津液频生在舌端，寻常救咽下丹田，于中畅美无凝滞，百日功灵可驻颜。

起火得长安
子午二时，存想真火自涌泉穴起，先从左足行，上玉枕，过泥丸，降入丹田三遍；次从右足，亦行三遍；复从尾闾起，又行三遍。久久纯熟，则百脉流通，五脏无滞，四肢健而百骸理也。

诀曰：阳火须知自下生，阴符上降落黄庭，周流不息精神固，此是真人大炼形。

梦失封金匮
欲动则火炽，火炽则神疲，神疲则精滑而梦失也。寤寐时调息神思，以左手搓脐二七，右手亦然，复以两手搓胁，摆摇七次，咽气纳于丹田，握固良久乃止，屈足侧卧，永无走失。

诀曰：精滑神疲欲火攻，梦中遗失致伤生，搓摩有诀君须记，绝欲除贪最上乘。

形衰守玉关
百虑感中，万事劳形，所以衰也。返老还童，非金丹不可，然金丹岂易得哉！善摄生者，行住坐卧，一意不散，固守丹田，默运神气，冲透三关，自然生精生气，则形可以壮，老可以耐矣。

诀曰：却老扶衰别有方，不须身外觅阴阳，玉关谨守常渊默，气足神全寿更康。

鼓呵消积聚

有因食而积者，有因气而积者，久则脾胃受伤，医药难治。孰若节饮食，戒嗔怒，不使有积聚为妙。患者当正身闭息，鼓动胸腹，俟其气满，缓缓呵出。如此行五七次，便得通快即止。

诀曰：气滞脾虚食不消，胸中鼓闷最难调，徐徐呵鼓潜通泰，疾退身安莫久劳。

兜礼治伤寒

元气亏弱，腠理不密，则风寒伤感。患者端坐盘足，以两手紧兜外肾，闭口缄息，存想真气自尾闾升，过夹脊，透泥丸，逐其邪气。低头屈抑如礼拜状，不拘数，以汗出为度，其疾即愈。

诀曰：跏趺端坐向蒲团，手握阴囊意要专，运气叩头三五遍，顿令寒疾立时安。

叩齿牙无疾

齿之有疾，乃脾胃之火熏蒸。每侵晨睡醒时，叩齿三十六遍，以舌搅牙龈之上，不论遍数，津液满口，方可咽下，每作三次乃止。凡小解之时，闭口咬牙，解毕方开，永无齿疾。

诀曰：热极风生齿不宁，侵晨叩漱自惺惺，若教运用常无隔，还许他年老复丁。

升观鬓不斑

思虑太过，则神耗气虚血败而斑矣。要以子午时，握固端坐，凝神绝念，两眼令光，上视泥丸，存想追摄二气，自尾闾间上升下降，返还元海，每行九遍。久则神全气血充足，发可返黑也。

诀曰：神气冲和精自全，存无守有养胎仙，心中念虑皆消灭，要学神仙也不难。

运睛除眼翳

伤热伤气，肝虚肾虚，则眼昏生翳，日久不治，盲瞎必矣。每日睡起时，趺坐凝思，塞兑垂帘，将双目轮转十四次，紧闭少时，忽然大睁。行久不替，内障外翳自散，切忌色欲，并书细字。

诀曰：喜怒伤神目不明，垂帘塞兑养元精，精生气化神来复，五内阴魔自失惊。

掩耳去头旋

邪风入脑，虚火上攻，则头目昏旋，偏正作痛，久则中风不语，半身不遂，亦由此致。治之须静坐，升身闭息，以两手掩耳，折头五七次，存想元神，逆上泥丸，以逐其邪，自然风邪散去。

诀曰：视听无闻意在心，神从髓海逐邪氛，更兼精气无虚耗，可学蓬莱境上人。

托踏应轻骨

四肢亦欲得小劳，譬如户枢终不朽，熊鸟演法，吐纳导引，皆养生之术也。平时双手上托，如举大石，两脚前踏，如履平地，存想神气，依按四时，嘘呵二七次，则身轻体健，足耐寒暑。

诀曰：精气冲和五脏安，四肢完固骨强坚，虽然不得刀圭饵，且住人间作地仙。

搓涂自美颜

颜色憔悴，所由心思过度，劳碌不谨。每晨静坐闭目，凝神存养，神气冲瞻[1]，自内达外，以两手搓热，拂面七次，仍以漱津涂面，搓拂数次。行之半月，则皮肤光润，容颜悦泽，大过寻常矣。

诀曰：寡欲心虚气血盈，自然五脏得和平，衰颜仗此增光泽，不羡人间五等荣。

闭摩通滞气

气滞则痛，血滞则肿，滞之为患，不可不慎。治之须澄心闭息，以左手摩滞七七遍，右手亦然，复以津涂之。勤行七日，则气血通畅，永无凝滞之患。修养家所谓干沐浴者，即此义也。

诀曰：荣卫流行不暂休，一才凝滞便堪忧，谁知闭息能通畅，此外何须别计求。

凝抱固丹田

元神一出便收来，神返身中气自回，如此朝朝并暮暮，自然赤子产真胎。此凝抱之功也。平时静坐，存想元神，入于丹田，随意呼吸，旬日丹田完固，百日灵明渐通，不可或作或辍也。

诀曰：丹田完固气归根，气聚神凝道合真，久视定须从此始，莫教虚度好光阴。

淡食能多补

五味之于五脏，各有所宜。若食之不节，必至亏损，孰若食淡谨节之为愈也。然此淡亦非弃绝五味，特言欲五味之冲淡耳。仙翁有云，断盐不是道，饮食无滋味。可见其不绝五味。淡对浓而言，若膏粱过度之类，如吃素是也。

诀曰：厚味伤人无所知，能甘淡薄是吾师，三千功行从兹始，天鉴行藏信有之。

无心得大还

大还之道，圣道也。无心者，常清常静也。人能常清静，天地悉皆归，何圣道之不可传，大还之不可得哉！《清静经》已备言之矣。修真之士，体而行之，欲造夫清真灵妙之境，若反掌耳。

诀曰：有作有为云至要，无声无臭语方奇，中秋午夜通消息，明月当空造化基。

却病八则

平坐，以一手握脚指，以一手擦足心赤肉，不计数目，以热为度，即将脚趾略略转动。左右两足心更手握擦，倦则少歇。或令人擦之，终不若自擦为佳。此名涌泉穴，能除湿气，固真元。

---

[1] 瞻：道本同，颐本作"胆"。

临卧时坐于床，垂足解衣闭息，舌拄上腭，目视顶门，提缩谷道，两手摩擦两肾腧各一百二十，多多益善。极能生精固阳，治腰痛。

两肩后小穴中，为上元六合之府，常以手捏雷诀，以大指骨曲按三九遍；又搓手熨摩两目顾上及耳根，逆乘发际各三九。能令耳目聪明，夜可细书。

并足壁立向暗处，以左手从项后紧攀右眼，连头用力反顾亮处九遍；右手亦从项后紧攀左眼，扭顾照前。能治双目赤涩火痛，单病则单行。

静坐闭息，纳气猛送下，鼓动胸腹，两手作挽弓状，左右数四，气极满，缓缓呵出五七，通快即止。治四肢烦闷，背急停滞。

覆卧去枕，壁立两足，以鼻纳气四，复以鼻出之四，若气出之极，令微气再入鼻中，勿令鼻知。除身中热及背痛之疾。

端坐伸腰，举左手仰掌，以右手承右胁，以鼻纳气，自极七息。能除瘀血结气。端坐伸腰，举右手仰掌，以左手承左胁，以鼻纳气，自极七息。能除胃寒食不消。

凡经危险之路、庙貌之间，心有疑忌，以舌拄上腭，咽津一二遍，左手第二、第三指按捏两鼻孔中间所隔之际，能遏百邪，仍叩齿七遍。

校后记

《修龄要指》为吐纳导引养生著作。一卷。明代冷谦（启敬）编著，约刊于1442年。

一、作者与成书

冷谦，明初著名养生家，生卒年不详。字启敬，或曰起敬，道号龙阳子。武林（今浙江杭州）人，或曰嘉兴（今浙江嘉兴）人，或曰武陵（今湖南常德）人。于养生术颇有研究，精通气功导引，逾百岁身尤健，颜如童孩。著有《修龄要指》，于《四库全书总目》子部道家类存目。提要曰："旧本题明冷谦撰。谦，字启敬，嘉兴人，洪武初官太常协律郎。世或传其仙去，无可质验也。此本载曹溶《学海类编》中，所言皆养生调摄之事，如十六段锦、八段锦之类，汇辑成编，疑亦依托。"

除养生外，冷谦于音乐、绘画亦颇有造诣。《明史·乐志》记载：吴元年（1367年），明太祖"置太常司，其属有协律郎等官。元末有冷谦者，知音，善鼓瑟，以黄冠隐吴山。召为协律郎，令协乐章声谱，俾乐生习之。……乃考正四庙雅乐，命谦较定音律及编钟、编磬等器，遂定乐舞之制"。明末清初人姜绍书《无声诗史》记载："仙人冷谦，字起敬，武陵人，道号龙阳子。洪武初以善音律仕为太常协律郎，盖百余龄矣。……至明百数十岁，绿鬓童颜，如方壮时。所画《蓬莱仙弈图》，尤为神物，图后有张三丰题识，二仙之迹，可称联璧。"

明清间所传冷谦神异之事甚多。清人徐沁《明画录》卷二《冷谦传》云："世传其化鹤入瓶，事甚诡异。"《古今图书集成·博物汇编·神异典》引《巳疟编》云：冷谦"遇异人传异术。有友人贫，不能自存，求济于谦。谦曰：吾指汝一所往焉，慎勿多取。乃于壁间画一门，一鹤守之。令其人敲门，门忽自开，入其室，金宝充牣，盖朝廷内帑也。其人恣取以出"。后被查出，官差逮冷谦，谦隐身入瓶中。逮者"以瓶至御前，上问之，辄于瓶中应如响。上曰：汝出，朕不杀汝。谦对：臣有罪不敢出。上怒，击其瓶碎之，片片皆应，终不知所在"。

二、主要内容与特点

《修龄要指》主要内容有四时调摄、起居调摄、延年六字诀、四季却病歌、长生一十六字妙诀、十六段锦、八段锦导引法、导引却病歌诀、却病八则等，涉及饮食起居、四时摄养、吐纳导引、却病延年等养生长寿之法。该书练功方法动静结合，语言叙述简明扼要，多有歌诀，便于记诵。这些内容并非作者自撰，多由他书摘录而来，未标明出处，虽文献价值不高，然实用价值较大。

三、本次校点的相关说明

原书约刊于 1442 年，无单行本存世。今所见《修龄要指》在《学海类编》（清曹溶辑，成书于 1831 年）、《颐身集》（清叶廷芳编，成书于 1850 年）、《道藏精华录》（守一子辑，1935 年）中全书收录。

《学海类编》现存版本为清道光十一年（1831 年）六安晁氏活字刻本。《颐身集》现存版本为清咸丰二年（1852 年）广东抚署刻本、清光绪三年（1877 年）萧山华莲峰刻本。《道藏精华录》现存版本为 1935 年上海医学书局铅印本。

此次整理，以 1920 年上海涵芬楼据清道光十一年（1831 年）六安晁氏活字刻本影印的《学海类编》为底本，清咸丰二年（1852 年）广东抚署刻本《颐身集》、1935 年上海医学书局铅印本《道藏精华录》为校本。三个版本文字基本一致，仅个别略有差异，整理时已出注说明，不再赘述。

胡晓峰

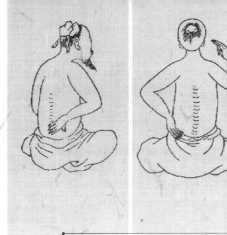
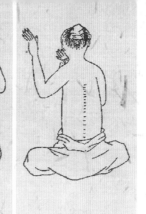

古仙导引按摩法

◎ 佚名氏 编著

◎ 〔明〕守一子 校正

◎ 王柳青 校点

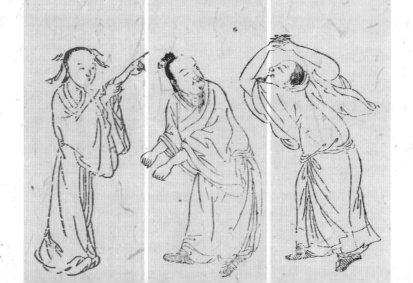

内容提要

　　《古仙导引按摩法》，编著者佚名，撰年不详，《中国中医古籍总目》推测可能撰于1449年。此书短小易懂，仅六千余文，却集若干古代简易导引法。

　　此书不分卷，包括十一段各带标题的内容，均以导引为主。书中行气法，大多是配合导引而为，有时用做控制导引节律或计算导引时间。按摩法很少。书中均以文字来解释说明导引的方法，无图。由于动作比较简单，基本没有难以理解之处。

　　此书只有一种版本，即见于民国二十四年（1935年）无锡丁氏铅印本《道藏精华录》。本次校点以此为底本，无校本，只能采用理校。

目 录^[1]

139

古仙导引按摩法

〔1〕目录：原书无目录，据正文补入。

太清导引养生经 凡十二事

赤松子者，神农时雨师，能随风上下，至高辛氏时犹存。导引术云：导引除百病，延年益寿。朝起，布席东向为之，息极乃止。不能息极，五通止。自当日日习之，久久知益。

常以两手叉头上，挽至地，五噱五息。止胀气。

又侧卧，左肘肘地，极，掩左手脑，复以右手肘肘地，极，掩右手脑，五息止。引筋骨。

以两手据右膝上，至腰胯起头，五息止。引腰气。

右手据腰，左膝、右手极上引，复以左手据腰，右膝、左手极上引，皆五息止。引心腹气。左手据腰，右手极上引，复以右手据腰，左手极上引，五息止。引腹中气。

叉手胸胁前，左右摇头不息，自极止。引面耳邪气，不复得入。

两手支腰下，左右自摇，自极止。通血脉。

两手相叉，极左右。引肩中气。

两手相叉，反于头上，左右自调。引肺肝中气。

两手叉胸前，左右极。引除皮肤中烦气。

两手相叉，左右举肩。引皮肤气。

正立，左右摇两胜。引脚气。

宁先生导引养生法

宁先生者，黄帝时人也。为陶正，能积火自烧而随烟上下，衣裳不灼。先生曰：夫欲导引行气，以除百病，令年不老者，常心念一，以还丹田。夫生人者丹，救人者还。全则延年，丹去尸存乃夭。所以导引者，令人肢体骨节中诸邪气皆去，正气存处。有能精诚勤习理行之，动作言语之间，昼夜行之，骨节坚强，以愈百病。若卒得中风，病固，痿痹不随，耳聋不闻，头眩癫疾，咳逆上气，腰脊苦痛，皆可按图视像，于其疾所在，导引行气，以意排除去之。行气者，则可补于中，导引者，则可治于四肢，自然之道。但能勤行，与天地相保。

散发东向，握固，不息一通，举手左右导引，手掩两耳。令发黑不白。

东向坐，不息再通，以两手中指口唾之，二七相摩，拭目。令人目明。

东向坐，不息三通，手捻鼻两孔。治鼻宿息肉愈。

东向坐，不息四通，琢齿无数，伏前，侧坐，不息六通。愈耳聋目眩。还坐，不息七通。愈胸中痛、咳。

抱两膝，自企于地，不息八通。愈胸以上至头、耳、目、咽、鼻疾。

去枕，握固，不息，企于地，不息九通，东首。令人气上下通，彻鼻内气，愈羸弱。不能从阴阳法，大阴雾勿行之。

虾蟆行气法

正坐，自动摇臂，不息十二通。愈劳及水气。

左右侧卧，不息十二通。治痰饮不消。右有饮病，右侧卧；左有饮病，左侧卧。有不消者，以气排之。日初出、日中、日入时，向日正立，不息九通。仰头吸日精光，九咽之，益精百倍。若入火，垂两臂，不息，即不伤。

又法，面南方蹲踞，以两手从膝中入掌，足五指令内曲。利腰尻完，治淋，遗溺愈。

箕踞，交两脚，手内并脚中，又叉两手，极引之。愈痹中精气不[1]泄矣。两手交叉颐下，自极，致肺气。治暴气咳。

举右手，展左手，坐，以右脚上掩左脚。愈尻完痛。

举手交颈上相握，自极。治胁下痛。

舒左手，以右手在下握左手拇指，自极；舒右手，以左手在下握右手拇指，自极。皆治骨节酸疼。

掩两脚，两手指着足五指上。愈腰折不能低。若血久瘀，为之愈佳。足五指[2]，愈腰脊痛，不能反顾颈痛。

以右手从头上来下，又挽下手。愈颈不能反顾视。

坐地，掩左手，以右手指搭肩挽之，倾侧。愈腰膝及小便不通。

龟鳖等气法

龟鳖行气，以衣覆口鼻，不息九通。正卧，微微鼻出内气，愈塞不通。反两手据膝上，仰头像鳖取气，致元气至丹田，治腰脊不知痛。手大拇指急捻鼻孔，不息，即气上行，致泥丸脑中，令阴阳从数至不倦。以左手急捉发，右手还项中，所谓血脉气各流其根，闭巨阳之气，使阴不溢。信明，皆利阴阳之道也。

正坐，以两手交背后，名曰带缚。愈不能大便，利腹，愈虚羸。

坐地，以两手交叉，又其下。愈阴满。

---

〔1〕不：疑衍。

〔2〕足五指：疑衍。

以两手捉绳，辘轳倒悬，令脚反在其上。愈头眩风癫。

以两手牵，反着背上，挽绳自悬中。愈不专精，食不得下。

以两手上牵绳，下手自持脚。愈尻久痔。

坐地，直舒两脚，以两手叉挽两足，自极。愈肠不能受食，吐逆。

东向坐，仰头，不息，五息，五通，以舌撩口中沫满，二七咽。愈口干苦。

雁行气，低头下视，不息十二通，以意排留饮宿食从下部出，息愈。

龙行气，低头下视，不息十二通。愈风疥、恶疮，热，不能入咽。可候病者以向阳明，仰卧，以手摩腹至足，以手持引足抵臂十二，不息十二通。愈脚足温痹不任行，腰脊痛。

以两手着项相叉。治毒不愈，腹中大气即吐之。

噏月精法

噏月精，凡月初出时、月中时、月入时，向月正立，不息八通。仰头噏月精入咽之，令阴气长。妇人噏之，阴精益盛，子道通。

凡入水，举两手臂，不息，没。

面向北方，箕踞，以手挽足五指。愈伏免[1]痿，尻筋急。

箕踞，以两手从曲脚入据地，曲脚加其手，举尻。其可用行气，愈淋沥乳痛。

举脚，交叉项，以两手据地，举尻，持任息极，交脚项上。愈腹中愁满，去三虫，利五脏。

蹲踞，以两手举足蹲，极横。治气冲肿痛，寒疾。致肾气法，蹲踞，以两手举足五指，抵头，自极，则五脏气总至。治耳不闻，目不明。久为之，则令人发白复黑。

彭祖导引法 凡十事

彭祖者，殷大夫。历夏至商比年七百，常食桂，得道。导引法云：导引除百病，延年益寿，要术也。

凡十节，五十息。五通，二百五十息。欲为之，常于夜半至鸡鸣平旦为之，禁饱食，沐浴。

一、凡解衣被，卧，伸腰，瞑少时，五息止。引肾气，去消渴，利阴阳。

二、挽两足指，五息止。引腹中气，去疝瘕，利九窍。

---

〔1〕免：疑为"兔"字之误。"伏兔"为穴位名。

三、仰两足指，五息止。引腹脊痹，偏枯，令人耳聪。

四、两足相向，五息止。引心肺，去咳嗽逆上气。

五、踵内相向，五息止。除五络之气，利肠胃，去邪气。

六、掩左胫，屈右膝内压之，五息止。引肺气，去风虚，令人目明。

七、张脚两足指，五息止。令人不转筋。

八、仰卧，两手牵膝置心上，五息止。愈腰痛。

九、外转两足，十通止。治诸劳。

十、解发东向坐，握固，不息一通。举手左右导引，以手掩两耳，以指掐两脉边，五通。令人目明，发黑不白，治头风。

王子乔导引法 凡三十四事

王子乔入神导引法，延年益寿，除百病。导引法曰：枕当高四寸，足相去各五寸半，去身各三寸。解衣披发，正偃卧，勿有所念，定意，乃以鼻徐内气，以口出之，各致其藏所竟而复始。欲休，先极之而止。勿强长息，久习乃自长矣。气之往来，勿令耳闻，鼻无知。微而专之，长遂推之，伏免股䯒，以省为贵。若存若亡，为之百动。腹鸣气，有外声，足则温，成功之士，何疾而已。喉咙如白银环一，十重系膺，下去得肺。肺色白泽，前两叶高，后两叶卑。心系其下，上大小锐。大率赤如茄华未拆，倒悬着肺下也。肝又系其下，色正青，如㧉翁头也。六叶抱胃，前两叶高，后四叶卑。胆系其下，如绿绨囊。脾在中央，亦抱胃，正黄如金铄也。肾如两伏鼠，挟脊，直齐肘而居，欲得其居高也。其色正黑，肥肪络之，白黑昭然。胃如素囊，念其屈折右曲，无污秽之患。肺藏魄，心藏神，肝藏意，肾藏志，此名曰神舍。神舍修则百脉调，邪病无所居矣。小肠者，长九赤，法九州 一云九土。小肠者，长二丈四尺。诸欲导引，虚者闭目，实者开目。以所苦行气不用，第七息止，徐徐往来。度二百步所，却坐，小咽气五六，不差，复如法引，以愈为效。诸有所苦，正偃卧，被发，如法徐以口内气填腹，自极息，欲绝。徐以鼻出气数十所，虚者补之，实者泻之。闭口温气，咽之三十过，候腹中转鸣乃止。往来二百步，不愈，复为之。病在喉中、胸中者，枕高七寸。病在心下者，枕高四寸。病在脐下者，去枕。以口出气，鼻内气者，名曰补。闭口温炁咽之者，名曰泻。闭气治诸病法，欲引头病者，仰头。欲引腰脚病者，仰足十指。欲引胸中病者，挽足十指。引臂病者，欲去腹中寒热诸所不快。若中寒身热，闭气张腹。欲息者，徐以鼻息。已复为，至愈乃止。

一、平坐，生[1]腰脚。两臂履手据地。口徐吐气，以鼻内之。除胸中肺中痛，咽气令温，闭目也。

---

〔1〕生：借为"伸"，为伸直、舒展之意。下同。

二、端坐，生腰。以鼻内气，闭之，自前后摇头，各三十。除头虚，空耗，转地，闭目摇之。

三、左胁侧卧，以口吐气，以鼻内之。除积聚心下，不便。

四、端坐，生腰，徐以鼻内烼，以右手持鼻。除目昏泪若出，去鼻中息肉、耳聋，亦除伤寒头痛洗洗，皆当以汗出为度。

五、正偃卧，以口徐出气，以鼻内之。除里急，饱食后小咽，咽气数十令温。若气寒者，使人干呕腹痛。从鼻内气，七十咽，即大填腹内。

六、右胁侧卧，以鼻内气，以口小吐气数十。两手相摩热，以摩腹，令其气下出之。除胁皮肤痛，七息止。

七、端坐，生腰，直上展两臂，仰两手掌，以鼻内气，闭之，自极七息，名曰蜀王台。除胁下积聚。

八、覆卧，去枕，立两足，以鼻内气四四所，复以鼻出之，极，令微气入鼻中，勿令鼻知。除身中热，背痛。

九、端坐，生腰，举左手，仰其掌，却右手。除两臂、背痛，结气。

十、端坐，两手相叉抱膝，闭气，鼓腹二七或三七，气满即吐，候气皆通畅。行之十年，老有少容。

十一、端坐，生腰，左右倾侧，闭目，以鼻内气。除头风，自极七息，止。

十二、若腹中满，饮食饱，坐，生腰，以鼻内气数十，以便为效，不便复为之。有寒气，腹中不安，亦行之。

十三、端坐，使两手如张弓满射。可治四肢烦闷，背急，每日或时为之，佳。

十四、端坐，生腰，举右手，仰掌，以左手承左胁，以鼻内气，自极七息。除胃寒食不变，则愈。

十五、端坐，生腰，举左手，仰掌，以右手承右胁，以鼻内气，自极七息。除瘀血结气等。

十六、两手却据，仰头，自以鼻内气，因而咽之数十。除热身中伤死肌肉等。

十七、正偃卧，端展足臂，以鼻内气，自极七息，摇足三十而止。除胸足中寒，周身痹厥，逆嗽。

十八、偃卧，屈膝，令两膝头内向，相对，手翻两足，生腰，以鼻内气，自极七息。除痹疼热痛，两胫不随。

十九、觉身体昏沉不通畅，即导引。两手抱头，宛转上下，名为开胁。

二十、踞，伸右脚，两手抱左膝头，生腰，以鼻内气，自极七息。除难屈伸拜起，胫下痛，瘀痹病。

二十一、踞，伸左足，两手抱右膝，生腰，以鼻内气，自极七息，展左足着外。除难屈伸拜起，胫中疼。一本云，除风目晦耳聋。

二十二、正偃卧，直两足，两手捻胞所在，令赤如油囊裹丹。除阴下湿，小便难颓，小腹重，不便，腹中热。但口出气，鼻内之数十，不须小咽气。即腹中不热者，七息已，温气咽之十所。

二十三、踞，两手抱两膝头，以鼻内气，自极七息。除腰痹背痛。

二十四、覆卧，傍视两踵，以鼻内气，自极七息。除脚中弦痛，转筋，脚酸疼。

二十五段元关。

二十六、偃卧，展两胫，两手、两踵相向，亦鼻内气，自极七息。除死肌不仁，足胫寒。

二十七、偃卧，两手两胫左膀—本作"停"字两足踵，以鼻内气，自极七息。除胃中食若呕。

二十八、踞，生腰，以两手引两踵，以鼻内气，自极七息，布两膝头。除痹，呕逆。

二十九、偃卧，展两脚、两手，仰足指，以鼻内气，自极七息。除腹中弦急切痛。

三十、偃卧，左足踵拘右足拇指，以鼻内气，自极七息。除厥疾。人脚错踵，不拘拇指，依文用之。

三十一、偃卧，以右足踵拘左足拇指，以鼻内气，自极七息。除周身痹。

三十二、病在左，端坐，生腰，右视目，以鼻徐内气，极而吐之，数十一止所。闭目，目上入。

三十三、病在心下，若积聚。端坐，生腰，向日仰头，徐以鼻内气，因而咽之，三十所而止，开目作。

三十四、病在右，端坐，生腰，右视目，以鼻徐内气而咽之，数十，止。

导引杂说

文选江赋云：噏翠霞，此为导引服气，稍与枕中相类。俱用之两手相捉，细挼如洗手法。两手相叉，翻覆向胸前，如挽三石弓力。左右同，两手相重，共按髀，徐徐挼身，以返掁背上十度。作拳向后筑十度。大坐，偏倚如排山，如托千斤石，上下数度。两手抱头，宛转眦上。两手据地，缩身曲脊三度。两手相叉，以脚踏中立地，反拗，五举，起立，以脚前后踏空。大坐，伸脚，以手勾脚指。

右导引之法，深能益人延年。与调气相须。令血脉通。除百病。宜好将息，勿令至大汗。能通伏气，行之甚佳。又导引法，在枕中卷，与此导引消息并宜相参作之，大佳。

诸服气要法，并忌触杂录。如能服之，便成真人。忌阴、寒、雨、雾、热等邪气，不可辄服也。危、执、闭、破、除，此等日，亦不可服。

凡日午已后，夜半已前，名为死气，不可服也。惟酉时气可服，为日近明净，不为死气加，可服耳。

凡服气，取子、午、卯、酉时服是也。如冬月，子时气不可服也，为寒。如夏月，午时气不可服，为热。仍须以意消息，大略若是。如腹中大冷，取近日气及日午气。如腹中大热，服夜半气及平旦气。如冬寒，即于一小净室中，生炭火暖之，服即腹中和。如夏极热时，取月中气服，即凉大冷。

每欲服气，常取体中安隐[1]，消息得所。如安隐时，不住消息耳。消息住，先舒手，展足，按捺支节，举脚跟向上，左右展足，长出气三两度。心念病处，随气出，病遂尽矣。如服气之时，胸中闷，微微细吐之。闷定，则掩口勿尽，尽则复吸入。凡服气，入及出吐，皆须微微，吹绵不动，是其常候也。如入气太急，勿[2]令自耳闻，则惊五神，招其损也。如出气太急，令自耳闻，亦然。如后腹内热，及时节热，出入气太急，转转增热则盛也。如服冷及时寒，出入太急，令自耳闻，亦增冷甚也。

初入气之时，善将息，以饱为度。若饱后，即左右拓，更开托，左右揿，及蹴空各三度，然后咳嗽耳。拔发，摩面，转腰，令四肢节、皮肉、骨髓、头面贯彻，腹中即空。如前服之取饱，更不须动作耳，自然安泰也。

导引按摩[3]

导引经云：清旦未起，啄齿二七，闭目握固，漱满唾，三咽气，寻闭而不息，自极。极乃徐徐出气，满三，止。便起，狼踞鸱顾，左右自摇曳，不息自极，复三。便起下床，握固不息，顿踵三还，上一手，下一手，亦不息自极三。又叉手项上，左右自了戾，不息复三。又伸两足，及叉手前却，自极复三。皆当朝暮为之，能数尤善。平旦以两掌相摩令热，熨眼三过。次又以指按目四眦，令人目明。按经云：拘魂门，制魄户，名曰握固，与魂魄安门户也。此固精明目，留年还魄之法，若能终日握之，邪气百毒不得入。握固法，屈大拇指于四小指下把之，积习不止。即眠中亦不复开。一说云，令人不遭魔魅。内解云：一曰精，二曰唾，三曰泪，四曰涕，五曰汗，六曰溺，皆所以损人也。但为损者有轻重耳。人能终日不涕唾，随有漱漏咽之，若口含枣核咽之，令人爱气生津液，此大要也。谓取津液，非咽核也。常每日啄齿三十六通，能至三百，弥佳，令人齿坚不痛。次则以舌漱漏满口津液咽之，三过止。次摩指少阳令热，以熨目，满二七止，令人目明。

每旦初起，以两手掩两耳，极上下热按之，二七止，令人耳不聋。次又啄齿漱玉泉三咽，缩鼻闭气，右手从头上引左耳二七，复以左手从头上引右耳二七，止，令人延年不聋。次又引两鬓发举之一七，则总取发，两手向上极势抬上一七，令人血气通，头不白。又法，摩手令热以摩面，从上至下，去邪气，令人面上有光彩。又法，摩手令热，摩身体，从上至下，名曰干浴，令人胜风寒，时气热，头痛，百病皆除。夜欲卧时，常以两手揩摩身体，名曰干浴，辟风邪。峻坐，以左手托头，仰右手向上尽势托，以身并手振动三，右托头，振动亦三，除人睡闷。

---

〔1〕隐：疑为"稳"之误。

〔2〕勿：疑衍。

〔3〕导引按摩：此篇原无分段。因内容较多，不便阅读，整理时按文义分段。

平旦日未出前，面向南峻坐，两手托䏶，尽势振动二，令人面有光泽生。旦起未梳洗前，峻坐，以左手握右手，于左䏶上前却，尽势按左䏶，三又以右手握左手，于右䏶上前却，按右䏶亦三次。又两手向前尽势推三次。又又两手向胸前，以两肘向前尽势三次。直引左臂，卷曲右臂，如挽一斛五斗弓势，尽力为之，右手挽弓势亦然。次以右手托地，左手仰托天，尽势，右亦然。次卷两手向前筑，各三七。次卷左手，尽势向背上握指三，右手变如之，疗背膊臂肘劳气。数为之，弥佳。平旦便转讫，以一长柱杖策腋，垂左脚于床前，徐峻，尽势掣左脚五七回，右亦如之，疗脚气疼闷，腰肾冷气、冷痹及膝冷并主之。日夕三掣，弥佳，勿大饱及忍小便。掣如不用柱杖，但遗所制脚不着地，手扶一物亦得。晨夕梳头满一千梳，大去头风，令人发不白。梳讫，以盐花及生麻油搓头顶上，弥佳。如有神明膏搓之，甚佳。但欲梳洗时，叩齿一百六十，随有津液便咽之。讫，以水漱口，又更以盐末揩齿，即含取微酢清浆半小合许，熟漱。取盐汤吐洗两目。讫，以冷水洗面，不得遗冷水入眼中。此法，齿得坚净，目明无泪，永无𧉧齿。平旦洗面时，漱口讫，咽一两咽冷水，令人心明净，去胸臆中热。

谯国华佗善养性，弟子广陵吴普、彭城樊阿，受术于佗。佗尝语普曰：人体欲得劳动，但不当使极耳。人身常摇动，则谷气消，血脉流通，病不生。譬犹户枢，不朽是也。古之仙者及汉时有道士君倩者，为导引之术，作猿经鸱顾，引挽腰体，动诸关节，以求难老也。吾有一术，名曰五禽戏。一曰虎，二曰鹿，三曰熊，四曰猿，五曰鸟。亦以除疾，兼利手足，以常导引。体中不快，因起作一禽之戏。遣微汗出即止，以粉涂身，即身体轻便，腹中思食。吴普行之，年九十余，耳目聪明，牙齿坚完，吃食如少壮也。

虎戏者，四肢距地，前三掷，却二掷，长引腰，乍却，仰天即返，距行前却，各七过也。鹿戏者，四肢距地，引项反顾，左三右二，左右伸脚，伸缩亦三亦二也。熊戏者，正仰，以两手抱膝下，举头，左僻地七，右亦七，蹲地，以手左右托地。猿戏者，攀物自悬，伸缩身体，上下一七，以脚钩物自悬，左右七，手钩却立，按头各七。鸟戏者，双立手，翘一足，伸两臂，扬眉鼓力，右二七，坐，伸脚，手挽足距各七，伸缩二臂各七也。夫五禽戏法，任力为之，以汗出为度。有汗以粉涂身。消谷食益，除百病，能常行之者，必得延年。又有法，安坐，未食前自按摩，以两手相叉，伸臂股，为导引诸脉，胜于汤药。正坐，仰天呼出，饮食醉饱之气立消。夏天为之，令人凉矣。

元鉴导引法

《抱朴子》曰：道以为流水不腐，户枢不蠹，以其劳动故也。若夫绝坑停水，则秽臭滋积；委木在野，则虫蝎滋生。真人远取之于物，近取之于身。故上天行健而无穷，七曜运动而能久。小人习劳而湛若，君子优游而易伤。马不行而脚直，车不驾而自朽。导引之道，务于详和，俯仰安徐，屈伸有节。导引秘经，千有余条。或以逆却未生之众病，或以攻治已结之笃疾，行之有效，非空言也。今以易见之事，若令食而即卧，或有不消之疾。其剧者，发寒热癥坚矣。饱满之后，以之行步，小小作务，役摇肢体，及令人按摩，然后以卧，即无斯患。古语有三疾之言，暮食太饱居其一焉。暮食既饱，便以寝息，希不生疾，故无寿也。诸风痼疾，鲜不在卧中得之。卧则百节不动，故受邪气，此皆病原可见。近魏华佗，以五禽之戏教樊阿，以代导引。食毕行之，汗出而已，消谷除病。阿行之，寿百余岁，但不知余术，故不得大延年。一则以调营，二则以消谷水，三则排却风邪，四则以长进血气。故老君曰：天地之间，其犹橐钥乎。虚而不屈，动而愈出。言人导引摇动，而人之精神益盛也。导引于外，而病愈于内，亦如针艾攻其荥俞之源，而众患自除于流末也。导引一十三条如后。

第一，治短气。结跏趺坐，两手相叉，置玉枕上。以掌向头，以额着地，五息止。

第二，治大肠中恶气。左手按右手指五息，右手按左手指亦如之。

第三，治肠中水癖。以左手指向天，五息，以右手指拄地，左足伸，右足展，极伸，五息止。

第四，治小肠中恶气。先以左手叉腰，右手指指天，极，五息止。右手亦如之。

第五，治腰脊间闷。结跏趺坐，以掌相按置左膝上，低头至颊右，五息，外左回左膝上，还右膝而转，至五匝止。右亦如之。谓之腰柱。

第六，治肩中恶气。以两手相叉，拊左胁，举右手肘，从乳至头向右转振挞之。从右抽上右振，五过止。

第七，治头恶气。反手置玉枕上，左右摇之，极，五息止。

第八，治腰脊病。两手叉腰，左右摇肩，至极。

第九，治胸中。以两手叉腰，左右曲身，极，五[1]。

第十，治肩中劳疾。两手相叉，左右擗之，低头至膝，极，五息止。

第十一，治皮肤烦。以左右手上振两肩，极，五息止。

第十二，治肩胛恶注。左右如挽弓，各五息止。

第十三，治膊中注气冷痹。起立，一足蹋高，一足稍下向前后掣之。更为之，各二七。无病亦常为之，万病不生。

按摩法

按摩日三遍，一月后百病并除，行及奔马，此是养身之法。两手相捉，纽捩如洗手法。两手浅相叉，翻覆向胸。两手相叉，共按胜左右同。两手相重，按胜，徐徐捩

---

〔1〕五：据上下文，此后疑脱"息止"二字。

身，如挽五石弓左右同。两手拳向前筑左右同。又如拓石左右皆同。以拳却顿，此是开胸法左右同。大坐，斜身偏拓如排山左右同。两手抱头，宛转胫上，此是抽脑法。两手据地，缩身曲脊，向上三举，以手杖槌脊上左右同。大坐，伸脚，三用手掣向后左右同。立地，反拗，三举。两手据地，回顾，此乃虎视法左右同。两手急相叉，以脚踏地左右同。起立，以脚前后踏左右同。大坐，伸脚，当手相勾所伸脚着膝上，以手按之左右同。凡一十八势，但老人日能行之三遍者，常补益，延年续命，百病皆除，进食，眼明，轻健不复疲也。

校后记

《古仙导引按摩法》，撰年不详，《中国中医古籍总目》推测可能撰于1449年。此书虽短小易懂，仅六千余文，却集若干古代简易导引法。

一、作者与成书

《古仙导引按摩法》前无序，后无跋，全书未见成书年代及著者的任何信息。编著者佚名，整理者署名守一子，可能为明代陈守一。陈守一为江苏兴化县人，其父为当地名医陈沄。陈氏秉承家学，亦通医术。据《兴化县志》载，陈氏曾著《医学运气考正》一书，未见刊行。然《古仙导引按摩法》未见载。

二、主要内容与特点

此书不分卷，包括十一篇各带标题的内容。这些标题有相对具体的导引法名称，如"太清导引养生经""宁先生导引养生法""彭祖导引法""王子乔导引法""元鉴导引法"等；也有相对笼统的标题，如"导引杂说""导引按摩""按摩法"等；还有以行气为题的，如"虾蟆行气法""龟鳖等气法""噉月精法"等。而实际上，无论以何为题，此书内容均以导引为主。书中行气法，大多是配合导引而为，有时用做控制导引节律或计算导引时间。按摩法很少，除了"干洗面""干浴"等，几乎没有什么真正意义上的按摩内容。书中均以文字来解释说明导引的方法，无图。由于动作比较简单，基本没有难以理解之处。此书导引法的动作特点是不强调一定要达成什么姿势，而强调要尽力做到极致。表示动作程度很常用的一个词是"极"。所谓"极"，可以说是因人而异的，因此，人人都可以做到。

三、本次校点的相关说明

此书只有一种版本，即见于民国二十四年（1935年）无锡丁氏铅印本《道藏精华录》。本次校点以藏于中国中医科学院图书馆的《道藏精华录》本为底本，无校本，只能采用理校。

王柳青

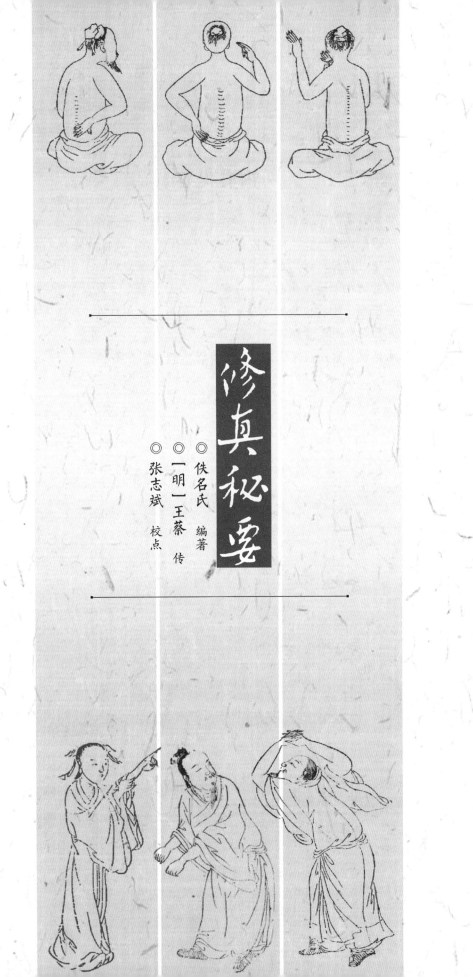

修真秘要

◎ 佚名氏 编著

◎◎ [明] 王蔡 传

◎ 张志斌 校点

内容提要

　　《修真秘要》不分卷，是一部养生导引专著。此书作者佚名，明代王蔡见此书后，认为此书"言简而旨深，功廉而效大，诚修身延命之术也"。因此，"遂付诸梓，以广前人修己治人之意"。书中记载了四十九势导引功法，目的均在于治疗疾病。每一势，或以动作命名，或以主治命名，多先注明主治症，随后描述行功法。根据图的数目及图形看，很有可能是后世四十九仙导引图之滥觞。

　　本次点校以明代胡文焕校正的《寿养丛书》本为底本。

修真秘要序

予观《修真秘要》一书，言简而旨深，功廉而效大，诚修身延命之术也。且夫人禀阴阳之气以生，其本始未尝少欠，一与物接，乾元之祖，渐为七情所耗，是以气滞血凝而病生焉。故古之君子，见道分明，知言养气。欲行集义之功，必先熊颈鸟伸，收视返听，以导引其关节，关节通则一气流行于上下矣。《易》曰："天行健，君子以自强不息。"此之谓也。盖天地之道，昼夜运行而不息，吾身之气，亦昼夜周流而无间。知天地之道，然后可以言吾身之造化矣。孔子曰：变通莫大乎四时。孟子曰：我善养吾浩然之气。即此而观，则知仲尼诚体是易，孟子真有此气。大哉！孔孟神妙，万物至极，而不尚者乎？奈何道丧千载，圣远言湮。仰东山者，动辄以功名富贵为心；谈圣学者，但见以工丽词章为重。曾无一言以及吾身之造化者，可胜叹哉！予得此集，岂容自私，遂付诸梓，以广前人修己治人之意。有志于是者，览而行之，虽未必能寿考若篯铿，登玄如松子，然于性命之秘，亦可少裨其万一也。上达之士，幸勿以是为迂哉。

正德八年乙亥孟春元旦闽中王蔡识

目 录

修真秘要

---

〔1〕气：原作"精"，据正文改。

〔2〕鼓：原脱，据正文补。

〔3〕疼：原脱，据正文补。

〔4〕候：原脱，据正文补。

〔5〕法：原脱，据正文补。

修真秘要

[明] 钱塘　胡文焕（德甫）　校正

仙人抚琴

治久病黄肿。以两手按膝施功，存想闭息，周流运气四十九口。如此则气通血融而病自除矣。

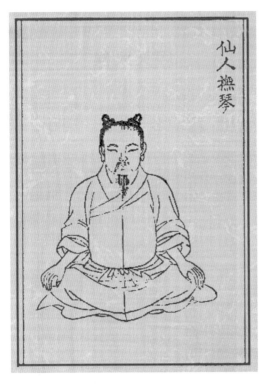

绞丹田

治肚腹疼痛，亦能养精。以身端坐，两手抱脐下，行功运气四十九口。

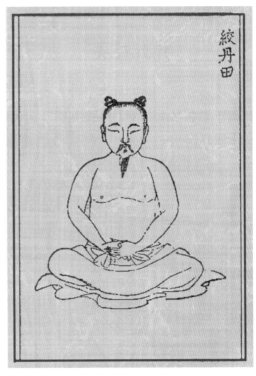

仙人存气开关

治肚腹虚饱。用两手抱肩，以目左视，运气一十二口。

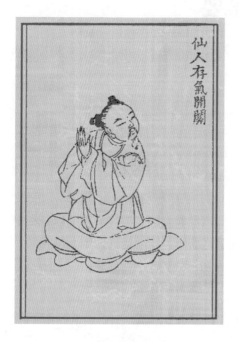

仙人指路

治左瘫右痪。以手左指右视，运气二十四口；以手右指左视，运气二十四口。

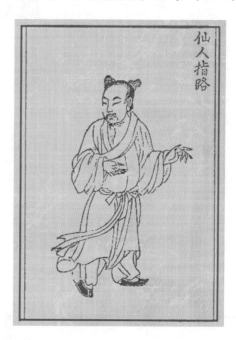

九九登天

治绞腹痧，痛不可堪。以身端坐，用两手攀膝跻胸，左右登扳九数，运气二十四口。

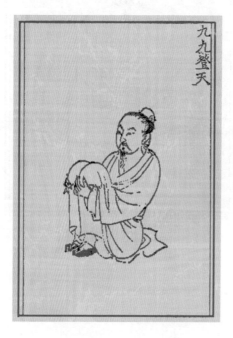

周天火候

治血气衰败。先以两手搭目，用手主定两腋，其气上升，运气一十二口。

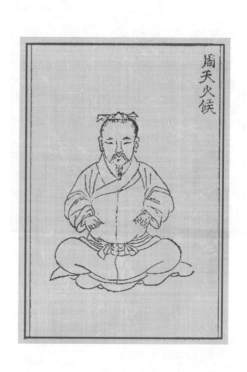

吕祖散精法

治精脉不存。坐舒两腿，手扳左脚心，施功运气，左三口，右三口，故为散而不走。

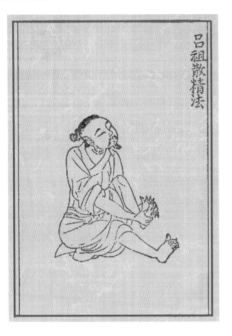

吕祖散运息气

专主止夜梦遗精。坐舒两脚，用两手扳脚心，行功运气九口。

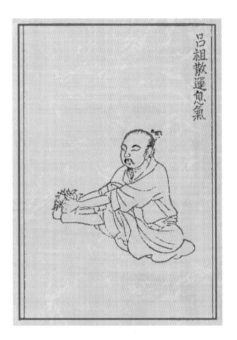

龙扳爪

治遍身疼痛。以身坐直，舒两脚，两手握拳，连身向前，运气一十二口。

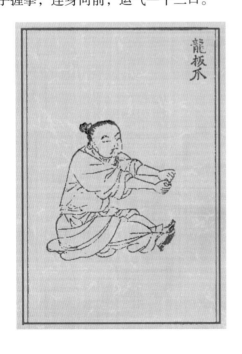

神仙斗柄开关

治一切杂病。以身端坐，两手按膝，左右扭身，运气一十四口。

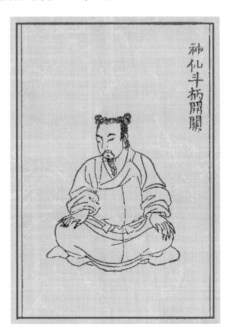

治头晕

两手抱头端坐，行功运气一十七口。

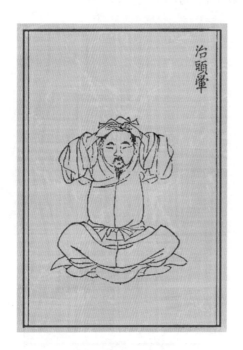

鸣天鼓

治头晕。咬牙，闭气，用两手按耳后，弹天鼓三十六指，叩齿三十六通。

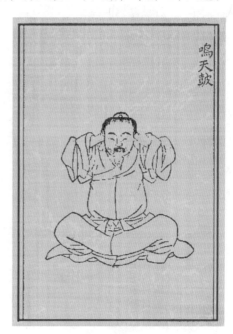

治后心虚疼

坐按两膝，用意在心，左视右提，运气一十二口；右视左提，亦运气一十二口。

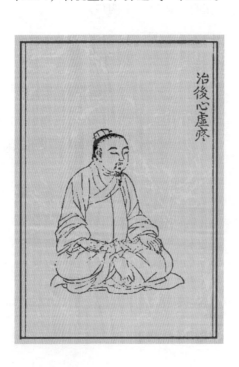

霸王举鼎

治肚内一切杂病。以身端坐，用左手按膝，右手举起，运气一十二口。右手亦然。

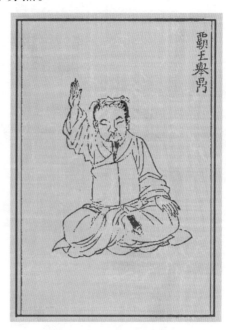

虎施威

治赤白痢疾。用托布势，行功向左，运气九口，转身向右，运气九口。

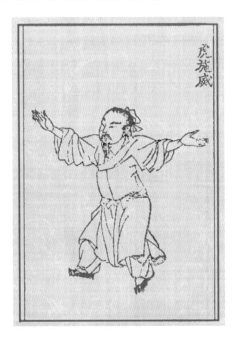

专治久疬

以身端坐，用两手摩两胁并患处，行功运气三十二口。

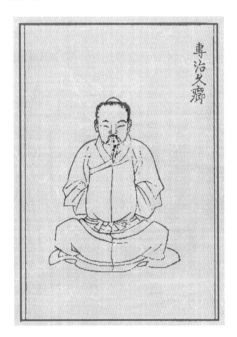

托天塔

治肚腹虚肿。以身端坐，两手托天，运气上九口，下九口。

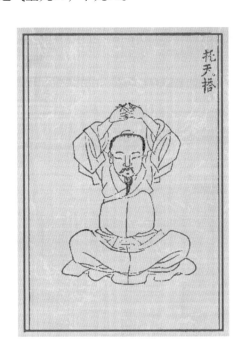

乌龙探爪

治腰腿疼痛。坐舒两脚，两手向前与足齐，来往行功运气。

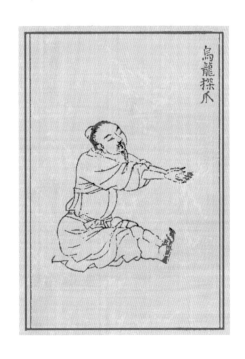

神仙进礼

治瘫患。以身高坐，左脚弯圈，右脚斜舒，两手左举，右视，运气二十四口。右亦如之。

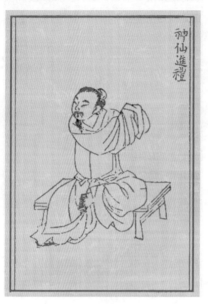

仙人搅辘轳

治背膊疼痛。以身高坐，左腿弯，右腿舒，左手举，右手摩腹。行功运气一十二口。

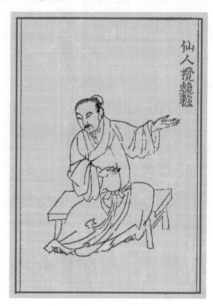

治胸膈膨闷

以左手向左，右亦随之，头向右扭；以右手向右，左亦随之，头向左扭，运气左九口，右九口。

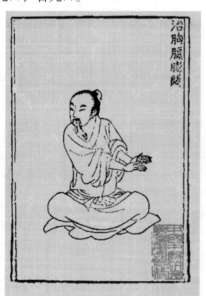

吕祖破气法一[1]

治疲症。用两拳拄[2]两胁与心齐，用力，存想，行功运气，左二十四口，右亦如之。

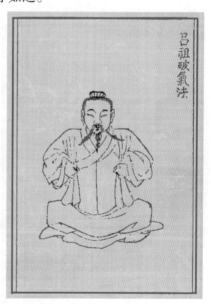

---

〔1〕一：原无，因"吕祖破气法"凡两图，为示区别，于整理时补入。下同。

〔2〕拄：原作"主"，据文义改。下同。

抽添火候

调理血脉，上治三焦不和，眼目昏花，虚弱。以身端坐，先用手擦热，抹脚心，手按两膝，端坐开口，呵气九口。

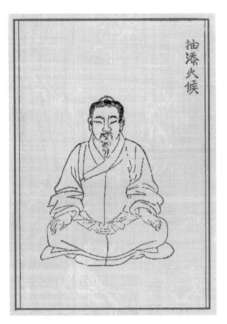

吕祖破气法二

专治久疝。以身端坐，左拳拄左胁，右手按右膝。专心存想，运气于病处，左六口，右六口。

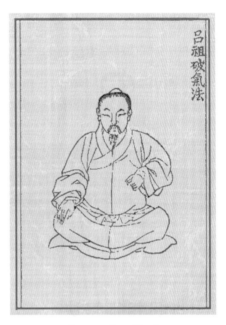

仙人拔剑

治一切心疼。丁字步立，右手扬起，扭身左视，左手于后，运气九口，转身转手同前。

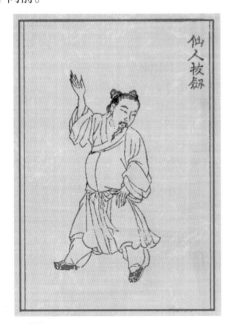

童子拜观音

治前后心疼。八字立定，低头于胸前，两手抄腹下，用功行气一十七。

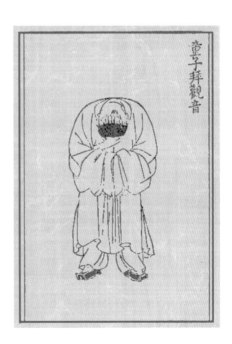

暖丹田

治小肠虚冷疼。端坐搽丹田，行功运气四十九口。

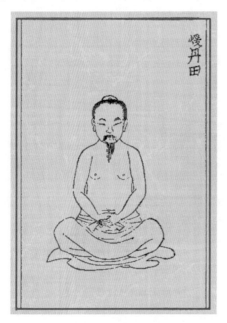

陈抟睡功一[1]

治四时伤寒。侧卧屈膝，以手擦热抱阴及囊，运气二十四口。

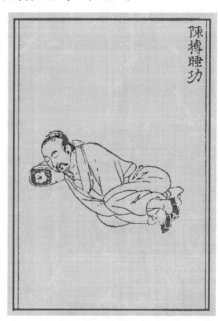

吕祖行气诀

治背膊疼痛。立住，左手舒，右手指[2]膊肚，运气二十二口。右手亦然。

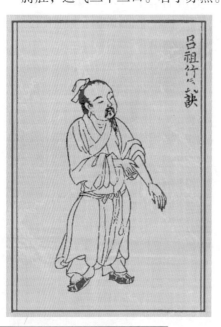

立站活人心

治腰疼。立住，鞠躬低头，手与脚尖齐，运气二十四口，一名乌龙摆尾。

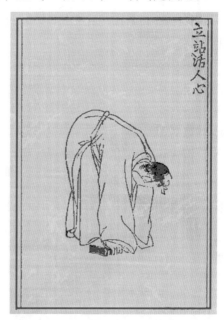

---

〔1〕一：原无，因"陈抟睡功"凡四图，为示区别，于整理时补入。下同。
〔2〕指：据图像，疑为"捏"之误。

降牛捉月

收精法。其法当精欲走之时，以左手指掩右鼻孔，右手于尾闾穴，截住精道，运气六口，而精自回矣。

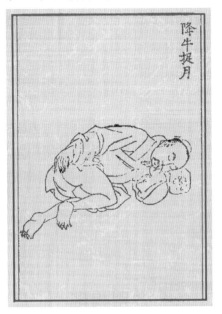

吕祖养精法

以身端坐，用手擦左[1]脚心，运气□十四口。右脚亦然。

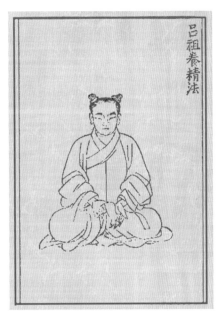

摇天柱

治头疼及诸风与血脉不通。两手按膝，向左扭项扭背，运气一十二口。右亦然。

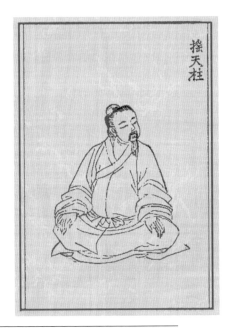

吕祖救疾法

治气脉不通。立用功，如左边气脉不通，左手行功，意在左边，举左手运气。右边亦然。

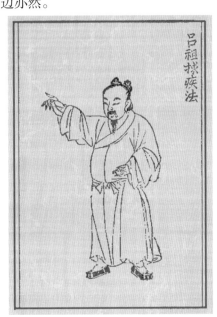

---

〔1〕左：原脱，据文义补。

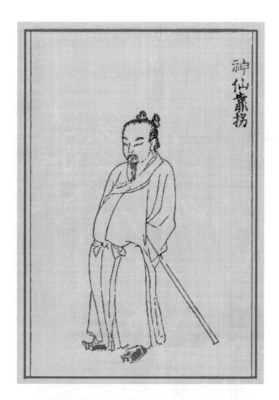

神仙靠拐

治腰背疼。端立，以手拄拐，项、腰左右转，运气一十八口〔1〕，一气运三遍，用膝拂地摆。

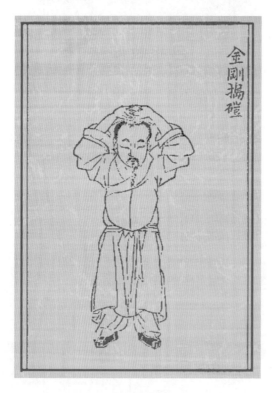

金刚捣碓

治肚腹膨胀，遍身疼痛。以身立住，用两手托天，脚根向地，紧撮谷道〔2〕，运气九口。

中医养生大成·第三部

---

〔1〕项、腰左右转，运气一十八口：原书"转""运"二字倒错，据文义乙转。
〔2〕道：原作"遍"，误，据文义改。

陈抟睡功二

治色劳。侧卧，头枕右手，左拳在腹上下往来擦摩，右腿在下微卷，左腿压右腿在下，存[1]想，调息习睡，收气三十二口在腹，如此运气一十二口，久而行之，病自痊矣。

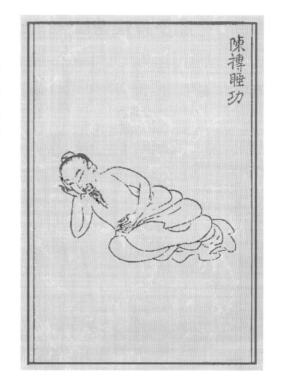

仙人脱靴

治腰疼。立住[2]，用右手扶墙，左手下垂，右脚登舒，运气一十八口。左右亦同。

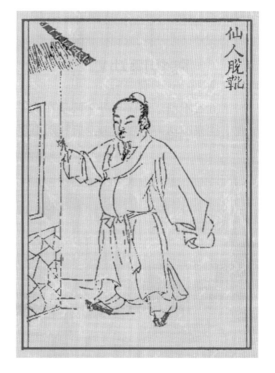

---

〔1〕存：原作"有"，误，据文义改。
〔2〕住：原作"柱"，据文义改。

童子拜观音

坐定，舒两脚，两手按两大腿根，用意存想，运气一十二口。

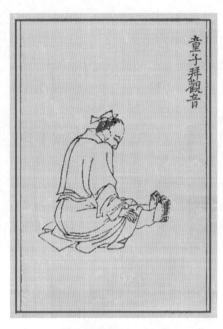

陈抟睡功三

治梦泄精。仰卧，右手枕头，左手用功，左腿直舒，右腿拳，存想，运气二十四口。

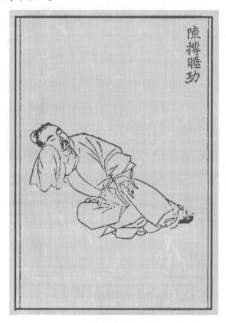

陈抟睡功四

治五谷不消。仰面直卧，两手在胸并肚腹上往来行功，翻江搅海，运气六口。

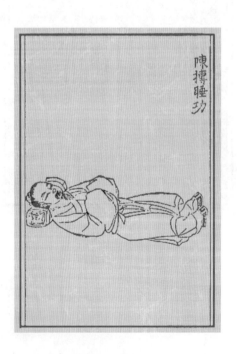

治腰腿疼

立住，两手握拳，如鞠躬势，到地，沉沉起身，双手举起过顶，闭口，鼻内微微放气三四口。

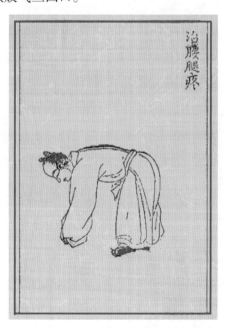

李白玩月

治血脉不通。用打蛇势，手脚俱要交叉，左右行功，左行气一十二口，右亦如之。

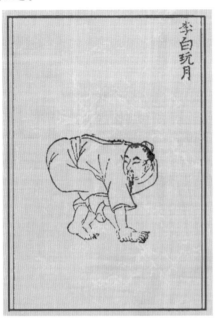

治肾堂虚冷

治腰腿疼。端坐，两手擦热，向背后摩精门，运气三十四口。

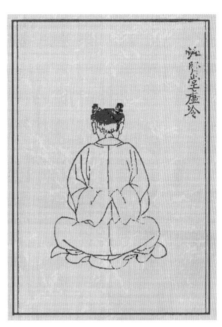

霸王散法

治遍身拘束疼痛，时气伤寒。立住，左脚向前，握两拳，运气一十二口。右脚亦然。

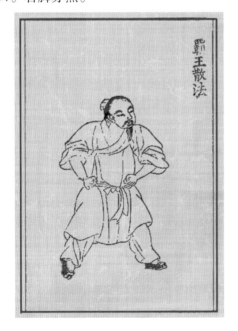

饿虎扑食

以肚腹着地，两手向后往上举，两脚亦往上举，运气十口。亦治绞肠痧。

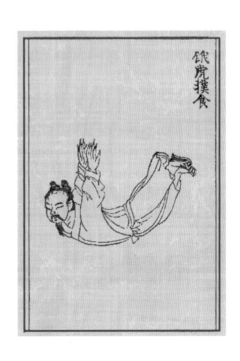

百气冲顶

治遍身疼痛。高坐，腿舒立，行搭弓势，运气一十二口。

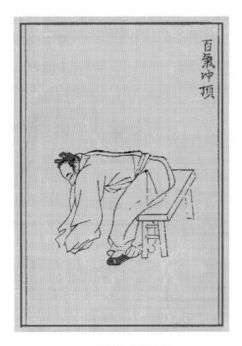

任　脉

此脉通，百病消除。以身端坐，两手拿胸傍二穴，如此九次，运气九口。

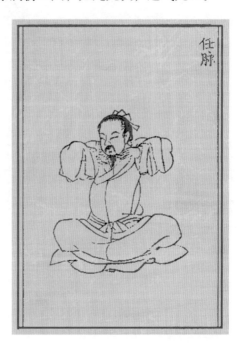

双手拿风雷

专治混脑痧及头风疼不止者。以两手抱耳连后脑，运气一十二口，行十二次。

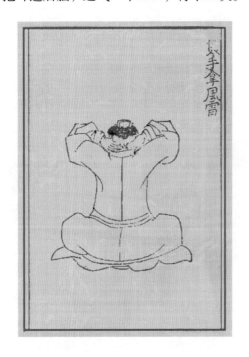

校后记

《修真秘要》不分卷，是一部养生导引专著。

一、作者与成书

此书作者佚名，《中国中医古籍总目》记载，为"王蔡传"。书前有序，署为"正德八年乙亥孟春元旦闽中王蔡识"。王蔡生平故里亦无从考证。据此书序云，王蔡因为此书"言简而旨深，功廉而效大，诚修身延命之术也"，故"遂付诸梓，以广前人修己治人之意"。

二、主要内容与特点

书中记载了四十九势导引功法，大多目的在于治疗疾病。每一势，或以动作命名，或以主治命名，多先注明主治症，随后描述行功法。根据图的数目及图形看，很有可能是后世四十九仙导引图之滥觞。王蔡认为："人禀阴阳之气以生，其本始未尝少欠，一与物接，乾元之祖，渐为七情所耗，是以气滞血凝而病生焉。故古之君子，见道分明，知言养气。欲行集义之功，必先熊颈鸟伸，收视返听，以导引其关节，关节通则一气流行于上下矣。"因此，他明确指出，"览而行之，虽未必能寿考若篯铿，登玄如松子"，但能强身健体而已。这种实事求是的精神，是比较可贵的。

三、本次校点的相关说明

据《中国中医古籍总目》记载，此书现存最早的版本是明正德八年癸酉（1513年）刻本，但独本藏于南京图书馆，难以得到，故本次点校以胡文焕校正的《寿养丛书》本为底本。

张志斌

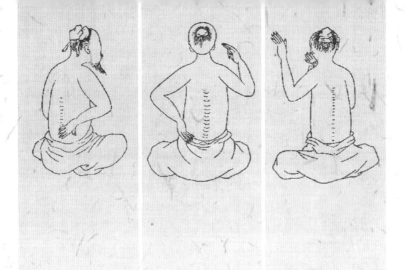

卫生真诀

◎〔明〕罗洪先 编

◎ 张志斌 整理校点

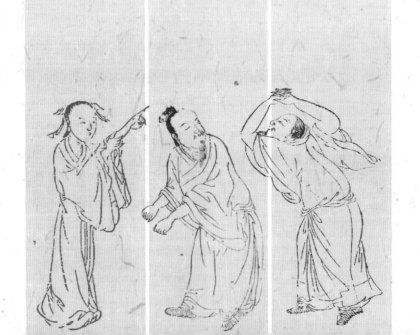

内容提要

《卫生真诀》，又名《仙传四十九方》，明代罗洪先编，是刊行较早，影响较大的一部导引专书。

全书分为上下两卷。正文的主体部分为以古代传说中神仙名字命名的四十九幅导引图（存目四十九图，正文存四十七图），每图分列主治病证与行功方法，分别配有内服药方及一首赞诗，故又称为《仙传四十九方》。因罗氏之书传自于道士，故此书是医道糅合的典型产物。其方药基本上是中医常用的，与所配合之导引图的主治相类。而其赞诗则大致属于道教的内容，其文字艰涩难懂，与所配方药内容不一定十分切合。

这四十九幅导引图，除有若干种导引法"治同前"外，分别治疗四十五种病证，大部分是动功，配合行气吐纳及内服方药治疗，均较为简单易行。此书内容，被后世称为"古仙导引图"，得到广泛地传播，形成吐纳导引锻炼法中的一个分支，明清许多导引吐纳类著作均有引用，民国时期的《内外功图说辑要》也收录了这四十九幅导引图。其功效是否如图中所云，尚有待进一步研究考证。此外，本书还收入了《五禽图》（即五禽戏），凡五幅。

本次校点，以中国中医科学院图书馆所藏《仙传四十九方》抄本为底本，以《万育仙书》明刻本为校本。

卫生真诀序

　　余幼嗜道，慕玄风，喜谭长生之术。肫肫靡至，一切声华靡丽之好，敝扫[1]弃之矣。盖正德末，路天子校士拔余殿试第一人，谓状元，一生吃着不尽。顾余志岂在温饱？念死生事大，即下手速修，犹云太迟，籍令碌碌升斗，地狱种子耳。余每念到此，重为性命计，然又不欲遗名世间。于是埋名晦迹，和光混俗者且二十年。倘所谓一条藜杖泛云水之三千，半片衲衣访洞天之十二者非乎。故历览名胜，觅求一二仙侣，初若难遘，然天不爱道。

　　嘉靖辛酉，游洛阳，邂逅朱神仙于梨春院，见其神宇非常，盛加礼貌。后片言契合，尽挈长生久视之道，口口相传，心心相授，手持一卷授余，曰《卫生真诀》。余披阅之，皆古高圣上，真运气秘诀，并载以方。余取试之，果执券以应。于是，沾沾自喜，曰：美哉，诀也。何幸有此按摩导引，令人筑炼有基乎。又沾沾喜，曰：妙哉，诀也。何幸有此医药良方，令人修真有法乎。盖人生只一气搬运，气塞则云霓异路，气通则针芥相投。试鼓河车于九宫之上，泥丸风生而三尸绝迹；运橐籥于曲江之下，谷海波澄而万魔敛形。火烧内宇，心肝脾肺肾五脏皆供职矣；火焚外院，耳目口三宝四肢悉从没矣。矧按导未周者，又有岐黄卢扁诸方，盖出生有门，入死无路已。余访道偶获此诀，不啻明珠文犀之重，虽有拱璧以先驷马，不如坐进此道，故歃血盟天，誓当世守，藏为一家之书，万万不可轻传，泄漏天宝也。宜昷之哉。

时嘉靖乙丑年孟春月之吉太玄散人罗洪先书于白云之巅

---

〔1〕扫：原为繁体"掃"，疑为"箒"之误。

目　录

〔1〕傅元虚抱顶形：原目录此前有"高象先凤张势"，正文阙，疑正文此前有脱页。

〔2〕孙不二姑摇旗形：原目录此前有"刘希古猛虎施威势"，正文阙，疑正文此前有脱页。

五禽图 [1]

中医养生大成·第三部

―――――――――

〔1〕五禽图：以下各形之后，原均带有解释文书，与正文重复，整理时删去。

新镌卫生真诀上卷

八卦周天图

万卷仙经语总同，金丹只此是根宗。依他坤位生成体，重自乾家交感功。莫怪天机具漏泄，都缘学者自愚蒙。若能了得诗中意，立见三清太上翁。

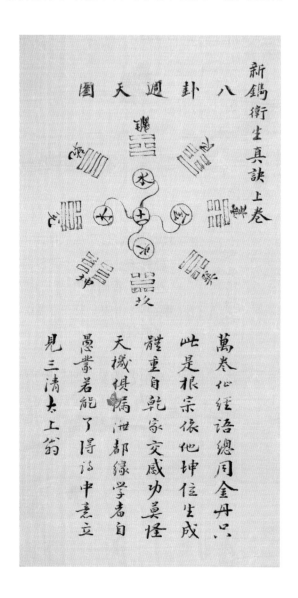

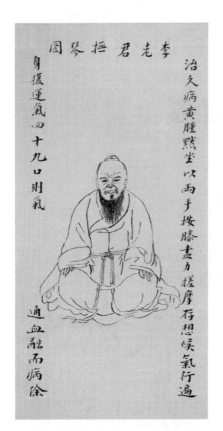

李老君抚琴图

治久病黄肿。默坐，以两手按膝，尽力搓摩，存想，候气行遍身，复运气四十九口，则气通血融而病除。

枣矾丸

绿矾煅过　陈皮　苍术各二两　砂仁三钱　干姜二钱　枳壳三钱　槟榔三钱　人参三钱

上为末，煮枣肉和捣为丸，早晚各一服，每服四十九丸，米汤下。忌鸡、鱼、生冷、油腻。

诗曰：

太极未分浑是阴，一阳动处见天真。阴舒阳惨相符合[1]，大道参参造化深。

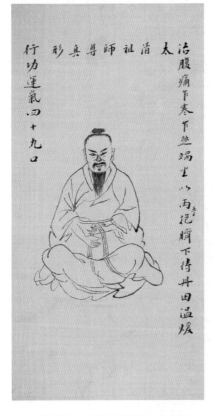

太清祖师尊真形

治腹痛，乍寒乍热。端坐，以两手抱脐下，待丹田温暖，行功运气四十九口。

导气汤

苍术　香附　川芎　白芷　茯苓　神曲　陈皮　紫苏　干姜　甘草各等分

水煎服。

诗曰：

身中若遇发生时，取坎中阳去补离。北斗南辰颠倒转，一时一刻立根基。

〔1〕相符合：原脱，据《万育仙书》补。

徐神翁存气开关法

治肚腹虚饱。坐定，用两手搬两肩，以目左视，运气十二口，再转目右视，呼吸同前。

保和丸

山楂肉二两　神曲炒　半夏姜汁制　茯苓各一两　萝卜子炒　陈皮　连翘各五钱

上为末，以神曲打糊为丸，每服三五十丸，白汤送下。

诗曰：

玉炉夜夜烹铅火，金鼎时时治汞乾。熄火不差七百二，泥丸霹雳觉生寒。

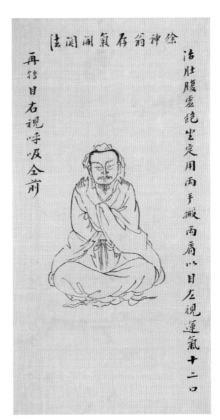

铁拐仙指路诀

治瘫痪。立定，用右手指右，以目左视，运气二十四口，左脚前。指左，右视，运气二十四口，右脚前。

顺气散

麻黄　陈皮　乌药　白僵蚕　川芎　白芷各一钱　甘草　桔梗　干姜各五分　枳壳二钱

上加姜三片，水煎服。

诗曰：

一日清闲一日仙，六神和合自安然。丹田有宝休寻道，对镜无心莫问禅。

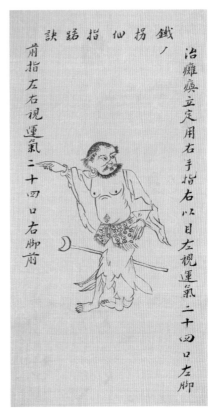

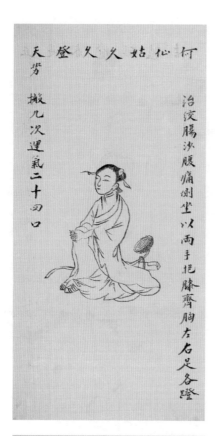

何仙姑久久登天势

治绞肠沙腹疼。侧坐，以两手抱膝齐胸，左右足各蹬搬九次，运气二十四口。

盐汤探吐法

用盐汤多灌，探吐之，自已。

诗曰：

人生何物是金丹，恍惚真阳向内观。天上风吹清浪沸，地中雷起紫龙蟠。

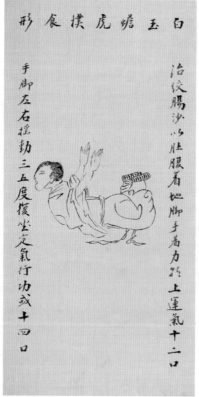

白玉蟾虎扑食形

治绞肠沙。肚腹着地，脚手着力朝上，运气十二口。手足左右摇动三五度。复坐定气，行功或[1]十四口。

千金不换秘方

土朱五钱　白矾五钱

研，和冷水一碗，搅浑，略澄，取饮之，立止。

诗曰：

擎天玉柱半升腾，龙虎提来金鼎烹。武炼十回文火炼，丹成九转越蓬瀛。

---

[1] 或：《万育仙书》同，疑为"二"字之误。

丘长春搅辘轳法

治背膊疼痛。高坐，将左右脚斜舒，两手掌按膝，行功运气十二口，日行三五次，良。

通气汤

藁本　防风各三钱　羌活　独活各二钱　川芎一钱　甘草五分　蔓荆子六分

上水煎服。

诗曰：

鹊桥有路透机玄，立鼎安炉自不难。四相合和凭借土，三华聚顶返金丹。

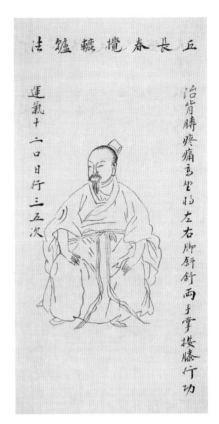

马丹阳周天火候诀

治元气衰败。坐定，用两手先须擦热，揉目，后用柱定两胁下，行气攻其气上升，运气十二口。

人参黄芪汤

人参一钱　黄芪二钱　白术一钱　陈皮一钱　甘草一钱　当归二钱　茯苓一钱

加姜、枣，水煎服。

诗曰：

子初运入昆仑去，午后周流沧海间。更待玉龙来点化，顶门迸出换仙颜。

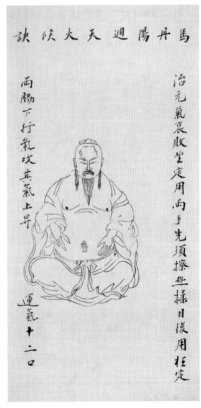

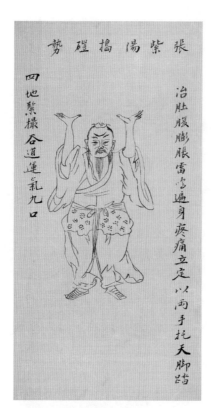

张紫阳捣碓势

治肚腹膨胀雷鸣，通身疼痛。立正，以两手托天，脚踏四地，撮谷道，运气九口。

宽中汤

紫苏叶、梗　硼砂　枳壳炒　青皮　陈皮　槟榔　木香　半夏姜汁制　萝卜子　厚朴　苍术　泽泻　木通各等分

姜三片，水煎服。

诗曰：

二鼠侵藤不自由，四蛇困井绕藤游。一朝咬断藤根子，正便千休及万休。

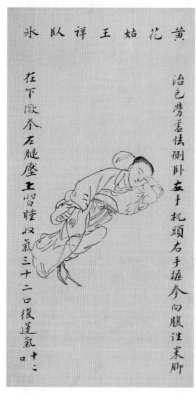

黄花姑王祥卧冰形[1]

治色劳虚怯。侧卧，左手枕头，右手握拳，向腹往来搓抹[2]，右[3]脚在下微拳，左腿压上，习睡收气三十二口，复运气十二口。

建中大补汤

人参多　白术多　茯苓多　甘草少　当归中　白芍多　川芎中　熟地多　黄芪多　肉桂少　杜仲中　肉苁蓉中　破故纸中

上加姜、枣，水煎，不拘时服。

诗曰：

蛇入裤裆莫乱传，如来亦是大金仙。波斯半夜思乡曲，走上潇湘归渡船。

---

〔1〕形：原脱，据目录补。

〔2〕搓抹：原脱，据《万育仙书》补。

〔3〕右：原脱，据《万育仙书》补。

汉锺离鸣天鼓法

治头昏咬牙。端坐，闭气，用双手掩耳，击天鼓三十六通，复叩齿三十六遍。

加味白虎汤

石膏煅，三钱　知母二钱　甘草一钱　半夏姜制，一钱　麦冬八分　竹叶十片　粳米一撮

加生姜三片，水煎[1]服。

诗曰：

心如明镜连天净，性似寒潭止水同。十二时中常觉照，休教昧了主人翁。

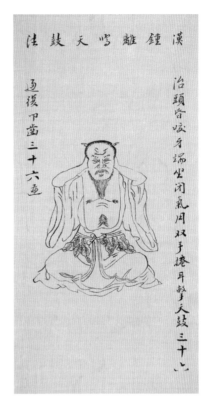

赵上灶搬运息精法

治夜梦遗精。侧坐，用双手搬两脚心。先搬左脚心，搓热，行功，运气九口。次搬右脚心，行功同左。

玉关丸

人参六钱　枣仁　牡蛎煅　五倍子　枯矾　龙骨各五钱　茯神一两　远志去心，一两五钱

上蒸枣肉为丸，每服五六十丸，空心，莲子汤下。

诗曰：

得道时来未有年，玄关上面打秋千。金乌好向山头宿，玉兔常居海底眠。

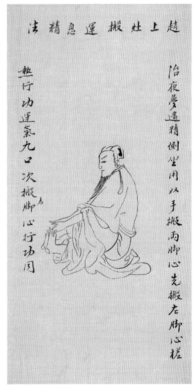

---

〔1〕煎：原脱，据《万育仙书》补。

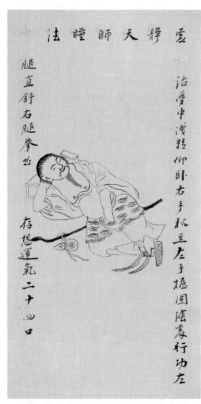

虚静天师睡法

治梦中泄精。仰卧，右手枕头[1]，左手握固阴处，行功，左腿直舒，右腿拳曲，存想，运气二十四口。

养心汤

人参　山药　麦冬　茯神　酸枣仁　归身白芍　远志　莲须各等分

加姜、枣、莲肉，水煎服。

诗曰：

莫道修身都不知，家家有路透玄机。登程离国难说话，主人辞客好孤栖。

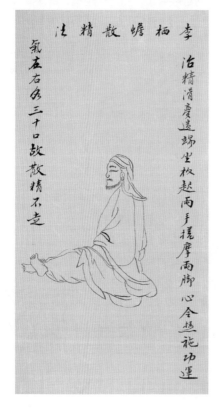

李栖蟾散精法

治精滑梦遗。端坐，板起两脚[2]，搓摩两脚心令热，施功运气，左右各三十口，故散精不走。

固精丸

知母炒　黄柏各一两　牡蛎煅　龙骨煅　芡实莲蕊　茯苓　远志　山茱萸各三两

为末蜜丸，朱砂为衣，每服五十丸，空心，淡盐汤下。

诗曰：

复姤抽添互谨慎，屯蒙沐浴要攻专。若能识得生身处，十月胎完出世仙。

---

〔1〕头：原作"豆"，据《万育仙书》改。

〔2〕脚：原作"手"，据《万育仙书》同名图改。

张真奴神注法 [1]

治心虚疼痛。端坐，两手按膝，用意在中，右视左提，运气十二口，左视右提，运气十二口。

却痛散

五灵脂一两　蒲黄炒，一两　当归一两　肉桂八钱　石菖蒲八钱　木香七钱

为末，每服四钱，水煎，入盐、醋少许。

诗曰：

一气熏蒸从北起，三车搬运向东边。吾非漏泄天机事，切恐愚人爱乱传。

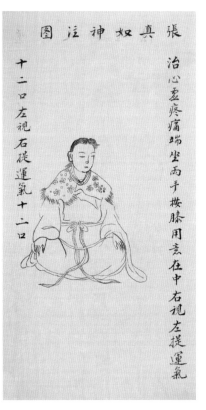

魏伯阳破风法

治年久瘫痪。端坐，右手作拳拄右胁，左手按膝舒拳，存想运气于病处，左右各六口。

金生虎骨散

当归一两　赤芍一两　川续断一两　白术一两　藁本一两　虎骨一两　乌梢蛇肉半两

为末，每服二钱，温酒下。

诗曰：

七宝林下竹根边，水在长溪月在天。意马心猿拴住了，何难依旧世尊前。

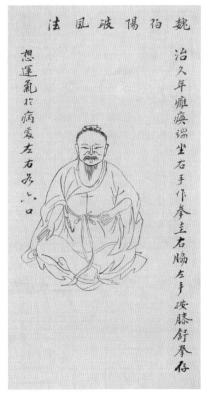

---

〔1〕法：原作"图"，据目录改。

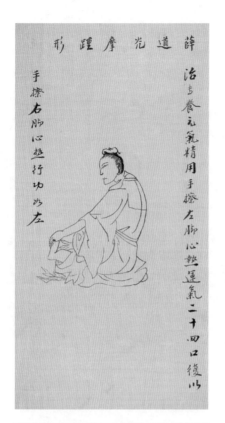

薛道光摩踵形

治专养元气精。端坐[1]，用手擦左脚心热，运气二十四口，复以手擦右脚心热，行功如左。

龟鹤二仙膏

鹿角十斤　龟板五斤　枸杞子三十两　人参十五两

用坛如法熬膏，以酒化服二钱至三四钱，空心下。

诗曰：

谁信男儿却有胎，分明脐下产婴孩。四肢五脏筋骸就，白日飞升到碧台。

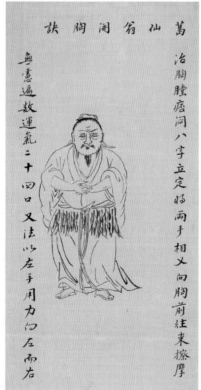

葛仙翁开胸诀

治胸膛痞闷。八字立定，将两手相叉，向胸前往来擦摩，无虑遍数，运气二十四口。又法：以左手用力向左，而右手亦用力随之，头则力向右，目力右视，运气九口，换手同。

宽中散

枳壳炒　桔梗　茯苓　半夏　陈皮　厚朴香附　砂仁

各[2]等分加姜二片，水煎服。

诗曰：

吾身不与世人同，曾向华池施大功。一粒丹成消万劫，双双白鹤降天宫。

---

〔1〕端坐：原脱，据《万育仙书》补。

〔2〕各：原脱，据《万育仙书》补。

王玉阳散痛法

治时气遍身作疼。正身踏定，将左脚向前，右脚向后，两手握拳拄肚，运气二十四口。左右行功同。

人参顺气散

川芎中　桔梗中　白芷中　陈皮多　枳壳多
甘草多　麻黄中　乌药多　人参中　羌活多

水煎服。

诗曰：

海外三山一洞天，金楼玉室有神仙。大丹炼就炉无火，桃李[1]开花知几年。

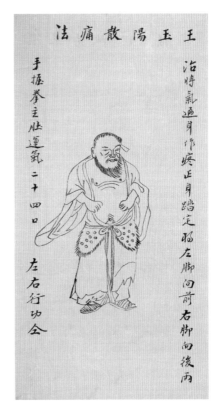

麻姑磨疾诀

治气脉不通。立定，左边气脉不通，右手行功，意引在左，右边不通，左手行功，意引在右，各运气五口。

木香流气饮

半夏　青皮　甘草　莪术　槟榔　香附　草
果　白芷　藿香　木瓜　人参　木通　丁香　陈
皮　紫苏　肉桂　厚朴　木香　麦冬　白术　菖
蒲　大腹　赤茯苓各等分

加姜三片、枣一枚，煎服。

诗曰：

会溪教外别留传，悟者何人有后先。性地圆融成一片，心珠明朗照三田。

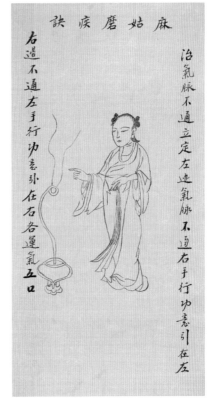

---

〔1〕李：原作"在"，据《万育仙书》改。

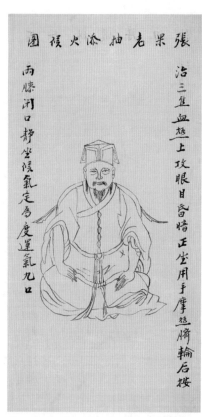

张果老抽添火候图

治三焦血热上攻，眼目昏暗。正坐，用手摩热脐轮，后按两膝，闭口静坐，候气定为度，运气九口。

菊花散

甘菊花　羌活　木贼　黄连　川芎　荆芥
防风　当归　白芍　甘草　蔓荆子　黄芩各等分

水煎，食后服。

诗曰：

一步为足未悠游，吾今背痛甚堪忧。磨三顶兮真消息，昆仑冰雪不能流。

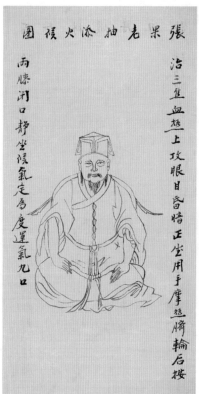

陈自得大睡功

治四时伤寒。侧卧，拳起两腿，用两手摩擦极热，抱阴[1]及囊，运气廿四口。

羌活如意散

羌活多　独活多　白芷中　陈皮中　紫苏中
山楂中　草果中　防风多　干葛中　半夏中　甘草少　苍术中　柴胡中　黄芩中　川芎中

姜三片，葱三根，水煎，热服取汗。

诗曰：

谁识栽花刘道子，骑龙跨虎打金球。被吾搬在天宫里，赢得三千八百筹。

---

[1]阴：原脱，据《万育仙书》补。

石杏林暖丹田诀

治小肠气冷疼。端坐，以两手相搓摩，令热极，复向丹田，行功，运气四十九口。

加味五苓散

猪苓　泽泻　白术　茯苓　官桂　茴香　槟榔　金铃子　橘核仁　木通各等分

加水煎服。

诗曰：

河车搬运过三关，滚滚漕溪不敢闲。补泻泥丸宫内去，逍遥归上玉京山。

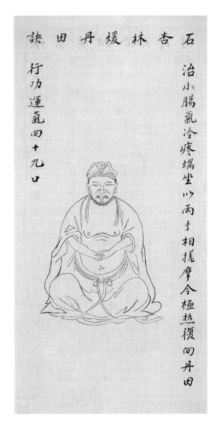

韩湘子活人心形

治腰曲头摇。立定，低头弯腰，如揖拜下，行功，其手须与脚尖齐，运气二十四口。

舒经汤

羌活　防己　片子姜黄　白术　海桐皮　当归　白芍各一两　甘草炒，七钱半

每服三钱，姜十片，煎服。

诗曰：

日月分明说与贤，心猿意马想丹田。真空觉性常不昧，九转功成作大仙。

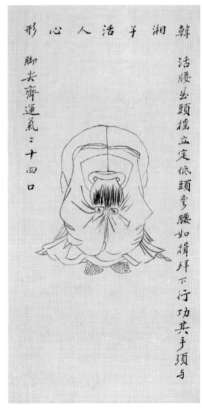

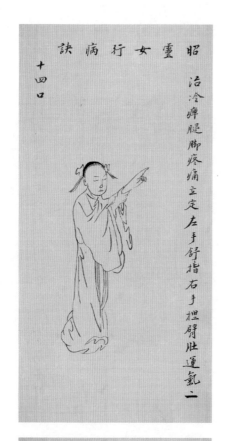

昭灵女行病诀

治冷痹脚腿疼痛。立定，左手舒指，右手捏臂肚，运气二十四口。

防风天麻散

天麻　防风　草乌头　甘草　川芎　羌活　当归　白芷　白附子　荆芥穗各五钱　滑石三两

共为末，热酒化蜜少许，调药半钱，加至一钱，服，觉药力运行，微麻为度。

诗曰：

性命二字各自别，两般不是一枝叶。性中别了阳[1]山鬼，修命阳神超生灭。

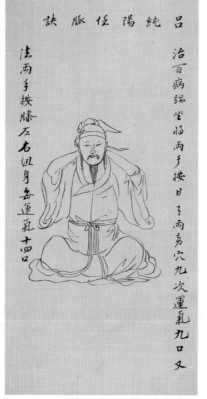

吕纯阳任脉诀

治百病。端坐，将两手按日月两旁穴九次，运气九口。又法，两手按膝，左右扭身，每运气十四口。

治百病易简方

用威灵仙一味，于冬月丙丁戊己日采，阴干，捣筛为末，温酒调下二钱。忌茶茗，宜于不闻水声处采之者，良。饵者，空心服。夏无瘟疫，秋无疟痢，百病俱宜。

诗曰：

返本还原已到乾，能升能降号飞仙。此中便是丹还理，不遇奇人誓不传。

---

〔1〕阳：《万育仙书》作"阴"，当以彼为是。

陈希夷降牛望月形

专治走精。精欲走时，将左手中指塞右鼻孔内，右手中指按尾闾穴，把精截住，运气六口。

神芎汤

人参　枸杞　升麻　川芎　远志　黄芪　甘草　归身　地骨皮　破故纸炒　杜仲炒　白术各等分

加生姜一片、莲子（去心）七个，水煎服。

诗曰：

婴儿在坎水中坐，姹女在离火内居。匹配两家作夫妇，十月产个定颜珠。

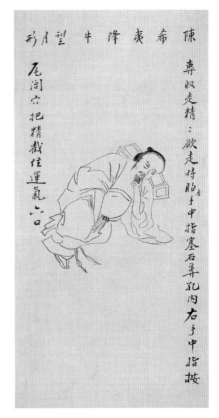

孚祐帝君拔剑势

治一切心疼。丁字立定，以右手扬起视左，如左手扬起视右，运气九口，其转首回顾，并同。

落盏汤

玄胡索　五灵脂烧烟尽　建蔻仁各六分　良姜石菖蒲　厚朴　陈皮　藿香各[1]一钱　枳壳　苏梗各六分

用水煎服。

诗曰：

一月三旬一遇逢，以时易日法神功。守城野战知凶吉，增得灵砂满顶红。

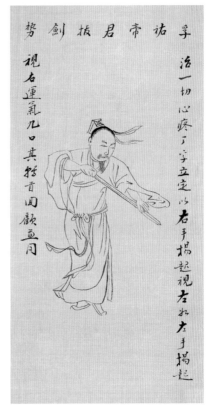

〔1〕各：原脱，据《万育仙书》补。

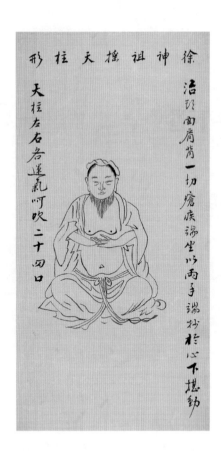

徐神祖摇天柱形

治头、面、肩、背一切疮疾。端坐，以两手端抄于心下，摇动天柱，左右各运气呵吹二十四口。

消毒散

黄芩　黄连　大黄　白芷　羌活　防风　金银花　连翘　当归　荆芥　甘草　天花粉各等分

水煎服。

诗曰：

撞透三关夺圣机，冲开九窍入精微。黄河倒转无凝滞，一到蟾宫上下飞[1]。

---

〔1〕上下飞：此后原有"真阳原自真阴中，不同此寻何处逢，室女初经诚到安"二十一字，删。

新镌卫生真诀下卷

紫清运气火候图

　　攒簇乾坤造化丰，年搏日月炼成灰。金公无言姹女死，黄婆不老犹怀胎。疗心炼神赤龙性，铅身游气白虎命。内外浑无一点阴，万象光中玉清镜。

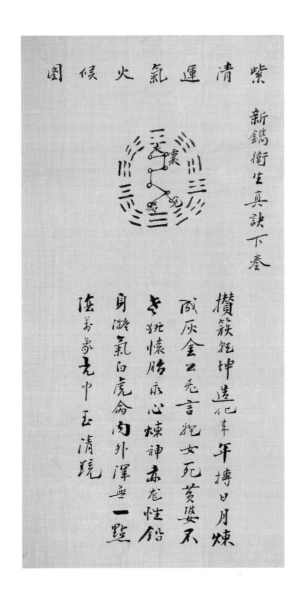

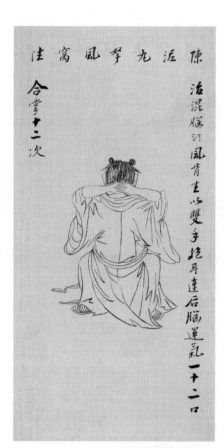

陈泥丸拿风窝法

治混脑头风。背坐，以双手抱耳连后脑，运气十二口，合掌一十二次。

羌活白芷汤

柴胡　茯苓　防风　荆芥　黄连　泽泻　当归　白术　蔓荆　石膏　苍术　辛夷　生地　川芎　藁本　甘草　白芷　羌活　黄芩　细辛　芍药各等分

加生姜，水煎服。

诗曰：

独步坤方合圣功，回还乾地老阳中。八卦周流搬运转，丹成咫尺即天宫。

曹国舅脱靴势

治脚腿、肚腹疼痛。立定，右手作扶墙势，左手垂下，右脚向前虚蹬，运气一十六口。左右同。

羌活鞠劳汤

羌活　川芎　苍术炒　白芷　南星制　当归　神曲各一钱　砂仁　桂枝　防己　木通各八分

加姜三片，水煎服。

诗曰：

猛火烧身无奈何，时光影里苦无多。车轮又向心中转，霎时请出古弥陀。

曹仙姑观太极图

治火眼肿痛。以舌柱上腭，目视顶鼻，将心火降涌泉穴，肾水提上昆仑，一时行二次，每放火三十六口。

明目流气饮

当归　白芍　生地　龙胆草　柴胡　黄连　栀子　丹皮各一钱　大黄酒煮晒干，又煮又晒，三七次为度，二钱

用水煎服。

诗曰：

降龙伏虎说多年，龙不降兮虎不眠。若把两般相制伏，行看沧海变桑田。

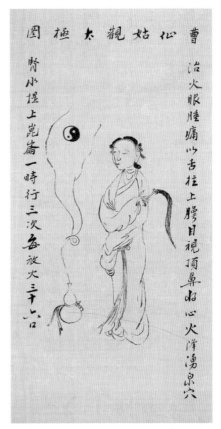

尹清和睡法

治脾胃虚弱，五谷不消。以身仰卧，右脚架左脚上，直舒两手搬肩，肚腹往来行功，运气六口。

健脾丸

白术土炒　枳实炒　陈皮去白　麦芽炒　神曲炒　山药　茯苓　苍术炒，各一两　厚朴制，八钱　木香五钱

以陈米粉糊为丸，每服六七十丸，米饮下。

诗曰：

大喊一声如霹雳，共君相守不多时。今日方知金乌意，撒手常行独自归。

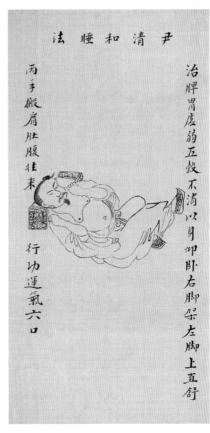

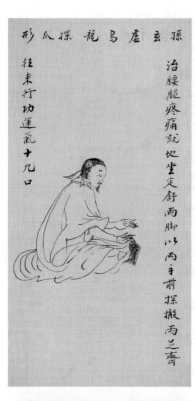

孙玄虚乌龙探爪形

治腰腿疼痛。就地坐定，舒两脚，以两手前探，搬两足齐，往来行功，运气十九口。

流气饮子[1]

羌活　苍术　川芎　当归　香附　白芍　陈皮
半夏　木香　枳壳　木通　甘草　槟榔　紫苏各等分
水煎服。

诗曰：

如来断臂少人知，华池枯竭好孤凄[2]。麒麟掣
断黄金锁，狮子冲开白玉梯。

傅元虚抱顶形[3]

治头昏。端坐，将两手搓热，按抱顶门，闭
目凝神，吹呵鼓气，升腾顶上，复行功，运气
十七口。

大黄汤

用上好大黄，酒蒸七次，为末，茶调三钱，服
之立效。

诗曰：

水云游玩到西方，认得真身坚固刚。炼就金丹
吞入腹，五明宫内礼虚皇。

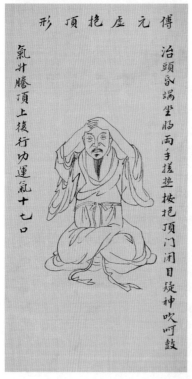

---

〔1〕流气饮子：《万育仙书》此处用"牛膝酒"，而"流气饮子"配"高象先凤张势"，此处似脱一页，
　　存疑，可参考《万育仙书》。

〔2〕凄：原作"栖"，据《万育仙书》改。

〔3〕形：原作"诀"，据目录改。

李弘济仙人玩月势

治和气血，顺气不攻。将身曲下，如打恭势，手足俱要交叉伏地，左右行功，各运气十二口。

和气养血汤

紫苏茎、叶一钱　羌活一钱　半夏八分　桑白皮八分　青皮八分　陈皮八分　大腹皮七分　赤茯苓八分木通八分　赤芍一钱　甘草五分　当归一钱　肉桂二分水煎服。

诗曰：

一回进火一回阳，龙虎盘旋时降光。阴魄和铅随日转，阳魂与汞逐时昌。

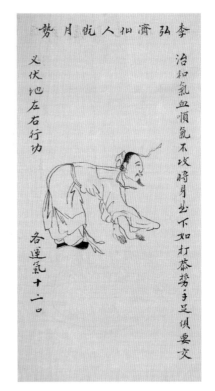

铁拐李靠拐势

治腰背疼痛。背[1]手立住，以拐顶腰，左边靠之，运气一百零八口，分三咽，后用膝跪下，扫地摆进数次。右同法。

当归拈痛汤

羌活　甘草炙　黄芩酒浸　茵陈酒炒，各五钱人参　升麻　苦参酒洗　葛根　苍术各二钱　防风归身　知母酒洗　茯苓　泽泻　猪苓各三钱

每服八钱，水煎，不拘时服。

诗曰：

芦芽穿膝两边分，石女戴帽辨前程。立雪绝倒腰脐上，梁柱根倒尾儿倾。

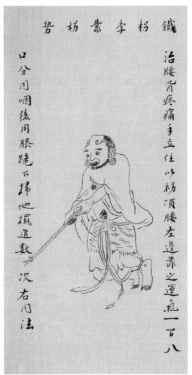

---

〔1〕背：原脱，据《万育仙书》补。

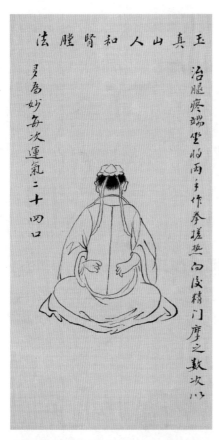

玉真山人和肾膛法

治腿疼。端坐，将两手作拳搓热，向后精门摩之数次，以多为妙，每次运气二十四口。

清热胜湿汤

黄柏盐水拌炒　羌活　泽泻　苍术制　甘草减半　杜仲炒　白芍酒炒　木瓜　威灵仙　陈皮各一钱　牛膝八分

加姜三片，水煎服。

诗曰：

朝朝金鼎飞烟烟，气色河车运上天。日露遍空滋味汇，灵泉一派涌长川。

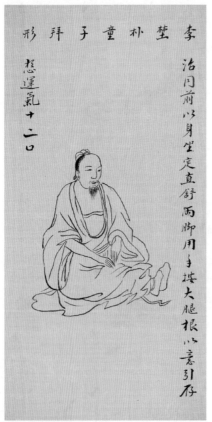

李垫朴童子拜形

治同前。以身坐定，直舒两脚，用手按大腿根，以意引存想，运气十二口。

海桐皮饮

海桐皮　五加皮　川独活　枳壳　防风　杜仲炒　牛膝酒浸　薏苡仁炒，各一两半

用好酒入药，煮去火毒，空心、午前，各一服。

诗曰：

两乳汁流最可悲，这些消息少人知。山崩河海皆枯竭，钓公台下上来时。

蓝采和乌龙摆角势

治遍身疼痛。端坐，舒两脚，两手握拳，连身向前，运气二十四口。又以脚踏定，低头，两手搬脚尖，运气廿四口。

畅经汤

玄胡索　当归　肉桂各等分

为末，酒调三四钱，随酒量频加酒，饮之，疼止住药。

诗曰：

要识五行颠倒颠，龙居山下虎居田。巽宫坎乾天内火，离位开通坤地泉。

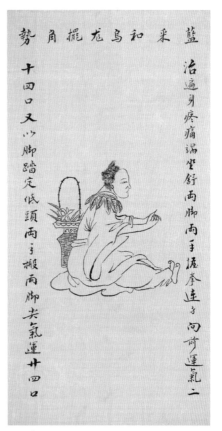

张无梦金乌独立形

治同前。以身立定，左手剑诀指天，右手五雷诀指地，左脚悬空，头目右视，行功运气九口。右同。

十补汤

人参　白术　茯苓　甘草　当归　川芎　生地　白芍　肉桂　黄芪各等分

加姜、枣，水煎服。

诗曰：

周行独立出群伦，默默昏沉亘古今。能除百病凭功转，若登仙府炼乾坤。

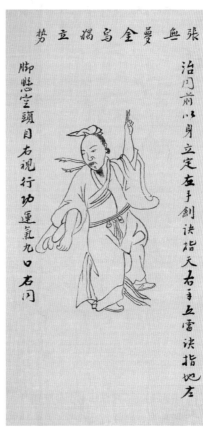

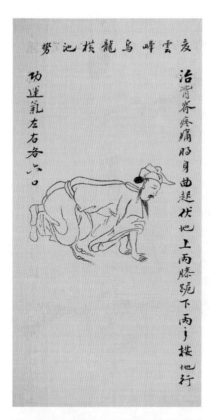

夏云峰乌龙横池势

治背脊疼痛。将身曲起，伏地上，两膝跪下，两手按地，行功，运气左右各六口。

三合汤

陈皮　半夏　茯苓　乌药　枳壳　川芎　白芷
羌活　防风　香附　苍术各等分

用水煎服。

诗曰：

琼花顶戴最为难，夺得天机造化权。鼎上小头飞日月，说与时人仔细参。

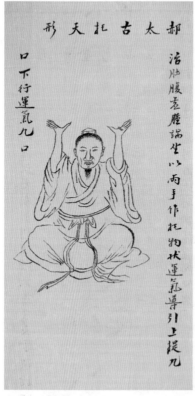

郝太古托天形

治肚腹虚肿。端坐，以两手作托物状，运气导引，上提九口，下行运气九口。

黄占丸[1]

黄占一两　杏仁四十九粒，水浸去皮尖　木香五钱
巴豆七粒，用纸包捣去油

将黄占一两化开，入前药末，和匀如绿豆大，每服十五粒。红痢，甘草汤下，白痢，生姜汤下。

诗曰：

释迦寂灭非真死，达摩飞来亦是仙。但愿世人明此理，同超彼岸不须船。

---

[1] 黄占丸：《万育仙书》此处用"白芍药汤"。而"黄占丸"配"刘希古猛虎施威势"，此处似脱一页，存疑，可参考《万育仙书》。

孙不二姑摇旗形

治同前。以身向前，双手直舒，如取物状，现将右脚翘起，向后屈伸数次，运气二十四口。左右皆同。

白芍药汤[1]

白芍　当归各一钱　大黄二钱　木香五分　黄连一钱　黄芩　槟榔各八分　甘草七分

水煎服。

诗曰：

竖起玄天皂纛旗，消除赤白痢灾危。功满自然居物外，人间寒暑任轮回。

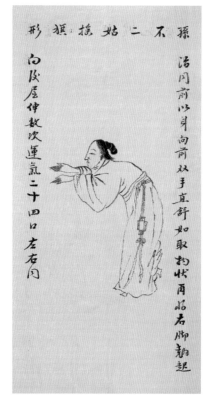

孙不二姑摇旗形

向后屈伸数次运气二十四口左右同

常天阳童子拜观音

治前后心疼。以身八字立定，低头至胸前，将手叉定腹上，运气一十九口。

枳缩二陈汤

半夏　陈皮　枳实　砂仁　香附　草豆蔻　厚朴　茴香　玄胡　紫苏茎叶各等分

加姜三片，水煎服。

诗曰：

行持心月澄万物，住处神珠照十方。静坐常观真自在，眠时休想眼前花。

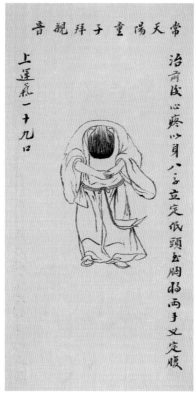

常天阳童子拜观音

上运气一十九口

---

〔1〕白芍药汤：《万育仙书》此处用"真人养脏汤"。

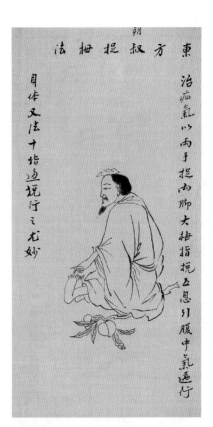

东方朔捉拇法

治疝气。以两手捉两脚大拇趾，挽五息，引腹中气，遍行身体。又法：十趾通挽，行之尤妙。

茴香丸

茯苓　白术　山楂各一两　枳实八钱　角茴香一两，炒　吴茱萸一两，炒　橘核仁二两，炒　荔枝核一两

为细末，炼蜜丸，每丸一钱五分，空心，细嚼，姜汤送下。

诗曰：

白鹤飞来下九天，数声嘹亮出辉烟。日月不催人自老，不如访道学神仙。

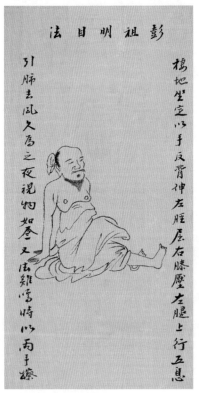

彭祖明目法

治明目[1]。栖地坐定，以手反背，伸左胫，屈右膝，压左腿上，行五息，引肺去风。久为之，夜视物如昼。又法：鸡鸣时，以两手擦热，熨两目，行三度，以指拭目左右，有神光。

明目地黄丸[2]

生地酒洗　熟地各四两　知母盐水炒　黄柏酒炒，各二两　菟丝子酒制　独活二两　甘枸杞二两　川牛膝酒洗，三两　沙苑蒺藜炒，三两

上为末，蜜丸梧子大，每服八十丸，夏月淡盐汤下，余月酒下。

诗曰：

长生不在说多言，便向坎离采汞铅。炼就大丹三十两，玉皇天诏定来宣。

---

〔1〕治明目：原无，据目录补。

〔2〕明目地黄丸：原方中菟丝子无剂量，《万育仙书》同。

五禽图 [1]

第一虎形

　　闭气，低头，捻拳，战如虎威势。两手如提千金，轻轻起来，莫放气。平身，吞气入腹，使神气上而复下，觉腹内如雷鸣，或七次。如此运动，一身气脉调和，百病不生。

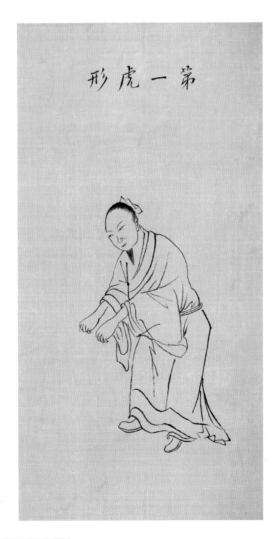

----

[1] 五禽图：原脱，据目录补。

第二熊形

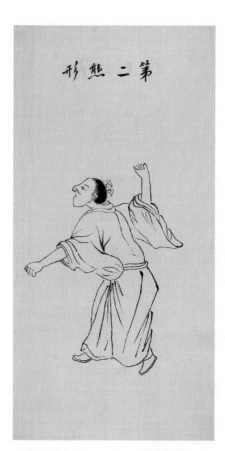

如熊身侧起，左右摆脚，腰后立定，使气，两旁胁骨节皆响，亦能动腰力，除肿，或三五次止。能舒筋骨而安，此乃养血之术也。

第三鹿形

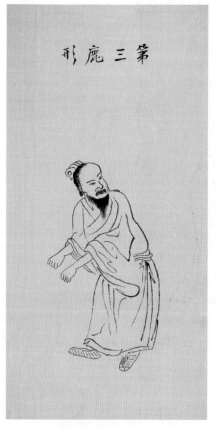

闭气，低头，捻拳，如鹿转头顾尾。平身缩肩，立脚尖跳跌跟，连天柱通身皆振动。或三次，每日一次也可。如下床做作一次，更妙。

第四猿形

闭气，如猿爬树，一只手如捻果，一只脚如抬起，一只脚跟转身，更运神气，吞入腹内，觉有汗出方可罢。

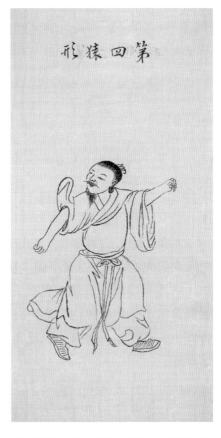

第五鸟形

闭气，如鸟飞头起，吸尾闾气朝顶，虚双手躬前，头仰起，迎神破顶。

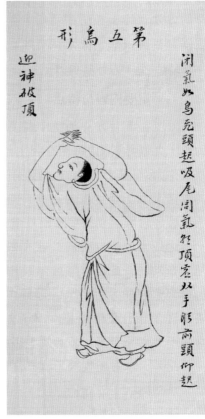

校后记

《卫生真诀》，又名《仙传四十九方》，明代罗洪先编，是刊行较早，影响较大的一部导引专书。

一、作者与成书

《全国中医古籍总目》将此书署录为两书：其一为《仙传四十九方》（1565年），明代罗洪先（达夫、念庵）编，现存明嘉靖四十四年乙丑（1565年）序抄本，藏于中国中医科学院图书馆；其二为《卫生真诀》二卷（1597年），明代罗氏撰，现存明崇祯十一年戊寅（1638年）抄本，藏于天津市图书馆。核实此二书，目录写《仙传四十九方》，正文写《卫生真诀》，实为异名同书，都是两卷的抄本，没有刊本存世。

此书作者罗洪先，字达夫，号念庵，道号太玄散人。江西吉水人。曾为嘉靖八年（1529年）一甲第一名进士。据其在《卫生真诀序》中所云，罗氏自幼对于养性长生之道有兴趣，其中状元之后，曾埋名晦迹，和光混俗，四处访求养生长命的方法。终于在明嘉靖四十年（1561年）游洛阳时，遇到道士朱神仙，得其所授《卫生真诀》，并亲试有效。于是，将朱氏所传整理成书，并于明嘉靖四十四年（1565年）为该书写序。

二、主要内容与特点

《卫生真诀》分为上下两卷，正文的主体部分为以古代传说中神仙名字命名的四十九幅导引图，每图分列主治病证与行功方法，分别配有内服药方及一首赞诗，故又称为《仙传四十九方》。因罗氏之书传自于道士，故此书是医道糅合的典型产物。其方药基本上是中医常用的，与所配合之导引图的主治相类。而其赞诗则大致属于道教的内容，其文字艰涩难懂，与所配方药内容不一定十分切合。

这四十九幅导引图，除有四种功"治同前"外，分别治疗四十五种病证，大部分是动功，配合行气吐纳及内服方药治疗，均较为简单易行。此书内容，被后世称为"古仙导引图"，得到广泛的传播，形成吐纳导引锻炼法中的一个分支，明清许多导引吐纳类著作，均有引用，民国时期的《内外功图说辑要》也收录了这四十九幅导引图。其功效是否如图中所云，尚有待进一步研究考证。

此外，本书还收入了《五禽图》（即五禽戏），凡五幅。

三、本次校点的相关说明

《卫生真诀》现无刻本存世，两个抄本相比较，以中国中医科学院图书馆所藏的抄本更早且全。故本次校点，以此为底本。由于此书在明代已被收入《万育仙书》，而《万育仙书》现存有明刻本，故用以为校本。

在底本之卷前，原有"运气口诀""导引要法歌""西王母蒸脐固基法""彭祖红铅接命方""汉锺离老祖阴阳二仙丹""吕纯阳却病乌须延年仙茶方""玉虚真人鼻吸水火仙丹"等七篇短论，因原书序言与目录中均未提及，大多亦不属于导引按摩内容，当为抄写者误录，整理时略去。

需要说明的是，本次所用底本只有四十七图，缺"高象先凤张势"与"刘希古猛虎施威势"。与《万育仙书》比对，似有两个脱页。可参考本书正文中"流气饮子"与"黄占丸"两处脚注。所缺二图，存疑，可参考《万育仙书》。

张志斌

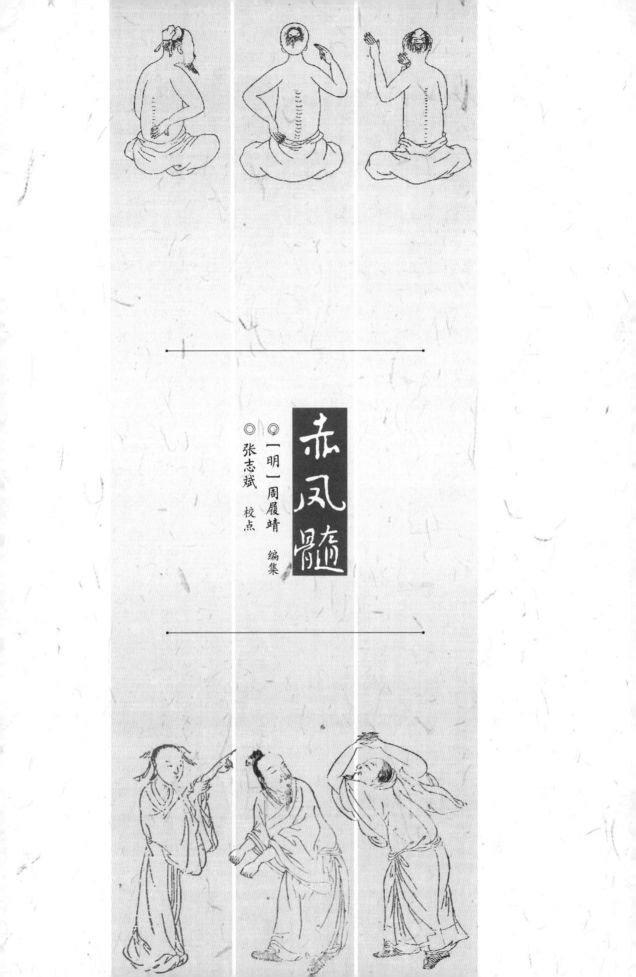

◎ [明] 周履靖 编集

◎ 张志斌 校点

赤凤髓

内容提要

　　《赤凤髓》三卷，明代周履靖编集，成书于明万历六年（1578 年），是一部吐纳导引养生专著。

　　书中包括吐纳与导引两个部分的养生功法，二者均强调静心宁神之前提。前者为吐纳调气法，属于"静功"范畴，有"六字气诀""服内元气诀""长生一十六字诀""胎息秘要歌诀""去病延年六字法"等五项内容，通过调整呼吸节奏及吐纳方法，达到保健去疾、养生增寿的目的。后者为导引运动法，属于"动功"范畴，包括"五禽戏"（五图）、"八段锦"（八图）、"古仙导引法"（四十七图）、"华山十二睡功"（十二图）等四项内容，通过呼吸调气兼以运动肢体，达到去病延年的目的。

　　此书现存以明万历二十五年丁酉（1597 年）荆山书林刻《夷门广牍》本为最早，本次以民国上海涵芬楼影印明万历刻《夷门广牍》本为底本进行校点。

赤凤髓序

养生之学，昉于上古之广成子，屏居崆峒之上，而轩辕以万乘师之。其言止曰：无视无听，抱神以静，形将自正，无汩汝精，无挠汝形，乃可以长生。若是而已。盖虚无恬愉，清静寂寞，无为之道也。至导引抑末耳。然于三千八百傍门之中，此为抉玄而击要，志葆摄者，恶得而废之？何以明其然也？昊穹之宰，元化蟠干，缪缪乎阴阳。陶育万汇，人之参天而最灵，总之皆气也。天气节而成四时，稍拂其序，为凄风苦雨霜雹冰稼扎厉之灾。气之在人也，周行于五脏六腑、百骸九窍之间，导而引之，小可却疾，大可长年。故吹嘘呼吸，熊经鸟伸，推而衍之，效五禽之戏，廓而散之，如户枢运转，至不可胜穷其术。吾不知所自始，要从上古即有之，其源远矣。异乎方士之服气、饵食金石丹砂，支离外求，诞谩不经者矣。张子房受尚父兵法于黄石公，用之蹙嬴陨项，封万户侯，延世赏，晚学导引于赤松子，闲户却扫，谢禁门朝籍，弗与通，凡辟谷者八年而解形以去。此其验也。夫人一日不再食则饥，七日不食则毙。子房非得真诀，胡以能八年不食乎？周子逸之，嗜古多闻人也，绘导引七十七图梓之，有裨葆摄，甚惠雅也。而请言于余。余闻之道家者曰：形者，天地之委顺；气者，天地之委形；其解也，天地之委蜕，故导而引之，调剂节适。若有度数，靡底滞湫戾顺之轨也。房皇[1]融液，顶踵浑沦，俾气合于神，神合于心，和之浃也。秉静以制动，恒动而不失静之本，蚤暮营营，而清静寂寞在焉，有为而归之无为也。然必损名爵，弃赀贿，息喜愠，遗世气，始能专精殚力而攻之，以会于有成。盖形躯未离，凡心先蜕，故曰圣人外其身而身存。故殉生者不足以达生，有其生弗克善吾生。导引之术，诚要且玄，匪待人曷行哉？予今役役涸涸于寰中，乃妄列厥指，则固蒙者之谈，黼黻青黄，聋者之说，咸池九奏，竟亦何有焉？

万历六年五月端阳日

前进士刑部尚书郎冲溪彭辂撰

---

〔1〕房皇：音义均同"彷徨"。

赤凤髓叙

　　周尹逸之，自号阿中生。推华纳荣，偃息丘皋，夕而隐乎阿之中，旦而游乎阿之上。仰灵籁，发幽尧，视灵物之停洄、泉源之漱淄，以观乎化，以触乎物，而得虎蹲，而得鹊起，而得蛹藏蝉蜕，曰嘻而物也，而得养生乎哉。于是抚石床、支蚪几，以优余龄。蹲蹲焉，虎也；起起焉，鹊也；藏藏蜕蜕焉，蛹而蝉也。盖未逾期而腹充乎果然，目睛乎了然，足跷乎岸然。其友掀髯先生闻望道而讪之曰：夫而人也，而物乎哉？吾闻之君子之于物也，采望精而恶溺其伦，乃谒之于百脉道人。道人为之推而广之，雅而循之。若击剑，若衔杯，若跨马，若挽弓搦戟，盖犁然人类也。以为是足以尽精而善名之矣。乃又有几[1]之，若元霞子者，曰：夫而道也，而凡乎哉？吾闻之君子之于人也，习望俦而恶非其名，乃悉按之于古仙之行。若弋若渔，若瑟若琴，为庚桑，为羡门，盖炳然仙群也，以为是足以尽精而善名之矣。于是阿中生吃然笑曰：若是乎寰中人之善丧其真也。始吾以为虎、为鹊、为蛹、为蝉而已矣，而何人之物，何凡之仙乎？然此为寰中人告也，二三子又寰中人也，遂成寰中之书。

万历己卯春三月吉旦盐官王文禄撰

[1] 几：通"讥"。

┤ 目 录 ├

---

〔1〕八段锦八图：原作"八图"二字，跟"八段锦导引诀"六字之后，据正文内容调整。
〔2〕卷之二：此目录原在当卷正文之前，校点时移之。卷之三同。

赤凤髓卷之三

赤凤髓卷之一

嘉禾梅颠道人周履靖　编辑

同郡棘隐居士吴惟贞　续增

金陵　荆山书林　梓行

太上玉轴六字气诀

　　《道藏》有《玉轴经》言：五脏六腑之气，因五味熏灼不和，又六欲七情积久生疾，内伤脏腑，外攻九窍，以至百骸受病。轻则痼癖，甚则盲废，又重则丧亡。故太上悯之，以六字气诀治五脏六腑之病。其法：以呼而自泻出脏腑之毒气，以吸而自采天地之清气以补之。当日小验，旬日大验，年后万病不生。延年益算，卫生之宝，非人勿传。呼有六，曰：呵、呼、呬、嘘、嘻、吹也。吸则一而已，呼有六者：以呵字治心气，以呼字治脾气，以呬字治肺气，以嘘字治肝气，以嘻字治胆气，以吹字治肾气。此六气诀分主五脏六腑也。凡天地之气，自子至巳，为六阳时；自午至亥，为六阴时。如阳时则对东方，勿尽闭窗户，然忌风入。乃解带正坐，叩齿三十六，以定神。先搅口中浊津，漱炼二三百下，候口中成清水，即低头向左而咽之，以意送下，候汩汩至腹间，即低头开口先念"呵"字，以吐心中毒气。念时耳不得闻"呵"字声，闻即气粗，及损心气也。念毕仰头闭口以鼻徐徐吸天地之清气，以补心气。吸时耳亦不得闻，吸声闻即气粗，亦损心气也。但呵时令短，吸时令长，即吐少纳多也，吸讫即又低头念"呵"字，耳复不得闻"呵"字声。呵讫又仰头，以鼻徐徐吸清气以补心，亦不可闻吸声。如此吸者六次，即心之毒气渐散。又以天地之清气补之，心之元气亦渐复矣。再又依此式念"呼"字，耳亦不可闻"呼"声，又吸，以补脾耳，亦不可闻吸声，如此者六，所以散脾毒而补脾元也。次又念"呬"字，以泻肺毒，以吸而补肺元，亦须六次。次念"嘘"字以泻肝毒，以吸而补肝元。"嘻"以泻胆毒，吸以补胆元。"吹"以泻肾毒，吸以补肾元。如此者并各六次，是谓小周。小周者，六六三十六而六气遍，脏腑之毒气渐消，病根渐除，粗气渐完矣。次看是何脏腑受病。如眼病，即又念"嘘""嘻"二字，各十八遍，仍每次以吸补之。总之为三十六讫，是为中周。中周者，第二次三十六通，为七十二也。次又再依前，呵、呼、呬、嘘、嘻、吹六字法，各为六次。并须呼以泻之，吸以补之，愈当精处，不可怠废。此第三次三十六也，是为大周。即总之为一百单八次，是谓百八诀也。午时属阴时，有病即对南方为之，南方属火，所以却阴毒也。然又不若子后巳前面东之为阳时也。如早起床上，面东将六字各为六次是为小周，亦可治眼病也。凡眼中诸证，唯此诀能去之。他病亦然，神乎神乎！此太上之慈旨也。略见《玉轴真金》，而详则得之师授也。如病重者，每字作五十次，凡三百，而六腑周矣。乃漱炼、咽液、叩齿，如复为之，又三百次。讫，复漱炼、咽液、叩齿如初。如此者三，即通为九百次，无病不愈。秘之秘之，非人勿示。黄庭山人邹应博识。

幻真先生服内元气诀

进取诀第一

凡欲服气，先须高燥净空之处，室不在宽，务在绝风隙，常令左右烧香。床须厚软，脚令稍高，衾被适寒温，令冬稍暖尤佳。枕高三寸余，令与背平。每至半夜后生气时，或五更睡醒之初，先吹出腹中浊恶之气一九口上。若要细而言之，则亦不在五更，但天气调和，腹中空，则为之。先闭目，叩齿三十六下，以警身神。毕，以手指捏目大小眦，兼按鼻，左右旋耳及摩面目，为真人起居之法。更随时加之导引，以宣畅关节。乃以舌拄上腭，撩口中内外，津液候满口，则咽之，令下入胃，存胃神承之。如此三止，是谓漱咽灵液，灌溉五脏，面乃生光。此后去就，大体略同。便兀然放神，使心如枯木，空身若委衣，内视反听，万虑都遣。然后淘之每事皆闭目握固，唯临散气之时，则展指也。夫握固，所以闭关防而却邪精。凡初服气之人，炁道未通，则不可握固。待至百日或半年，觉炁通畅，掌中汗出，则可握固。《黄庭经》曰：闭塞三关，握固停，漱咽金醴，吞玉英，遂至不食，三虫亡。久服自然得兴昌。

转炁诀第二

诀曰：凡人五脏，亦各有正气。夜卧闭息，觉后欲服气，先须转令宿食消，故炁得出，然后始得调服。其法：闭目握固，仰卧，倚两拳于乳间，竖膝，举背及尻，闭炁，则鼓炁海中炁，使自内向外，轮而转之，呵而出之，一九或二九止，是曰转气，毕则调之。

调炁诀第三

诀曰：鼻为天门，口为地户。则鼻宜纳之，口宜吐之，不得有误。误则气逆，气逆乃生疾也。吐纳之际，尤宜慎之，亦不使自耳闻。调之或五，或七至九，令平和也，是曰调气，毕则咽之。夜睡则闭之，不可口吐之也。

咽炁诀第四

诀曰：服内炁之妙，在乎咽气。世人咽外气，以为内气不能分别，何其谬哉？吐纳之士，宜审而为之，无或错误耳。夫人皆禀天地之元炁而生身，身中自分元气而理，每因咽及吐纳，则内气与外炁相应，自然炁海中炁随吐而上，直至喉中。但喉吐极之际，则辄闭口，连鼓而咽之，令郁然有声，汩汩然后，男左女右而下，纳二十四节，如水沥沥，分明闻之也。如此则内炁与外气相顾，皎然而别也。以意送之，以手摩之，令速入炁海。气海，脐下三寸是也，亦谓之下丹田。初服炁人，上焦未通，以手摩之，则令速下。若流通，不摩亦得。一闭目三连咽止，干咽号曰云行。一漱口咽取口中津咽，谓之雨施。初服气之人，炁未流行，每一咽则旋行之，不可递至三连咽也。候气通畅，然后渐渐加之，直至于小成也。一年后，始可流通，三年功成，乃可恣服。新服气之人，既未通，咽或未下，须一咽以为候。但自郁然有声，汩汩而下，直入气海。

行炁诀第五

诀曰：下丹田近后二穴，通脊脉，上达泥丸。泥丸，脑宫津名也。每三连咽，则速存下丹田，所得内元炁，以意送之，令入二穴。因想见两条白炁，夹脊双引，直入泥丸，熏蒸诸宫，森然遍下，毛发、面部、头项、两臂及手指，一时而下，入胸至中丹田。中丹田，心宫神也。灌五脏，却历入下丹田，至三里，遍经髀、膝、胫、踝，下达涌泉。涌泉，足心是也。所谓"分一气而理，鼓之以雷霆，润之以风雨"是也。只如地有泉源，非雷霆腾鼓，无以润万物。人若不回荡浊恶之气，则令人不安。既有津液，非堪嗽咽。虽堪溉灌五脏，发于光彩，终不能还精补脑，非交合则不能沂而上之。咽服内气，非吐纳则不能引而用之，是知回荡之道，运用之理。所以法天则地，想身中浊恶结滞、邪炁瘀血，被正炁荡涤，皆从手足指端出去，谓之散炁，则展手指，不须握固。如此一度，则是一通，通则无疾。则复调之，以如使手，使手复难，鼓咽如前。闭气鼓咽至三十六息，为之小成。若未绝粒，但至此常须少食，务令腹中旷然虚静。无问坐卧，但腹空则咽之。一日通夕至十度，自然三百六十咽矣。若久服炁，息顿三百六十咽，亦谓之小成。一千二百咽，谓之大成，谓之大胎息。但闭气数至一千二百息，亦是大成。然本色无精光，又有炼气、闭气、委气、布炁，并诸诀要，具列于后，同志详焉。

炼炁诀第六

诀曰：服炁炼形，稍暇入室，脱衣散发，仰卧展手，勿握固，梳头令通，垂席上布之，则调气咽之。咽讫，便闭气。候极，乃冥心绝想，任炁所之通理，闷即吐之，喘息即调之。候气平又炼之，如此十遍即止。新服气之人未通，有暇渐加一至十候，通，渐加至二十至五十，即令遍身汗出。如有此状，是其效也。安志和气，且卧勿起冲风，乃却老延年之良术耳。但要清爽时为之，炁惛乱欲睡，慎勿为也。常能勤行，四支烦闷不畅亦为之。不必每日，但要清爽时为也，十日、五日亦不拘也。《黄庭经》曰：千灾已消百病痊，不惮虎狼之凶残。亦以却老，永延年也。

委炁诀第七

诀曰：夫委气之法，体气和平，身神调畅，无间行住坐卧，皆可为之。但依门户调炁，或身卧于床，或兀然而坐，无神无识，寂寂沉沉，使心同太空，因而调闭，或十炁、二十炁皆通，须任炁，不得与意相争。良久，炁当从百毛孔中出，不复吐也，从有十分无二也。复调复为，能至数十息已上弥佳。行住坐卧，皆可为之。如此勤行，百关开通，颜色光泽，神爽气清，长如新沐浴之人。但有不和则为之，亦当清泰也。《黄庭经》云：高拱无为魂，魄安清净神。见与我言。

闭炁诀第八

诀曰：忽有修养乖宜，偶生疾患，宜速于密室，依服炁法布手足讫，则调炁咽之。念所苦之处，闭炁想注，以意攻之，炁极，则吐之。讫，复咽相继，依前攻之。炁急则止，炁调复攻之。或二十至五十攻，觉所苦处汗出通润即止。如未损，即每日夜半或五更，昼日频作，以意攻及。若病在头面手足，但有疾之处，则攻之无不愈者，是知心之使炁甚于使手，有如神助，功力难知也。

布炁诀第九

诀曰：凡欲布炁与人疗病，先须依前人五藏所患之处，取方面之炁，布入前人身中，令病者面其本方，息心净虑，始与布炁。布炁讫，便令咽炁，鬼贼自逃，邪炁未绝。

六炁诀第十

诀曰：六炁者，嘘、呵、呬、吹、呼、嘻是也。五炁各属一藏，余一炁属三焦也。呬属肺，肺主鼻，鼻有寒热不和及劳极，依呬吐纳。兼理皮肤疮疥。有此疾，则依状理之立愈也。呵属心，心主舌，口干舌涩气不通及诸邪炁，呵以去之。大热大开口呵，小热小开口呵，仍须作意，是宜理之。呼属脾，脾主中宫，如微热不和，腹胃胀满，炁闷不泄，以呼炁理之。吹属肾，肾主耳，腰肚冷，阳道衰，以吹炁理之。嘘属肝，肝连目。论云：肝盛则目赤，有疾作，以嘘炁理之。嘻属三焦，三焦不和，嘻以理之。炁虽各有所理，但五藏三焦，冷热劳极，风邪不调，都属于心，心主呵，呵所理诸疾皆愈，不必六炁也。

调炁液诀第十一

诀曰：人食五味，五味各归一藏，每藏各有浊炁，同出于口。又六炁三焦之气，皆凑此门，众秽并投，合成浊炁。每睡觉，熏熏气从口而出，自不堪闻。审而察之，以知其候。凡口中焦干，口苦舌涩，咽频无津，或咽唾喉中痛，不能食，是热极状也。即须大张口呵之，每咽必须闭户，出之十呵、二十呵，即鸣天鼓或七或九，以舌搅华池而咽津。复呵复咽，令热气退止，但候口中清水甘泉生，即是热退，五藏凉也。若口中津液冷淡无味，或呵过多，心头汪汪然，饮食无味不受水，则是冷状也。即当吹以温之如温热法，伺候口美心调温即止。《黄庭经》云：玉池清水灌灵根，审能修之可长存。又云：漱咽灵液灾不干。

食饮调护诀第十二

诀曰：服炁之后，所食须有次第。可食之物有益，不可食之物必有损，损宜永断，益乃恒服。每日平旦，食少许淡水粥或胡麻粥，甚益人，理脾炁，令人足精液。日中，淡面馎饦及饼并佳，宁可馁，慎勿饱，饱则伤心气，尤难行。凡热面、萝卜、椒、姜羹，切忌咸酸辛物，宜渐渐节之。每食毕，即须呵出口中食毒浊气，永无患矣。服气之人，肠胃虚净，生冷、酸滑、粘腻、陈硬、腐败难消之物，不可食。若偶然食此等之物一口，所在处必即微痛，慎之。不可冲生产、死亡，并六畜一切秽恶不洁之气，并不可及门，况近之耶？甚不宜正气。如不意卒逢以前诸秽恶，速闭气上风，闭目速过，便求一两杯酒荡涤之。觉炁入腹不安，即须调气，逼出浊气，即咽纳新气，以意送之，当以手摩之，则便吞椒及饮一两盏酒令散矣。服气一年通气，二年通血，实三年功成，元气凝实，纵有触犯，无能为患。日服千咽，不足为多，返老还童，渐从此矣。气化为津，津化为血，血化为精，精化为髓，髓化为筋。一年易气，二年易血，三年易脉，四年易肉，五年易髓，六年易筋，七年易骨，八年易发，九年易形，即三万六千真神皆在身中，化为仙童，号曰真人矣。勤修不息，则关节相连，五藏牢固。《黄庭经》云：千千百百自相连，一一十十似重山。是内气不出，外气不入，寒暑不侵，刀兵不害，升腾变化，寿同三光也。

李真人长生一十六字妙诀

一吸便提，气气归脐；一提便咽，水火相见。

上十六字，作仙家名曰"十六锭金"，乃至简至易之妙诀也。无分于在官，不妨政事；在俗，不妨家务；在士商，不妨本业。只于二六时中，略得空闲，及行住坐卧，意一到处便可行之。口中先须嗽及三五次，舌搅上下腭，仍以舌抵上腭，满口津生，连津咽下，汩然有声。随于鼻中吸清气一口，以意会及心目寂地，直送至腹脐下一寸三分丹田元海之中，略存一存，谓之一吸。随用下部轻轻如忍便状，以意力提起，使归脐，连及夹脊双关肾门，一路提上，直至后顶玉枕关，透入泥丸顶内，其升而上之，亦不觉气之上出，谓之一呼。一呼一吸，谓之一息。炁既上升，随又似前汩然有声咽下。鼻吸清炁，送至丹田，稍存一存，又自下部如前轻轻提上，与脐相接而上，所谓气气归脐，寿与天齐矣。凡咽下，口中有液愈妙，无液亦要汩然有声咽之。如是一咽一提，或三五口，或七九，或十二，或二十四口，要行即行，要止即止。只要不妄作为，正事不使间断，方为精进。如有疯疾，见效尤速。久久行之，却病延年，形体变，百疾不作，自然不饥不渴，安健胜常。行之一年，永绝感冒、痞积、逆滞不和、痈疽疮毒等疾，耳聪目明，心力强记，宿疾俱瘳，长生可望。如亲房事，欲泄未泄之时，亦能以此提呼咽吸，运而使之归于元海，把牢春汛，不放龙飞，甚有益处。所谓造化吾手，宇宙吾心，妙莫能述。

《修真至要》曰：精根根而运转，气默默而徘徊，神混混而往来，心澄澄而不动。又曰：身外有身，未为奇特，虚空粉碎，方是全真。可为至言。

胎息秘要歌诀

闭气歌诀

忽然身染疾，非理有损伤。敛意归闲室，脱身卧本床。仰眠兼握固，扣齿与焚香。三十六咽足，丹田气越常。随心连引到，损处最为良。汗出以为度，省求广利方。

布气与他人攻疾歌诀

修道久专精，身中胎息成。他人凡有疾，藏腑审知名。患儿向王气，澄心意勿轻。传真气令咽，使纳数连并。作念令其损，顿能遣患情。鬼神自逃遁，病得解缠索。

六气歌诀病瘥即止，不可过，过即败气。

一曰呬：呬法最灵应须秘，外属鼻根内关肺，寒热劳闷及肤疮，以斯吐纳无不济。

二曰呵：呵属心王主其舌，口中干涩身烦热，量疾深浅以呵之，焦腑疾病自消灭。

三曰呼：呼属脾神主其土，烦热气胀腹如鼓，四肢壅闷气难通，呼而理之复如故。

四曰嘘：嘘属肝神主其目，赤翳昏昏泪如哭，都缘肝热气上冲，嘘而理病更神速。

五曰吹：吹属肾藏主其耳，腰膝冷多阳道萎，微微纵气以吹之，不用外边求药饵。

六曰嘻：嘻属三焦有疾起，三焦所有不和气，不和之气损三焦，但使嘻嘻而自理。

调理津液歌诀

人因食五味，壅滞闭三焦。热极苦涩盛，冷多淡水饶。便将元气疗，休更问壶瓢。热随呵自退，冷宜吹始销。口中频漱咽，津液自然调。若得如斯妙，冷热可无交。

服炁饮食所宜歌诀

修道欲要见真的，庖馔之中堪者吃。淡粥朝餐渴自销，油麻润喉足津液。就中粳米饭偏宜，淡面馎饦也相益。好酒饮时勃气销，生椒服之百病息。食前宜咽六七咽，以食为主是准则。饭了须呵三五呵，免教毒气烦胸臆。

服炁饮食杂忌歌诀

密室避风隙，高床免鬼吹。藏精身有益，保气命无亏。喜怒情须戢，利名心可灰。真神兼本属，禽兽及虫鱼。此等血肉食，皆能致食危。荤茹既败气，饥饱也如斯。生硬冷须慎，酸醶辛不宜。雨云风罢作，雷电晚休为。萝卜羹须忌，白汤面勿欺。更兼避热食，瓜果勿委随。陈晃物有损，死生秽无裨。须防咽入腹，服气勿多疑。

四季养生歌

春嘘明目木扶肝，夏至呵心火自闲，秋呬定收金肺润，肾吹唯要坎中安，三焦嘻却阴烦热，四季常呼脾化餐。切忌出声闻口耳，其功尤胜保神丹。

养心：可正坐，以两手作拳，用力左右互相筑，各六度。又可正坐，以一手按腕上，一手向下拓空如重石，又以两手相叉，以脚踏手中，各五六度。能去心胸间风邪诸疾，关气为之，良久闭目，三咽、三叩齿而止。

修肝：可正坐，以手两相按髀下，徐缓身左右各三度。又可正坐，两手拽相叉，翻覆向胸五度。此能去肝家积聚风邪毒气，余如上。

宁胆：可平坐，令两脚掌昂头，以两手挽脚腕起摇动，为之五度。亦可大坐，以两手拓地举身，努腰脊五度。能去肾家风毒邪气。

健脾：可大坐，伸一脚，屈一脚，以两手向后反制各五度。亦可跪坐，以两手拒地，回顾用力虎视各五度。能去脾藏积聚风邪，喜食。

保肺：可正坐，以两手据地，缩身曲脊，向上三举，去肺家风邪积劳。亦可反拳搥脊上，左右各五度。此法去胸臆间风毒，闭气为之。良久闭目，咽液、三叩齿而止。

固肾：可正坐，以两手上从耳左右引胁三五度。亦可及手着冻[1]，抛射左右，同缓身五度。亦可以前后踰，左右各数度。能去腰肾膀胱间风邪积聚，余如上法。

凡欲修养，须净室焚香，顺温凉之宜，明燥湿之异，每夜半后生气时，五更睡觉，先呵出腹内浊气，或一九止，或五六止，定心闭目，叩齿三十六通，以集心神。然后以大拇指背拭目大小九过，兼按鼻左右七过，以两手摩令极热，闭口鼻气，然后摩面，不以遍数，为真人起居法。次以舌拄上腭，漱口中内外，津液满口，分作三咽，庶得深溉五藏，光泽面目，极有益，不可轻忽。

去病延年六字法其法以口吐鼻取

总诀

肝若嘘时目挣睛，肺知呬气手双擎，心呵顶上连叉手，吹肾还知抱膝平，脾症呼时须撮口，三焦客热莫生惊，仙人嘻字真玄秘，日日行功体渐宁。

呼心气

心神烦躁[2]急须呵，此法通灵更莫过，喉病口疮并热痛，行之渐觉体安和。

吹肾气

肾为水府是生门，保命藏精养蒂根，眉蹙耳鸣兼黑瘦，吹之精气返昆仑。

嘘肝气

肝本青龙旺在春，病来还觉好酸辛，眼中赤色兼多泪，嘘法行功效若神。

呬肺气

肺生咳嗽作痰涎，胸膈烦焦喉舌干，却病急行呬字诀，上焦火降肺安然。

呼脾气

脾家属土太仓名，饮食成痰湿热生，泻痢脾鸣兼吐水，调和四季得和平。

嘻三焦

三焦火症报君知，静坐蒲团须用嘻，此法通玄传上古，清凉三部是良医。

---

〔1〕冻：此字疑误。

〔2〕躁：原作“燥”，据文义改。

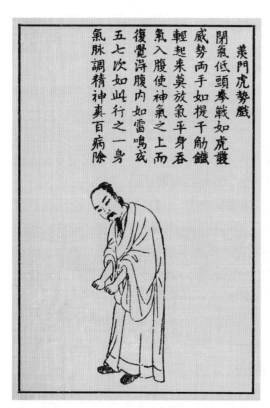

五禽戏[1]

羡门虎势戏

闭气，低头拳战，如虎发威势，两手如提千斤铁，轻起来，莫放气，平身，吞气入腹，使神气之上而复，觉得腹内如雷鸣，或五七次。如此行之，一身气脉调，精神爽，百病除。

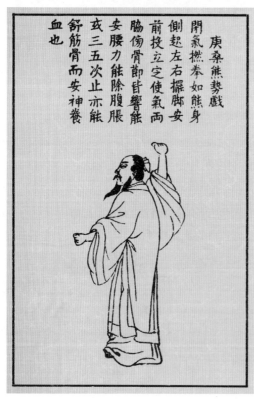

庚桑熊势戏

闭气捻拳，如熊身侧起左右摆，脚安前投，立定使气，两胁傍骨节皆响。能安腰力，能除腹胀，或三五次止。亦能舒筋骨而安神养血也。

---

〔1〕戏：原作"书"，据目录改。

士成绮鹿势戏

闭气，低头捻拳，如鹿转顾尾闾，平身，缩肾，立脚尖跳跌，脚跟连天柱动，身皆振动，或二三次。可不时作一次更妙也

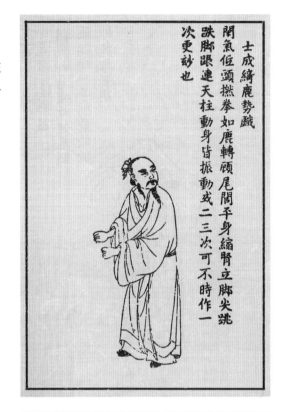

士成綺鹿勢戲
閉氣低頭撚拳如鹿轉顧尾閭平身縮腎立脚尖跳跌脚跟連天柱動身皆振動或二三次可不時作一次更玅也

费长房猿势戏

闭气，如猿手抱树一枝，一只手如捻果，一只脚虚空握起，一只脚跟转身，更换。神气连吞入腹，觉汗出方已。

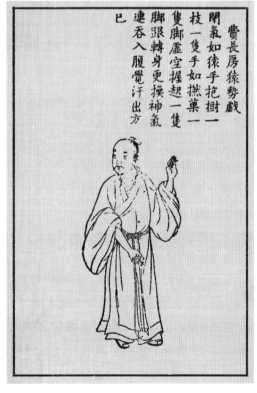

費長房猿勢戲
閉氣如猿手抱樹一枝一隻手如撚菓一隻脚虛空握起一隻脚跟轉身更換神氣連吞入腹覺汗出方巳

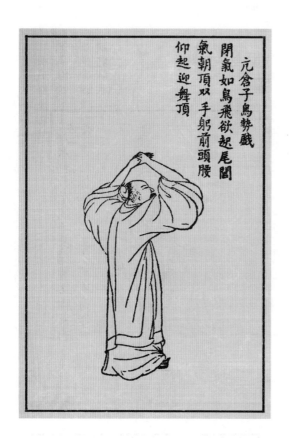

亢仓子鸟势戏

闭气，如鸟飞欲起，尾闾气朝顶，
双手躬前头，腰仰起迎舞顶。

八段锦导引诀

闭目冥心坐，冥心盘跌而坐。握固静思神。叩齿三十六，两手抱昆仑。叉手向顶后数
九息，勿令耳闻。自此以后，出入息不可使耳闻。左右鸣天鼓，二十四度闻。移两手心掩两耳，
先以第二指压中指，弹击脑后，左右各二十。微摆撼天柱，摇头左右顾，肩膊随动，二十四。先须
握固。赤龙搅水浑，赤龙者，舌也。以舌搅口齿并左右颊，待津液生而咽。漱津三十六，一云鼓
漱。神水满口匀。一口分三咽，所漱津液，分作三口，作汨汨声而咽。龙行虎自奔。液为龙，
气为虎。闭气搓手热，以鼻引清气，闭之少项，搓手极热，鼻中徐徐乃放气出。背摩后精门。
精门者，腰后外肾，合手心摩毕，收手握固。尽此一口气，再闭气也。想火烧脐轮。闭口鼻之
气，想用心火下烧丹田，觉热极即用后法。左右辘轳转，俯首，摆撼两肩三十六，想火自丹田透双
关，入脑户，鼻引清气，闭少间。两脚放舒伸，放直两脚。叉手双虚托，叉手相交向上托空，三
次或九次。低头攀足频。以两手向前攀脚心十三次，收足端坐。以候逆水上，喉中津液生，如未
生，再用急搅取水同前法。再漱再吞津。如此三度毕，神水九次吞。谓再漱三十六，如前一口
分三咽，乃为九也。咽下汨汨响，百脉自调匀。河车搬运讫，摆肩并身二十四，及再转辘轳
二十四。发火遍烧身。想丹田火自下而上，遍烧身体，想时口及鼻皆闭气少项。邪魔不敢近，梦
寐不能昏。寒暑不能入，灾病不能迍。子后午前作，造化合乾坤。循环次第转，八卦
是良因。

八段锦八图[1]

叩齿集神三十六次，双手抱昆仑，双手击天鼓二十四次。

左右手摇天柱各二十四次。

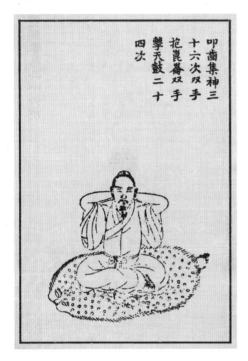

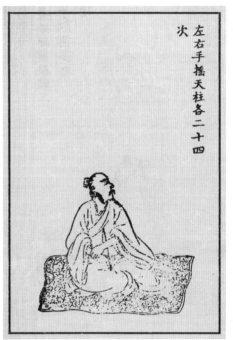

左右搅舌、上腭三十六次，分作三口，如硬物咽之，然后方得行火候。

两手摩肾堂三十六次，以数多更妙。

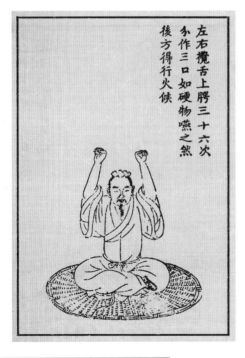

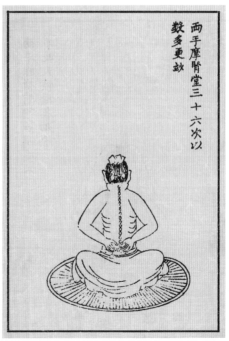

〔1〕八段锦八图：原无，据目录及正文内容补出。

左右单关辘轳三十六次。

双关辘轳三十六次。

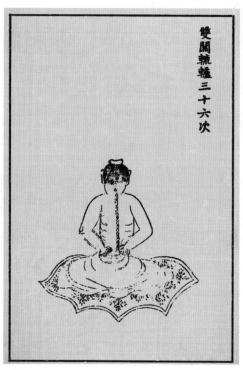

雙闗轆轤三十六次

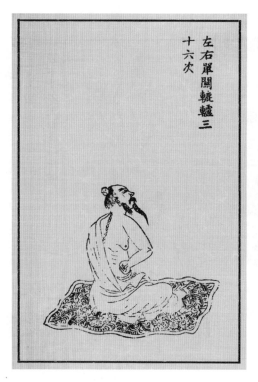

左右單闗轆轤三十六次

两手相搓，当呵五呵后，叉手托天、按顶各九次。

以两手如钩，向前攀双脚心十二次，再收足端坐。

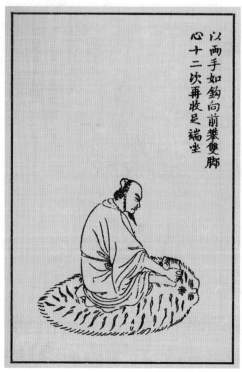

以两手如鈎向前攀雙脚心十二次再收足端坐

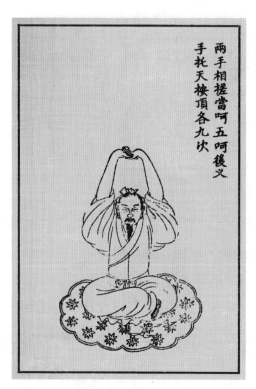

两手相搓當呵五呵後叉手托天按頂各九次

赤凤髓卷之二

偓佺飞行逐走马

治赤白痢疾。用托布势行功，向左运气九口，转身向右，运气九口。

黄石公受履

坐定，舒两脚，两手按两大腿跟，用意存想，运气一十二口。

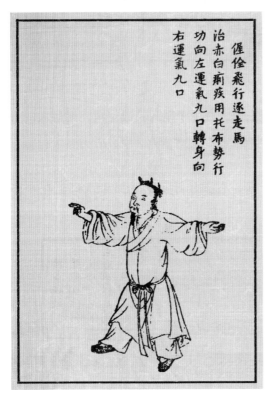

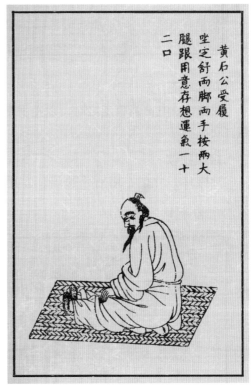

钱篮观井

治腰腿疼。立住，两手握拳，如鞠躬势到地，沉沉起身，双举起过顶，闭口，鼻内微微放气三四口。

啸父市上补履

治精脉不存。坐舒两腿，手攀左脚心，施功运气，左三口，右四口，故为散而不走。

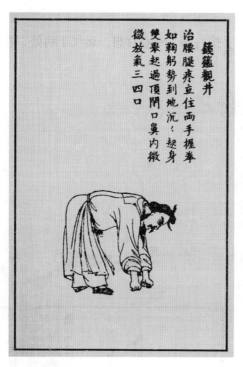

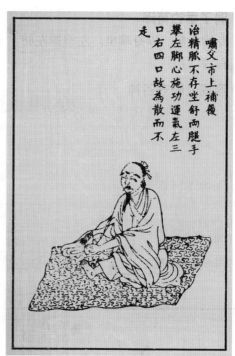

邛疏寝石

收精法。其法当精走之时，以左手指掩右鼻，右手于尾闾穴截住精，气运六口而精自回矣。

接舆狂歌

治腰疼。立住，用右手扶墙，左手下垂，右脚登舒，运气一十八口。左右亦如之。

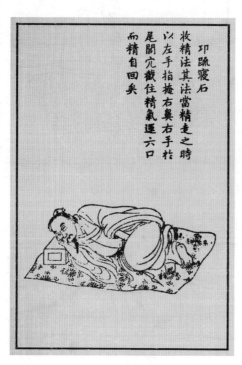

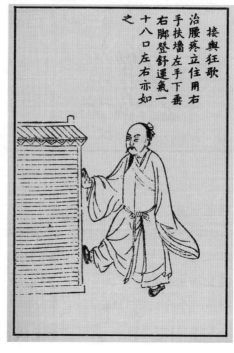

涓子垂钓荷泽

专治久疠。以身端坐。左拳撑左胁，右手按右膝，专心存想，运气于病处，左六口，右六口。

容成公静守谷神

治头晕。咬牙闭气，用两手按耳后，撑天鼓三十六指，叩齿三十六通，名曰鸣天鼓。

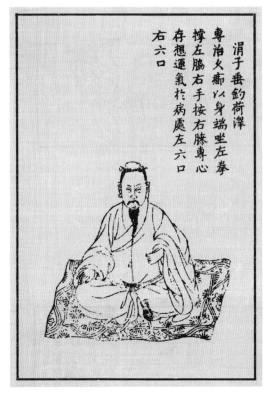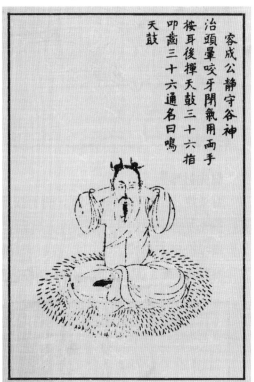

庄周蝴蝶梦

治梦泄遗精。仰卧，右手掩头，左手用功，左腿直舒，右腿拳缩，存想，运气二十四口。

东方朔置帻官舍

双手拿风雷，专治混脑沙及头风疼不止者。以两手抱耳连后脑，运气一十二口，行功十二次。

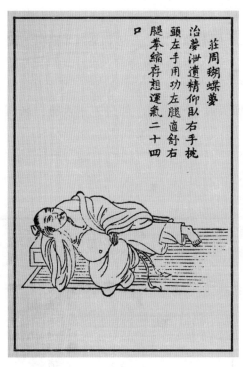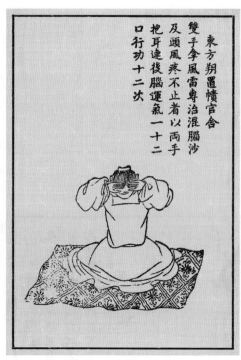

莊周蝴蝶夢
治夢泄遺精仰臥右手枕頭左手用功左腿直舒右腿拳縮存想運氣二十四口

東方朔置幘官舍
雙手拿風雷尊治混腦沙及頭風疼不止者以兩手抱耳連後腦運氣一十二口行功十二次

寇先鼓琴

治头疼及诸风与血脉不通。两手按膝，向左扭项扭背，运气一十二口。右亦如之，名摇天柱。

脩羊公卧石榻

治四时伤寒。侧卧屈膝，以手擦热，抱阴及囊，运气二十四口。

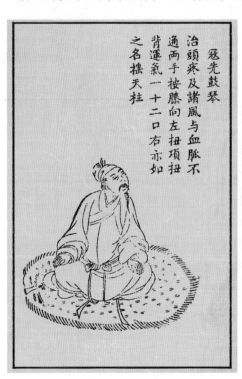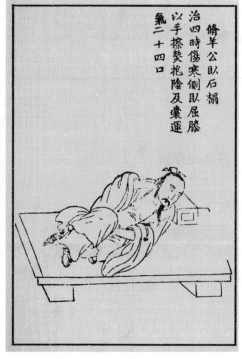

寇先鼓琴
治頭疼及諸風與血脈不通兩手按膝向左扭項扭背運氣一十二口右亦如之名搖天柱

脩羊公卧石榻
治四時傷寒側卧屈膝以手擦熱抱陰及囊運氣二十四口

王子晋吹笙

任脉通百病消除。以身端坐，两手挪拿胸傍二穴，如此九次，运气九口。

锺离云房摩肾

治肾堂虚冷，腰疼腿痛。端坐，两手擦热，向背后双拳摩精门，运气二十四口。

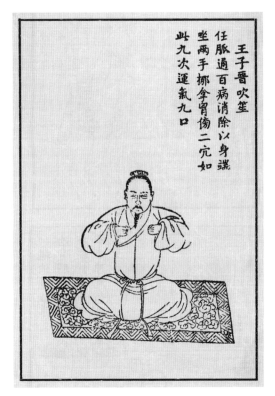
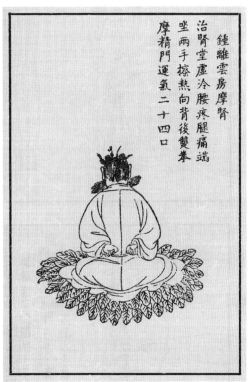

东华帝君倚杖

治腰背疼。端立，以手拄杖，项腰左右运转气十八口，一气运三遍，用膝拂地摆。

山图折脚

专治夜梦遗精。坐，舒两脚，用两手攀脚心，行功运气九口。

许旌阳飞剑斩妖

治一切心疼。丁字步立，右手扬起，扭身左视，左手于后，运气九口。

魏伯阳谈道

治背膊疼痛。以身高坐，右腿舒，左腿弯，左手举，右手摩腹，行功运气一十二口。

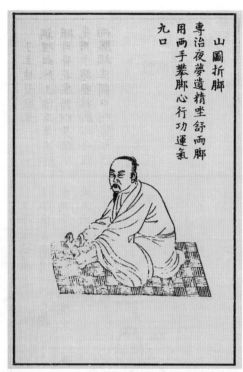

山圖折脚
專治夜夢遺精坐舒兩脚
用兩手攀脚心行功運氣
九口

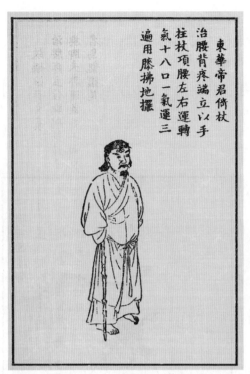

東華帝君倚杖
治腰背疼端立以手
柱杖項腰左右運轉
氣十八口一氣運三
遍用膝拂地擺

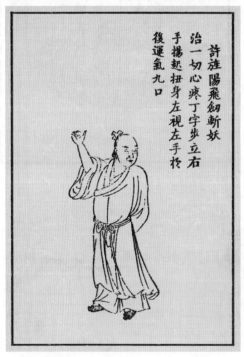

許旌陽飛劍斬妖
治一切心疼丁字步立右
手揚起扭身左視左手拎
後運氣九口

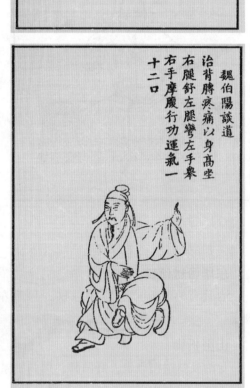

魏伯陽談道
治背膊疼痛以身高坐
右腿舒左腿彎左手攀
右手摩腹行功運氣一
十二口

子主披发鼓琴

调理血脉，上治三焦不和，眼目昏花虚弱。以身端坐，先用手擦热抹脚心，手按两膝端坐，开口呵气九口。

故姁泣拜文宾

治腰疼。立住，鞠躬低头，手与脚尖齐，运气二十四口。名乌龙摆尾。

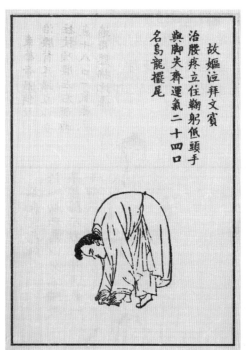

故嫗涎拜文賓
治腰疼立住鞠躬低頭手
與脚尖齊運氣二十四口
名烏龍擺尾

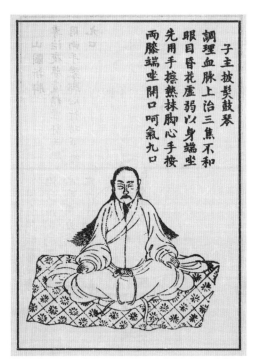

子主拔髮鼓琴
調理血脉上治三焦不和
眼目昏花虛弱以身端坐
先用手擦熱抹脚心手按
兩膝端坐開口呵氣九口

服间瞑目

治肚腹疼痛，不能养精。以身端坐，两手抱脐下，行功运气四十九口。

陶成公骑龙

治胸膈膨闷。以左手向左，右亦随之，头向右扭；以右手向右，左亦随之，头向左扭。运气左九口、右九口。

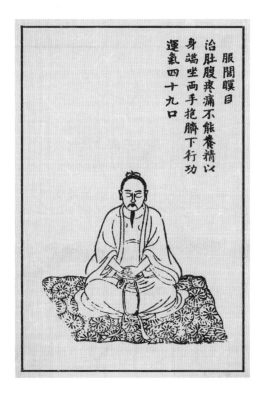

服間瞑目
治肚腹疼痛不能養精以
身端坐兩手抱臍下行功
運氣四十九口

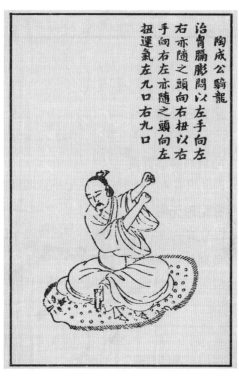

陶成公騎龍
治胷膈膨悶以左手向左
右亦隨之頭向右扭以右
手向右左亦隨之頭向左
扭運氣左九口右九口

谷春坐县门

治一切杂病。以身端坐，两手按膝，左右扭身，运气一十四口。

谢自然跌席泛海

治疲症。用两拳主两胁，与心齐用力，存想行功，运气左二十四口，右亦如之。

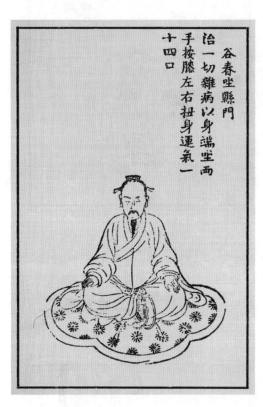

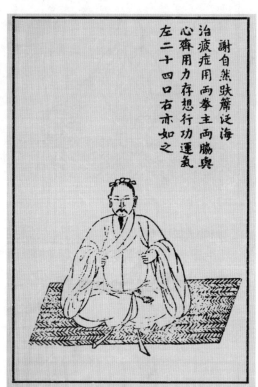

宋玄白卧雪

治五谷不消。仰面直卧，两手在胸并肚腹上往来行功，翻江搅海，运气六口。

马自然醉堕雪溪

以肚腹着地，两手向后往上举，两脚亦往上举，运气一十二口。亦治搅肠沙。

玄俗形无影

以身端坐，用两手擦脚心，运气二十四口。右脚亦然。

负局先生磨镜

治变[1]身疼痛。以身端坐，直舒两脚，两手握拳，连身向前，运气一十二口。

---

〔1〕变：当为"遍"字之误，《卫生要诀》及《万育仙书》之"蓝采和乌龙摆角势"，动作与此略同，治"遍身疼痛"，可参。

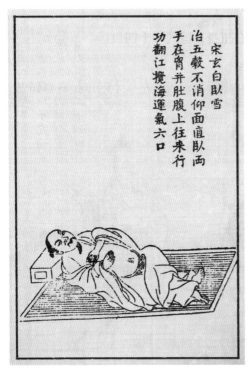

宋玄白臥雪
治五穀不消仰面直臥兩
手在宵并肚腹上往來行
功翻江攬海運氣六口

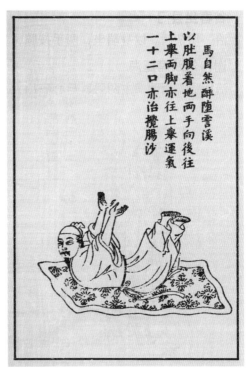

馬自然醉墮雲溪
以肚腹着地兩手向後往
上舉兩脚亦往上舉運氣
一十二口亦治攬腸沙

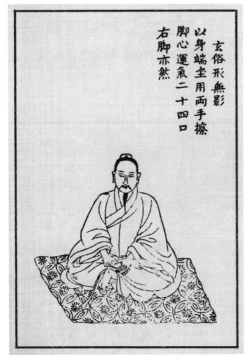

玄俗形無影
以身端坐用兩手擦
脚心運氣二十四口
右脚亦然

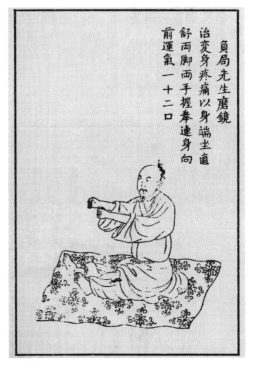

負局先生磨鏡
治變身疼痛以身端坐直
舒兩脚兩手握拳連身向
前運氣一十二口

吕纯阳行气

治背膊疼痛。立住，左手舒，右手捏膊肚，运气二十二口。右手亦然。

邢子入山寻大

治左瘫右痪。以手左指，右视，运气二十四口；以手右指，左视，运气二十四口。

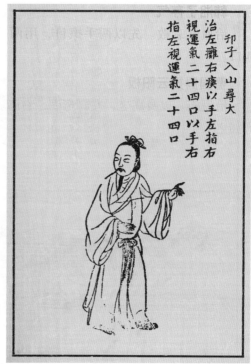

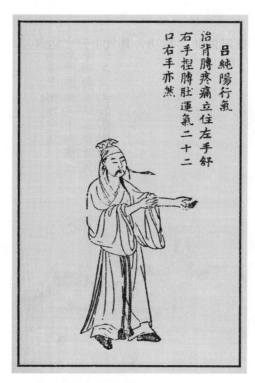

孙子入山寻大
治左瘫右痪以手左指右
视运气二十四口以手右
指左视运气二十四口

吕纯阳行气
治背膊疼痛立住左手舒
右手捏膊肚运气二十二
口右手亦然

裴玄静驾云升天

治小肠虚冷疼痛。以身端坐，擦丹田，行功，运气二十九口。

何仙姑簪花

两手抱头，端坐行功，运气一十七口。

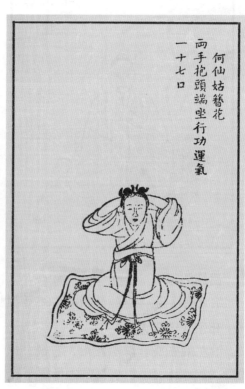

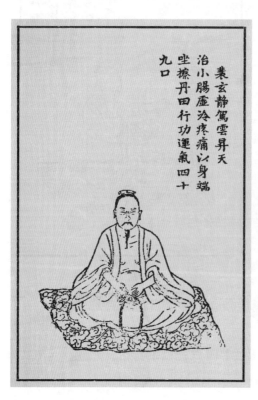

裴玄静驾云升天
治小肠虚冷疼痛以身端
坐擦丹田行功运气四十
九口

何仙姑簪花
两手抱头端坐行功运气
一十七口

韩湘子存气

治血气衰败。先以两手擦目，用两手拄定两胁，行功，其气上升，运气二十四口。

曹国舅抚云阳板

治瘫痪。以身高坐，左脚弯圈，右脚斜舒，两手左举，右视，运气二十四口。右亦如之。

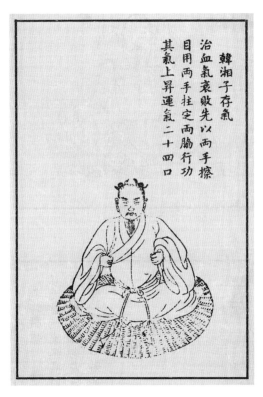

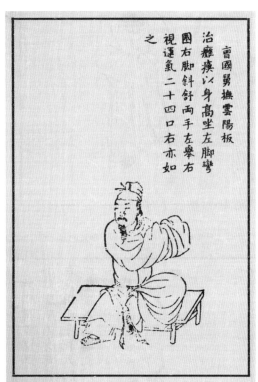

侯道玄望空设拜

治前后心疼。八字立定，低头于胸前，两手抄腹下，用功，行气一十七口。

玄真子啸咏坐席浮水

治肚腹虚肿。以身端坐，两手托天，运气上九口、下九口。

许碏插花满头

治肚膨胀，遍身疼痛。以身立住，用两手托天，脚跟向地，紧撮谷道，运气九口。

刘海戏蟾

治遍身拘束疼痛，时气伤寒。立住，左脚向前，握两拳，运气一十二口。右脚亦然。

玄真子嘯咏坐席浮水
治肚腹虛腫以身端坐兩
手托天運氣上九口下九
口

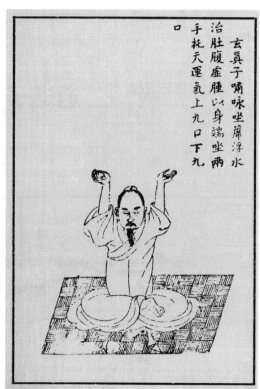

侯道玄瞑空設拜
治前後心疼八字立定位
頭於胃前兩手抄腹下用
功行氣一十七口

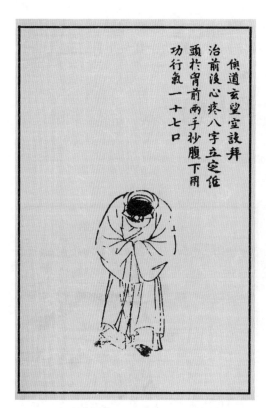

劉海戲蟾
治遍身拘束疼痛時氣傷
寒立住左脚向前握兩拳
運氣一十二口右脚亦然

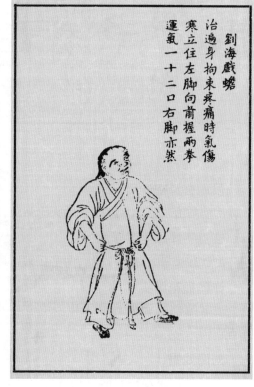

許碏挿花滿頭
治肚膨脹遍身疼痛以身
立住用兩手托天脚跟向
地緊撮谷道運氣九口

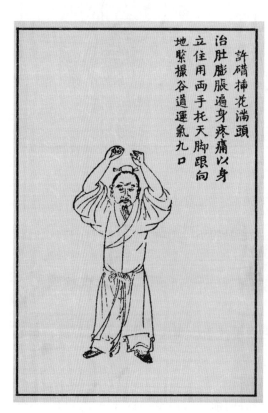

白玉蟾运气

以两手按肩，用目左视，运气一十二口。治胸腹虚饱。

蓝采和行歌城市

治气不通。立定，用功如左边。气脉不通[1]，左手行功，意在左边，举左手运气。右边亦然。

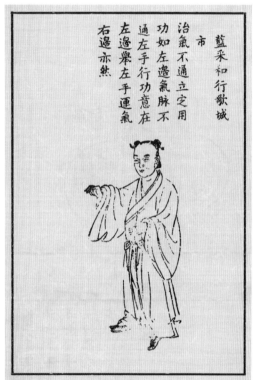

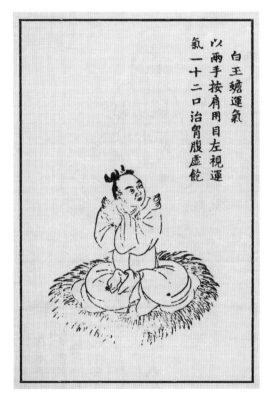

陵阳子明垂钓

治腰腿疼痛。坐舒两脚，两手向前，与足徐来往，行功，运气一十九口。

邬通微静坐默持

治久病黄肿。以两手按膝，施功存想，闭息周流，运气四十九口。如此则气通血融而病自除矣。

子英捕鱼

治血脉不和。立，用打蛇势，手脚俱要交叉，左右行功，左行气一十二口，右亦如之。

陈希夷熟睡华山

治色痨。头枕右手，左拳在腹，上下往来擦摩，右腿在下微卷，左腿压右腿在其下，存想，调息习睡，收气三十二口在腹，如此运气一十二口。久而行之，病自痊。

---

[1] 用功……不通：此九字疑衍。

243

赤凤髓

鄔通微靜坐默持
治久病黃腫以兩手按膝
施功存想閉息周流運氣
四十九口如此則氣通血
融而病自除矣

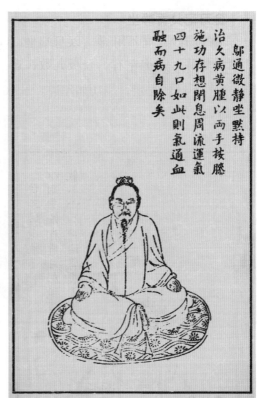

陵陽子明垂釣
治腰腿疼痛坐舒兩脚兩
手向前與足徐來往行功
運氣一十九口

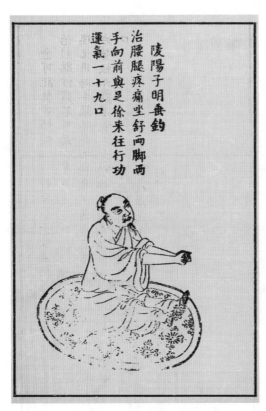

陳希夷龔睡華山
治色癆頭枕右手左拳在
腹上下往来擦摩右腿在
下微捲左腿靨右腿在其
下存想調息習睡收氣三
十二口在腹如此運氣一
十二口久而行之病自瘥

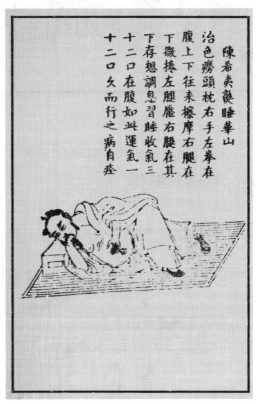

子英捕魚
治血脉不和立用打蚖勢
手脚俱要交义左右行功
左行氣一十二口右亦如
之

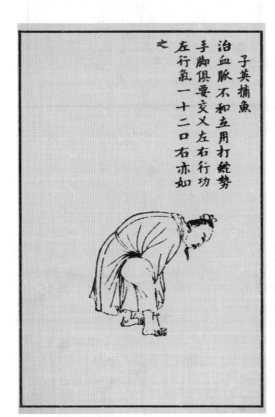

金可记焚香静坐

治绞肠沙，痛不可忍。以身端坐，用两手攀膝，齐抱左右，登板九数，运气二十四口。

戚逍遥独坐

专治久疝。以身端坐，用两手摩两胁并患处，行功，运气三十二口。

缀毛成笠，茹草为餐，咏歌适兴，浮白追欢，神游蓬岛，身憩蒲团，云水寄傲，梅坞盘桓。

梅颠道人书

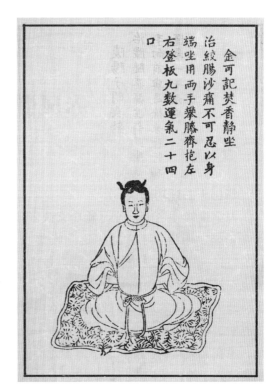

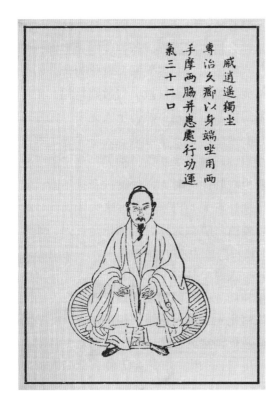

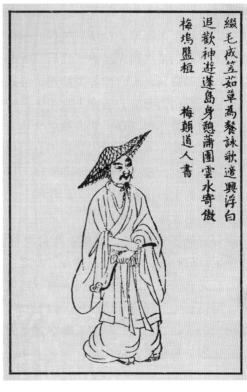

赤凤髓卷之三

华山十二睡功总诀

夫学道修真之士，若习睡功玄诀者，于日间及夜静无事之时，或一阳来之候，端身正坐，叩齿三十六通，逐一唤集身中诸神，然后松宽衣带而侧卧之。诀在闭兑[1]目，半垂帘，赤龙头胝上腭，并膝，收一足，十指如钩，阴阳归窍，是外日月交光也。然后一手掐剑诀掩生门。一手掐剑诀：曲肱而枕之，以眼对鼻，鼻对生门，合齿，开天门，闭地户，心目内观，坎离会合，是内日月交精也。功法如鹿之运督，鹤之养胎，龟之喘息。夫人之昼夜，有一万三千五百息，行八万四千里气，是应天地造化，悉在玄关橐钥，使思虑神归于元神，内药也。内为体，外为用，体则含精于内，用则法光于外，使内外打成一块，方是入道工夫。行到此际，六贼自然消灭，五行自然攒簇，火候自然升降，酝就真液，浇养灵根。故曰：玄牝通一口，睡之饮春酒。朝暮谨行特，真阳永不走。凡睡之功毕，起时揩摩心地，次揩两眼，则心身舒畅。行住坐卧，大要聚气凝神。神住则气住，气住则精住，精住则形固。若神住则无思虑，气住则无呼吸，精住则无淫欲，然后三元归一，八脉还源，七宝无漏，血化为膏，始得长生久视。修真之要，性静则情逸，心动则神疲。盖神去则气散，气散则精耗，精耗则形枯，形枯则死矣。故世人之生死，皆一梦幻如。至人则不然，至人无妄，无妄则无梦。苟有梦亦得其真，非情欲之梦也。故其心常虚明，神常澄湛，无来无去，不生不灭，安有此轮回哉？世人妄妄不息，情欲交炽，心被万缘所染，神无一刻宁静，茫茫乎昼亦梦也，夜亦梦也，寤亦梦也，寐亦梦也。临命终时，一片情欲牵扯不断，安得不趋入他途，投入异类？受此轮回，无有出期。自无始以来，其性来去皆如此。故佛经云：恩爱断，生死断也。今之世人，只以爱欲贪瞋痴为乐，岂知乐是苦因，如蛾之恋灯，蝇之贪锡[2]。蛾蝇不知自克其形，此乃人盗万物，万物盗人，一切由心之所造也。故心者，神之宅；神者，身之主。修行人修个甚么？无过精、气、神三宝而已。神为君，气为臣，精为民。故五贼侵而精神耗乱，五贼泯而国泰民安。民安则无治，可以长久。先要外伏魔精，内安真性，炼精化炁，炼炁化神，炼神还虚，此是为物归三，三归二，二归一，一归空。是为仙道逆行，常灵常存。如尘世间众生日用，则神化炁，炁化精，精化形，形化生物，是一生二，二生三，三生万物，此乃人道顺

---

〔1〕兑：原作"兊"，即"兑"，指孔穴。

〔2〕锡：疑为"饧"之误。

行，有生有死。其生死皆在心之所欲也。至于修仙之人，心要如如不动，如龙之养珠，鸡之抱卵，蜣螂之滚球，螺[1]蛳之咒子，蚌含明月，兔子怀胎，鳖之射影，犀之望星，功到则如禾之凝露，瓜之脱蒂，是神之运用。神者，气之母；精者，气之子。神气相抱，精自归源，凝结不散，即婴孩由父母之所生也。妙在存神于斯中，始得二气交感于黄庭，三华混一于元窍，圣胎成而真神蜕化，出离生死，超然成道。如此行持，一百日龟息；三百日成丹；二年身轻心灵，上开八门七孔及眉心一门；三年飞升，以达希夷。要在笃志虔恪，修持不怠，自有妙验，故曰工夫不到不方圆。有等修真之士，虽下苦功，未得真传，以致忘本逐末，盲修瞎炼，或执顽空，或泥幻相，何异于痴猫守于空窟，终不得其鼠也。已上睡功秘法，天机之妙，务在真师心授，不得私意揣度，或得遇者，谨而行之，勿示非人，恐遭天宪。慎之！慎之！

毛玄汉降伏龙虎

心中元炁谓之龙，身中元精谓之虎，性定龙归水，情忘虎隐山，二家和合了，名姓列仙班。

瞿上辅炼魂魄

砂中取汞为之魂，水里掏金为之魄。天以日为魂，地以月为魄。日中寻兔髓，月内取乌血。

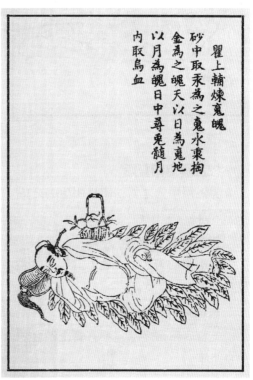

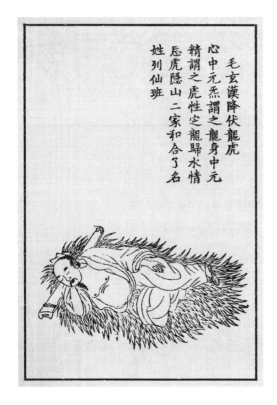

[1] 螺：原误作"蠡"，即"螺"。

麻衣真人和调真炁

调和真炁五朝元，心息相依念不偏。二物长居于戊己，虎龙盘结大丹圆。

胡东邻运化阴阳

法天象地谓之体，负阴抱阳谓之用。天地为立基，阴阳运化机。这个掫子，料得几人知？

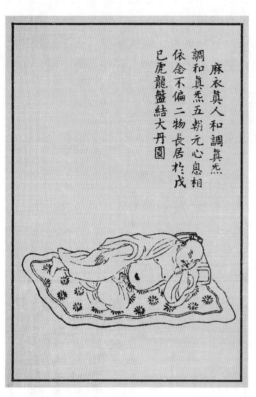

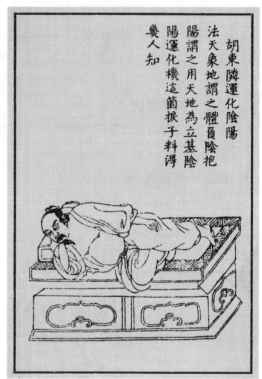

杜胜真阴阳复姤

阴极阳生为之复，阳极阴生为之姤。阴极阳来复，阳终姤又侵。学人明火候，撅地见天真。

王龙图静养火候

静中阳动为之火，地下雷轰为之候。火本生于水，候乃阳来复。雷震摄天根，巽风观月窟。

康南岩守炉鼎

乾宫真阳谓之鼎，坤宫真土谓之炉。鼎在乾宫铸，炉因坤土包。身心端正后，炉鼎自坚牢。

张怡堂炼成灵宝

万神不散为之灵，一念常存为之宝。自存身中宝，施之便有灵。诚能含蓄得，放出大光明。

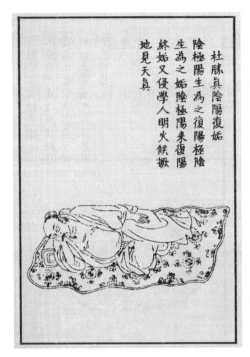

杜脈真陰陽復姤
陰極陽生為之復陽極陰
生為之姤陰極陽來復陽
終姤又侵學人明火候撼
地見天真

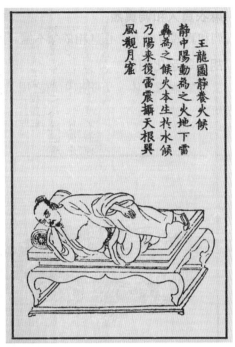

王龍圖靜養火候
静中陽動為之火本生於水候
轟為之候火地下雷
乃陽來復雷震撼天根巽
風觀月窟

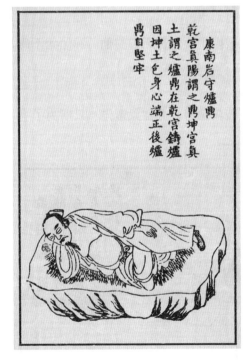

康南岩守爐鼎
乾宮真陽謂之鼎鼎
土謂之爐鼎在乾宮鑄爐
因坤土色身心端正後爐
鼎自堅牢

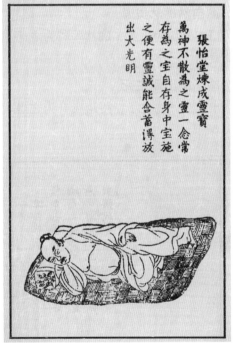

張怡堂煉成靈寶
萬神不散為之靈一念常
存為之寶自存身中寶施
之便有靈誠能念首得放
出大光明

张玄玄牢拴猿马

揩摩心地为之沐，洗涤尘垢为之浴。要得狂猿伏，先将劣马擒。纤毫尘不染，神气合乎心。

彭懒翁收放丹枢

入希夷门为之收，出离迷境为之放。亘古灵童子，神功妙莫量。放之弥法界，收则黍珠藏。

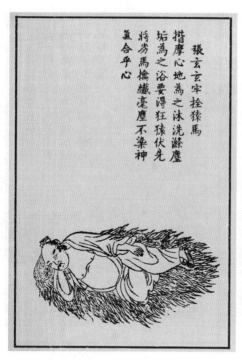

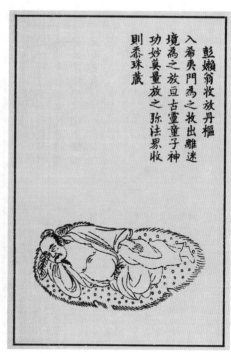

谭自然廓然灵通

悟本知源为之灵，廓然垂碍为之通。识破娘生面，都无佛与仙。廓然元不碍，任取海成田。

喻一阳出离生死

出离生死为之了，得道飞升为之当。打破鸿濛窍，方知象帝先。只斯为了当，如是大罗仙。

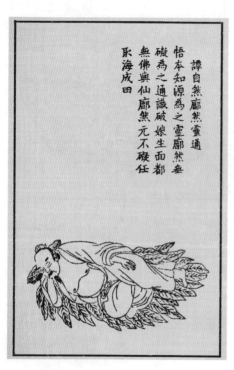

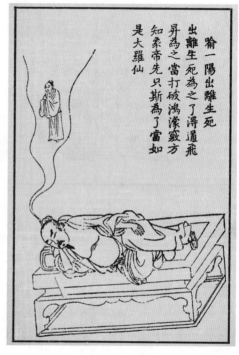

跋三首[1]

夫善摄生者，得导其血脉，强其筋骨，使荣卫贯通，脉络和畅，自能合天地运行之晷度，阴阳阖辟之机宜，而外患不干，精神完固，长生久视之术所由至，故人之行不行而修短之数不齐耳。梅颠周道人取列仙熊经鸟伸之术类，辑成一家之言，俾人起葆真之由，以跻仁寿之域，其卫世惠人溥矣。夫道人之学仙术已久，若此集则所谓遵前哲之轨躅，顺生人之便安，清修之士执是以为指南，即锺吕复生无以神其业，此固上清之阶级，陆海之梯航，信可宝也。因识之篇末，使世之闻梅仙而慕者，即此梅颠云。

茂苑文水文嘉识

导引图七十有二种，道人梅颠氏所辑。凡卧起俛仰，展转屈伸，揣摩不一状，每图按以古仙人法，盖运气屏邪术也。曰：是可以却某疾某疾。噫！有裨哉，斯编乎。其易而易知，简而勿能乎。夫以导引名谓，逆者顺之，促者舒之，邪者正之，沮洳者融液之，驰荡者和济之，诚摄生之要旨，消虑之玄诀也。广成子云：木去火则不灰，人去性则不死，火出而神散，神散而气离，气离而身亡。国有奸君斯危，身有邪气乃毙。奸去则清，邪去则宁。久而行之，庶几三尸逸，六贼遁，百脉调，太和畅，何疾之不可却而年之不可长也？

盐官沂阳王文禄识

余少而有尪羸之疾，则聚族而谋养生，采苓饵术、烹炼炮炙之攻，月不日暇。然而体不加腴，急则且付之，无若彼何矣。乃天启风灵，假以邂会，遂悉心冥漠之道，捐床帷，谢闺榻，幽栖蠖屈，读《道德》《黄庭》而揣摩其窍粤，不帀期而气充然旋复，不惟疾愈，顾飘然有嘘云吸露之思矣。自是探山寻谷，结缘名流。凡有所遇，必罄其所得。往岁尝裹粮游黄山白岳之间，见其逸老皆耆颐多寿，有年百旬以上者，遂相与趺坐谭话，贻诗结盟。今虽尘鞅缚我登山之躅，而心神无不之也。第以母项垂白，儿颔尚黄，无强宗大昆以相荫庇，而又系名县籍中，则亦抢榆于蚁垤蜂衙中耳。

---

〔1〕三首：原脱，据卷三目录补。

要之冰蚕吐丝，非本色也。故予先后所梓导引吐纳之书不一而足，或有疑予为泛诞不经，且谓身居火坑而作清凉想也。噫！菌生蟪年颅毛且种种作艾色也，余纵不能发宛委委藏度索之秘，以嗝呷青霞白凤之章，即秦人之桃花，商岩之芝草，可采而茹也。求之吾党，倘有赴斯盟者，则是书请为之先容。

梅颠道人周履靖识

校后记

《赤凤髓》三卷，明代周履靖编集，成书于明万历六年（1578年），是一部吐纳导引养生专著。

一、作者与成书

作者周履靖是明人，字逸之，号梅墟，别号梅颠道人。嘉禾（今浙江嘉兴）人。编有《夷门广牍》一百二十六卷，书凡八十六种，广泛收集前代各种小书，也有周氏本人的著作。按《夷门广牍》所收各书来看，周氏本人并非医生，《赤凤髓》各序及跋中，亦均未言及周氏有任何行医之举。沂阳盐官王文禄云其"推华纳荣，偃息丘皋，夕而隐乎阿之中，旦而游乎阿之上"。《嘉兴县志》云，周氏为白苎乡人，居鸳湖滨，种梅百余本。《四库总目提要》也提到："夷门者，自寓隐居之意也。"据此看来，周氏应是一位隐居的布衣文人。但据周氏自云："又系名县籍中，则亦抢榆于蚁垤蜂衙中耳。"则当有公务在身，而隐居之人。

《夷门广牍》全书分为十门，分别为艺苑、博雅、食品、娱志、杂古、禽兽、草木、招隐、闲适、觞咏。其艺苑、博雅之下，有尊生、书法、画薮三牍。而与养生、本草、饮食调养等医学相关的书籍，则大多为周氏本人所编。如《赤凤髓》三卷、《茹草编》四卷、《唐宋卫生歌》一卷、《益龄单》一卷等。

据《赤凤髓·跋》所云，周氏年幼体弱，经"聚族而谋养生，采苓饵术、烹炼炮炙之攻，月不日暇，然而体不加腴。"因此而转为研究各种养生著作，节制房室，远离尘事，宁心安神，吐纳导引，不仅宿疾痊愈，而有飘飘欲仙之感。因此，他心存隐山入道之念。终因上有老母，下有稚儿，身居县籍，未能成行，而将精力投入养生书籍的编纂传播，"先后所梓导引吐纳之书不一而足"，《赤凤髓》乃其中最为重要者。

二、主要内容与特点

书中包括吐纳与导引两个部分的养生功法，二者均强调静心宁神之前提。前者为吐纳调气法，属于"静功"范畴，有"六字气诀""服内元气诀""长生一十六字诀""胎息秘要歌诀""去病延年六字法"等五项内容，通过调整呼吸节奏及吐纳方法，达到保健去疾、养生增寿的目的。后者为导引运动法，属于"动功"范畴，并附有七十二幅功法说明图。包括"五禽戏"（五图）、"八段锦"（八图）、"古仙导引法"（四十七图）、"华山十二睡功"（十二图）等四项内容，通过呼吸调气兼以运动肢体，达到去病延年的目的。

其中"五禽戏"和"古仙导引法"大致与此前《修真秘要》及《卫生真诀》中所载同，"八段锦导引法"则可见于更早的《修龄要指》，但彼书有法无图，而本书中则附出了八幅功法图。至于"华山十二睡功"，虽然，相传睡功由宋代陈抟创始，但此前并未见到此"十二睡功"，此书中乃为首出。

三、本次校点的相关说明

此书现存以明万历二十五年丁酉（1597年）荆山书林刻《夷门广牍》本为最早，本次以民国上海涵芬楼影印明万历刻《夷门广牍》本为底本进行校点。

张志斌

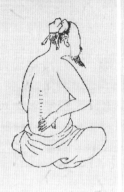
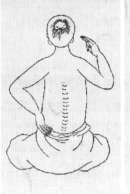
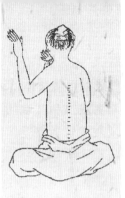

逍遥子导引诀

◎（原题）逍遥子　撰

◎〔明〕周履靖　校

◎申晓伟　校点

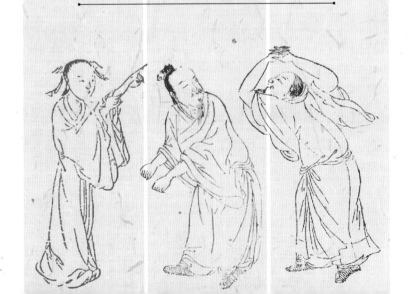

内容提要

　　《逍遥子导引诀》不分卷，原题由明代逍遥子撰，周履靖校。全书无图，文字简要明了，短小精悍，凡两千余字，提出十六种保健方法。每一种方法都有一个明确的目的，并将其功效与方法要点都体现在标题，即方法的名目上。如水潮除后患、火起得长安、梦失封金柜、形衰守玉关、鼓呵消积聚等。这些方法包括漱津、叩齿、宁神、存想，以及肢体的导引运动，还包括了小部分导引之外的内容，如清淡饮食、节制性欲等。

　　本书现存最早的版本是明万历年间荆山书林所刻《夷门广牍》本，现以此为底本进行校点整理。

目　录

逍遥子导引诀

逍遥子导引诀

逍遥子　著

周履靖　校

金陵　梓行

水潮除后患

平明睡醒时，即起，端坐，凝神息虑，舌抵上腭，闭口调息，津液自生，渐至满口，分作三次，以意送下。久行之，则五脏之邪火不炎，四肢之气血流畅，诸疾不生，永除后患，老而不衰。逍遥子云：

津液频生在舌端，寻常嗽咽入丹田。于中畅美无凝滞，百日功灵可注颜。

火起得长安

子午二时，存想真火自涌泉穴起，先从左足行，上玉枕，过泥丸，降入丹田，三遍。次从右足亦行三遍。复从尾闾起，又行三遍。久久纯熟，则百脉流通，五脏无滞，四肢健而百骸理也。逍遥子云：

阳火须知自下生，阴符上降落黄庭。周流不息精神固，此是真人大炼形。

梦失封金柜

欲动则火炽，火炽则神疲，神疲则精滑而梦失也。寤寐时，调息思神，以左手搓脐二七，右手亦然。复以两手搓胁腹，摆摇七次，咽气，纳于丹田，握固，良久乃止。屈足侧卧，永无走失。逍遥子云：

精滑神疲欲火攻，梦中遗失致伤生。搓摩有法君须记，绝欲除贪是上乘。

形衰守玉关

百虑感中，万事劳形，所以衰也。返老还童，非金丹不可。然金丹岂易得哉？善摄生者，行住坐卧，一意不散，固守丹田，默运神气，冲透三关，自然生精生气，则形可以壮，老可以耐矣。逍遥子云：

却老扶衰别有方，不须身外觅阴阳。玉关谨守常渊默，气足神全寿更康。

鼓呵消积聚

有因食而积者，有因气而积者，久则脾胃受伤，医药难治，孰若节饮食、戒瞋怒，不使有积聚为妙。患者当升身闭息，鼓动胸腹，俟其气满，缓缓呵出。如此行五七次，便得通快即止。逍遥子云：

气滞脾虚食不消，胸中膨闷最难调。徐徐呵鼓潜通泰，疾退身安莫久劳。

兜礼治伤寒

元气亏弱，腠理[1]不密，则风寒伤感。患者端坐盘足，以两手紧兜外肾，闭口缄息，存想真气自尾闾升过夹脊，透泥丸，逐其邪气，低头屈抑如礼拜状，不拘数，以汗出为度，其疾即愈。逍遥子云：

跏趺端坐向蒲团，手握阴囊意要专。运气叩头三五遍，顿令寒疾立时安。

叩齿牙无疾

齿之有疾，乃脾胃之火熏蒸。侵晨睡醒时，叩齿三十六通。以舌搅牙龈之上，不论变数，津液满口，方可咽下，每用三次乃止。及凡小解之时，闭口紧叩其齿，解毕方开，永无齿疾。逍遥子云：

热极风生齿不宁，侵晨叩齿自惺惺。若教运用无膜隔，还许他年老复丁。

---

[1]理：原作"裤"，据文义改。

升观鬓[1]不斑

思虑太过，则神耗气虚血败而鬓斑。以子午时，握固端坐，凝神绝念，两眼含光，上视泥丸，存想追摄二气自尾闾上升，下降返还元海，每行九遍。久则神全，气血充足，髪可返黑也。逍遥子云：

神气冲和精自全，存无守有养胎仙。心中念虑皆消灭，要学神仙也不难。

运睛除眼翳

伤热伤气，肝虚肾虚，则眼昏生翳，日久不治，盲瞎必矣。每日睡起时，趺坐凝息，塞兑垂帘，将双目轮转十四次，紧闭少时，忽然大睁。行久不替，内障外翳自散，切忌色欲，并书细字。逍遥子云：

喜怒伤神目不明，垂帘塞兑养元精。精生气化神来复，五内阴魔尽失惊。

掩耳去头旋

邪风入脑，虚火上攻，则头目昏旋，偏正作痛，久则中风不语，半身不遂，亦由此致。治之，须静坐，升身闭息，以两手掩耳，折头五七次，存想元神逆上泥丸，以逐其邪，自然风邪散去。逍遥子云：

视听无闻意在心，神从髓海逐邪气。更兼精气无虚耗，可学蓬莱境上人。

托踏应轻骨

四肢亦欲得小劳，譬如户枢终不朽，熊经鸟伸，吐纳导引，皆养生之用也。平时双手上托，如举大石，两脚前踏，如履平地，存想神气，依按四时，嘘呵二七次，则身健体轻，足耐寒暑。逍遥子云：

精气冲和五脏安，四肢完固骨强坚。虽然未得刀圭饵，且住人间作地仙。

---

[1] 鬓：原作"鬢"，古同"鬓"，下同。

搓涂自美颜

颜色憔悴，良由心思过度，劳碌不谨。每晨静坐闭目，凝神存养，神气冲澹，自内达外。两手搓热，拂面七次，仍以漱[1]津涂面，搓拂数次，行之半月，则皮肤光润，容颜悦泽，大过寻常矣。逍遥子云：

欲寡心虚气血盈，自然五脏得和平。衰颜仗此增光泽，不羡人间五等荣。

闭摩通滞气

气滞则痛，血滞则肿，滞之为患，不可不慎。治之，须澄心闭息，以左手摩滞七七遍，右手亦然。复以津涂之，勤行七日，则气通血畅，永无凝滞之患。修养家所谓干沐浴者，即此义也。逍遥子云：

荣卫流行不暂休，一绕凝滞便堪忧。谁知闭息能通畅，此外何须别讨求。

凝抱固丹田

神一出，便收来，神返身中气自回。如此朝朝并暮暮，自然赤子产真胎。此凝抱之功也。平时静坐存想，元神入于丹田，随意呼吸。旬日丹田完固，百日灵明渐通，不可或作或辍也。逍遥子云：

丹田完固气归根，气聚神凝道合真。久视定须从此始，莫教虚度好光阴。

淡食能多补

五味之于五脏，各有所宜。若食之不节，必致亏损，孰若食淡谨节之为愈也。然此淡亦非弃绝五味，特言欲五味之冲淡尔。仙翁有云：断盐不是道，饮食无滋味。可见其不绝五味。逍遥子云：

厚味伤人众所知，能甘淡泊是吾师。三千功行从兹始，天鉴行藏信有之。

---

〔1〕漱：原作"嗽"，据文义改。

无心得大还

大还之道，圣道也。无心者，常清常静也。人能常清静，天地悉皆归。何圣道之不可传，大还之不可得哉。《清静经》已尽言之矣。修真之士，体而行之，欲造夫清真灵妙之境，若反掌尔。逍遥子云：

有作有为云至要，无声无臭语方奇。中秋午夜通消息，明月当空造化基。

校后记

　　《逍遥子导引诀》不分卷，原题逍遥子撰，明代周履靖校。

　　因此书无序无跋，在此前的其他古籍中，亦未见刊有《逍遥子导引诀》一书，故逍遥子生平里籍难以考证。宋代有一名为潘阆的进士，号逍遥子，很难说与此书有何关联。明代周履靖，字逸之，号梅墟，别号梅颠道人，嘉禾（今浙江嘉兴）人。周氏就是《夷门广牍》的编者。从他在《夷门广牍》中收录的八十多种书来看，周氏并非医家，但对导引养生颇有兴趣，他著有《赤凤髓》一书。

　　《逍遥子导引诀》全书无图，文字简要明了，短小精悍，凡两千余字，提出十六种保健方法。每一种方法都有一个明确的目的，并将其功效与方法要点都体现在标题，即方法的名目上。如水潮除后患、火起得长安、梦失封金柜、形衰守玉关、鼓呵消积聚等。这些方法包括漱津、叩齿、宁神、存想，以及肢体的导引运动，还包括了小部分导引之外的内容，如清淡饮食、节制性欲等。

　　据《中国中医古籍总目》记载，此书现存有《夷门广牍》本与《丛书集成初编》本，后者是根据前者影印的。所以，其来源只有一个。现存最早的版本是明万历年间荆山书林所刻《夷门广牍》本，现以民国上海涵芬楼明万历刻本影印本为底本进行校点整理。

申晓伟

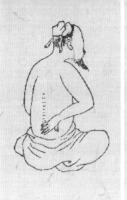
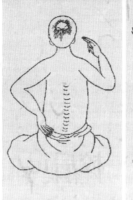
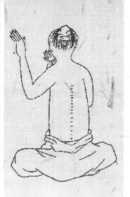

修真捷经·导引术

◎〔明〕文川子 录

◎◎李公田 摹绘 注释

◎张志斌 整理校点

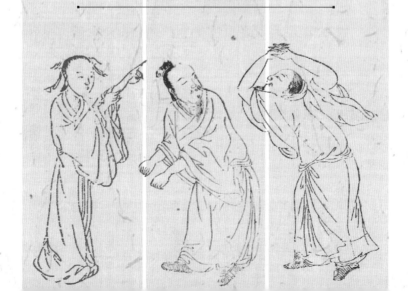

内容提要

  《修真捷径·导引术》是一部关于导引按摩的专著。原书已不可寻，现仅存北京当代名医黄竹斋所藏抄本。本书第八图之二有如下文字说明："《修真捷径》万历七年文川子录，秘传纯阳祖师鞭金牛法。"由此可知此书为明代著作，录者名为文川子。据抄本卷前《黄竹斋叙》云，《修真捷径》二卷，为两种书，《导引术》为其卷二。此书载有二十二幅导引图，从第一图至第十八图，其中第八、第十、第十四图各有两幅图，最后附有"鞭金牛法"一图。前六图立式行功，其后诸图均为坐式行功。此书最大的特点，是将导引与穴位按摩结合在一起，与其他明代导引著作明显不同。

  本次即以黄竹斋所藏抄本为底本进行整理校点。

黄竹斋叙[1]

　　《修真捷径》又名《真仙上乘》，计二卷。上卷《渔庄录》，下卷《导引术》，乃明万历时之抄本，图绘精绝，法窍玄妙。门人李公田于一九五八年二月在北京东四演乐胡同中国书店专家服务处见之。因其定价百元，未便即购，乃借录图要。余亟备价往买，奈旋为人买去，殊为之怅然。所幸公田将其要语抄存。因缮整如下，以供自修云。

---

〔1〕黄竹斋叙：原无，整理时加，为提醒读者注意此非原序，而是黄竹斋先生于1958年为抄本所做的说明。

目　录

修真捷径·导引术

苍龙摆尾 开尾间关 第一图

西江月：两足端然并立，双手握固空拳，躬身俯首向于前。俨若谦谦恭揖，见势似苍龙。摆尾轻摇，六六完全。导令脉冲出初关，任脉冲必期通贯。

若欲开通关窍，必先始于尾间。要须立定两足，躬身向前，以两手捻拳虚拱，右手把左手，两手掌心相对，左手五指靠拢，直伸右手，以大指及其余四指把左手。用意领气聚于尾间。左右摇动六六，谓之苍龙摆尾。

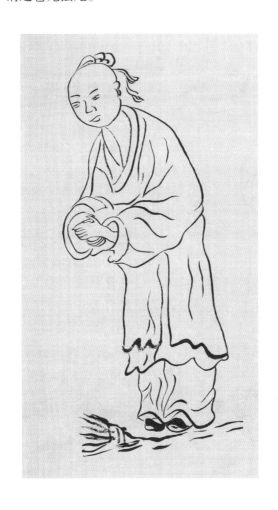

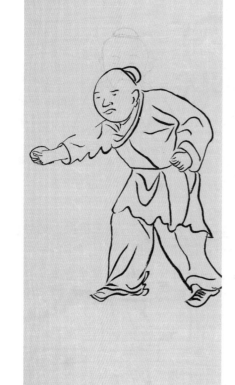

勇士开弓<small>开夹脊关</small>第二图

　　尾闾关既通，尚有夹脊双关之隔，未得直上泥丸宫，必使开通，夹脊始得气行无碍，此关在尾闾之上，夹脊之中，要如勇士开弓之状，以左手捻拳向前，左足随之，右手叉腰，右足落后，丁字立定，意领此气聚于尾闾之上，夹脊双关间六六摇动，毕更以右手右足，用法如前，谓之勇士开弓。

　　握拳式右手大指放在食指中节之上。

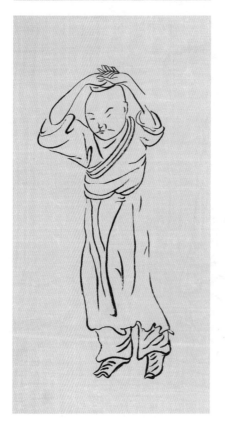

九九登天<small>开玉枕关</small>第三图

　　西江月：二穴虽然通透，未能直上泥丸，只因玉枕不开关。意领气来攻战，双手拱叉颠，顿脚跟，顿跌多番。纵交祖气上朝天，补脑还精神验。

　　夹脊双关既通，犹有玉枕关隔，未得直上泥丸宫，必用登天之意，领此气自尾闾穴悠悠而起，过夹脊双关，透玉枕关，使此气直上泥丸宫。盖此为天谷至尊所居而气至于此，为朝元也。谓之登天九九之势。

　　又手式左手大指分开夹右手心手，手心向上，伸五指。

循下丹田第四图

公田按[1]　循下丹田一段工夫在《修真捷径》原书中，以文字太多，该处不允尽抄，故略之。大致与坐功相同。

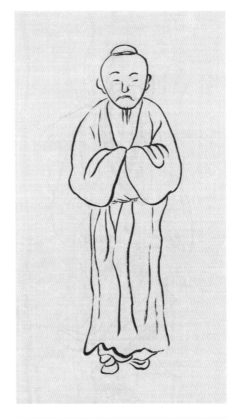

阴阳升降第五图

公田按　此属循下丹田功夫据固式，大指在内。

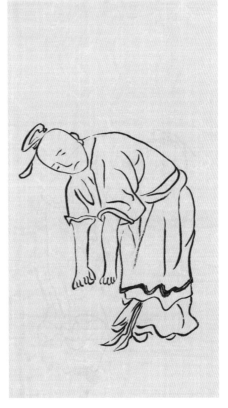

[1] 公田按：公田即抄书者李公田，为黄竹斋先生的门人。

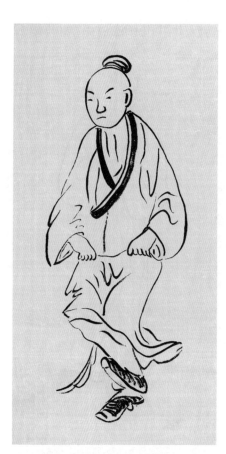

抵压蹲起第六图

验方知贵重，用膝抵委中。承山压三里，两足送为蹲。既蹲更复起，右腘置左膝。

承山管筋骨、委中管肩背之疾，三时司肚腹之病。

公田按　第一开尾闾，第二开夹脊，第三开玉枕，第四循下丹田，第五阴阳升降，第六抵压蹲起，此六[1]种姿势与作法均立而行之也。

手指交按仙鹤啄食第七图

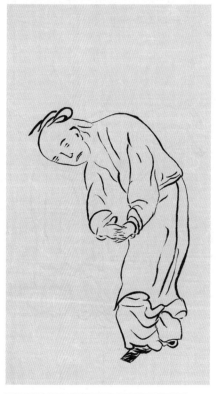

合谷与后溪，大食交相抵。殆如鹤啄饵，足履意气敷。以左大指按右合谷，以左食指按右后溪。右亦如之。此公孙八穴治病之法，意领此气，耸肩垂手，两肘屈曲，往来伸缩，两足亦随步履，股肱随之，俨如鹤来啄食。

公田按　此乃合仙鹤啄食与手指交按二法而共为一图。右手夹左手伸指合掌心。

---

[1] 六：原作“四”，据文义改。

指按肩髃第八图

肩髃穴中按，屈伸凭意便。股足亦相随，兼将环跳牵。治有痛疽气滞。

按右肩髃，屈而复伸，股足亦随而屈伸，以活二穴如抓米。随臂典缩，又望前一伸手，其指亦放，若臂曲时，足亦向后曲缩，打着环跳，以舒络脉。右法亦如之，六六之数。

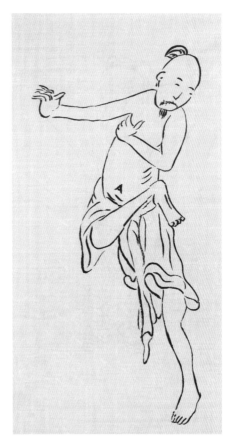

指按足踢第八图之二

握拳大指在外，按肩髃、打环跳，专治瘫痪之症，又治拘挛杂症，有坚骨壮筋之效。

《修真捷径》万历七年文川子录，秘传纯阳祖师鞭金牛法。

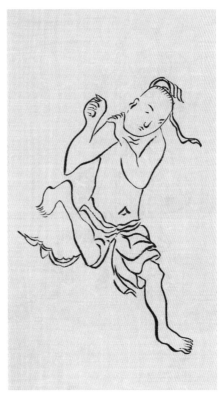

照海公孙互击第九图

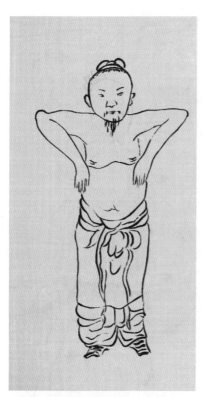

　　手指放开直伸，照海与公孙，互敲仍步履，意领此气，缓缓步履，互相敲击。先左公孙击右照海，右亦如之。

中医养生大成·第三部

申脉动临泣第十图[1]

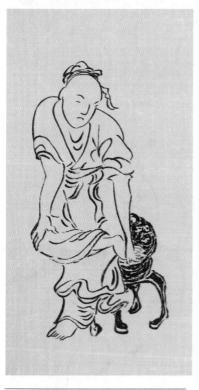

　　左手按足心，右手按膝上。申脉动临泣，左右交相替。大食捉膝关，按摩伸缩取。

　　先以大食二指捉着膝关，次以左申脉按摩右临泣，右亦如之，六六之数。皆平坐行法，须用伸缩按摩，兼以绝骨按摩三里。壮筋骨之法[2]。

〔1〕第十图：此上有一图，名为"踝指互敲第九图之二"，但其下图式与文字不符，文字云坐式，图形为立式，故删除。

〔2〕申脉动临泣……壮筋骨之法：此七十二字，原在第九图之二下，文字与图形不符。李公田注第十图曰"此真为申脉临泣相摩之图式"，故移此第十图下。

捉膝摩指第十图之二[1]

左手不见，右手大食指按膝盖，右足按左足相摩。

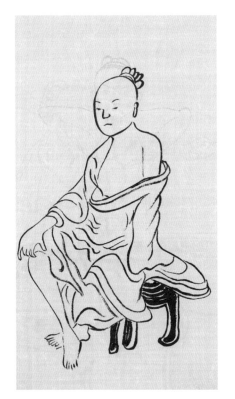

手指交按耸肩握穴第十一图两手指直伸

双手握众穴，耸肩动肺俞。肩髃互摆摇，膏肓亦兼治。

两手交叉按实，要各有穴道：少商、鱼际、二间、三间、前谷、少冲、少府、中冲、关冲。十指握固，以按众穴。耸肩者，动肩髃也。须将击搏，耸动肩髃，上下动摇，六六之数。治气血凝滞，□修延寿。

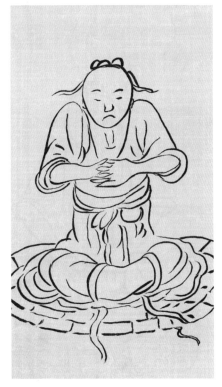

〔1〕之二：此后有一图与此图重复，予删除。

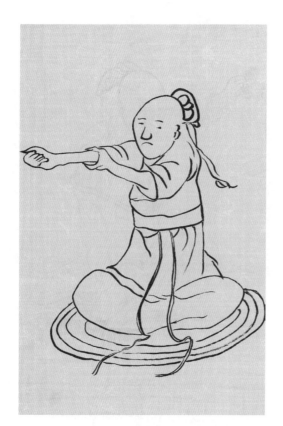

手臂擒纵第十二图

西江月：左拿右放气交攻，前纵后擒频弄，两手从空抓下，托开始放拳空，掌后二寸内闾中，左右交相擒纵。左手拿右臂，右手握拳，大指在外。伸缩按摩六六，自然气卫血荣，百骸俱理病难攻。

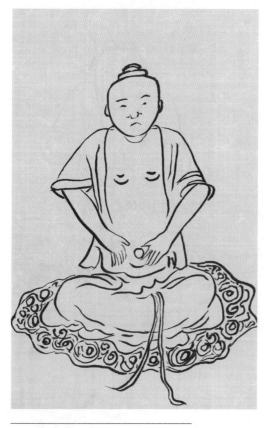

按脘摇腹第十三图

巨阙至水分，上中下三脘之所在。神阙石门止。气海也。将腹左右揉，双手按风市。运动掌心火，搓摩肠腹利。

公田按[1]　实际操作规程：（一）端坐；（二）左右手按定风市；（三）意领此气左右往来；（四）摇动六六之数；（五）又以掌心搓热揉搓六六之数。能消积化坚。

[1]公田按：原书无此三字。从文字看，定非明代原文，故按文义补出此三字。

手臂互相擒纵第十四图

两手交拿毕，引臂互擒纵。耸腕双垂手，县顶拱擎送。抓下频屈伸，婉转相摩弄。

引左臂伸直，以右手擒之，往来按摩六六，右臂亦如之。次耸两腕，曲臂垂手作势六六次，双擎顶上，相向撑挣六次，放手空推，左右各六次，始达神仙九用，百骸通利。

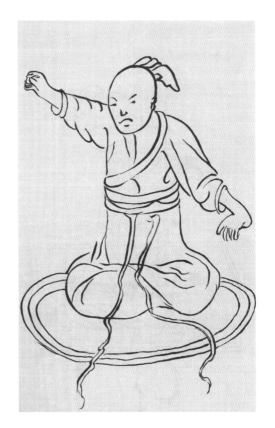

两手交拿 <small>手背互相擒纵</small> 第十四图 之二

内关对外关，支沟对间使，列缺两筋中，五穴相连比。掌指交相拿，肘垂腕骨起。左右转辘辘，自得其中趣。

收足端坐，行坐运之功。以左右手掌心交相拿住内关、间使，使后指交接外关、支沟，列缺在其中矣。必意气交孚，互相握固，以腕骨拱起，两肘下垂，骨力旋转，以左肘上而向前，右肘下而落后。更换左手拿右腕，右手拿左腕，转动六六之数，肘垂腕拱，往来揉，转运辘辘四九。

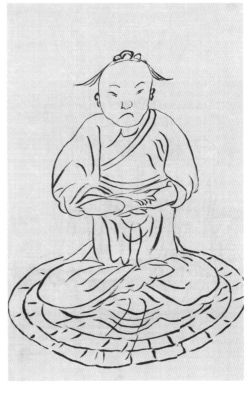

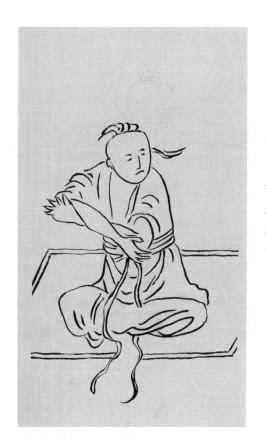

曲池交抵第十五图

右手大指按左曲池，左手大指按右曲池。

曲池手缝尖，大[1]指交相抵。肘左首右顾，肩井皆通利。

左右大指交相互抵曲池，意领此气，平平着力，左右往来牵动。肘若右旋，首当左顾，如此交相摇动六六之数。肘若左转，以右手大指重按曲池一按，右转亦如之。使肢节利，脉络通，大指互相按抵。

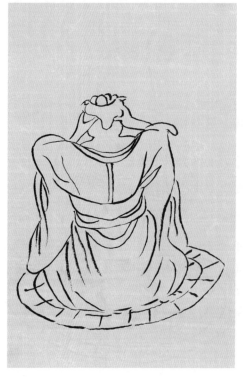

按风池摇天柱第十六图

按风池法：大指节后高肉谓之鱼际，必以两手交揉按实风池。若首左侧，将右之鱼际重按风池一按，右亦如之。往来缓缓摇动六六之数。两手大指在下，其余四指在上，分而按之。按穴揉脑，治头项难伸，疼痛不能转侧者，或风痰凝滞。

---

[1] 大：原作"中"，据图形及文义改。下同。

按攒竹揉听会第十七图[1]

　　两手食指按定攒竹，大指按定听会，意领此气，上下往来揉搓动六六之数。四指在前，大指不见。

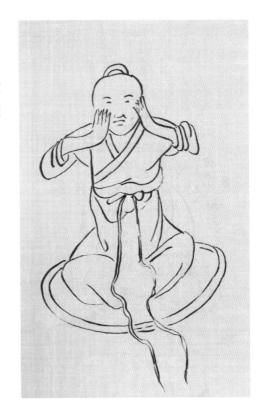

河车转运 修真总谛 第十八图

　　此内有真人，潜伏深渊里。行功有作有为，非顽空也。河车转运功夫如下：叩齿，垂簾，下兑，漱津三口，吞之如咽硬物，送下丹田。

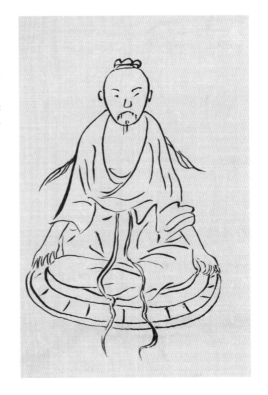

────────────

〔1〕按攒竹揉听会第十七图：原作"按摩耳目第十七图之二"，抄本李公田在此图上有两个按语，一曰按攒竹揉听会第十七图原书缺，二曰此图当为按攒竹揉听会之代表图，因而据改。

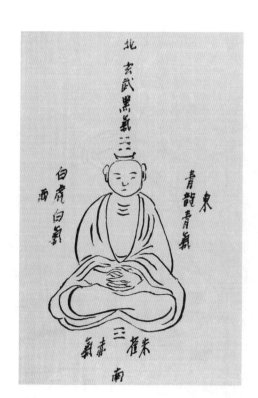

鞭金牛法图

东：青龙青气；西：白虎白气；南：朱雀赤气；北：玄武黑气。

校后记

　　《修真捷径·导引术》是一部关于导引按摩的专著，为明代文川子所录。

　　原书已不可寻，现仅存北京当代名医黄竹斋所藏抄本。本书第八图之二有如下文字说明："《修真捷径》万历七年文川子录，秘传纯阳祖师鞭金牛法。"由此可知此书为明代著作，录者名为文川子。据抄本卷前《黄竹斋叙》云，《修真捷径》二卷，为两种书，《导引术》为其卷二。黄氏门人李公田于中国书店专家服务处见到此书，抄录文字，影绘原图，仓促之中，未能及时购买，待备齐书款，书已售出。故现在仅能见到当时的抄本，而无缘得见原书。

　　此书载有二十二幅导引图，从第一图至第十八图，其中第八、第十、第十四图各有两幅图，最后附有"鞭金牛法"一图。前六图立式行功，其后诸图均为坐式行功。唯"鞭金牛法"无行功方法。此书最大的特点，是将导引与穴位按摩结合在一起，与其他明代导引著作明显不同。如曲池交抵第十五图，动作要领为"右手大指按左曲池，左手大指按右曲池"，歌诀曰"曲池手缝尖，大指交相抵。肘左首右顾，肩井皆通利"，动作说明为"左右大指交相互抵曲池，意领此气，平平着力，左右往来牵动。肘若右旋，首当左顾，如此交相摇动六六之数。肘若左转，以右手大指重按曲池一按，右转亦如之。使肢节利，脉络通，大指互相按抵"。可见，此法是将转首运肘与曲池按摩结合在一起，并强调"平平着力"，具有通经络、利关节的作用。其他各式大致如此。

　　此本只是一个近代抄本，文图均有讹误，并有明显的脱文与衍文。取舍之间，颇费思忖。但是由于此书具有鲜明的特色，在明代，甚至整个古代其他导引著作中，很少见到将导引与穴位按摩结合得如此紧密的同类方法，故仍将此书整理收入。

张志斌

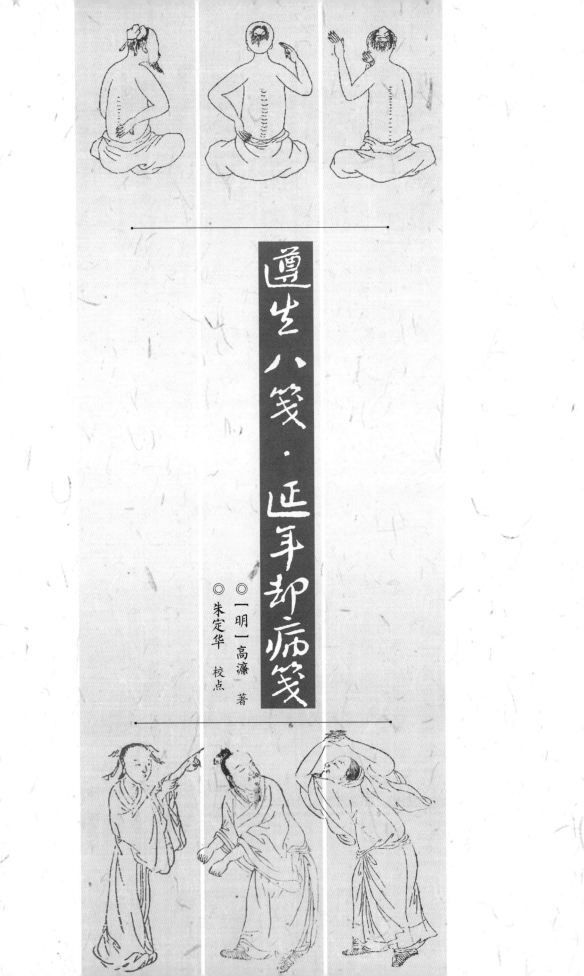

遵生八笺·延年却病笺

◎ [明] 高濂 著

◎ 朱定华 校点

内容提要

  《遵生八笺·延年却病笺》主要运用道家炼气学说，介绍通过气功导引来炼体健身、延年却病方法。中医认为人体筋骨在于运动，筋骨运动则气血运行不息。气血运行，百脉宣畅，则既却病，又延年。笺中详解呵五脏气、养五脏法及导引驻颜却病法等，谓之"胎息为大道根源，导引乃宣畅要术。人能养气以保神，气清则神爽；运体以却病，体活则病离"。所以高氏进一步强调："生身以养寿为先，养身以却病为急"，"人之所生，神依于形，形依于气，气存则荣，气败则灭，形气相依，全在摄养"。笺中还附以"八段锦"等图谱，以便参照习用。

  本次校点以中国中医科学院图书馆馆藏的明代钟惺（伯敬）重刻本（课花书屋藏版）为底本。

目 录

遵生八笺卷之九

---

〔1〕幻真注解胎息经：原作"胎息经幻真注"，据正文改。

〔2〕胎息铭解：原作"胎息铭注解"，据正文改。

〔3〕胎息诗赞：原脱，据正文补。

〔4〕李：此前原有"唐"字，据正文删。

〔5〕调理津液：原作"调液"，据正文改。

〔6〕符绝三尸秘法：原作"去三尸符法"，据正文改。

〔7〕治病真符诀法：原作"治病符诀"，据正文改。

遵生八笺卷之十

---

〔1〕诀：原作"法"，据正文改。

〔2〕日：此后原有"成立"二字，据正文删。

〔3〕老君去尸虫方：原脱，据正文补。

〔4〕导引诀：此下子目录原脱，据正文补。

〔5〕针灸百病人神所忌考：原脱，据正文补。

〔6〕高子三知延寿论：此下三论每论原各有两条重复的标题，据正文删。

〔7〕八段锦坐功图：原为上一标题下小字注"二图"，据正文改。

〔8〕去病延年六字诀：此条及此后5条标题下子目录均脱，今据正文补。

遵生八笺卷之九

古杭　高濂　深甫氏　编次

景陵　钟惺　伯敬甫　校阅

延年却病笺上卷

高子曰：生身以养寿为先，养身以却病为急。经曰："我命在我，不在于天，昧用者夭，善用者延。"故人之所生，神依于形，形依于气，气存则荣，气败则灭，形气相依，全在摄养。设使形无所依，神无所主，致殂谢为命尽，岂知命者哉？夫胎息为大道根源，导引乃宣畅要术。人能养气以保神，气清则神爽；运体以却病，体活则病离。规三元养寿之方，绝三尸九虫之害。内究中黄妙旨，外契大道玄言，则阴阳运用，皆在人之掌握，岂特遐龄可保？即玄元上乘，罔不由兹始矣。噫！顾人之精进如何。余录出自秘经，初非道听迁说，读者当具天眼目之，毋云泛泛然也。编成笺曰《延年却病》。

序古名论

《金匮妙录》曰："凡欲求长生却病，大法有三：一保精，二行气，三服饵。凡此三事，亦各有法，不得真传，卒难得遇也。故保精之术，列叙百数，服饵之方，略有千种，皆以勤劳不强为务。夫行气可治百病，可祛瘟疫，可禁邪魅，可止疮血，可居水中，可辟饥渴，可延年命。其大要旨，胎息而已。胎息者，不以口鼻为之，如在胞胎之中，则以成道。"

又曰："道以精为宝，施与人则生人，留于己则生身。生身求度世，名在于仙位。生人即功遂，功遂而身退。身退陷俗已为剧，何况妄施而废弃？弃损不觉多，久废老而坠。天地有阴阳，阴阳人所贵。所贵合于道，但当慎无费。"

《玄禾》曰："志者气之神也，气者体之充也。善者遂其生，恶者丧其形。故行气之法，少食自节，心定自安，志坚自通，意专自达，久则神矣。若人服气者，日午后至子时前，为死气，不可服。惟酉时日近明净，不为死，亦可服也。冬三月子时寒，夏三月午时热，二时俱不可服气。若腹中寒，午气可服，腹热，子气亦可服也。"

真人曰："天道盈缺，人事多屯，居处屯危，不能自慎，而鲜有成。"故养性之士，不知自慎之方，未可与论养生服气之道。故向道者，以自慎为第一事。

太清中黄胎脏论略

内养形神除嗜欲，心不动摇，六腑如烛。常修此道，形神自足。专修静定身如玉。内绝所思，外绝所欲。一者上虫居脑宫，《洞神玄诀》曰："上虫居上丹田，脑心也，其色白而青，名彭居。使人好嗜欲凝滞，学道之人宜禁制之。"万端齐起摇子心。常思饮膳味无穷，想起心生若病容。学道者，不得内行扶身，却为三虫所惑乱也。二者中虫住明堂，《洞神玄诀》曰："中虫名彭质，其色白而黄，居中丹田。使人贪财，好喜怒，浊乱真气。"遣子魂梦神飞扬。或香或美无定方，或进或退难守常。精神恍惚似猖狂，令子坐卧败谷粮，子若知之道自昌。怡然不易，其道自成也。三者下尸居腹胃，下尸，其色白而黑，居下丹田，名彭矫。使人爱衣服，耽酒好色。令子淡泊常无味。若常守淡泊，三尸既亡，永无思虑矣。静则心孤多感思，挠则心烦怒多起。服气未通，被三尸虫较力，或多怒，或多悲思，或多嗜滋味。使人邪乱失情理，子能守之三虫弃。得见五牙九真气，五牙为五行气，生子五脏中。五牙咸恶辛酸味。若五味不绝，五脏灵气不生，终不断思欲想。为有三虫镇随子，尸鬼坐待汝身死，何得安然不惊畏。三尸之鬼，常欲人早终，在于人身中求人罪状，每至庚申日自于司命。若不惊不惧，不早修炼形神，使年败气衰，形神枯悴，纵使志若松筠，亦复无成矣。劝子将心舍烦事，静持心神，止舍烦务。超然自得烟霞志。超然洞悟，烟霞之畅，在乎目前。咸美辛酸五脏病，津味入牙昏心境。但是五味入牙，皆通于两眼之穴，散沾于百脉之内。致令六腑神气衰，百骸九窍不灵圣。九仙真气常自灵，三虫已死复安宁。由子运动呼吸生，神气若足，呼吸运动，兴起云雾，自然得成，隐化无滞。居在丹田内荧荧。服气成者，居在丹田中，凝结若鸡子，炳焕，肌肤坚白，筋骸清劲。地府除籍天录名，坐察阴司役神明，内合胎仙道自成。入胎息至五百息，当入异境，地籍除名，三天录仙；至千息，魂游上境。胎息真仙食气得，却闭真气成胎息。服气二百日，五脏虚疏，方可学入胎息，准九天五神。经云："先须密室无风，厚软毡席，枕高四指，才与身平。求一志人，同心为道侣，然后捐舍心识，握固仰卧，情无所得，物无所牵，灵气渐开，心识怡然。初闭息，经十息至五十息，至百息，只觉身从一处，如在一房中。只要心不动移，凡一日一夜十二时，都一万三千五百息。"故《太微升玄经》云："气绝曰死，气闭曰仙，魄留守身，魂游上天。"至百息后，魂神当见其魄，缘是阴神常不欲人生耳。羽服彩霞何所得，皆自五脏生云翼。蝉为饮气乘露，故生羽翼；人服元气，而天衣不碍于体。

五脏真气芝苗英，《太华受经》曰："元气含化，布成六根，吉凶受用，应行相从。内气为识，胎气为神，子能胎息，复还童婴。反魂五脏之始，先布于水，内有六府，外应六根。"肝主东方其色青。《五纬经》曰："肝主于木，生于水，克之于土，来自东方，其色苍。"当存想青气出之于左胁，但六时思之不辍，当见此气如青云。用此气可治一切人热疾，时行瘫肿，疥癣急嗽。但观病人疾状，量其浅深，想此气攻之，无不愈者。如观病人肝色枯悴，不可治也。子但闭固千息经，青气周流色自成。胎息经千息为内养，此气青色，当自凝结。心主南方其色赤，服之千息赤色出。《五纬经》曰："心主于火，生之于木，克之于金，来自南方，其色赤。"每日午时，想赤气在心，大如鸡子，渐渐自顶而出自散。咒曰：南方丙丁，赤龙居停，阴神避位，阳官下迎。思之必至，用之必灵。如此三咒之。能常行此气，存思五十日不阙，当为赤气，如火光自见。用此气可治人一切冷病。当用气攻之，若病人面色带青，即不治。肺主西方其色白，服之千息白色极。《五纬经》曰："肺主于金，生之于土，克之于木，来自西方，其色白。"每至丑时，存想肺间有气，状如白珠，其光渐渐上注于眉间。后乃咒曰：西方庚辛，太微玄真，内应六府，化为肺神。见于无上，游于丹田，固护我命，用之成仙。急急如律令。存念一遍，如此四十九日，肺中有气如白云自见。此气照地下一切宝物，及察人善恶。如寒，用心气，缘是火气。如热，用肾气，缘是水气。不辨用气，即无效也。脾主中央其色黄，服之千息黄色昌。《五纬经》曰："脾主于土，生之于火，克之于水。"闭气千息，不敢伏藏，存想黄气，但一念一想，不限时节，亦无咒。其脾藏存之四十九日，自见此气。已后能用，可能自蔽形影。肾主北方其色黑，服之千息黑色得。《五纬经》曰："肾主于水，生之于金，克之于火。"此五牙神气，但至五更初，各存想气色都出于顶上讫，即止。亦不假一一别存想，只是较迟，满百日，方有效验也。驱役万灵自有则，服气，心志正，兼行内行，内外相扶，一年后应，是人间鬼怪精魅，及土地神祇并不敢藏隐。所到去处，地界神祇随卫道者，阴司六籍善恶具知。乘服彩霞归太极。《胎息伏阴经》曰："内息无名，唯行想成，若不行戒，行入胎息，未得合神。"《太微灵隐书》曰："凡人入胎息，游人间，行尸解术，随物所化，故有托衣衾所化者。"常以庚辛日，取庚时，于一净室内，焚名香一炉于所卧床头。又须设几案，上著香炉，下著所挂龙杖及履鞋等物，尽安置于头边。身衣不解，以衾盖之，首西而卧，自念身作死人，当阴念此咒七遍。咒曰：太一玄冥，受生白云，七思七召，三魂随迎，代余之身，掩余之形，形随物化，应化而成。此存念一食间，但依寻常睡如常，存念之起一食久，辄不得与人语。若与人语，其法不成。如此常行四十九日，渐渐成法。后要作，不问行住坐卧，阴念此咒七遍，随手捉物，身便别处去，众人只见所把之物，身以死矣。后却见物，还归本形。此法即可以下界助身，不可以便行非法之事，大须护慎。其法大须隐默，若卧在床上，但以被覆身，隐念一遍，便却出入，只见所卧衾被是身，不见被形。若于财色留心，当为神理销折矣。

　　九行空门至真路，大道不与人争怒。动息能持勿暂停，阴神返照神常助。持心不息，其道易成。诸行无心是实心，因心运得归天去。无心之心，因心运心。虽无有心，还因心有。除苟无心是谓真，众事自苟，无事自除。除心上念，万行归余。自随胎息入天门。胎息以善行为要机，无念为至路。玄元正理内藏身，无曲潜形体合真。《洞玄经》曰："心无曲，万神足。"三部清虚元气固，六腑翻成百万神。三元静，六腑调，真气归于真形，二理相合。五脏六腑诸神共有百万，自然相和应也。大肠之府主肺堂，肺为首三焦之主。中有元神内隐藏。《太明经》曰："大肠主肺也，鼻柱中央为候色也，元气自足，其神当见。"肾府当明内宫女，外应耳宅为门户。《内神经》曰："精主肾，肾为后宫内宫列女主。耳，肾之官，承气于耳。左肾为壬，右肾为癸，循环两耳门，内有元神，守自都管，兼主志。"凡人好嗔怒，即伤肾，伤肾即失志，俱丧元神。故道者忌嗔怒。膀胱两府合津门，气海循环为要路。膀胱是两府气，肾合膀胱，乃受津之府，上应于舌根也，津液往来，常润肥泽。舌岸以应两膀胱气，若少不润，服气人未成，当欲少语，以养津也。语多即口干，难用气也。中有神，其神常一抱无贪之行，故道者不贪，志合神理。子当自见内神章，终身不泄神常助。

幻真先生服内元气诀

进取诀第一

凡欲服气，先须高燥净空之处。室不在宽，务在绝风隙，常令左右烧香。床须厚软，脚令稍高，衾被适寒温，冬令稍暖尤佳，枕高三寸余，令与背平。每至半夜后生气时，或五更睡醒之初，先吹出腹中浊恶之气一九口止。若要细而言之，则亦不在五更，但天气调和，腹中空则为之。先闭目叩齿三十六下，以警身神毕，以手指捏目大小眦，兼按鼻左右，旋耳及摩面目，为真人起居之法。更随时加之导引，以宣畅关节，乃以舌拄上腭，撩口中内外，津液候满口则咽之，令下入胃存，胃神承之。如此三止。是谓漱咽灵液，灌溉五脏，面乃生光。此后去就，大体略同。便兀然放神，使心如枯木，空身若委衣，内视反听，万虑都遣，然后淘之。每事皆闭目握固，唯临散气之时则展指也。夫握固所以闭关防而却精邪，凡初服气之人，气道未通，则不可握固。待至百日，或半年，觉气通畅，掌中汗出，则可握固。《黄庭经》曰："闭塞三关握固停，漱咽金醴吞玉英。遂至不食三虫亡，久服自然得兴昌。"

转气诀第二

诀曰：凡人五脏，亦各有正气，夜卧闭息，觉后欲服气，先须转令宿食消，故气得出，然后始得调服。其法：闭目，握固，仰卧，倚两拳于乳间，竖膝举背及尻。闭气则鼓气海中气，使自内向外，轮而转之，呵而出之，一九或二九止，是曰转气。毕则调之。

调气诀第三

诀曰：鼻为天门，口为地户，则鼻宜纳之，口宜吐之，不得有误。误则气逆，气逆乃生疾也。吐纳之际，尤宜慎之。亦不使自耳闻。调之或五，或七，至九，令平和也，是曰调气。毕则咽之，夜睡则闭之，不可口吐之也。

咽气诀第四

诀曰：服内气之妙，在乎咽气。世人咽外气以为内气，不能分别，何其谬哉？吐纳之士，宜审而为之，无或错误耳。夫人皆禀天地之元气而生身，身中自分元气而理，每因咽及吐纳，则内气与外气相应，自然气海中气随吐而上，直至喉中。但候吐极之际，则辄闭口，连鼓而咽之，令郁然有声汩汩，然后男左女右而下，纳二十四节，如水沥沥分明闻之也。如此则内气与外气相顾，皎然而别也。以意送之，以手摩之，令速入气海。气海，脐下三寸是也，亦谓之下丹田。初服气人，上焦未通，以手摩之，则令速下。若流通，不摩亦得。一闭口，三连咽止。干咽号曰云行。一漱口咽，取口中津咽，谓之雨施。初服气之人，气未流行，每一咽则旋行之，不可遽至三连咽也。候气通畅，然后渐渐加之，直至于小成也。一年后始可流通，三年功成，乃可恣服。新服气之人，既未通，咽或未下，须一咽以为候。但自郁然有声，汩汩而下，直入气海。

行气诀第五

诀曰：下丹田近后二穴，通脊脉，上达泥丸。泥丸，脑宫津名也。每三连咽，则速存下丹田，所得内元气，以意送之，令入二穴因想见两条白气，夹脊双引，直入泥丸，熏蒸诸宫，森然遍下，毛发、面部、头项、两臂及手指，一时而下，入胸，至中丹田。中丹田，心宫神也。灌五脏，却历入下丹田，至三里，遍经胫、膝、胫、踝，下达涌泉。涌泉，足心是也。所谓分一气而理，鼓之以雷霆，润之以风雨是也。只如地有泉源，非雷霆腾鼓，无以润万物。人若不回荡浊恶之气，则令人不安。既有津液，非堪漱咽，须堪溉灌。五脏发于光彩，终不能还精补脑，非交合则不能沂而上之。咽服内气，非吐纳则不能引而用之。是知回荡之道，运用之理，所以法天则地。想身中浊恶结滞，邪气瘀血，被正气荡涤，皆从手足指端出去，谓之散气。则展手指，不须握固。如此一度，则是一通。通则无疾，则复调之。以如使手，使手复难，鼓咽如前闭气，鼓咽至三十六息，谓之小成。若未绝粒，但至此常须少食，务令腹中旷然虚静。无问坐卧，但腹空则咽之。一日通夕至十度，自然三百六十咽矣。若久服气息，顿三百六十咽，亦谓之小成。一千二百咽，谓之大成，谓之大胎息。但闭气数至一千二百息，亦是大成，然本色无精光。又有炼气、闭气、委气、布气，并诸诀要，具列于文，同志详焉。

炼气诀第六

诀曰：服气炼形，稍暇入室，脱衣散发，仰卧展手，勿握固，梳头令通，垂席上布之，则调气咽之。咽讫，便闭气候极，乃冥心绝想，任气所之通理，闷即吐之，喘息即调之，候气平，又炼之，如此十遍即止。新服气之人未通，有暇渐加一至十，候通渐加至二十至五十即令遍身汗出。如有此状，是其效也。安志和气，且卧勿起冲风，乃却老延年之良术耳。但要清爽时为之，气昏乱欲睡，慎勿为也。常能勤行，四肢烦闷不畅亦为之，不必每日，但要清爽时为也。十日五日，亦不拘也。《黄庭经》曰："千灾已消百病痊，不惮虎狼之凶残，亦以却老年永延。"

委气诀第七

诀曰：夫委气之法，体气和平，身神调畅，无问行住坐卧，皆可为之。但依门户调气，或身卧于床，或兀然而坐，无神无识，寂寂沉沉，使心同太空，因而调闭，或十气二十气，皆通。须任气，不得与意相争。良久，气当从百毛孔中出，不复吐也。纵有，十分无二也。复调复为，能至数十息以上弥佳。行住坐卧皆可为之。如此勤行，百关开通，颜色光泽，神爽气清，长如新沐浴之人。但有不和则为之，亦当清泰也。《黄庭经》云："高拱无为魂魄安，清净神见与我言。"

闭气诀第八

诀曰：忽有修养乖宜，偶生疾患，宜速于密室依服气法，布手足讫，则调气咽之。念所苦之处，闭气想注，以意攻之。气极则吐之，讫，复咽，相继依前攻之，气急则止，气调复攻之。或二十至五十攻，觉所苦处汗出通润即止。如未损，即每日夜半，或五更、昼日，频作以意攻及。若病在头面手足，但有疾之处则攻之，无不愈者。是知心之使气，甚于使手，有如神助，功力难知也。

布气诀第九

诀曰：凡欲布气与人疗病，先须依前人五脏所患之处，取方面之气布入前人身中。令病者面其本方，息心净虑，始与布气。布气讫，便令咽气，鬼贼自逃，邪气永绝。

六气诀第十

诀曰：六气者，嘘、呵、呬、吹、呼、嘻是也。五气各属一脏，余一气属三焦也。呬属肺，肺主鼻，鼻有寒热不和，及劳极，依呬吐纳。兼理皮肤疮疥，有此疾则依状理之，立愈也。呵属心，心主舌，口干舌涩气不通，及诸邪气，呵以去之。大热，大开口呵；小热，小开口呵，仍须作意，是宜理之。呼属脾，脾主中宫，如微热不和，腹胃胀满，气闷不泄，以呼气理之。吹属肾，肾主耳，腰肚冷，阳道衰，以吹气理之。嘘属肝，肝连目，论云：肝盛则目赤，有疾作，以嘘气理之。嘻属三焦，三焦不和，嘻以理之。气虽各有所理，但五脏三焦，冷热劳极，风邪不调，都属于心。心主呵，呵所理诸疾皆愈，不必六气也。

调气液诀第十一

诀曰：人食五味，五味各归一脏，每脏各有浊气，同出于口。又六气三焦之气，皆凑此门，众秽并投，合成浊气。每睡，觉熏熏气从口而出，自不堪闻，审而察之，以知其候。凡口中焦干，口苦舌涩，咽频无津，或咽唾喉中痛，不能食，是热极状也，即须大张口呵之。每咽必须闭户出之，十呵二十呵，即鸣天鼓，或七或九，以舌搅华池而咽津，复呵，复咽，令热气退止。但候口中清水甘泉生，即是热退五脏凉也。若口中津液冷淡无味，或呵过多，心头汪汪然，饮食无味，不受水，则是冷状也，即当吹以温之，如温热法，伺候口美心调，温即止。《黄庭经》云："玉池清水灌灵根，审能行之可长存。"又云："漱咽灵液灾不干。"

食饮调护诀第十二

诀曰：服气之后，所食须有次第。可食之物有益，不可食之物必有损。损宜永断，益乃恒服。每日平旦，食少许淡水粥，或胡麻粥，甚益人，理脾气，令人足津液。日中淡面、馎饦及饼并佳。乍可馁，慎勿饱，饱则伤心，气尤难行。凡热面、萝卜、椒、姜羹切忌，咸酸辛物宜渐渐节之。每食毕，即须呵出口中食毒浊气，永无患矣。服气之人，肠胃虚净，生冷、酸滑、粘腻、陈硬、腐败难消之物不可食。若偶然食此等之物一口，所在处必即微痛，慎之。不可冲生产死亡，并六畜一切秽恶不洁之气，并不可及门，况近之耶！甚不宜正气。如不意卒逢以前诸秽恶，速闭气上风，闭目速过，便求一两杯酒荡涤之。觉气入腹不安即须调气，逼出浊气，即咽纳新气，以意送之，当以手摩之，则便吞椒及饮一两盏酒令散矣。服气一年，通气；二年，通血实；三年功成，元气凝实，纵有触犯，无能为患。日服千咽，不足为多，返老还童，渐从此矣。气化为津，津化为血，血化为精，精化为髓，髓化为筋。一年易气，二年易血，三年易脉，四年易肉，五年易髓，六年易筋，七年易骨，八年易发，九年易形，即三万六千真神，皆在身中，化为仙童，号曰真人矣。勤修不怠，则关节相连，五脏牢固。《黄庭经》云："千千百百自相连，一一十十似重山。"是内气不出，外气不入，寒暑不侵，刀兵不害，升腾变化，寿同三光也。

幻真注解胎息经

胎从伏气中结，脐下三寸为气海，亦为下丹田，亦为玄牝。世人多以口鼻为玄牝，非也，口鼻即玄牝出入之门。盖玄者水也，牝者母也。世人以阴阳气相感，结于水母，三月胎结，十月形体具，而能生人。修道者常伏其气于脐下，守其神于身内，神气相合，而生玄胎；玄胎既结，乃自生身，即为内丹，不死之道也。气从有胎中息。神为气子，气为神母，神气相逐，如形与影。胎母既结，即神子自息，即元气之不散。气人身来谓之生，神去离形谓之死。《西升经》云："身者，神之舍；神者，身之主也。主人安静，神即居之；主人躁动，神即去之。神去气散，安可得生？是以人耳目手足，皆不能自运，必假神以御之。学道养生之人，常拘其神以为神主，主既不去，宅岂崩坏也。"知神气可以长生，固守虚无以养神气。《道经》云："我命在我，不在天地。天地所患，人不能知。至道能知，而不能行。知者但能虚心绝虑，保气养精，不为外境爱欲所牵，恬淡以养神气，即长生之道毕矣。"神行即气行，神住即气住。所谓意是气马，行止相随，欲使元气不离玄牝，即先拘守至神。神不离身，气亦不散，自然内实，不饥不渴也。若欲长生，神气相注。相注者，即是神气不相离。《玄纲》云："锱铢阳气不灭不为鬼，纤毫阴气不尽不为仙。"元气即阳气也，食气即阴气也。当减食节欲，使元气内运，元气若壮，即阴气自消。阳壮阴衰，则百病不作，神安体悦，可觊长生矣。心不动念，无来无去，不出不入，自然常住。神之与气，在母腹中本是一体之物，及生下为外境爱欲所牵，未尝一息暂归于本。人知此道，当泯绝情念，勿使神之出入去来能不忘，久而习之，神自住矣。勤而行之，是真道路。修真之道，备尽于斯，圣人之言，其可忘乎？凡胎息用功后，关节开通，毛发疏畅，即但鼻中微微引气，相从四肢百毛孔中出，往而不返也。后气续到，但引之而不吐也。切切于徐徐，虽云引而不吐，所引亦不入于喉中，微微而散，如此内气亦下流散矣。

胎息铭解

三十六咽，一咽为先，吐唯细细，纳唯绵绵，坐卧亦尔，行立坦然。戒于喧杂，忌以腥膻。假名胎息，实曰内丹。非只治病，决定延年。久久行之，名列上仙。

高子曰：上《胎息诀》与后《李真人十六字诀》相同。但此条每于半夜子后，或丑寅时候，冬月恐子时严寒，夏月恐午时太热，故冬以寅时，夏以酉时，亦不为败时。初起如此，习久坐下即是子午，何必因时？初起握固，以脚后跟曲转，顶住玉茎柯根，使精气固定，手趺足盘以行其气。务依此铭，一咽一吐，皆从鼻窍中出入。出声宜细，不令有声闻之于耳。三十六咽数毕，舒伸四肢，鼻引清气，亦勿咽入喉中，只昂头引向遍体四肢，以手足徐徐伸缩而导引之。凡腹中气转哕上，亦勿使之直放口中出，往亦用昂头，徐徐舒伸手足，导而引之，使气遍转四肢。凡行持间忽遇此气转动上达，皆如此以导引之。余则日得空闲，即以唐李真人十六字行之，自然不饥不渴，如常饮食一般，不可厌倦间断。久久行之，功不尽述。

胎息诗赞

气本延年药，心为使气神。能知行气诀，便可作真人。

李真人长生十六字妙诀

一吸便提，气气归脐。一提便咽，水火相见。

上十六字，仙家名曰十六锭金，乃至简至易之妙诀也。无分于在官不妨政事，在俗不妨家务，在士商不妨本业，只于二六时中，略得空闲，及行住坐卧，意一到处，便可行之。口中先须嗽及三五次，舌搅上下腭，仍以舌抵上腭，满口津生，连津咽下，汩然有声。随于鼻中吸清气一口，以意会及心目寂地，直送至腹脐下一寸三分丹田元海之中，略存一存，谓之一吸。随用下部轻轻如忍便状，以意力提起使归脐，连及夹脊双关肾门，一路提上，直至后顶玉枕关，透入泥丸顶内。其升而上之，亦不觉气之上出，谓之一呼。一呼一吸，谓之一息。气既上升，随又似前汩然有声咽下，鼻吸清气，送至丹田，稍存一存，又自下部如前轻轻提上，与脐相接而上。所谓气气归脐，寿与天齐矣。凡咽下，口中有液愈妙，无液亦要汩然有声咽之。如是一咽一提，或三五口，或七九，或十二，或二十四口，要行即行，要止即止。只要不忘，作为正事，不使间断，方为精进。如有风疾，见效尤速。久久行之，却病延年，形体不变，百疾不作，自然不饥不渴，安健胜常。行之一年，永绝感冒痞积、逆滞不和、痈疽疮毒等疾，耳聪目明，心力强记，宿疾俱瘳，长生可望。如亲房事，欲泄未泄之时，亦能以此提呼咽吸，运而使之归于元海，把牢春汛，不放龙飞，甚有益处。所谓造化吾手，宇宙吾心，妙莫能述。

《修真至要》曰："精根根而运转，气默默而徘徊，神混混而往来，心澄澄而不动。"又曰："身外有身，未为奇特。虚空粉碎，方是全真。"可谓至言。

胎息秘要歌诀

闭气歌诀

忽然身染疾，非理有损伤。敛意归闲室，脱身卧本床。仰眠兼握固，叩齿与焚香。三十六咽足，丹田气越常。随心连引到，损处最为良。汗出以为度，省求广利方。

布气与他人攻疾歌诀

修道久专精，身中胎息成。他人凡有疾，脏腑审知名。患儿向王气，澄心意勿轻。传真气令咽，使纳数连并。作念令其损，顿能遣患情。鬼神自逃遁，病得解缠萦。

六气歌诀病瘥即止，不可过，过即败气。

一曰呬。呬法最灵应须秘，外属鼻根内关肺。寒热劳闷及肤疮，以斯吐纳无不济。

二曰呵。呵属心王主其舌，口中干涩身烦热。量疾深浅以呵之，焦腑疾病自消灭。

三曰呼。呼属脾神主其土，烦热气胀腹如鼓。四肢壅闷气难通，呼而理之复如故。

四曰嘘。嘘属肝神主其目，赤翳昏昏泪如哭。都缘肝热气上冲，嘘而理病更神速。

五曰吹。吹属肾脏主其耳，腰膝冷多阳道萎。微微纵气以吹之，不用外边求药饵。

六曰嘻。嘻属三焦有疾起，三焦所有不和气。不和之气损三焦，但使嘻嘻而自理。

调理津液歌诀

人因食五味，壅滞闭三焦。热极苦涩盛，冷多淡水饶。便将元气疗，休更问壶瓢。热随呵自退，冷宜吹始消。口中频漱咽，津液自然调。若得如斯妙，冷热可无交。

服气饮食所宜歌诀

修道欲得见真的，庖馔之中堪者吃。淡粥朝餐渴自消，油麻润喉足津液。就中粳米饭偏宜，淡面馎饦也相益。好酒饮时勃气消，生椒服之百病息。食前宜咽六七咽，以食为主是准则。饭了须呵三五呵，免教毒气烦胸臆。

服气饮食杂忌歌诀

密室避风隙，高床免鬼吹。藏精身有益，保气命无亏。喜怒情须戢，利名心可灰。真神兼本属，禽兽及虫鱼。此等血肉食，皆能致食危。荤茹既败气，饥饱也如斯。生硬冷须慎，酸咸辛不宜。雨云风罢作，雷电晚休为。萝卜羹须忌，白汤面勿欺。更兼避热食，瓜果勿委随。陈臭物有损，死生秒无裨。须防咽入腹，服气勿多疑。

休粮歌诀

千日功夫如不辍，心中渐得尸虫灭。更教充实三丹田，转得坚牢百骨节。只欲思惟断食因，懒将品味加餐啜。腹虚即咽下脐轮，元气便将为休绝。饱即宁心勤守中，饥来闭咽忘言说。如斯励力久成功，方信养生在秘诀。岂并凡常服药人，终朝修炼无休歇。营营药力尽成空，矻矻忍饥守不彻。争似常服太和精，便能清净生光悦。如贪外美乱正元，百疾临身自尪劣。

慎守歌诀

精气切须坚慎守，益身保命得长久。人多嗜欲丧形躯，谁肯消除全永寿。未病忧病病难成，已灾去灾灾遣否？临终始解惜危身，不及噬脐身已朽。胎息纵然励力修，欲情不断也泱咎，阴丹体得道方全，如此之人还鲜有。

九载功变歌诀

气并血脉共肉髓，筋骨发形依次起。欲遣衰老却童华，一年一变九载矣。

先端坐澄定，闭目息气，然后鸣天鼓四八通，以舌掠上唇外九遍，次掠下唇外九遍，又掠上唇里九遍，又掠下唇里九遍。即上唇外为南方，下唇外为北方，上唇里为东方，下唇内为西方，即以舌柱为中方。待津满口，即数努两腮内气二十一遍，微从鼻出些子便咽。咽时须喉中鸣，即汨汨也。想津气入下丹田，如此三遍五遍。又咽时须俟气出便咽也。

治万病坐功法

凡治诸病，病在喉中胸中者，枕高七寸；病在心下者，枕高四寸；病在脐下者，去枕。以口出气，鼻纳气者，名曰泻。闭口温气咽之者，名曰补。欲引头病者，仰头。欲引腰脚病者，仰足十指。欲引胸中病者，俛足十指。欲引去腹中寒热诸所不快者，皆闭气。胀腹欲息者，须以鼻息，已，复为，至愈乃止矣。

平坐伸腰、脚、两臂，展手据地，口徐吐气，以鼻纳之。除胸中肺中之痛。咽气令温，闭目行也。

端坐伸腰，以鼻纳气闭之，自前后摇头各三十次。除头虚空花，天旋地转之疾。闭目摇之。

将左胁侧卧，以口吐气，以鼻纳之。除积聚心下不快之证。

端坐伸腰，徐以鼻纳气，以右手持鼻摇，目昏若泪出者，去鼻中息。亦治耳聋，亦除伤寒头痛之疾。皆当以汗出为度。

正偃卧，以口徐出气，以鼻纳之。除里急。饱食后小咽，若咽气数至十，令温为度。若气寒者，使人干呕腹痛，可用鼻纳气咽之七，至十至百，则大填腹内，除邪气补正气也。

右胁侧卧，以鼻纳气，以口小吐气数至十，两手相摩，热以摩腹，令其气下出之。除两胁皮肤痛闷之疾，愈即止。

端坐伸腰，直上展两臂，仰两手掌，以鼻纳气闭之，自极七息，名曰蜀王台。除胁下积聚之疾。

覆卧去枕，竖立两足，以鼻纳气四，复以鼻出之四。若气出之极，令微气再入鼻中，勿令鼻知。除身中热，及背痛之疾。

端坐伸腰，举左手仰其掌，却，右手同。除两臂及背痛之疾，气结积聚之病。

端坐，以两手相叉抱膝，闭气鼓腹二七，或三七，气满则吐，以气通畅为度。行之十年，老有少容。

端坐伸腰，左右倾侧，闭目，以鼻纳气。除头风。自极七息，止。

端坐伸腰，鼻纳气数十为度。除腹中饮食满饱。若快则止，未便者复为之。若腹中有寒气亦为之。

端坐，使两手如张弓势，满射数四。可治四肢烦闷背急。每日、或时为之，佳。

端坐伸腰，举左手仰掌，以右手承右胁，以鼻纳气，自极七息。除瘀血阻气等，并皆治之。

端坐伸腰，举右手仰掌，以左手承左胁，以鼻纳气，自极七息。除胃寒，食不变则愈。

两手却据，仰头，自以鼻纳息，因而咽之数十。除热，身中伤死肌肉等，治之而愈。

正偃卧，端展足臂，以鼻纳气，自极七息，摇足三十而止。除胸足中寒，周身痹厥逆嗽。

偃卧，屈膝，令两膝头内向相对，手翻两足，伸腰，以鼻纳气，自极七息。除痹疼热痛，两胫不遂。

平坐，两手抱头宛转上下，名为开胁。身体昏沉不通畅者，并皆治之愈。

踞坐，伸右脚，两手抱左膝头，伸腰，以鼻纳气，自极七息。除难屈伸，及拜起胫中痛瘀痹等病，并皆治之。

踞坐，伸左足，两手抱右膝，伸腰，以鼻纳气，自极七息，展左足著外。除难屈伸，及拜起胫中疼。一本云：除风，并目晦耳聋。

正偃卧，直两手捻胞所在，令如油囊裹丹。阴下湿，小便难倾，小腹重不快。若腹中热，但口出气，鼻纳之数十，止。亦不须小咽之。若腹中不热者，行七息，以温气咽之十，止。

覆卧，傍视两踵，伸腰，以鼻纳气，自极七息。除脚中弦痛转筋及脚酸痛。

踞坐，两手抱两膝头，以鼻纳气，自极七息。除腰痹背痛。

偃卧，展两胫两手，令两踵相向，亦鼻纳气，自极七息。除死肌及足胫寒疼之疾。

偃卧，展两手、两胫、左膀、两足踵，以鼻纳气，自极七息。除胃中有食不消、苦呕之疾。

踞坐伸腰，以两手引两踵，以鼻纳气，自极七息，向两膝头者。除身痹呕逆之疾。

偃卧，展两手两足，仰足指，以鼻纳气，自极七息。除腹中弦急切痛。

偃卧，左足踵拘右足拇指，以鼻纳气，自极七息。除厥疾。若人脚错踵不拘蹒指，依法行之。

偃卧，以右足踵拘左足蹒指，以鼻纳气，自极七息。除周身痹。

病若在左，端坐伸腰，右视目，以鼻纳气，极而吐之数十，止。闭目而作。

若病在心下积聚者，端坐伸腰，向日仰头，徐以鼻纳气，因而咽之，三十而止。开目而作。

若病在右，端坐伸腰，左视目，以鼻徐纳气而咽之数十，止。

《元阳经》云："常以鼻纳气，含而漱之，舌撩唇齿咽之，一日夜得千咽者，大佳。当少饮食，多即气逆，逆则百脉闭，百脉闭则气不行，气不行则疾病生。"

《太上三尸中经》曰："人之生也，皆寄形于父母胞胎，饱味于五谷精气。是以人之腹中，各有三尸九虫，为人大害。常以庚申之日上告天帝，以记人之造罪，分毫奏录，欲绝人生籍，减人录命，令人速死。死后魂升于天，魄入于地，唯三尸游走，名之曰鬼，四时八节企其祭祀。祭祀不精，即为祸患，万病竞作，伐人性命。上尸名彭倨，在人头中，伐人上分，令人眼暗发落，口臭面皱齿落。中尸名彭质，在人腹中，伐人五脏，少气多忘，令人好作恶事，啖食物命，或作梦寐倒乱。下尸名彭矫，在人足中，令人下关骚扰，五情滂动，淫邪不能自禁。此尸形状似小儿，或似马形，皆有毛，长二寸，在人身中。人既死矣，遂出作鬼，如人生时形象，衣服长短无异。此三尸。九虫种类群多，蛔虫长四寸五寸，或八寸，此虫贯心人死。白虫长一寸，相生甚多，长者五寸，躁人五脏，多即杀人，兼令人贪食烦满。肺虫令人多咳嗽，胃虫令人吐呕不喜，膈虫令人多涕唾，赤虫令人肠鸣虚胀，蛲虫令人动止劳剧，则生恶疮颠痫、痈疖疽瘘、癣疥痫癞、种种动作，人身中不尽有之。亦有少者，其中有十等，就中妇人最多也。其虫凶恶，好污人新衣，极患，学道欲调去之即可矣。凡至庚申日兼夜，不卧守之若晓，体倦少伏床。数觉莫令睡熟，此尸即不得上告天帝。"又《太上律科》云："庚申日，北帝开诸罪门，通诸鬼神诉讼，群魔并集，以司天下兆人及诸异类善恶之业，随其功过多少，赏劳谪过，毫分不遗。"经曰：三守庚申，即三尸震恐。七守庚申，三尸长绝。乃精神安定，体室长存，五神恬静，不复骚扰，不迷不惑，不乱不淫，嗔怒平息，真灵卫佐，与天地相毕。每夜卧之时，叩齿三七，以左手抚心上，呼三尸名，使不敢为害耳。

符绝三尸秘法<small>符并朱书</small>

《太上》曰："三尸九虫能为万病，病人夜梦战斗，皆此虫也。可用桃板为符，书三道埋于门阃下即止矣。每以庚申日书带之，庚子日吞之，三尸自去矣。常以六庚日书姓名安元命箓中，三尸不敢为患也。"

符式如后。

书符之法，须闭目存想金光自空中圆焰如火，取来吹入笔中，书符无不应验。

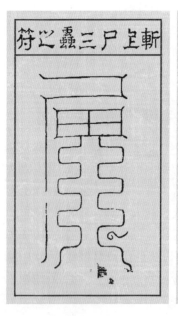
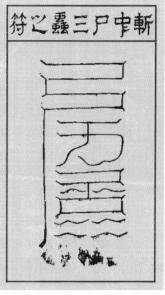
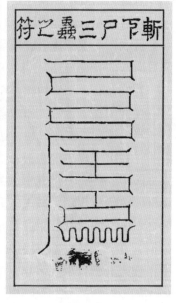

此符消九虫，当以六庚日服符，以白纸竹纸朱书服。每庚皆如之，惟庚申书之不限多少。从庚申日早朝服止，次庚午日又服一道，值六庚勿失，虫皆不贯五脏，人身无病也。敕符咒曰："日出东方，赫赫堂堂，某服神符，符卫四方。神符入腹，换胃荡肠，百病除愈，骨体康强。千鬼万邪，无有敢当，知符为神，知道为真。吾服此符，九虫离身，摄录万毒，上升真人。"

三宝归身要诀

《蕊珠洞微》曰："息之出也，天地盗我元阳之气。息之入也，我盗天地之气。若能真人潜渊，心息相依以归根，则息息盗天地之气矣。"

魏伯阳曰："耳目口三宝，闭塞勿发通。"这三件如何唤作三宝？如此郑重？盖耳乃精窍，目乃神窍，口乃气窍。若耳逐于声，精从声耗而不固；目荡于色，神从色散而不凝；口发言语，气从言走而不聚，安得打成一片，以为丹基？如此紧要，岂得不谓之三宝？修生之人，不于此三宝关键，收舍向里，无有是处。

今人精从下流，气从上散，水火各背，不得凝结，皆是此心使然。心苟爱念不生，此精必不下流；忿念不生，此气必不上炎。一念不生，万虑澄寂，即水火自然交媾矣。本来面目，虽无念虑，常常灵湛者也。若一向虚静去了，则此灵涣散，所谓顽空，亦谓之痴痴者，不灵之谓也。所以佛有贪、嗔、痴三戒也。贪即欲也，嗔即忿也。欲与忿，水火不媾之源也。无贪嗔，斯定；不痴，斯慧矣。慧以培定，定以资慧，定慧相忘，道斯成矣。

服五牙法

凡服气皆先行五牙以通五脏，然后依常法乃佳。

东方青色，入通于肝，开窍于目，在形为脉。

南方赤色，入通于心，开窍于舌，在形为血。

中央黄色，入通于脾，开窍于口，在形为肉。

西方白色，入通于肺，开窍于鼻，在形为皮。

北方黑色，入通于肾，开窍于耳，在形为骨。

肺为五脏之华盖，第一，肺居心上，对胸，有六叶，色如缟映红。肺脉出于少商。左手大指之端内侧，去爪甲二分许，陷者之中。

心居肺下肝上，对鸠尾下一寸，色如缟映绛。心脉出于中冲。左手中指之端，去爪甲之二分许，陷者之中。

肝在心下，少近后，右四叶，左三叶，色如缟映绀。肝脉出于大敦。左足大指端，乃三毛之中。

脾正掩脐上，近前，横覆于胃，色如缟映黄。脾脉出于隐白。左足大指端侧，去爪甲角如韭叶。

左肾右肾，前对脐，搏著腰脊，色如缟映紫。左为正肾，以配五脏。右为命门，男以藏精，女以系胞。肾脉出于涌泉。左足心陷之中。

凡服五牙之气者，皆宜思入其脏，使其液宣通，各依所主。既可以周流形体，亦可以治疗疾病。服青牙者，思气入肝中，见青气氤氲，青液融融分明。良久，乃见足大敦之气，循股而至，会于脉中，流散诸脉，上通于自然。次服诸方，仍宜以丑后澡漱冠服，入别室焚香，坐向其方，静虑澄心，注想而为之。四方同此服法。

养五脏五行气法

春以六丙之日时加巳，食气百二十，助于心，令心胜肺，无令肺胜肝，此养肝之义也。

夏以六戊之日时加未，食气百二十，以助脾胜肾，不伤于心也。

季月以六庚之日时加申，食气百二十，以助肺，令肺胜肝，不伤于脾也。

秋以六壬之日时加亥，食气百二十，以助肾，令肾胜心，不伤于肺也。

冬以六甲之日时加寅，食气百二十，以助肝，令肝胜脾，不伤于肾也。

此法，是五行食气之要，明时各有九，凡一千八十。食气各以养脏，周而复始，不相克，精心为之。

服气有三膈说

凡人腹中有三膈处：一，心有膈。初学服气者，觉心下胃中气满，是一膈也。但少食，唯以咽气存想，充关而下，自能通也。二，生脏下有膈。亦须以上法减食，或口咬甘草并桂些少以通之。三，下丹田有膈。须固志，如上法以通之，或服蜀椒一二百粒，自然气周通行身中矣。咽气须干咽，不得和唾，亦须用出息咽之。若用入息，恐生风入，当用心也。

凡咽气，喉中深咽，不得浅，浅即发嗽。

凡初服气，气未固，腹中作泄，勿令有此，以意运令散，或以药食治之。

凡服气，得脐、丹田常满。叫唤读书，终日对人语言，气力不少，出入行步无倦怠也。

凡服气人不可过劳，劳即损气。仍须时常行步，使气下行。

凡服气者，小便黄赤不碍，行之日久，自然如常。

凡人饮酒食肉，一时虽勇健，百病易生，瘴疠蛊毒，逢即被伤。若服元气，久而行之，诸毒不能伤，一切疫病不能染。如能坚持，自知其妙。

服日气法

半旦伺日初出，乃对日，坐立任意，叩齿九通，心呼日魂、珠景、照韬、绿映、回霞、赤童、玄炎、飙象。仍冥目握固，存日中五色流霞皆来接身，下至两足，上至头顶。又令光霞中有紫气，如目童，累数十重，与五色俱来，入口吞之，四十五咽气。又咽液九过，叩齿九通。微祝曰："赤炉丹气，圆天育精，刚以受柔，炎水阴英。日辰元景，号曰大明，九阳齐化，二烟俱生。凝魂和魄，五气之精，中生五帝，乘光御形。探飞以虚，掇根得盈。首巾龙盖，披朱带青，辔乌流玄，霞映上清。赐书玉简，金阁刻名，服食朝华，与真合灵，飞仙太微，上升紫庭。"再拜而止。

服月精法

伺月初出，对月，坐立任意，叩齿十通，心呼月魄暧萧、芬艳、翳寥、婉虚、灵兰、郁华、结翘、淳金、清莹、炅容、台标。仍冥目握固，存月中五色流精皆来接身，下至两足，上至头顶。又令光精中有黄气，如目童，累数十重，与五色俱来，入口吞之，五十咽气。又咽液十过，叩齿十通。微祝曰："黄青玄晖，元阴上气，散蔚寒飙，条灵敛胃。灵波兰颖，挺濯淳器，月精夜景，玄官上贵。五君夫人，各保母位，赤子飞入，婴儿续至。迴阴三合，光玄万方，和魂制魄，五胎流通。乘霞飞精，逸虚于东，首结灵云，景华招风。左带龙符，右腰虎章，凤羽朱帔，玉珮金珰，骞树结阿，号曰木王。神蟆控根，有亏有充，明精内映，玄水吐梁。赐书玉札，刻名灵房，服食月华，与真合同，飞仙紫薇，上朝太皇。"再拜。若天阴，可于寝室存之。山林中旦夕恒行。

拘三魂法

其日夕卧，去枕，向上伸足，交手心上，瞑目，闭气三息，叩齿三通。存心有赤气如鸡子，从内仰上，从目中出，外转大覆，身实成火，烧身周币，内外洞彻如一。觉体中小热，叩齿三通。呼爽灵、胎光、幽精三神急往。因微祝曰："太微玄宫，中黄始青，内炼三魂，胎光安宁。神宝玉室，与我俱生，不得妄动，监者太灵。若欲飞行，唯得诣太极上清；若欲饥渴，唯得饮徊水玉精。"

制七魄法

其日夕卧，向上伸足，两手掌掩两耳，<small>当使指端接交颈中</small>。瞑目，闭气七过，叩齿七通。<small>上下叩数遍为一通</small>。存鼻中，端有白气如小豆，须臾渐大，冠身九重，忽又各变成天兽。<small>两青龙在两目中，两白虎在两鼻孔中，头皆向外。朱雀在心上，向人口。苍龟在左足下，灵蛇在右足下，头亦向上。玉女著玄锦衣，两手各把火光当耳门</small>。如此良久，咽液七遍，叩齿七通。呼尸狗、伏矢、雀阴、吞贼、非毒、除秽、臭肺。又微祝曰：<small>尸狗以下七神名也</small>。"素气九迴，制魄却奸。天兽守门，娇女执关。炼魄和柔，与我相安。不得妄动，看察形源。若汝饥渴，听饮月黄日丹。"

见不祥禳法[1]

凡进斋入室见不祥之物者，常念北帝咒，南向叩齿三下。咒曰："二象回倾，玄一之精，七灵护命，上诣三清。双皇驱除，赫奕罗兵，三十万人，侍卫神营，巨兽百万，威摄千精，挥剑逐邪，鹹落魔灵。神伯所咒，千妖灭形。"毕，又叩齿三十六通。

治急病法

凡受三五法，在存识三天贞名、三司贞名，有急灾困病，大唤三天名，密呼三师名，即灾病皆消。

上清微天贞名<small>防中</small>

中禹余天贞名<small>元</small>

下大赤天贞名<small>德丘</small>

（上三天贞名也）

左天上贞名<small>叒即天字也</small>

右玄老贞名<small>众即人字也</small>

中央太上贞名<small>𤳊即地字也</small>

（上三师名）

---

〔1〕见不祥禳法：原作"斋见不祥之物"，据目录改。

反舌塞喉法

凡守一者，身神常安。若体中不宁，当反舌塞喉，漱泪醴泉满口，咽之讫。又如前咽液无数，觉宁乃止。止而未宁，重复为之。须臾之间，不宁之疴，即应廓散，自然除也。当时有效。

制三尸日

凡甲寅、庚申之日，是三尸鬼竞乱精神之日也，不可与夫妻同室寝食，可慎之。甲寅日可割指甲，甲午日可割脚甲，此是三尸游处，故以割除，以制尸魄也。

寝卧咒法[1]

凡人卧，床常令高，则地气不及，鬼吹不干。鬼气侵人，常因地气而逆上耳。人卧室宇，当令洁盛，盛则受灵气，不洁则受故气。故气之乱人室宇者，所为不成，所依不立。一身亦尔，当数沐浴洁净。

《黄素四十四方经》云："夜寝欲合眼时，以手抚心三过，闭目微咒曰：'太灵九宫，太乙守房，百神参位，魂魄和同，长生不死，塞灭邪凶。'咒毕而寝。此名九宫隐祝寝魂之法。常能行之，使人魂魄安宁，永获贞吉。"

耳鸣咒

耳神娇女云耳鸣，外使人也，如钟声以闻九宫。鸣者常掩耳而咒曰："赤子在宫，九真在房，清听神命，亦察不祥。太乙流火，以灭万凶。"

---

〔1〕寝卧咒法：原作"寝室卧时祝法"，据目录改。

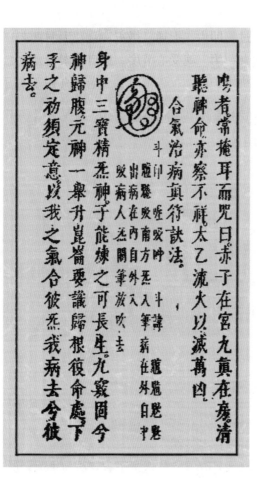

合气治病真符诀法

斗印：喔吸吽。斗讳：魖魑魅魈魓魌。吸南方气入笔，病在外，自中出；病在内，自外入。吸病人气搁笔放吹去。

身中三宝精气神，子能炼之可长生。九窍固兮神归腹，元神一举升昆仑。要识归根复命处，下手之初须定意。以我之气合彼气，我病去兮彼病去。

服日月光芒法

凡存心中有日象，大如钱，在心中，赤色有光芒，从心中上出喉，至齿间即不出，却回还胃中。如此良久，临目存见心中胃中分明，乃吐气讫，咽液三十九过止。一日三为之，日出时、食时、日中时行之。一年除疾，五年身有光彩，十八年得道，日中行无影，辟百邪千灾之气。常存日在心，月在泥丸中，昼服日，夜服月。

服月法：存月光芒白色，从脑中下入喉，芒亦至齿而咽入胃。一云，常存月，一日至十五日以前服，十五日以后不服。月减光芒，损天气，故即止也。

恶梦吉梦祝法[1]

太素真人教始学者辟恶梦法，若数遇恶梦者，一曰魄妖，二曰心试，三曰尸贼，

---

〔1〕法：原无，据目录补。

此乃厌消之方也。若梦觉以左手捻人中二七过，叩齿二七通，微祝曰："大洞真玄，长炼三魂，第一魂速守七魄，第二魂速守泥丸，第三魂受心节度，速启太素三元君。向遇不祥之梦，是七魄游尸来协邪源。急召桃康护命，上告帝君，五老九真各守体门黄阙，神师紫户将军把钺握铃，消灭恶精。返凶成吉，生死无缘。"毕，若又卧，必获吉应，而造为恶梦之气，则受闭于三关之下也。

明耳目诀

《真诰》曰："求道要先令目明耳聪，为事主也。且耳目是寻真之梯级，综灵之门户，得失系之，而立存亡之辨也。"今抄经相示，可施运用之道。日常以手按两眉后小穴中三九过，又以手心及指摩两目颧上，以手旋耳，行三十过，唯令数无时节也。毕，辄以手逆乘额三九过，从眉中始，以入发际中，仍须咽液，多少无数。如此常行，耳目清明，二年可夜书。眉后小穴为上元六合之府，化生眼晖，和莹精光，长映彻瞳，保炼目神，是真人坐起之上道也。

存日月诀

青牛道士口诀："暮卧存日在额上，月在脐下，上辟千鬼万邪，致玉童玉女来降，万祸伏走。"甚秘验也。

服食灵药忌

女仙程伟妻曰："服食灵药，勿食血物，使三尸不得去。干肉可耳。"《风纲诀》曰："道士有疾内视心，使生火以烧身及疾处，存之要精如仿佛，疾即愈。凡痛处加其火，必验也。"以意火攻之。

存想三台厌百恶法[1]

上台虚精　中台六淳，又作六停　下台曲生

---

〔1〕存想三台厌百恶法：原作"思三台厌恶法"，据目录改。

上三台内讳，知者众恶悉除，诸善备至。

凡于静房端坐，思三台覆头，次思两肾气从胸中出与三台相连。久久思毕，二七叩齿，二鼻微微内气，闭口，满便咽之。咽毕乃咒曰："节荣节荣，愿乞长生，太玄三台，常覆我形。出入行来，万神携营，步之五年，仙骨自成；步之七年，令药皆精；步之十年上升天庭。"

步台日

正月三日　二月二日　五月五日　九月九日　十月二十六日

厌恶梦咒

若人梦寐不真，魄协百气以校其心，欲伺我神之间伏也。每遇梦恶，但北向启太上大道君，具言其状，不过四五则自消绝也。

《青童君口诀》曰："夜遇恶梦非好觉，当即返枕而咒曰：'太灵玉女，侍真卫魂，六宫金童，来守玉门。化恶返善，上书三元，使我长生，乘景驾云。'毕，咽液七过，叩齿七通而更卧。如此四五，亦自都绝也。"此咒亦返恶梦而更吉祥也。

行路畏恐法

凡行来畏恐，常鸣天钟于左齿三十六通，先闭气左嘘之，叱叱五通。常行之，辟精邪恶物不祥之气。常夜寝临欲眠时，以手抚心，叩齿三通，闭目微咒曰："太灵九宫，太一守房，百神参位，魂魄和同。长生不死，塞灭邪凶。"咒毕而寝。此名为九宫隐咒寝魂之法，常能行之，使人魂魄安宁，常保吉祥。

守庚申捷法

存头中有太上老君泥丸真人，著远游冠子，服玄袍，坐于冥光帐中，下视口目耳鼻，清涤气，谓之上一，拘上部之魂。心中有太上帝绛宫真人，著九阳冠，服丹南逸景之袍，坐于朱陵帐中，下视四体情状，肝脾胆肾皆令清洁如五色玉，谓之中一，拘四肢之邪精。存脐内有太黄老君黄真人，二人戴十灵之冠，服黄罗之袍，坐于黄绵帐中，下视脾肠之孔窍，皆令分明如素，谓之下一，拘肠胃，制骸魄。于是三尸无从得动也。

去三尸虫法[1]

以春乙卯日，夏丙午日，秋庚申日，冬壬子日，冥目卧时，先捣朱砂、雄黄、雌黄三分等，细罗之，绵裹如枣大，以塞鼻中。此谓消三尸炼七魄之道，秘法勿令有知者。明日日中时，以东流水浴毕，更整饰床席，三尸服新衣，洗除鼻中绵裹，及扫洒寝席床下，通令所止一室洁净，便安枕卧，闭气握固良久，微咒曰："天道有常，改故易新。上帝吉日，沐浴为真。三气消尸，朱黄合魂，宝炼七魄，元与我亲。"咒毕，此道是消炼尸秽之上法，改真新形之要诀，四唯各取一日为吉。

赵先生曰："欲除三尸九虫之法，常以月建之日夜半子时，密出庭中，正东向，平体正气，叩齿三十六通讫，举头小仰，即复下头小俯，因咽液二七过，又双前却两手二七遍，首后却，授手为之，窍咒曰：'南昌君五人，官将百二十人，为某除三尸伏尸，将某周游天下，过度灾厄。'语讫，徐徐左回还卧。行之三尸消灭。若月中有重建者，为修之法，欲得斋戒独住，不欲人杂错，务令寂静，勿使人知之，及六畜鸟兽并无声为妙。此法易行，无恍惚之患。"

老君去尸虫方

贯众五分，杀伏虫　白雀庐十二分，杀蛔虫　蜀漆三分，杀白虫　芜荑五分，杀肉虫　雷丸五分，杀赤虫　僵蚕四分，杀膈虫　厚朴五分，杀肺虫　狼牙子四分，杀胃虫　石蚕五分，杀蜣虫

上九件，炒微香为末，蜜丸桐子大。轻粉一分，调浆服五丸，日三服。已后，淡白汤加至十丸，三十日见效，百日病愈，众虫俱尽灭，须至诚服之，无不效也。甲子日为之。

左洞真经按摩导引诀

高子曰：人身流畅，皆一气之所周通。气流则形和，气塞则形病。故《元道经》曰："元气难积而易散，关节易闭而难开。"人身欲得摇动，则谷气易消，血脉疏

---

[1]去三尸虫法：原作"太上真人除三尸七魄要诀"，据目录改。

利。仙家按摩导引之术，所以行血气，利关节，辟邪外干，使恶气不得入吾身中耳。《传》曰："户枢不蠹，流水不腐。"人之形体，亦犹是也。故延年却病，以按摩导引为先。

夜半子候

少阳之气生于阴分，修生之士于子时修炼。古人一日行持始于子，一岁功用起于复。一阳之月是也，即今之十一月。

转肋舒足

《混元经》曰："戌亥子三时，阴气生而人寐，寐则气滞于百节。养生家睡不厌缩，觉不厌伸。故阳始生则舒伸转掣，务令荣卫周流也。"

导引按跷

踊身令起，平身正坐，两手叉项后，仰视举首，左右招摇，使项与手争。次以手扳脚，稍闭气，取太冲之气。太冲穴在大指本节后二寸，骨罅间陷者。左挽如引弓状，右挽亦如之。令人精和血通，风气不入。久能行之，无病延年。

捏目四眦

《太上三关经》云："常以手按目近鼻之两眦，闭气为之，气通即止。终而复始，常行之，眼能洞见。"又云："导引毕，以手按目四眦三九遍，捏令见光明。"是检眼神之道。久为之，得见灵通也。

摩手熨目

捏目四眦毕，即用两手侧立，摩掌如火，开目熨睛数遍。

对修常居

《内景经》云："常以两手按眉后小穴中二九，一年，可夜作细书。亦可于人中密行之，勿语其状。眉后小穴为上元六合之府，主化生眼晕，和莹精光，长珠彻瞳，保炼月精，是真人坐起之道。"紫微夫人曰："仰和天真，俯按山源。天真是两眉之角，山源是鼻下人中也。两眉之角，是彻视之津梁；鼻下人中，是引灵之上房。"

俯按山源

紫微夫人云："俯按山源，是鼻下人中之本侧，在鼻下小谷中也。"楚庄公时，市长宋来子洒扫一市，常歌曰："手为天马，鼻为山源。"每经危险之路，庙貌之间，心中有疑忌之意者，乃先反舌内向，咽津一二遍毕，以左手第二第三指，捏两鼻孔下人中之本，鼻中隔孔之内际也。鼻中隔孔之际，一名山源，一名鬼井，一名神池，一名魂台。捏毕，因叩齿七遍，又以手掩鼻。手按山源，则鬼井闭门；手薄神池，则邪根分散；手临魂台，则玉真守关。鼻下山源，是一身之武津，真邪之通府。守真者，所以遏万邪，在我运摄云耳。

营治城郭

《消魂经》云："耳欲得数按抑，左右令无数，使人听彻。所谓营治城郭，名书皇籍。"

击探天鼓

天鼓者，耳中声也。举两手心紧掩耳门，以指击其脑户，常欲其声壮盛，相续不散。一日三探，有益下丹田。或声散不续，无壮盛者，即元气不集也，宜整之。

拭摩神庭

《真诰》云："面者神之庭，发者脑之华。心悲则面焦，脑火则发素。"《太素丹经》云："一面之上，常欲得两手摩拭之使热，高下随形，皆使极匝，令人面色有光泽，皱斑不生。行之五年，色如少女。所谓山泽通气，勤而行之，手不离面，乃佳也。"《颖阳书》云："发宜多栉，齿宜数叩，液宜常咽，气宜常炼，手宜在面。此五者，所谓子欲不死修昆仑也。"

上朝三元

《真诰》云："顺手摩发，如理栉之状，使发不白，以手乘额上，谓之手朝三元，固脑坚发之道也。头四面以手乘顺就结，唯令多也。于是头血流散，风湿不凝。"

下摩生门

《黄庭经》云："两部水王对生门。"生门者脐也。闭内气，鼓小腹令满，以手摩一周天三十六度。

栉发去风

《谷神诀》："凡梳头勿向北，梳欲得多，多则去风。多过一千，少不下数百，仍令人数之。"《太极经》云："理发欲向王地栉之，取多而不使痛，亦可令侍者栉也。于是血液不滞，发根常坚。"

运动水土

《真诰》云："食勿过多，多则生病。饱慎便卧，卧则心荡。学道者当审之。"《登真秘诀》云："食饱不可睡，睡则诸疾生。"但食毕须勉强行步，以手摩两胁上下良久，又转手摩肾堂令热，此养生家谓之运动水土。水土即脾肾也，自然饮食消化，百脉流通，五脏安和。《养生论》云："已饥方食，才饱即止。申未之间，时饮酒一杯，止饥代食。酒能淘荡阴滓，得道之人，熟谷之液皆所不废。"酒能炼人真气，灵剑子《服气经》云："酒后行气易通，然不可多及吐，反有所损。"

太上混元按摩法

两手捼胜，左右捩肩二七遍，左右扭身二七遍。两手抱头，左右扭腰二七遍。

左右摇头二七遍。一手抱头，一手托膝，三折，左右同。两手托头三举之。一手托头，一手托膝，从下向上三遍，左右同。两手攀头下向，三顿足。两手相捉头上过，左右三遍。

两手相叉，托心前，推却挽来三遍，著心三遍。

曲腕，筑肋，挽肘，左右亦三遍。左右挽，前后拔，各三遍。舒手挽项，左右三遍。

反手著膝，手挽肘，覆手著膝上，左右亦三遍。手摸眉，从上至下使遍，左右同。两手空拳筑三遍。外振手三遍，内振三遍，覆手振亦三遍。两手相叉反复搅，各七遍。摩扭指三遍。

两手反摇三遍，两手反叉，上下扭肘无数，单用十呼。两手上耸三遍，下顿三遍。

两手相叉头上过，左右伸肋十遍。两手拳，反背上掘脊，上下亦三遍。掘指之也。

两手反捉，上下直脊三遍。覆掌搦腕，内外振三遍。

覆掌前耸三遍。覆掌两手相叉交横三遍。覆手横直即耸三遍。若有手患冷，从上打至下，得热便休。

舒左脚，右手承之，左手捺脚，耸上至下，直脚三遍。右手捺脚亦尔。前后捩足三遍。左捩足，右捩足，各三遍。前后却捩足三遍。

直脚三遍，扭胜三遍，内外振脚三遍。若有脚患冷者，打热便休。

扭胜，以意多少。顿脚三遍。却直三遍。

虎据，左右扭肩三遍。推天托地左右三遍。左右排山，负山拔木，各三遍。

舒手直前，顿伸手三遍。舒两手两膝，亦各三遍。

舒脚直反，顿伸手三遍。捩内脊各三遍。

天竺按摩法

两手相捉，扭捩如洗手法。

两手浅相叉，翻覆向胸。

两手相捉，共按胜，左右同。

两手相重，按胜，徐徐捩身，左右同。

以手如挽五石力弓，左右同。

作拳向前筑，左右同。

如托石法，左右同。

作拳却顿，此是开胸，左右同。

大坐，斜身偏欹如排山，左右同。

两手抱头，宛转胜上，此是抽胁。

两手据地，缩身曲脊，向上三举。

以手反捶背上，左右同。

大坐，伸两脚，即以一脚向前虚掣，左右同。

两手据地回顾，此是虎视法，左右同。

立地，反拗身三举。

两手急相叉，以脚踏手中，左右同。

起立，以脚前后虚踏，左右同。

大坐，伸两脚，用相当手勾所伸脚著膝中，以手按之，左右同。

上十八势，但逐日能依此三遍者，一月后，百病除，行及奔马，补益延年，能食，眼明，轻健，不复疲乏。

婆罗门导引十二法

第一，龙引。以两手上托，兼似挽弓势，左右同。又叉手相捉头上过。

第二，龟引。峻坐，两足如八字，以手托膝行摇动。又左顾右顾，各三遍。

第三，麟盘。侧卧，屈手承头，将近床脚，屈向上，傍髀展上，脚向前拗，左右同。

第四，虎视。两手据床，拔身向背后视，左右同。

第五，鹤举。起立，徐徐返拗引颈，左右挽，各五遍。

第六，鸾趋。起立，以脚徐徐前踏，又握固，以手前后策，各三遍。

第七，鸳翔。以手向背上相捉，低身，徐徐宛转，各五遍。

第八，熊迅。以两手相叉，翻覆向胸臆，抱膝头上，宛转各三遍。

第九，寒松控雪。大坐，手据膝，渐低头，左右摇动，徐徐回转，各三遍。

第十，冬柏凌风。两手据床，或低或举，左右引，细拔回旋，各三遍。

第十一，仙人排天。大坐，斜身偏倚，两手据床如排天，左右同。

第十二天，凤凰鼓翅。两手交捶膊并连臂，反捶背上连腰脚，各三。数度为之，细拔回旋，但取使快为主，不得过度，更至疲顿。

擦涌泉穴说

其穴在足心之上，湿气皆从此入。日夕之间，常以两足赤肉，更次用一手握指，一手摩擦，数目多时，觉足心热，即将脚趾略略动转，倦则少歇。或令人擦之亦得，终不若自擦为佳。

擦肾腧穴说

张成之为司农丞监史同坐。时冬严寒，余一二刻间，两起便溺。问曰："何频数若此?"答曰:"天寒自应如是。"张云:"某不问冬夏,只早晚两次。"余谂之曰:"有导引之术乎?"曰:"然。"余曰:"旦夕当北面。"因暇专往叩请,荷其口授。曰:"某先为家婿,妻弟少年遇人有所得,遂教小诀:临卧时坐于床,垂足解衣,闭气,舌拄上腭,目视顶门,仍提缩谷道,以手摩擦两肾腧穴,各一百二十次,以多为妙。毕即卧。如是三十年,极得力。"归禀老人,老人行之旬日,云:"真是奇妙。"亦与亲旧中笃信者数人言之,皆得效验。

针灸百病人神所忌考

百忌历载人神所在,四时十干十二支十二时各有住处,不止黄历后闻一月三十日也。针灸治疾者,当慎择用之,毋为庸医所误。

春在左胁　夏在脐　秋在右胁　冬在腰间

十干日人神所忌

甲日不治头　乙日不治喉　丙日不治肩　丁日不治心　戊日不治腹　己日不治脾　庚日不治腰　辛日不治膝　壬日不治胫　癸日不治足

十二支日人神所在

子日在目　丑日在腰　寅日在胸　卯日在脾胃　辰日在足　巳日在手　午日在心　未日在头手　申日在头背　酉日在肩　戌日在面　亥日在头项

十二时人神所在

子时在足　丑时在头　寅时在目　卯时在面上　辰时在项　巳时在手　午时在胸　未时在肚腹　申时在心　酉时在背　戌时在腰　亥时在两足

男子针灸忌除日,妇女针灸忌破日。

遵生八笺卷之十

古杭　高濂　深甫氏　编次

景陵　钟惺　伯敬父　较阅

延年却病笺下卷

高子三知延寿论

色欲当知所戒论

高子《三知论》曰：人生孰不欲倚翠偎红，沉酣曲蘖，明眸皓齿，溺快衾绸？何知快乐之悦吾心，而祸害因之接踵矣。故庄生曰："人之大可畏者，衽席之间不知戒者过也。"故养生之方，首先节欲，欲且当节，况欲其欲而不知所以壮吾欲也，宁无损哉？夫肾为命门，为坎水，水热火寒，则灵台之焰借此以灭也。使水先枯竭，则木无以生，而肝病矣。水病则火无所制，而心困矣。火焰则土燥而脾败矣。脾败则肺金无资，五行受伤，而大本以去，欲求长生，其可得乎？嗟夫！元气有限，人欲无穷，欲念一起，炽若炎火。人能于欲念初萌，即便咬钉嚼铁，强制未然。思淫逸之所，虎豹之墟也，幽冥之径也。身投爪牙而形甘嚅啮，无云智者勿为，虽愚者亦知畏惧。故人于欲起心热之际，当思冰山在前，深渊将溺。即便他思他涉以遏其心，或行走治事以避其险，庶忍能戒心，则欲亦可免。此为达者言也。平居当熟究养生之理，守静之方，秉慧剑截断尘缘，举法眼看破幻影。无为死可以夺吾生，清静恬淡，悉屏俗好；勿令生反速就其死，定性存诚，务归正道。俾仙不惧我，而我不惧身，久住长年，不为妄诞。然余所论，人孰不曰嚼过饭也。余亦知为熟谈，但人知为嚼过饭，而不知饭所当食；知此谈为熟，奈何熟此谈而不行？所以百日沉疴，经年枕席，芳华凋谢，早岁泉扃。皆由厌常谈而希平地可仙，薄浅近而务谈说高远，于尔身心，果何益哉？徒云自哄自己，毕竟终无一成。吾岂欲人人知予言有本耶？聊自信耳。因录诸经法言，觉彼色欲知戒，俾得天元之寿。

黄帝曰："一阴一阳之谓道，偏阴偏阳之谓疾。阴阳不和，若春无秋，若冬无夏。因而和之，是为圣度。圣人不绝和合之道，贵于闭密，以守天真。"

素女曰："人年六十，当秘精勿泄。若气力尚壮，不可强忍；久而不泄，致生痈疾。"

老君曰："情欲出于五内，魂定魄静，生也；情欲出于胸臆，精散神惑，死也。"

全元起曰："乐色不节则精耗，贪妒不止则精散。圣人爱精重施，则髓满骨坚。"

《仙经》曰："无劳尔形，无摇尔精，归心寂静，可以长生。"又曰："道以精为宝，宝持宜闭密。施人则生人，留己则生己。结婴尚未可，何况空废弃？弃损不竟多，衰老命已矣。"故人肝精不固，目眩无光；肺精不交，肌肉消瘦；肾精不固，神气减少；脾精不固，齿发衰白，疾病随生，死亡随至。"

《书》曰："服丹石以快欲，肾水枯燥，心火如焚，五脏干烈，大祸立至。勿大醉入房，勿燃烛入房，勿远行疲乏入房，勿忍小便入房，勿带疮毒疾病未瘥入房。"

孙真人曰："大寒、大热、大风、大雨、大雾、大雷，日月薄蚀，星辰之下，神佛之前，更忌元旦、三元、五腊、每月朔望，庚申本命，春秋二分、二社，五月九毒日，每月二十八日人神在阴，四月十月纯阴用事，皆不可犯，否则损神，不唯父母受伤，生子亦不仁不孝，戒之戒之。"

高子曰：寡欲者，无伺时日之戒，而自无欲；多欲者，虽律以时日，而一日不能无欲。若尽如太上五百戒中，犯者减算除年，则人寿尽夭亡矣。故立教太严，使人反不知信。然而立教之意，戒人节欲，借时日以惧之耳。余于多戒中仅取以上数条，此大不可犯者为戒。善养生者，当知所恐惧，而无犯此数者。

高子曰：色欲知戒者，延年之效有十。

阴阳好合，接御有度，可以延年。

入房有术，对景能忘，可以延年。

毋溺少艾，毋困倩童，可以延年。

妖艳莫贪，市妆莫近，可以延年。

惜精如金，惜身如宝，可以延年。

勤服药物，补益下元，可以延年。

外色莫贪，自心莫乱，可以延年。

勿作妄想，勿败梦交，可以延年。

少不贪欢，老能知戒，可以延年。

避色如仇，对欲知禁，可以延年。

身心当知所损论

高子曰：吾人一身，所借三宝具足。足则形生，失则形死。故修养之道，保全三者，可以长年。夫人一日之中，一家之事，应接无穷，而形劳百拙，起居不知节宣，万感不令解脱，乃恣意行为，尽力动荡，不知五脏六腑之精，所当珍惜，以养吾形；六欲七情之伤，所当远避，以安吾体。恃年力之壮，乃任意不以为劳，何知衰朽之因，死亡之速，由此而致？令人发槁形枯，蚕眠蜗缩，欲求金石以起吾生，草木以活吾命，有是理哉？故当日用起居，喜怒哀乐，行住坐卧，视听笑谈，逐发戒谨，则身无所损，元气日充，精神日足，彭铿比年，嵩乔同寿，敢曰迂妄以自欺哉？当与同志者，共守此道。因录诸经法言，觉彼身心之损，俾得地元之寿。

《素问玄珠》曰："起居不节，用力过度，则脉络伤。伤阳则衄，伤阴则下。"

《庄子》曰："人有畏影恶迹，而走以避之，举足愈数而迹愈多，走愈疾而影不离，自以为尚迟，疾走不休，绝力而死。不知处阴以休影，处静以息迹，愚亦甚矣！"

《书》云："凡人于外事，勇于敢则杀，勇于不敢则活。盖敢于有为即杀身，不敢有为则活其身也。久行伤筋劳于肝，久立伤骨损于肾。故行不疾走，立不至疲。大雾不宜远行，宜饮酒一杯以出。久坐伤肉，久卧伤气。坐勿背日，勿当疏风。卧间闭口，使真元不失，邪气不入。"

《淮南子》曰："大喜坠阳，故喜勿极，极则伤魄，魄伤则狂，使意不存而皮革焦。忿怒则气逆，大怒破阴，悲哀动中则伤魂，魂伤则狂妄，而阴缩拘挛。"

庚桑曰："全汝形，抱汝生，毋使汝思虑营营。故外不劳形于事，内无思想之患，则形体不弊，精神不散，可以延年。"

《灵枢经》曰："内伤忧恐则气上逆，六输不通，血凝不散，津液渗漏，恍惚不宁，四肢不耐。恐惧不解则精伤，骨酸痿厥。五脏失守。惊则心无所倚，神无所归。故临危冒险则魂飞，戏狂禽兽则神恐。"

《老子》曰："知足不辱，知止不殆。"心有所憎勿深憎，当运心于平等；心有所爱勿溺爱，不令偏颇而改正。不然损性伤神。

《老子》曰："五色令人目盲，五音令人耳聋。"心之神发乎目，久视则伤心；肾之精发乎耳，久听则伤肾。

《书》曰："疑惑不已，则心无所主，正气不行，外邪来干，失寐忘寝，昏昏默默，渐成虚劳。"

《书》曰："谈笑以惜精气为本，笑多则肾转腰疼。行走勿语，伤气。语多则住而再语。故老君曰：塞其兑，闭其门，终身不勤；开其兑，济其事，终身不救。"

真人曰："常习不唾地，有则含以咽之，使人精气常留，面目光衫。故曰：'远唾不如近唾，近唾不如不唾。'又曰：'津液者，吾身之宝，宝聚则为富翁，宝散则为贫客。'"

《闲览》曰："目疾切忌洗浴，令人目盲。饱食沐发，冷水并热泔洗头，冷水濯足，皆令人头病。炊汤隔宿洗体成癣，洗面无光，作齇哇疮。"

真人曰："发宜多栉，手宜在面，齿宜数叩，津宜常咽，气宜常炼，五者修昆仑之法。"

《书》曰："大小二便勿强闭忍，忍小便成淋，忍大便成痔。或涩或滑，又勿过度，皆伤气害生，为祸甚速。"

《书》曰："罗绮成于天蚕，制造出自人力，勿轻剪裁，以为华美，以折福寿。春冰未泮，当下厚上薄，养阳收阴。大暑宜脱汗衣，勿冒风触。冬日之衣，急脱急着，棉衣不可顿加，稍暖又宜暂脱。北方语曰：若要安乐，不脱不着。南方语曰：若要安乐，频脱频着。"

高子曰：身心知损者，延年之效二十。

四时顺摄，晨昏护持，可以延年。

三光知敬，雷雨知畏，可以延年。

孝友无间，礼义自闲，可以延年。

谦光辞让，损己利人，可以延年。

物来顺应，事过心宁，可以延年。

人我两忘，勿竞炎热，可以延年。

口勿妄言，意勿妄想，可以延年。

勿为无益，常慎有损，可以延年。

行住量力，勿为形劳，可以延年。

坐卧顺时，勿令身怠，可以延年。

悲哀喜乐，勿令过情，可以延年。

爱憎得失，揆之以义，可以延年。

寒温适体，勿侈华艳，可以延年。

动止有常，言谈有节，可以延年。

呼吸精和，安神闺房，可以延年。

静习莲宗，敬礼贝训，可以延年。

诗书悦心，山林逸兴，可以延年。

儿孙孝养，僮仆顺承，可以延年。

身心安逸，四大闲散，可以延年。

积有善功，常存阴德，可以延年。

饮食当知所忌[1]论

高子曰：饮食所以养生，而贪嚼无忌，则生我亦能害我，况无补于生，而欲贪异味，以悦吾口者，往往隐祸不小。意谓一菜，一鱼，一肉，一饭，在士人则为丰具矣，然不足以充清歌举筯，金匏银席之宴。但丰五鼎而罗八珍，天厨之供亦隆矣，又何俟搜奇致远，为口腹快哉？吾意玉瓒琼苏与壶浆瓦缶，同一醉也；鸡跖熊蹯与粝饭藜蒸，同一饱也。醉饱既同，何以侈俭各别？人可不知福所当惜。况《物理论》曰："谷气胜元气，其人肥而不寿。"养性之术，当使谷气少，则病不生矣。谷气且然，矧五味餍饫，为五内害哉？吾考禽兽谷食者宜人，此世之常品是也。若远方珍品，绝壑野味，恐其所食多毒，一时尚珍，其于人之脏腑宜忌，又未可晓。悦口充肠，何贵于此？故西方圣人，使我戒杀茹素，岂果异道者哉？人能不杀则性慈而善念举，茹素则心清而肠胃厚，无嗔无贪，罔不由此。即宣尼恶衣恶食之戒，食无求饱之言，谓非同一道耶？余录诸经法言，觉彼饮食知忌，俾得人元之寿。

《内经》曰："谨和五味，骨正筋柔，气血以流，腠理以密，长有天命。酸多伤脾，肉胝而唇揭；咸多伤心，血凝而色变；甘多伤肾，骨病而齿败；苦多伤肺，皮槁而毛落；辛多伤肝，筋急而爪枯。"凡食，先欲得食热食，次食温暖食，次冷食。食

---

[1]忌：原作"损"，据目录改。

热温食讫，如无冷食者，即吃冷水一两咽，甚妙。若能恒记，即是养性之要法也。凡食，欲得先微吸取气咽一两咽，乃食，主无病。真人言：热食伤骨，冷食伤脏。热勿灼唇，冷勿痛齿。食讫趑蹰，长生。饱食勿大语。大饮则血脉闭，大醉则神散。春宜食辛，夏宜食酸，秋宜食苦，冬宜食咸。此皆助五脏，益血气，辟诸病。食酸咸甜苦不得过分。春不食肝，夏不食心，秋不食肺，冬不食肾，四季不食脾，如能不食此五脏，尤顺天理。燕不可食，入水为蛟。蛇所吞亦不宜杀之。饱食讫即卧，成病，背疼。

饮酒不宜多，多即吐，吐不佳。醉卧不可当风，亦不可用扇，皆损人。白蜜勿合李子同食，伤五内。醉不可强食，令人发痈疽，生疮。醉饱交接，小者令人面䵟咳嗽，大则不幸伤绝脏脉，损命。

凡食欲得恒温暖，宜人易消，胜于习冷。

凡食皆熟胜于生，少胜于多。饱食走马，成心痴。饮水勿急咽之，成气病及水癖。入食酪勿食酢，变为血痰及尿血。食热食汗出勿洗面，令人失颜色，面如虫行。食热食讫，勿以醋浆漱口，令人口臭及血齿。马汗息及马尾毛入食中亦能害人。鸡兔犬肉不可合食。烂茅屋上水滴浸宿脯，名曰郁脯，食之损人。

孙真人曰："久饥不得饱食，饱食成癖病。饱食夜卧失覆，多霍乱死。时病新瘥，勿食生鱼，成痢不止。食生鱼勿食乳酪，变成虫。食兔肉勿食干姜，成霍乱。入食肉，不用取上头最肥者，必众人先目之食，食者变成结气及疰疬。凡食皆然。"

《参赞书》云："凡空腹勿食生果，令人膈上热，骨蒸作痈疖。铜器盖食，汗出落食中，食之发疮、肉疽。触寒未解，食热食亦作刺风。饮酒，热未解，勿以冷水洗面，令人面发疮。饮食勿沐发，沐发令人作头风。荞麦和猪肉食，不过三顿成热风。干脯勿置秫米瓮中，食之闭气。干脯火烧不动，出火始动，擘之筋缕相交者，食之患人或杀人。羊脾中有肉如珠子者，名羊悬筋，食之患癫痫。诸湿食不见形影者，食之成痤，腹胀。暴疾后不用饮酒，膈上变热。"

《食忌》云："凡新病瘥，不可食生枣、羊肉、生菜，损颜色，终身不复，多致死，膈上热蒸。凡食热脂饼物，不用饮冷醋、浆水，善失声若咽。生葱白合蜜食害人，切忌。干脯得水自动，杀人。曝肉作脯不肯燥，勿食。羊肝勿合椒食，伤人心。胡荽合羊肉食之，发热。"

《延命录》曰："饮以养阳，食以养阴。食宜常少，亦勿令虚。不饥强食则脾劳，不渴强饮则胃胀。冬则朝勿令虚，夏则夜勿令饱。饱食勿仰卧，成气痞。食后勿就寝，生百疾。凡食，色恶者勿食，味恶者勿食，失饪不食，不时不食，父母并自己生肖犯者勿食。露食勿食。藏物不密者勿食。物色异常者勿食。三厌勿食。鱼无肠胆勿食。异形勿食。菌有毛、背无文者勿食。闭口椒勿食。饮馔上有细白末子并黑细末子者勿食。炙煿承热勿食。藏物作气勿食。铜器盖物勿食。旋作生酢勿食。兽禽脑子勿食。六畜自死勿食。果实双仁勿食。肉块自动者勿食。鸡心勿食。蹄爪带毛者勿食。凡禽六指三足四距者勿食。凡卵上有八字痕者勿食。种种生物，或月令当忌，或五脏相反，或宜或忌者，座右当置《食鉴本草》，以为日用口食考证，无俟琐缀。饮酒食肉，名曰痴脂，忧狂无恒。食良药，五谷充悦者，名曰中士，犹虑疾苦。食气，保精存神，名曰上士，与天同年。"

高子曰：饮食知忌者，延年之效有十八。

蔬食菜羹，欢然一饱，可以延年。

随时随缘，无起谋念，可以延年。

毋好屠宰，冤结生灵，可以延年。

活烹生割，心惨不忍，可以延年。

闻声知苦，见杀思痛，可以延年。

禽羞兽品，毋过远求，可以延年。

勿食耕牛，勿食三义，可以延年。

勿尚生醢，勿饱宿脯，可以延年。

勿耽曲蘖，致乱天性，可以延年。

惧动刀砧，痛燔鼎镬，可以延年。

椒馨五味，勿毒五官，可以延年。

鸟衔鼠盗，勿食其遗，可以延年。

为杀勿食，家杀勿食，可以延年。

闻杀勿食，见杀勿食，可以延年。

勿以口食，巧设网阱，可以延年。

勿以味失，笞责烹调，可以延年。

一粥一菜，惜所从来，可以延年。

一颗一粒，不忍狼藉，可以延年。

最上一乘妙道

最上一乘无上至真妙道，以太虚为鼎，太极为炉，清净为丹基，无为为丹母，性命为铅汞，定慧为水火。窒欲惩忿为水火交，情性合一为金木并，洗心涤虑为沐浴，存诚定意为固济。戒定慧为三要，中为玄关，明心为应险，见性为凝结。三元混一为圣胎，性命打成一片为丹成，身外有身为脱胎，打破虚空为了当。此最上一乘之妙，至士可以行之，功满德隆，直超圆顿，形神俱妙，与道合真。

八段锦导引法

闭目冥心坐，冥心盘趺而坐。握固静思神。叩齿三十六，两手抱昆仑。又两手向项后，数九息勿令耳闻，自此以后出入息皆不可使耳闻。左右鸣天鼓，二十四度闻。移两手心掩两耳，先以第二指压中指，弹击脑后，左右各二十四次。微摆撼天柱，摇头左右顾，肩膊随转动二十四，先须握固。赤龙搅水津。赤龙者舌也，以舌搅口齿并左右颊，待津液生而咽。漱津三十六，一云鼓嗽。神水满口匀。一口分三咽，所嗽津液分作三口，作汩汩声而咽之。龙行虎自奔。液为龙，气为虎。闭气搓手热，以鼻引清气闭之，少顷，搓手急数令热极，鼻中徐徐乃放气出。背摩后精门。精门者，腰后心摩毕，收外肾也，合手手握固。尽此一口气，再闭气也。想火烧脐轮。闭口鼻之气，想用心即用后火下烧丹田，觉热极法。左右辘轳转，俯首摆撼两肩三十六，想火自丹田透双关入脑户。鼻引精气，闭少顷间。两脚放舒伸。放直两脚。叉手双虚托，叉手相交，向上托空三次或九次。低头攀脚频，以两手向前攀脚心十二次，乃收足端坐。以候逆水上，候口中津液生，如未生再用急搅取水，同前法。再漱再吞津。如此三度毕，神水九次吞。谓再漱三十六，如前口分三咽，乃为九也。咽下汩汩响，百脉自调匀。河车搬运讫，摆肩并身二十四次，再转辘轳二十四次。发火遍烧身。想丹田火自下而上遍烧少身体，想时口鼻皆闭气顷。邪魔不敢近，梦寐不能昏。寒暑不能入，灾病不能迍。子后午前作，造化合乾坤。循环次第转，八卦是良因。

诀曰：其法于甲子日，夜半子时起首，行时口中不得出气，唯鼻中微放清气。每日子后午前，各行一次，或昼夜共行三次，久而自知。蠲除疾病，渐觉身轻，能勤苦不怠，则仙道不远矣。

高子曰：以上名八段锦法，乃古圣相传，故为图有八。握固二字，人多不考，岂特闭目见自己之目，冥心见自己之心哉？趺坐时，当以左脚后跟曲顶肾茎根下动处，不令精窍漏泄云耳。行功何必拘以子午，但一日之中，得有身闲心静处，便是下手所在，多寡随行。若认定二时，忙迫当如之何？入道者，不可不知。

八段锦坐功图

叩齿集神图势
叩齿集神三十六，两手抱昆仑，双手击天鼓二十四。

上法先须闭目冥心盘坐，握固静思，然后叩齿集神，次叉两手向项后数九息，勿令耳闻，乃移手各掩耳，以第二指压中指，击弹脑后左右各二十四次。

摇天柱图势
左右手摇天柱各二十四。

上法先须握固，乃摇头左右颈肩膊随动二十四。

舌搅漱咽图势
左右舌搅上腭三十六漱，三十六分作三口如硬物咽之，然后方得行火。

上法以舌搅口齿并左右颊，待津液生方漱之，至满口方咽之。

摩肾堂图势
两手摩肾堂三十六，以数多更妙。

上法闭气搓手令热后，摩肾堂如数，毕，仍收手握固，再闭气想用心火下烧丹田，觉热极即用后法。

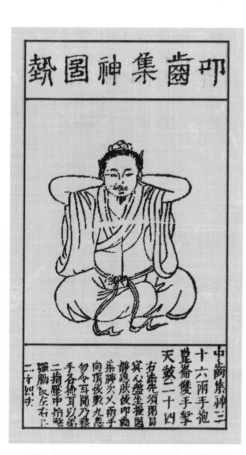

叩齒集神圖勢

叩齒集神三十六，兩手抱崑崙，雙手掌天鼓二十四。

右法先須閉目冥心盤坐握固靜思，然後叩齒兩手抱項後九息，勿令耳聞，徐徐放手，左右手中指按耳上，二指彈腦二十四次，左右一方四次。

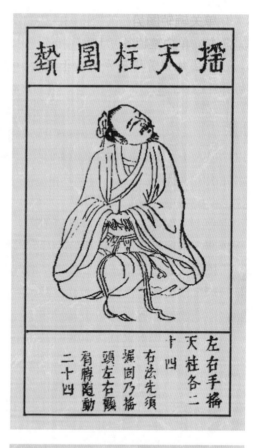

搖天柱圖勢

左右手搖，天柱各二十四。

右法先須握固乃搖頭左右顧，肩膊隨動二十四。

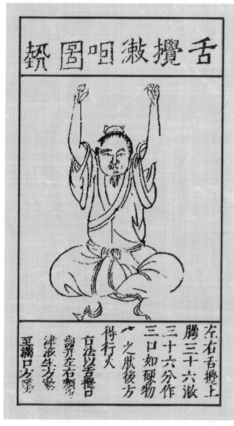

舌攪漱咽圖勢

左右舌攪上膈三十六漱三十六分作三口如硬物咽之，如是後方得行火。

右法以舌攪左右頰齒并唇口，津液生方漱，至滿口方咽。

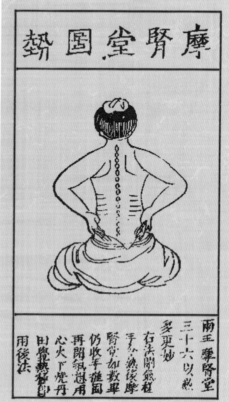

摩腎堂圖勢

兩手擎腎堂三十六，以熱多更妙。

右法用開氣握腎堂手於熟後摩，腎堂如數畢，仍收手握固，再開氣想用心火下燒丹田，陰陽熱方好，用後法。

单关辘轳图势

左右单关辘轳各三十六。

上法须俯首摆撼左肩三十六次，右肩亦三十六次。

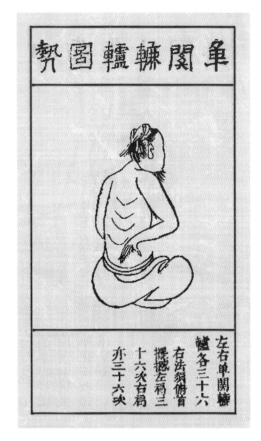

左右辘轳图势

双关辘轳三十六。

上法两肩并摆撼至三十六数，想火自丹田透双关入脑户，鼻引清气，后伸两脚。

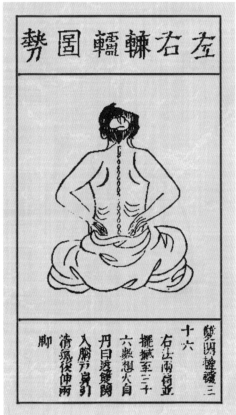

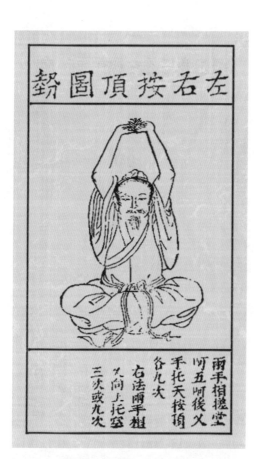

左右按顶图势

两手相搓，当呵五呵后叉手托天按顶各九次。

上法两手相叉向上托空三次或九次。

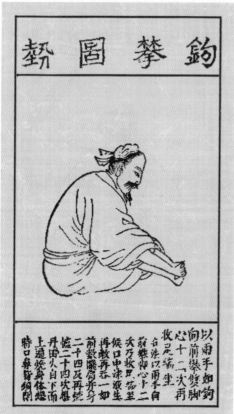

钩攀图势

以两手如钩向前攀双脚心十二次，再收足端坐。

上法以两手向前攀脚心十二次，乃收足端坐，候口中津液生，再漱再吞，一如前数，摆肩并身二十四，及再转辘轳二十四次，想丹田火自下而上遍烧身体，想时口鼻皆须闭气少顷。

陈希夷左右睡功图[1]

陈希夷左睡功图

调和真气五朝元，心息相依念不偏。二物长居于戊己，虎龙蟠结大丹圆。

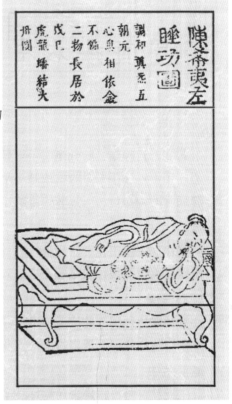

陈希夷右睡功图

肺气长居于坎位，肝气却向到离宫。脾气呼来中位合，五气朝元入太空。

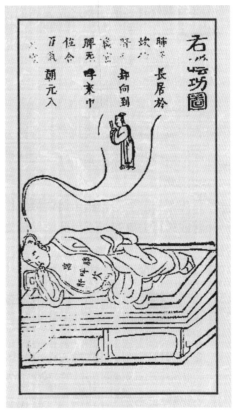

---

[1] 陈希夷左右睡功图：标题原脱，据目录补。

去病延年六字诀 其法以口吐鼻取

总诀

此行六字功夫秘要诀也。非此，六气行不到于本经，以此导之，若引经耳，不可不知。

肝若嘘时目睁精，肺知呬气手双擎。

心呵顶上连叉手，肾吹抱取膝头平。

脾病呼时须撮口，三焦客热卧嘻宁。

吹肾气诀

肾为水病主生门，有疾尪羸气色昏。

眉蹙耳鸣兼黑瘦，吹之邪妄立逃奔。

呵心气诀

心源烦躁急须呵，此法通神更莫过。

喉内口疮并热痛，依之目下便安和。

嘘肝气诀

肝主龙涂位号心，病来还觉好酸辛。

眼中赤色兼多泪，嘘之立去病如神。

呬肺气诀

呬呬数多作生涎，胸膈烦满上焦痰。

若有肺病急须呬，用之目下自安然。

呼脾气诀

脾宫属土号太仓，痰病行之胜药方。

泻痢肠鸣并吐水，急调呼字免成殃。

嘻三焦诀

三焦有病急须嘻，古圣留言最上医。

若或通行去壅塞，不因此法又何知?

四季却病歌诀

春嘘明目木扶肝，夏至呵心火自闲。

秋呬定收金肺润，肾吹唯要坎中安。

三焦嘻却除烦热，四季长呼脾化餐。

切忌出声闻口耳，其功尤胜保神丹。

养心坐功法

时正坐，以两手作拳，用力左右互相虚筑，各六度，又以一手按腕上，一手向上拓空如重石。又以两手相叉，以脚踏手中各五六度。能去心胸间风邪诸疾。关气为之良久，闭目、三咽、三叩齿而止。

养肝坐功法

时正坐，以手两相重，按胜下，徐捩身，左右各三五度。又以两手拽相叉，翻覆向胸三五度。此能去肝家积聚风邪毒气。余如上。

养胆坐功法

时平坐，合两脚掌，昂头，以两手挽脚腕起，摇动，为之三五度。以两手拓地，举身努腰脊三五度。能去胆家之风毒邪气。余如上止。下同。

养脾坐功法

时大坐，伸一脚，屈一脚，以两手向后反掣，各三五度。又行跪坐，以两手据地，回头用力虎视，各三五度。能去脾脏积聚风邪，喜食。

养肺坐功法

时正坐，以两手据地，缩身曲脊，向上三举，去肺家风邪积劳。又行反拳捶脊上，左右各三五度。此法去胸臆间风毒。闭气为之良久，闭目咽液，三叩齿为止。

养肾坐功法

时正坐，以两手止从耳左右引胁三五度，可挽臂向空抛射，左右同，纵身三五度。更以足前后逾，左右各十数度。能去腰肾膀胱间风邪积聚。余如上法。

凡欲修养，须静室焚香，顺温凉之宜，明燥湿之候。每夜半后生气时，或五更睡觉，先呵出腹内浊气，或一九止，或五六止，定心闭目，叩齿至十六通，以集心神。然后以拇指背拭目大小眦九过，兼按鼻左右七过。以两手摩令极热，闭口鼻气，然后摩面，不计遍数，为真人起居法。次以舌柱上腭，漱口中内外津液满口，作三咽下，令入胃中存，胃神承之。如此作为，是三度九咽，庶得灌溉五脏，光泽面目，极有效验，不可轻忽。余意六字之法，某脏有病，当以某字治之，不必俱行，恐伤无病之脏，当酌量以行可也。然呵字一法，心脏热者，秋冬睡醒，当呵出三五口，以去五脏壅气，此又不可废者。

心书九章

此至真妙道，人能熟玩精思，仙阶可步，矧延年却病云乎？此下三录，皆紫府南宫极玄妙语。

赵古蟾曰："三教之道，同一心地，法门有三，学儒者，学此而已；修仙者，修此而已；参禅者，参此而已。舍此心而他求，所谓旁蹊曲径耳，苦己劳形，终无所成。学者倘即是书，反复玩味，其理自明。其理既明，当继之以力行。力行不倦，则三教圣贤之阃域，可造进而无疑矣。然是书也，岂但为初学之士发哉？

原心章第一

八万四千法门，同归方寸。故首题原心章。

夫心，先天地而独存，历事变而不朽，先际无始，后际无终。廓彻圆通，灵明虚湛，所谓体也。不疾而速，不行而至，所谓用也。造物无方，灵变莫测，所谓神也。五常百行之所由始，万物万事之所由终，所谓道也。夫人未生之初，体用混融，万殊一致，虽不可得名状，心非无也。既生之后，如月当空，随水现形，各各禀受，无欠无余，圣智非增，凡愚非损，心非始有。心之静，性也；动，情也；动而不止，欲也。性情欲三者，同出而异名也。性固善，情欲一萌，而有恶焉。情动欲萌，智诱物化，物化不已，心存无几。溺于染缘，移于习气，染习既深，昧其本真矣。圣智善返，则为圣智；凡愚忘返，则为凡愚。圣智凡愚之分，返与不返耳。返，固善也，不返，忘也，悲夫！

究竟章第二

既知道心，便当究竟。故次之以究竟章。

道也者，心也，日用常行之谓也。于眼曰视，于耳曰听，于鼻曰嗅，于口曰言，于手曰举，于足曰履。饥则思食，渴则思饮；冬则思裘，夏则思葛。行住坐卧，苦乐逆顺，无往而非道之所寓，特昧性而不知耳。凡是数端，日用常行之大者，当究竟体认，果何为哉？苟知其所以然，则与道思过半矣。

实证章第三

究竟此理，以悟为期。故次之以实证章。

学贵实证，道贵实悟。学非实证，口耳文字之谓也；道非实悟，情识意解之谓也。夫欲实证实悟，当坚其信心，确其素志，既坚且确，无难焉。盖大道虚无，不可名状，无声色接于耳目，可以见闻；无法度授与学者，可以造进，贵在自证自悟耳。非坚其信心，确其素志，而能坐进是道者，未之有也。所谓实证实悟者，非枯坐灰心，以待其悟，当于日用常行之间，常常体认，常常提撕，力到功深，自有所得。自得之妙，如获拱璧，如归大家，如大梦之初醒，如积冰之已泮，其乐不可云喻矣。儒家所谓寻仲尼颜子乐处者，乐此者也；禅宗所谓禅悦法喜者，悦此者也；道教所谓当此之时喜极难言者，喜此者也。学道参禅，不得其真，而自谓实证实悟者，是自诬也。自诬可乎？既得实证实悟，见得亲切，认得的当，通身手眼，全体金刚，一切处所，皆知下落，才到此地位，便得实证实悟的道理，尽情贬向无生国里。切不可执为奇特，如此方有门分相应。所以古人道："认着依前还不足。"若也认着执着依前，只在妄想情识中，未免又被识神搬弄，引入阴界中去，展转轮回，无所休息，学者切宜慎之。

破幻章第四

既得实证实悟，当识破万幻，庶不为万事所累。故次之以破幻章。

一切世间，皆同幻化，以有形，故不能长久。草木禽兽之脆，蜎飞蠕动之微，固其宜也。至大者天地，至坚者金石，成住坏空，皆不能免，况于人乎？若不明此身是幻，以五尺有限之躯，与天地间无涯事物相酬应，加以功名利禄富贵声色，互相煎迫，精神气血，阴消阳耗而不知觉，毋怪乎渥然如丹也为枯槁，黟然如黑者星星矣。一旦亡形弃质，同于臭腐，虽亲于妻子，亦掩鼻而不敢近，睥睨而不敢视，禽兽不若也。当此之时，不审平生所好所尚，果能与生死敌乎？夫惟不敢敌，随业流转，轮于诸趣，生已复死，死已复生，生死相继，备受诸苦，如循环然，无有休息。是以至人知一切物为幻，一切物如梦，一切法如空花阳焰，一切有为如镜中像，如水中月。以是故尘视珠玉，铢视轩冕，以声色如粪壤，等生死如浮沤。其应物也，如鉴空衡平，妍媸轻重，来则应之，不来勿求。过则化之，既化勿留。能转于物，不为物所转。能应于事，不为事所应。以其生也，由太虚而来，故同太虚无滞碍。及其死也，复归太虚。噫！彼圣人者，果何为而然哉？识破万幻，不染诸缘，君子以是知其然也。

安分章第五

能识万幻，当知一切皆有数定，则不生希求之心。故次之以安分章。

富贵贫贱寿夭，分也；生死祸福荣辱，数也。一饮一啄之微，莫不皆然。从生至死，一定而不可易也。安其分，则不为富贵贫贱寿夭之所累；知其数，则不为生死祸福荣辱之所怵。然虚无所累，静无所怵，故静极而虚，可以入道也欤？人之荣生也，以有幻体，故不得不为也。苟达，不为亦达；不达，多为亦奚以为？然则奈何？曰："无为无不为，斯可矣。"

神气章第六

论性不论气不备，论气不论性不明。故次之以神气章。

神者，性也，首章言之详矣。然性之说有二：有天地之性，有气质之性。父母未生以前，即天地之性，万殊一本者也。父母既生之后，即气质之性，一本万殊者也。天地之性善，气质之性恶，善恶混同，以其禀二五之气，有刚柔缓急之不同，所以然也。非性之咎，善反之，则天地之性焉。为气之说亦有二：有天地之气，有父母之气。天地之气，真气也；父母之气，凡气也。盖人生母腹中，受父精母血而成其朕兆，所谓凡气也。混合空洞，帝真九气，而全其体段，所谓真气也。自一气生胞，二气生胎，第三禀长灵明仙之气而生魂，性始来寄。以体段未具，而未能灵。迨乎四气生魄，五气生五脏，第六禀高真冲和之气而生灵，体段始具。具则能动，动则初生，初生性灵，至九月气足，十月胎圆，然后降生。上丹田为性根，下丹田为命蒂。白玉蟾真人曰："人生在母腹中，其脐蒂与母脐蒂相连，母呼亦呼，母吸亦吸。及乎降诞，剪去脐蒂，然后各自呼吸。而受父母一点凡气，则栖于下丹田中，而寄体于肾。下丹田者，又名玄关，前对脐，后对肾，居脐肾中间，其连如环，广一寸三分。周围有八窍，前后二窍，以应乾坤，上通泥丸，下彻涌泉；旁六窍以应坎离震巽兑艮六卦，以通六腑。一身之气，皆萃于此，如水之朝东，辐之辏毂也。故下丹田为命之基，其性即泥丸，而寄体于心。泥丸者，在人之首，明堂之间，六合之内，是谓顶门。故世称顶门为囟门也。囟即性也，囟开皆知凤世姻缘等事，合则忘之矣，故泥丸谓之性根。能知性根命蒂，始可言修炼也。天地之气亦有二：人未生之前，谓之先天，又谓之母气。其为气也，至大至刚，充塞天地，周流六虚，昼夜不息。人才受胎，便禀此气，谓之后天，又谓之子气，谓之日月发生之气。即前所谓混合空洞，帝真九气是也。其实一气耳。其气充塞人之腔子里，每日遇子时，斗柄指地，先天之气随斗柄从九地之下发生，周流六虚，造化万物。子时，非人间之子时也，二六时中，常常收视返听，顿觉身中暖气冲然，即其候也。"《丹经》云："精生有时，时至神知，百刻之中，切忌昏迷。"天地之气既生，则人身之子气，以类感类，亦由涌泉上升丹田，点化凡气，以成人身之造化。故曰："形者，神气之舍；神者，形气之主。形气非神，块然一物。"呜呼! 神非形气，茫然无归。呜呼! 寄神，性也，寄气，命也，二者不可偏废。修性而不修命，紫阳所谓精神属阴，宅舍难固，未免常用迁徙之法。修命而不修性，释氏所谓炼气精粹，寿可千岁。若不明正觉三昧，报尽还来，复入诸趣。所以先儒曰："论性不论气不备，论气不论性不明，要知性为主，气次之。"是书也，予故以原心章首之。混合神气，仙家谓之炼金丹。形，喻之鼎器；气，喻之药物；神，喻之火候。忘机绝念，收视返听，使精、神、魂、魄、意五者不漏，固鼎器也。昼牝夜玄，摄心一处，终日默默，如愚如痴，采药物也。惺惺不昧，了了常知，神不外驰，其气自定，调火功也。是以圣人忘形养气，忘气养神，忘神养虚，形神俱妙，与道合真。彼所谓忘者，非若槁木死灰墙壁瓦砾，懵然无知之谓也。若必口诀，动而复静，静而复动。必有事焉而勿正，心勿忘，不游于外，老氏之忘也。胸次间常灵豁豁地不忘怀，不管带，释氏之忘也。夫是谓之真忘。若夫虚化神，神化气，气化形，死矣。是谓众人。

修幻章第七

神气，真也，形气，幻也。假幻以修真，真乃坚固。故次之以修幻章。

世之学佛者，率以形同幻化而不顾，且鄙学仙者为有为，自甘一向沉滞空寂，流为顽空，世缘既尽，坐脱立亡，遂指为奇特耳。殊不知此理乃先圣之所哂，为上祖师之所不取。如九峰虔侍者语一第座："汝若会先师意，吾一一依先师礼待之。"问答凡数反，皆不契。座曰："汝妆香来，炉烟起处，若不脱去，是不会先师意。"侍者抚其背曰："坐忘立忘，即不无，若论先师意，未梦见在。"昔有一僧，依一长者安禅入定，衣服饮食，卧具医药，悉以资给，如是数年。密遣一婢往视之，挑戏之余，凝然不动。顾谓婢曰："枯木倚寒岩，三冬无暖气。"婢持此语，归告长者，长者乃呵其僧曰："养汝数年，犹作这般见解。"斥而去之，正坐沉空滞寂之病也。达摩只履西归，普化摇铃升天，此岂沉空滞寂者所能为耶? 又如大通智胜佛，十劫坐道场，佛法不现前，不得成佛道。于是跏趺坐，身心寂不动，遍历十小劫，已得成佛道。所以释迦称赞诸佛世尊一大事，因缘甚深，难解，不可妄传与人，唯佛与佛，乃能证知。舍利佛等诸大弟子闻佛所说，深自克责，自谓空法得证，已得寂灭之乐，不复妄志，求阿耨多罗三藐三菩提。今日那知寂灭非真寂灭也。设使不闻佛法最上一乘秘密之藏，终止于空法而已。故圭堂曰："世尊末年说法华，所以再发重关之秘五千，退席者，乃重关前事，入法华者，乃重关后事也。"如如居士曰："饶伊大通大彻，担板只见一边。直须大法明了，方晓教外别传。"圭堂、如如此理，岂无深意焉? 盖佛法季运世皆以存神运气，揠苗助长之说，指为教外别传，簧鼓后学。颖团不破，遂以修仙法为有为而不为，甘心于沉空滞寂之域，不知俺家自有修仙显诀，特为寻常而不究竟者耳。从上祖禅师立坐禅一法，以授徒众，至今丛林行焉，可谓暗合妙道，不然，何以使之厚铺坐褥，宽解衣带，端身直脊，唇齿相着，舌拄上腭，微开其目，常视鼻端？盖厚铺坐褥者，使形体不倦也；宽解衣带者，使气不住也；端身直脊者，使理通达，气不窒塞也；唇齿相着，舌拄上腭者，使重楼无浩浩而去之患也；微开其目者，使不坐在黑土之下也，又以去昏病也。祖师为人可为指出修仙之法，不过如是。盖佛家之说，隐而不露，使学者默而会之，忽然契合，一拨便转。所以续佛慧者常多。道家之说虽显易晓，未免以文字传之，反涉支离，适以启学者疑，所以了性命者，常不多见也。佛则谓之慧命，仙则谓之性命，其实一也，特所从言之异耳。安得圆机之士，与语仙佛之道耶？

静通章第八

功夫次第于此章，静则动，动则通，通则久，久则变化无穷焉。故次之以静通章。

天地之外曰太虚，又曰太无，总谓之虚无，又谓之虚空，以其无心故也。故虚则能容，无则变化，是以物各付物，事各付事，形各付形，气各付气，使天地自相覆载，日月自相运行，阴阳自升降，寒暑自往来，四时自推迁，五气自顺布，飞潜动植，自形自包，虚空一何容心焉，此虚空所以长且久也。天地大虚空，人身小虚空，人身不能与天地同其久者，以有心，故不能虚无。若能虚无其心，神自来归，气自来复，始可言修持之法。当先谨言语，其次节饮食，再次省睡眠。此三者，修仙修佛之关键也。何为而然哉？老子曰："玄牝之门，为天地根，绵绵若存，用之不勤。"玄牝者，神气之根蒂也；口鼻者，神气之门户也。出息入息，长收缓放，使之绵绵，归根复命，以养神气。故先之以谨言语。紫阳曰："道自虚无生一气，便从一气产阴阳。"人日用发生之气，每凭虚而生，人才虚腹，便思饮食，所以养其气也。其气既生，不能归源，则随色声、香味、喜怒、哀乐耗散之矣。故次以节饮食。简庵德禅师曰："学道之士，如鸡抱卵，使暖气相续；才有间断，赚他性命。"人若贪睡，则神离于气，气无所主，奔溃四逸，欲望凝结，其可得乎？故次之以省睡眠。然后固鼎采药之方，坐禅修幻之法，次第而行之。则外之先天母气下降，而内之后天子气上升，俱会于中田，点化凡气，日久月深，凡气炼尽，真气充实。其气油然而生，莫之能御，自双关深入泥丸，与神交媾，所谓追二气于黄道，会三姓于玄宫。交媾之后，仍化为甘露，自玄膺而下，复入中宫。一升一降，成其造化也。但要此一动一静，然后相应，不然则药物耗散，火候差失，所谓毫发差殊不作丹也。此皆出于自然，不可以存神运气，揠苗助长之说同日而语。以要言之，动极生静，静极生动，一动一静，互为其用而已，如天地之妙。其动也辟，其静也翕，不辟则不翕，不翕则不辟，辟兮翕焉，造化之无穷焉。若静定功夫既极，则元阳之气自生。《道德经》曰："致虚极，守静笃，万物并作，吾以观其复。"《法华经》云："身心寂不动，为求无上道。"《古德》云："直须大死一回，绝后再生。"斯言尽之矣。气之生也，乾坤震动，山岳撼摇，龙虎争驰，火风相击，往来三宫，自升自降。盖气之始升，则为冬至，一阳生于六阴之下，其卦为復☳☷。阳气渐长，阴气渐消，故为丑，其卦为临☳☷。于寅，其卦为泰☰。于卯，其卦为大壮☳。节属春分，木旺在卯，真气熏蒸，是为沐浴。于辰，其卦为夬☱。于巳，其卦为纯乾☰。六阳既极，一阴生于六阳之下，其卦为姤☴。阴气渐长，阳气渐消，故为未，其卦为遁☶。于申，其卦为否☰。于酉，其卦为观☴。节属秋分，金旺为酉，真气熏蒸，是为沐浴。于戌，其卦为剥☶。于亥，其卦为坤☷。六阴既极，复变为一阳，一升一降，无暂休息。二分二至，晦朔弦望，五行四时，二十四气，三百六十五度，攒簇于一刻之中。一刻之功夫，故有一年之节候，一年三万六千刻，刻刻要调和卯酉，外可以夺三万年之数。此与天地造化，默相符命，亦非执图泥象之比。当此之时，气脉调和，精神爽快，俨如浴之方起，睡之正酣，夫妇之欢会，子母之留恋，神抱其气，气抱其神，日积月累，打成一片，阴尽阳纯，遂成真人。逮夫脱胎神化，身外有身，聚则成形，散则成风，去来无碍，隐显莫测，造化不能留，阴阳不能拘，鬼神莫能测，蓍龟莫能知，逍遥无何有之乡，而与太虚同体矣。

以上三章专论性命。

戒行章第九

形乃宅舍，心乃主人，若戒行缺，则藩篱破矣。故次之以戒行章。

欲了向上事，须先持戒，次修功行。持戒者，目无妄视，耳无妄听，口无妄言，身无妄动。以卑自居，以谦自持，彼以恶来，我以善受，贪嗔痴爱，人我是非，一切放下。此其大略。修功行者，见人饥寒，思拯济之；见人疾病，思救疗之；见人忿争，思解释之，凡可以为人方便者，皆随力而为之。力有不及，常劝人为。此其大略。苟持戒而不修功行，是厚于待己，薄于待人，则有外魔。修功行而不持戒，是优于利人，劣于利己，则有内魔。内魔外魔，皆道之障。所以古者学道之士，初发道心，便持戒行，日用二六时中，未常枉用其心。朝炼夕磨，不记岁月，成与不成，亦无取必。及其功圆行满，神气亦壮，自然感召巨眼宗匠以点化之，一言半句，便跻寿域，非一朝一夕之故也。今之学者，不思体质凡陋，根器浅劣，且无寸功片行以及于人，又无涵养功夫，贪嗔痴爱，人我是非，勃不可遏。见古人之成，如是之易，我成如是之难，遂萌妄想，侥幸点化。欲以积年耗散之气，累岁昏乱之神，成就于片饷之间，以求出世之道，愚亦甚矣！正谓点石成金，蒸沙作饭之理也。及其无成，反生谤黩。噫，可悲也夫！紫阳曰："若非积行修阴德，动有群魔作障缘。"斯言尽矣。

《天隐子》曰："神仙，人也，在乎修我灵气，勿为世俗沉沦，遂我自然，勿为邪见凝滞，则功成矣。"旨哉言乎！

至道玄微七论要诀

丹鼎第一

丘真人曰："大包天地，小不容针，乃先天之物，性命之根蒂也。在脐肾之间，一日前。大肠之左，有一玄谷，性命始于此，呼吸出焉，受胎之所。"

铅汞第二

精气中含灵谓之铅，元神一念；感通有情谓之汞，应物之神。

真铅真汞第三 至此铅汞一矣

气无升降息定谓之真铅，念无生灭神凝谓之真汞。息有一毫之未定，形非我有，散而归阴，非真铅也。念有一毫之散乱，神不纯阳，散入鬼趣，非真汞也。非夙有灵骨，岂能至此？

作用成丹第四

铅汞相投，合而成丹。铅汞二物，同生于一。金生水，铅生银也；水生木，银生砂也；木生火，砂生汞也。火不自生，则归之于木；木不自生，则归之于水；水不自生，则归之于金。运汞投铅之秘旨，在于忘情。情忘则性复，性复则归虚。呼吸皆在于此。呼之根，吸之蒂，是谓玄牝之门。人能虚心定息，任其自然，守固此处，久而纯熟。十月数足而成丹，即所谓婴儿也。即是我一灵真性，纯阳而不离，非是果有一婴儿，只是一灵无杂念，如婴儿之无外想，是太乙含真气也。数足之后，灵验异常。

火候第五

人心之动，昼则心窍皆开，阳也，辟一户而谓之乾；人心之定，夜则心窍皆合，阴也，辟一户而谓之坤。阳动阴静，阴静阳生。阳动则精神舒畅，阴静则昏睡僵伏，此人间常情也。古人以交媾神气为进火，十二时中只一时，言一日之间，行住坐卧，自然而然，凝神入气穴，便是进火，便是子时。一坐定阳气生，即身中子时。所谓冬至不在子，夏至不在午，言下手时，便是冬至一阳生，即火候也。只如子时定息，不出不入，神凝，不生不灭，打成一片，非动非静，非阴非阳。以此功夫冶炼空气全胎，集天地之造化，亦如冬至之时，万物皆凋，外若可伤，然生意归根，而胚胎万物，无穷之生意，蕴于此矣。

造化第六

忘五官之用，息内外之机，忘中不忘，自然而然。不动中间，默默守聚，杳冥之际，恍惚之中，打成一片，只在脐肾之间。十二时中，用功不断，十月功夫，夺天地之大数。古仙妙用，在乎抽添。念动而散，出乎卯门，法当抽回，使念静息定。或昏而睡，入乎酉门，法当添起，调息奋迅。太极真人有诗曰："散时行坤道，土虚晦其光。收聚光。昏时起巽风，调息任自然。"试问："如何见得纯阳而成丹？"曰："念念更无念，对境自相忘。不睡安有梦？神灵觉异常。"神凝者，想梦自消。

坎离之旨第七 二灵只是一灵，魂出则魄入，魂入则魄出也。

人之道，首者，乾之体也；腹者，坤之体也。昼行乾道，内之一灵，升而为乾宫之用，一阴入乎二阳之中，离也。夜行坤道，外之一灵，降而为坤宫之用，一阳入乎二阴之中，坎也。故圣人以神气归空，合而为一，使坎离既济于中宫，为之交媾。曰："坎离与乾坤，四象分体用。坎离既交媾，乾坤体不动。体全阴阳纯，太极气氤氲。戊己本属土，土位据中尊。至中守正位，虚无道所寄。性情复归虚，丹成仙诏至。"

䷁坤以一为乾宫，生三女，离居中，阴数六。

䷀乾以一为坤宫，生三男，坎居中，阳数九。

䷜坎宫之阳升而流戊。阳土五。

䷝离宫之阴降而就己。阴土十。

上坎离交媾之图，鹤林子受。

内丹三要论

玄牝

《悟真篇》云："要得谷神常不死，须凭玄牝立根基。真精既返黄金室，一颗明珠永不离。"夫身中一窍，名曰玄牝。受气以生，实为府神。三元所聚，更无分别。精神魂魄，会于此穴。乃金丹还返之根，神仙凝结圣胎之地也。古人谓之太极之蒂，先天之柄，虚无之系，造化之源，混沌之根，太虚之谷。归根窍，复命关，戊己门，庚辛室，甲乙户，西南乡，真一处，中黄宫，丹元府，守一坛，偃月炉，朱砂鼎，龙虎穴，黄婆舍，铅炉土釜，神水华池，帝乙神室，灵台绛宫，皆一处也。然在身中而求之，非心非肾，非口非鼻，非肝非肺，非脾非胃，非脐轮，非尾闾，非膀胱，非谷道，非两肾中间一穴，非脐下一寸三分，作明堂泥丸，作关元气海。然则果何处也？曰："我得妙诀，名曰规中，一意不散，结成胎仙。"《参同契》云："真人潜深渊，浮游守规中。"此其所也。《老子》曰："多言数穷，不如守中。正在乾之下，坤之上，震之西，兑之东，坎离水火交媾之乡。人之一身，天地之正中，八脉九窍，丝络联接，虚间一穴，空悬黍米，不依形而立，惟体道而生。似有似无，若亡若存，无内无外，中有乾坤。《易》曰："黄中通理，正位居体。"《书》曰："惟精惟一，允执厥中。"《度人经》曰："中理五气，混合百神。"崔公《入药镜》曰："贯尾闾，通泥丸。"纯阳曰："穷取生身受气初。"平叔曰："劝君穷取生身处，元气之所由生，真息之所由起。"白玉蟾又谓之念头动处。修丹之士，真息一作气。不住，则神化无基矣。且此一窍，先天而生，后天相接，先后二气，总为混沌。杳杳冥冥，其中有精，非常精也；恍恍惚惚，其中有物，非常物也。天得之以清，地得之以宁，人得之以灵。

谭真人曰："开一作"辟"浩气之门，所以收其根；知元神之囊，所以韬其光。若蚌内守，若石内藏，所以为珠玉之房，皆直指也。然此一窍，亦无边傍，更无内外，若以形体色相求之，则又大成错谬。故曰：不可执于无为，不可形于有作，不可泥于存想，不可着于持守。圣人法象，见诸丹经。或谓之圆高中起，状如蓬壶，关闭致密，神运其中；或谓之状如鸡子，黑白相扶，纵广一寸，以为始初，弥历十月，脱出其胞；或谓之其自如绵，其连如环，中广一寸二分，包一身之精粹。此固明示玄关之要，显露造化之机。学者苟不探其玄，不顺其奥，用功之时，便守之以为蓬壶，存之以为鸡子，想之以为连环模样，若此形状，执着一作"有"为有一作"无"，存无入妄，岂不大可笑邪？要之玄关一窍，玄牝之门，乃神仙聊指造化之机耳。"

玉溪子曰："似是而非，除却自身安顿，着落何处去？然其中体用权衡，本自不殊。如以乾坤法天地，坎离配日月是也。"《参同契》曰："混沌相交接，权舆树根基。经营养鄞鄂，凝神以成躯。"则神气有所收藏，魂魄不致散乱，回光返照便归来，造次不离常在此。其诗曰："经营鄞鄂体虚无，便握元神里面居。息往息来无间断，圣胎成就合元初。"玄牝之旨，备于斯矣。抑又论之，杏林曰："一空玄关窍，三关要路头。忽然轻运动，神水自周流。"又云："心下肾上处，肝西肺左中，非肠非胃府，一气自流通。"今曰玄关一窍，玄牝之门，在人一身天地之中正造化，固吻合乎此。然愚常审思其说，大略初明，尤未得为直指。天下秘道，流传人间，太上慈悲，必不肯靳。愚敢漏泄天机，指出玄关一窍，的的大意，冒禁相付，使骨相合仙之士，一见豁然，心领神会，密而行之，句句相应。是书在处，神物护持，若业重福薄，于道无缘，自不邂逅斯诀。虽及见之，忽而不敬，亦不过蟊之文章，聋之钟鼓耳。玄之又玄，彼安知其然？《密语》曰："径寸之质，以混三才，在脐之上，约以三指，仿佛其内，谓之玄关，不可以有心守，不可以无心求。以有心守之，终莫之有；以无心求之，愈见其无，若何可也？盖用志不分，乃可凝神。但澄心绝虑，调息令匀，寂然常照，勿使昏散，候气安和，凝神入定于此。定中观照内景，才若意到，其兆即萌，便觉一息从规中起，混混续续，兀兀腾腾，存之以诚，听之以心，六根安定，胎息凝凝，不闭不数，任其自然。静极而嘘，如春沼鱼；动极而反，如百虫蛰，氤氲开阖，其妙无穷。如此少时，便须忘气合神，一归混沌，致虚之极，守静之笃，心不动念，无去无来，不出不入，湛然常住，是谓真人之息以踵。踵者，其息深深之义，神气交感，此其候也。前所谓元气之所由生，真息之所由起。此意到处，便见造化；此息起处，便见玄关。非高非下，非左非右，不前不后，不偏不倚。人一身天地之中，正此处也。采取在此，交媾在此，烹炼在此，沐浴在此，温养在此，结胎在此，脱体在此。今若不分明说破，学者必妄意猜度，非太过则不及矣。"紫阳曰："饶君聪慧过颜闵，不遇真师莫强猜。纵有丹经无口诀，教君何处结灵胎？"然此窍阳舒阴惨，本无正形，意到即开。开阖有时，百日立基，养成气母，虚室生白，自然见之。黄帝三月内视，盖此道也。自脐下肠胃之间，则谓之酆都地狱，九幽都司，阴境积结，真阳不居。故灵宝炼度诸法，存想此为幽关，岂修炼之所哉？学者试思之。

药物

古歌曰："借问因何有我身？不离精气与元神。我今说破生身理，一粒玄珠是嫡亲。"夫神与气精，三品上药，炼精成气，炼气化神，炼神合道，此七返九还之要道也。红铅墨汞，木液金精，朱砂水银，白金黑锡，金公姹女，离女坎男，苍龟赤蛇，火龙水虎，白雪黄芽，交梨火枣，金乌玉兔，乾马坤牛，日精月华，天魂地魄，水乡铅，金鼎汞，水中金，火中木，阴中阳，阳中阴，黑中白，雄中雌，异名多象，皆譬喻也。然则果何谓之药物？曰："修丹之要，在乎玄牝。欲立玄牝，先固本根。"本根之本，元精是也。精即元气所化也，故精气一也。以元神居之，则三者聚为一也。

杏林驿道人曰："万物生皆死，元神死复生。以神居气内，丹道自然成。"施肩吾先生曰："气是添年药，心为使气神。若知行气主，便是得仙人。"若精虚则气竭，气竭则神逝。《易》曰："精气为物，游魂为变。"欲复命归根，不亦难乎？玉溪子曰："以元精未化之元气而点化至神，则神有光明，而变化莫测矣，名曰神仙。"是皆明身中之药物，非假外物而为之也。然而产药有川源，采药有时节，制药有法度，入药有造化，炼药有火功。昔闻之师曰："西南之乡，土名黄庭，恍惚有物，杳冥有精，分明一味水中金，但向华池仔细寻。此产药之川源也。垂帘塞兑，窒欲调息，离形去智，几于坐忘，劝君终日默如愚，炼成一颗如意珠。此采药之时节也。天地之先，无根灵草，一意制度，产成至宝，大道不离方寸地，功夫细密要行持。此制药之法度也。心中无心，念中无念，注意规中，一气还祖，息息绵绵无间断，行行坐坐转分明。此入药之造化也。清净药材，密意为元，十二时中，气炼火煎，金鼎常令汤用暖，玉炉不要火教寒。此炼药之火功也。"大抵玄牝为阴阳之源，神气之宅。神气为性命之药，胎息之根。胎息为呼吸之祖，深根固蒂之道。胎者乃藏神之府，息者乃化胎之源。胎因息生，息因胎住，胎不得息胎不成，息不得胎神无主。原夫人之未生，漠然太虚，父母媾精，其兆始见，一点初凝，一念是也。纯是性命混沌，三月玄牝立焉。玄牝既立，系如瓜蒂。婴儿在胎，暗注母气，母呼亦呼，母吸亦吸。凡百动荡，内外相感，何识何知？何明何晓？天之气混之，地之气混之，人之气混之，但有一息焉。及期而育，天翻地覆，人惊胞破，如行大巅失足之状，头悬足撑而出之，大叫一声，其息即忘，故随性随情，不可拘也。况乳以沃其心，巧以玩其目，爱以牵其情，欲以化其性，浑然天真散之，物者皆是矣。胎之一息，无复再守也。神仙教人修炼，必欲返其本而复其初，重生五脏，再立形骸，无质生质，结成圣胎。其诀曰："专气致柔，能如婴儿。除垢止念，静心守一。外想不入，内想不出。终日混沌，如在母腹。"神定以会乎气，气和以合乎神，神即气而凝，气炼神而住，于寂然大休歇之场，恍惚无何有之乡，灰心冥冥，注意一窍，如鸡抱卵，似鱼在渊，呼至于根，吸至于蒂，绵绵若存，再守胎中之一息也。守无所守，其息自住。得此息住，泯然若无。离心于心，无所存注，杳冥之内，但觉虚空之中，灵为造化之主宰，时节若至，妙理自彰。药既生矣，火斯出焉。故采药之时，谓之坎离合；火出之际，谓之乾坤交。其坎离之合也，则万象内攒于丹鼎，在乎立基，百日之间见之。其乾坤之交也，则一点下降于黄庭，在乎立基，百日之后见之。当此之时，身心混融，与虚空等，亦不知神之为气，亦不知气之为神，亦不知天地何如，亦不知我为甚物。如太虚之未分，如三才之未露，浑沦凝结之未凿，动静阴阳之未形，忽然一点灵光，朗如虚空生白之状。似此奇妙，非存想，非作为，自然而然，吾亦不知其所以然而然。经云："一物含五采，永作仙人禄—作药。"此金液大还丹也。岂凡朱凡汞，五金八石所可同日而语哉？还返之理至矣尽矣。若不悟信，舍玄牝而立根基，外神气而求药物，不结自然之胎息，而妄行火候，弃本趋末，逐妄迷真，天弗之鉴，吾末如之何也已。

火候

古歌曰："圣人传药不传火，从来火候少人知。"夫所谓不传者，非秘而不传也。盖采时谓之药，药之中有火焉；炼时谓之火，火之中有药焉。能知药而收火，则定里见丹成，自有不待传而知者矣。诗曰："药物阳内阴，火候阴内阳。会得阴阳理，火药一处详。"此其义也。后人惑于丹经，不能顿悟，闻有二十四气，七十二候，二十八宿，六十四卦分野，日月合璧，海潮升降，长生三昧，阳文阴武等说，必欲穷究何者为火，何者为候，疑心一生，种种作相，虽得药物之真，懵然不敢烹炼。殊不知真火本无候，大药不计斤。玉蟾云："火本南方离卦，离属心。心者神也，神即火也，气即药也。神不乱，气归神，以火炼药而成丹者，即是以神驭气而成道也。"其说如此分明直截，凤无仙骨，诵为空言，当面错过，深可叹息。然火候口诀之要，尤当于真息中求之。盖息从心起，心静息调，息息归根，金丹之母，《玉帝心印经》所谓："回风混合，百日功灵"者此也。《入药镜》所谓"起巽风，运坤火，入黄房，成至宝"者此也。海蟾翁所谓"开阖乾坤造化枢，锻炼一炉真日月"者此也。丹阳子所谓"神火夜煮铅汞髓，老龙吞尽祝融魂"者此也。何则？真人潜深渊，浮游守规中，必以神驭气，以气定息，橐籥之开阖，阴阳之升降，呼吸出入，任其自然，专气致柔，含光默默，行住坐卧，绵绵若存。如妇人之怀孕，如小龙之养珠，渐采渐炼，渐凝渐结，功夫纯料，打成一片。动静之间，更宜消息，念不可起，念起则火炎；意不可散，意散则火冷。但使其无过不及，操舍得中，神气相抱，一意冲和，包裹混沌，斯谓之火。种种相续，丹鼎常温，无一息之间断，无毫发之差殊。如是炼之，一刻有一刻之周天也；如是炼之，百日谓之立基；如是炼之，十月谓之胎仙。以至元海阳生，水中火起，天地循环，造化反复，皆不离乎一息。况所谓沐浴温养，进退抽添，其中皆密合天机，潜符造化，初不容吾力焉。无子午卯酉之法，无晦朔弦望之节，无冬至夏至之分，无阴火阳符之别。若言其时，则一日内十二时，意所到皆可为。若言其妙，则一刻之功夫，自有一年之节候。一年之功夫，可夺天地三万六千年之气数。要知"慢守药炉看火候，但安神息任天然"，此平叔之的言也。"昼夜屯蒙法自然，何用孜孜看火候"，此高象仙之确论也。噫！圣人传药不传火之旨，尽于斯矣。若谓之药自药，火自火，则吾不知也。

神无方，气无体。夫所谓玄关一窍者，不过使神识气，使气归根，回光返照，收拾念头之法耳。玉溪子曰"以正心诚意为中心柱子"者，是也。夫所谓药物火候者，亦皆譬喻耳。盖大道之要，自然而然，不假造作，凡属心思意为者皆非也。但要知人身中自有个主张造化底。且道只令何者为主？若能知此以静为本，以定为机，一斡旋顷，天机自动，不规中而自规中，不胎息而自胎息，药不求生而自生，火不求出而自出，莫非自然之妙用，岂待吾存想持守，若己劳形，心知之，意为之，然后为道哉？究竟到此可以忘言矣。明眼者以为何如？谨再识于篇末。

导引却病歌诀

水潮除后患

平明睡醒时，即起端坐，凝神息虑，舌舐上腭，闭口调息，津液自生，渐至满口，分作三次，以意送下。久行之，则五脏之邪火不炎，四肢之气血流畅，诸疾不生，永除后患，老而不衰。

诀曰：

津液频生在舌端，寻常漱咽下丹田。于中畅美无凝滞，百日功灵可驻颜。

起火得长安

子午二时，存想真火自涌泉穴起，先从左足行上玉枕，过泥丸，降入丹田，三遍。次从右足亦行三遍。复从属间起又行三遍。久久纯熟，则百脉流通，五脏无滞，四肢健而百骸理也。

诀曰：

阳火须知自下生，阴符上降落黄庭。周流不息精神固，此是真人大炼形。

梦失封金匮

欲动则火炽，火炽则神疲，神疲则精滑而梦失也。瘼瘵时调息神思，以左手搓脐二七，右手亦然，复以两手搓胁，摇摆七次，咽气纳于丹田，握固，良久乃止。屈足侧卧，永无走失。

诀曰：

精滑神疲欲火攻，梦中遗失致伤生。搓摩有诀君须记，绝欲除贪是上乘。

形衰守玉关

百虑感中，万事劳形，所以衰也。返老还童，非金丹不可。然金丹岂易得哉？善摄生者，行住坐卧，一意不散，固守丹田，默运神气，冲透三关，自然生精生气，则形可以壮，老可以耐矣。

诀曰：

却老扶衰别有方，不须身外觅阴阳。玉关谨守常渊默，气足神全寿更康。

鼓呵消积聚

有因食而积者，有因气而积者，久则脾胃受伤，医药难治。孰若节饮食，戒嗔怒，不使有积聚为妙。患者当以身闭息，鼓动胸腹，俟其气满，缓缓呵出。如此行五七次，便得通快即止。

诀曰：

气滞脾虚食不消，胸中膨闷最难调。徐徐呵鼓潜通泰，疾退身安莫久劳。

兜体治伤寒

元气亏弱，腠理不密，则风寒伤感。患者端坐盘足，以两手紧兜外肾，闭口缄息，存想真气自尾闾升过夹脊，透泥丸，逐其邪气，低头屈抑如礼拜状，不拘数，以汗出为度，其疾即愈。

诀曰：

跏趺端坐向蒲团，手握阴囊意要专。运气叩头三五遍，顿令寒疾立时安。

叩齿牙无疾

齿之有疾，乃脾胃之火熏蒸。每侵晨睡醒时，叩齿三十六遍，以舌搅牙龈之上，不论遍数，津液满口，方可咽下，每作三次乃止。及凡小解之时，闭口咬牙，解毕方开，永无齿疾。

诀曰：

热极风生齿不宁，侵晨叩嗽自惺惺。若教运用常无隔，还许他年老复钉。

升观鬓不斑

思虑太过，则神耗气虚，血败而斑矣。要以子午时握固端坐，凝神绝念，两眼令光上视泥丸，存想追摄二气，自尾闾间上升下降，返还元海，每行九遍。久则神全，气血充足，发可返黑也。

诀曰：

神气冲和精自全，存无守有养胎仙。心中念虑皆消灭，要学神仙也不难。

运气除眼翳

伤热伤气，肝虚肾虚，则眼昏生翳，日久不治，盲瞎必矣。每日睡起时，趺坐凝息，塞兑垂帘，将双目轮转十四次，紧闭少时，忽然大睁，行久不替，内障外翳自散。切忌色欲，并书细字。

诀曰：

喜怒伤神目不明，垂帘塞兑养元精，精生气化神来复，五内阴魔自失惊。

掩耳去头旋

邪风入脑，虚火上攻，则头目昏旋，偏正作痛，久则中风不语，半身不遂，亦由此致。治之须静坐升身闭息，以两手掩耳折头五七次，存想元神逆上泥丸，以逐其邪，自然风邪散去。

诀曰：

视听无闻意在心，神从髓海逐邪氛。更兼精气无虚耗，可学蓬莱境上人。

托踏应轻骨

四肢亦欲得小劳，譬如户枢终不朽。熊鸟演法，吐纳导引，皆养生之术也。平时双手上托，如举大石，两足前踏，如履平地，存想神气，依按四时嘘呵二七次，则身轻体健，足耐寒暑。

诀曰：

精气冲和五脏安，四肢完固骨强坚。虽然未得刀圭饵，且住人间作地仙。

搓涂自美颜

颜色憔悴，所由心思过度，劳碌不谨。每晨静坐闭目，凝神存养，神气充赡，自内达外，以两手搓热，拂面七次，仍以嗽津涂面，搓拂数次。行之半月，则皮肤光润，容颜悦泽，大过寻常矣。

诀曰：

寡欲心虚气血盈，自然五脏得和平。衰颜仗此增光泽，不羡人间五等荣。

闭摩通滞气

气滞则痛，血滞则肿，滞之为患，不可不慎。治之须澄心闭息，以左手摩滞七七遍，右手亦然。复以津涂之。勤行七日，则气血通畅，永无凝滞之患。修养家所谓干沐浴者，即此义也。

诀曰：

荣卫流行不暂休，一才凝滞便堪忧。谁知闭息能通畅，此外何须别讨求。

凝抱固丹田

元神一出便收来，神返身中气自回。如此朝朝并暮暮，自然赤子产真胎。此凝抱之功也。平时静坐，存想元神入于丹田，随意呼吸，旬日丹田完固，百日灵明渐通，不可或作或辍也。

诀曰：

丹田完固气归根，气聚神凝道合真。久视定须从此始，莫教虚度好光阴。

淡食能多补

五味之于五脏，各有所宜，若食之不节，必致亏损，孰若食淡谨节之为愈也。然此淡亦非弃绝五味，特言欲五味之冲淡耳。仙翁有云："断盐不是道，饮食无滋味。"可见其不绝五味。淡对浓而言，若膏粱过度之类，如吃素是也。

诀曰：

厚味伤人无所知，能甘淡薄是吾师。三千功行从此始，天鉴行藏信有之。

无心得大还

大还之道，圣道也。无心者，常清常静也。人能常清静，天地悉皆归，何圣道之不可传，大还之不可得哉？《清静经》已备言之矣，修真之士，体而行之，欲造夫清真灵妙之境，若反掌耳。

诀曰：

有作有为云至要，无声无臭语方奇。中秋午夜通消息，明月当空造化基。

校后记

《遵生八笺·延年却病笺》是《遵生八笺》之一。《遵生八笺》十九卷（附目录一卷），明代高濂撰，成书于万历十九年（1591 年）。全书内容丰富，分清修妙论笺、四时调摄笺、起居安乐笺、延年却病笺、饮馔服食笺、燕闲清赏笺、灵秘丹药笺、尘外遐举笺八个方面，详细论述了中医天人合一、四时调摄、起居安乐、药食护养、气功导引、山川遐游、怡情调性、艺术赏析等养生理论与具体方法，是明代养生学名著。

一、作者与成书

高濂，字深甫，号瑞南道人，古杭（今浙江杭州）人，约生活于 1573～1620 年间。高氏善工诗词与戏曲，兼通医理而好休闲养生。史书虽甚少记述其生平，然因酷爱收藏、览阅古书而使其博学多才。丰富的学识运用于中医养生，遂使《遵生八笺》内容涵盖了中医中药、行气导引、饮食起居、身心调养，以及庭堂陈设、山川遐游、琴棋书画、古玩赏析等与养生有关的广博知识及其摄养方法。

二、主要内容与特色

遵生，寓意为遵从、尊重、珍爱、珍惜生命，这是历代中医学家、养生学家皆十分重视的问题。中医的养生之道历来强调，养生务必要顺应自然，遵循生命的自然规律。任何逆自然规律的生活方式，都是有悖于"遵生"规则的。

《遵生八笺·延年却病笺》主要运用道家炼气学说，介绍通过气功导引来炼体健身、延年却病方法。中医认为人体筋骨在于运动，筋骨运动则气血运行不息。气血运行，百脉宣畅，则既却病，又延年。笺中详解呵五脏气、养五脏法及导引驻颜却病法等，谓之"胎息为大道根源，导引乃宣畅要术。人能养气以保神，气清则神爽；运体以却病，体活则病离"。所以高氏进一步强调："生身以养寿为先，养身以却病为急"，"人之所生，神依于形，形依于气，气存则荣，气败则灭，形气相依，全在摄养"。笺中还附以"八段锦"等图谱，以便参照习用。

三、本次校点的相关说明

《遵生八笺》初刊于明代万历十九年（1591 年），此后复有多种重刻本。本次校点以中国中医科学院图书馆馆藏明代钟惺（伯敬）重刻本（课花书屋藏版）为底本。该刻本外观 23 厘米 ×14.5 厘米，四周单边；每半叶框廓 21 厘米 ×11.5 厘米，9 行 18 字；版心为白口，上单黑鱼尾；书口上方有"遵生八笺"书名，中有卷次、篇名、页码。又以清嘉庆八年（1803年）刻本金阊书业堂藏版为主校本，以清代嘉庆十五年（1810年）多文堂刻本为参校本进行校点。

本笺目录原书置于全书之前，今移至卷前。原目录繁简不一，最后一级子目录或有或无。为方便使用，今均按正文内容补齐。

出于本丛书分类编纂的需要，将《遵生八笺》之八笺内容进行分别处理。其中《清修妙论笺》《四时调摄笺》《起居安乐笺》属养生通论，收入第一部；《饮馔服食笺》属食养食治，收入第二部；《延年却病笺》前两卷属导引吐纳，收入第三部。而《燕闲清赏笺》《灵秘丹药笺》《尘外遐举笺》三笺不符合本丛书收录原则，今从略。《遵生八笺总目》与《遵生八笺原序》只在《清修妙论笺》《饮馔服食笺》中附出，其他各笺则从略。子书目录为了避免含义混淆，在卷次前均加上"遵生八笺"四字。

本书底本中"气"与"炁"的使用非常混乱，此次校点统一成"气"字。

朱定华

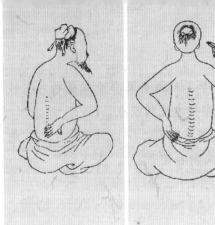
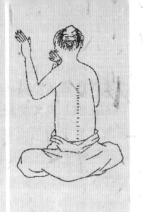

锦身机要（节选）

◎［明］混沌子　撰

◎［明］鲁至刚　注

◎张志斌　校点

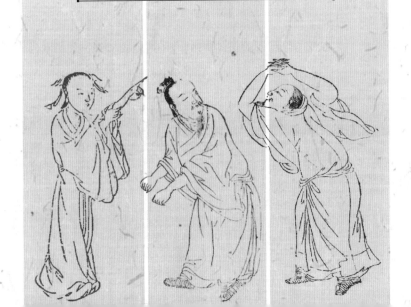

内容提要

　　《锦身机要》为明代混沌子所撰，鲁至刚（或志刚）注释。全书凡三卷，前两卷为"锦身"，即导引强身的内容，第三卷为"采真"，即房中采战的内容。本次点校只取前两卷与中医养生相关的内容，而略去第三卷。第一卷与第二卷各载十二式功法，前者以"龙"命名，后者以"虎"命名。第一卷十二式中，有九种为坐式，两种为站式，一种为卧式，动作均相对简单。第二卷十二式中，有倒立、劈叉、单腿独立、引体向上、跳跃等较高难度动作，所需力度也较大。虽然，本书作者在炼功强身的目的方面，存在一定的腐朽观念，是为了有更好体力来进行房中采战。但是，在明清两代的养生导引著作，本书的功法动作颇为特殊，与其他各本很少类同，所以有较高的参考价值。

　　本次校点整理以明正德十年乙亥（1515 年）山西平阳府所刻《医书六种》本为底本，以明万历二十年（1592 年）虎林胡氏文会堂刻《寿养丛书》本为校本。

锦身机要叙

  《锦身机要》之书，乃采真机之梯航也。昔汉之正阳翁传于唐之希贤邓先生相继，不遇至人则不传也。稽之自古及今学道之士，知采真而不知锦身有焉，知锦身而不知采真有焉。二者兼修者，几何人哉？其毘陵混沌子慕道精诚，存心恳切，是以希贤先生以金丹口诀作成《采真机要》以授之。犹虑乎不知锦身机要，则炼己之功不可得也。故又以锦身之事作成绝句三十六首，以按三十六气候，次之三卷。上之十二首，以锦其龙；中之十二首，以锦其虎；下之十二首，以锦其龙虎交媾之要以授之。所以采真炼己之功，预集授真之道，既授而复请予以为注。予固辞之不得，未免妄僭就罪，于每章之下，释以直指，以成其书矣。其筑基之法，养性之方，龙虎争驰，内外交炼，无不备焉。无不行之，无不知之，知之分明，行之纯熟，以为采真机要之梯航者信乎。其为采真机要之梯航也，有《采真机要》之书，其可无《锦身机要》之书乎？

毘陵鲁至刚叙

目 录 [1]

〔1〕目录：原在各卷之前，整理时集于书前。

新刻锦身机要卷上

毗陵　混沌子　撰

毗陵　鲁至刚　注

钱塘　胡文焕　校

踏地龙

两手牢拿两肘中，脚头着实脚根春。

力行三八潮皆落，天地山河一泻空。

志刚曰：以两手拿两肘者，所以敛其筋骨也。以脚根春地者，所以降其气血也。盖筋骨敛则身中气血不妄行也，气血既降而不妄动庶可施也。

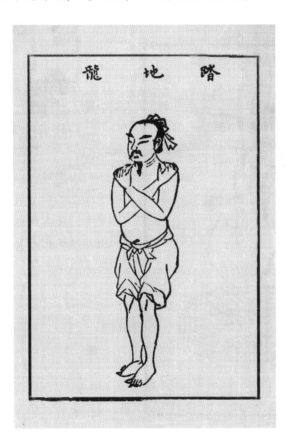

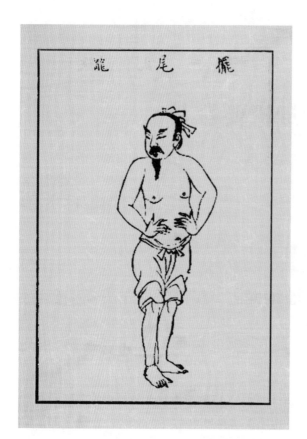

摆尾龙

　　摆尾须令左右如，膝依向处莫容虚。

　　力行三八舒筋骨，筋骨能舒动尾闾。

　　志刚曰：以腰扭向左而实其左膝，所以左之筋骨舒也。扭向右而实右膝，所以右之筋骨舒也。左右力行之者，所以动尾闾之筋骨也。

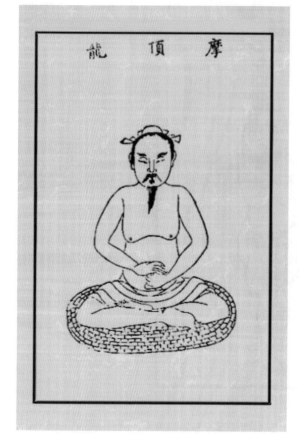

摩顶龙

　　左手拿龙做甚么，却将右手顶中摩。

　　前轻后重无多少，但使心酸没奈何。

　　志刚曰：以左手拿龙之颈。以右手摩龙之顶。前轻者，无其畏也，后重者，使其顽也。无多少者，心酸方止，然既止而复摩，使其顽劣无知，见虎不惧也。

旋风龙

左拳阳左右阴随，右亦如之左
也回。

俯首力行因甚事，毋令遍体骨
筋衰。

志刚曰：以左拳向左而右拳随
之，以右拳向右而左拳随之。俯首
力行为甚么来，无非所以动身之筋
骨，使其气血周流，毋令衰败也。

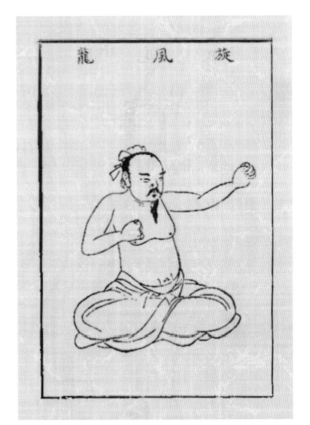

交足龙

两足当胸兀坐间，手叉抱膝膝
撑弯。

左来右去俱三八，夹脊双关透
上关。

志刚曰：身坐虚，则蟠其膝，
交其胸；手叉实，则抱其膝，撑于
两肘。然后以左肩向前，右肩向
后，左右如之，则夹脊双关可以透
过矣。

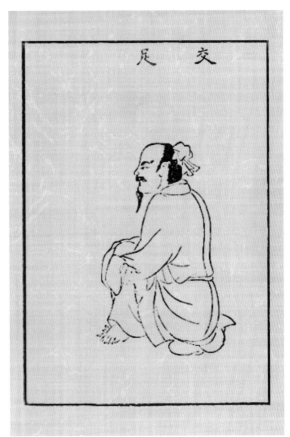

撞关龙

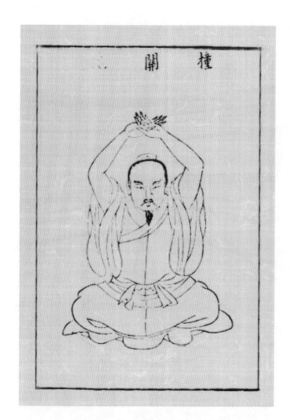

叉手擎天着力齐，身躬气撞顶门迫。

力行三八泥丸透，透得泥丸笛可吹。

志刚曰：两手擎天而力撞，以一身就鞠而气冲。冲则泥丸透，透则笛可吹。笛既吹，则泥丸自然有风生之验也。

闭息龙

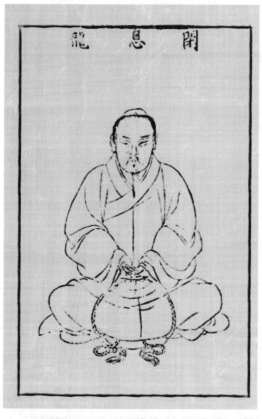

闭息工夫不可无，不能闭息尽成诬。

若行九九工纯熟，此是修行大丈夫。

志刚曰[1]：闭息工夫不可无者，苟不能闭息，虽能别改工夫，皆为诬妄矣。若能行之纯熟，可谓能修行第一件真难事也。岂不为大丈夫乎？

〔1〕志刚曰：原脱，据本书体例补出。

登天龙

将身卧地把心闲，以膝齐胸用手扳。

一筑一登连九九，自然转过尾闾间。

志刚曰：身卧地而心无妄也，两手扳膝齐胸。用登扳之数转过尾闾之关，未有不登扳而尾闾之关能转者也。

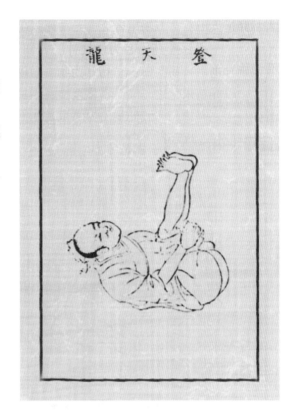

升腾龙

忍便吸鼻手叉腰，蟠膝垂唇舌抵桥。

九九三三重用力，双关夹脊涌如潮。

志刚曰：不忍便则有降而无升，不吸鼻则有塞而无通。不以唇垂则夹脊之筋不舒，不以舌抵桥则玉枕之关难过。遍身着力则黄河之水逆上如潮矣。

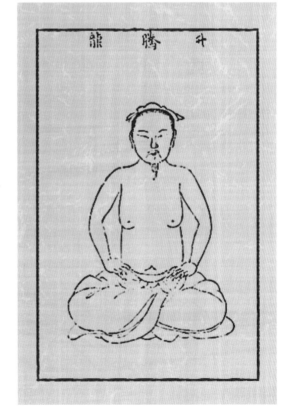

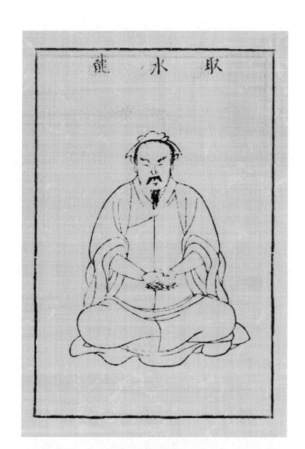

取水龙

夹脊双关路已通，鼻中吸气水随龙。

龙吞香水升腾后，效验馨香到口中。

志刚曰：龙降池而取水，水随龙而升天。全凭鼻吸之功，以致通玄之妙。馨香既到，始合铅，永效验，能通方宜下手。

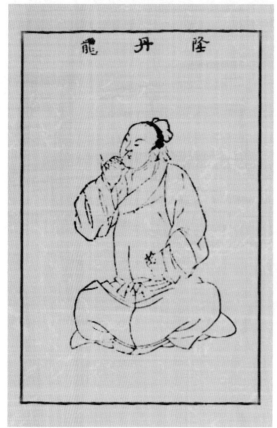

降丹龙

既济泥丸顶上来，却将葱管鼻中栽。

喉中吸涕频催坠，顷刻无为自降腮。

志刚曰：栽葱人鼻，开孔窍之不通。吸涕喉中，使灵丹之不脱。无为自降，恐吸重而伤丹。有作相吞，莫咽转而失所。先师此诗但言无自降，不言有相吞者，自然孔窍中行故也。

拍火龙

巍然静坐意须存，两手更相拍囟门。

一百数周安气血，遍身凉冷爽如神。

志刚曰：不存意则意不存，不静坐则火不降。故于身体劳动之后，气血甚盛之时，须默然存意，更拍顶门，使火降而气血安，则无妄行之患矣。

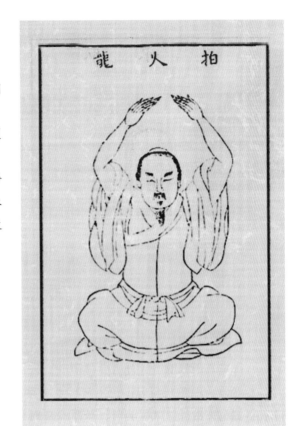

新刻锦身机要卷中

毘陵　混沌子　撰
毘陵　鲁至刚　注
钱塘　胡文焕　校

跃山虎

立在南山跃北山，两山往复莫令闲。

力行三八山门辟，好使青龙接虎颜。

志刚曰：人不跃山则山门不辟，龙不接虎而虎体不来也。然龙虽欲接虎，奈何山门不辟，人头不得。欲辟其门，必藉往来则自然振动也。

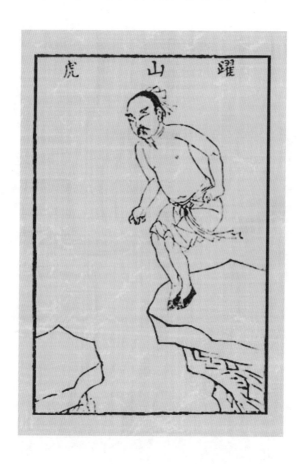

躍山虎

出洞虎

先把身如四足形，前伸后屈力而行。

后伸前屈依前法，三八工夫各等停。

志刚曰：以手为足，故曰先把身如四足形。前伸后屈者，以身坐定，伸手着地也。后伸前屈者，以身向前，伸其足也。前后如之，若虎出洞之状，则筋骨舒畅，脏腑安，血脉调也。

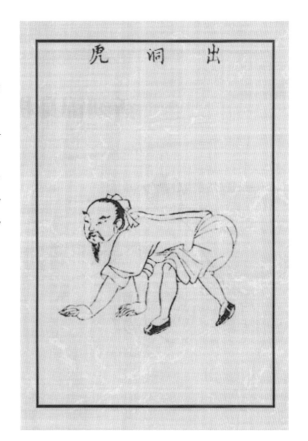

飞虹虎

直伸两手悉飞虹，转向西来也一同。

左右力行三八数，自然舒畅美心胸。

志刚曰：以两手飞向左而转右，飞如长虹之状，则筋骨安舒，心胸美畅，而疾病何由生哉？

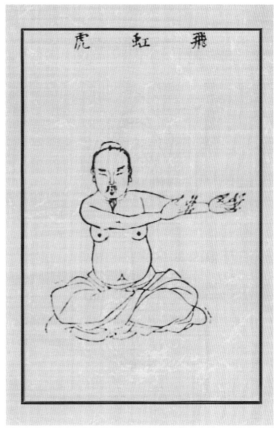

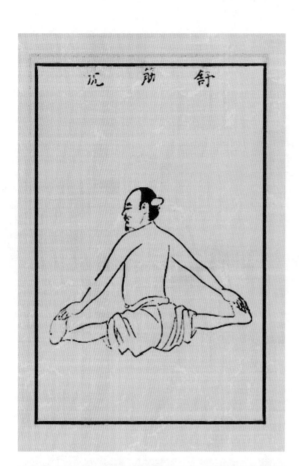

舒筋虎

形体须令四足然，左前右后直如弦。

右前左后仍如此，筋骨安舒疾病痊。

志刚曰：前左足、后右足，后左足、前右足，直舒如弓弦之状，数周二十四次，则筋骨安舒而疾病远矣。

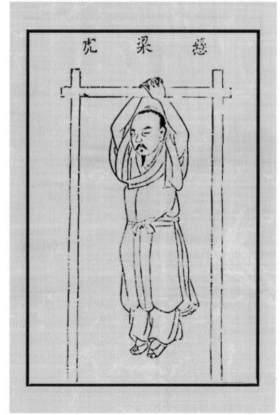

悬梁虎

手把悬梁着力伸，仍令左右各分明。

一升一降周三八，疾病蠲除气血行。

志刚曰：两手把悬梁将身着力悬起，一力起于梁左，一力起于梁右，须以肩至梁。如是行之，则气血和畅，四肢舒参，五脏安逸，而疾病蠲除矣。

鼎峙虎

蟠膝仍令两手撑，肩前肩后力如争。

头昂背直行三八，摆此形骸理大经。

志刚曰：蟠膝而坐，为一足两手而撑，共三足，故曰鼎峙。然后昂其头，以左右肩如相争之状，摆其形骸，则经调气顺，百病皆除。鼎峙之功，其大如此。

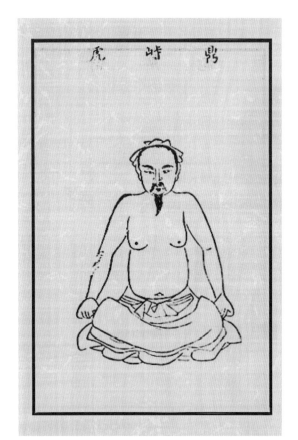

独立虎

曲令一足在其髋，两手舒如举重酸。

左右力行三八就，自然遍体骨筋安。

志刚曰：曲一足在髋者，以一足曲于股间也。舒两手如举重者，以两手如提物也。左右如之，遍身调畅，疾病可除也。

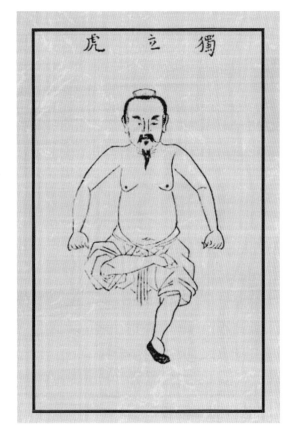

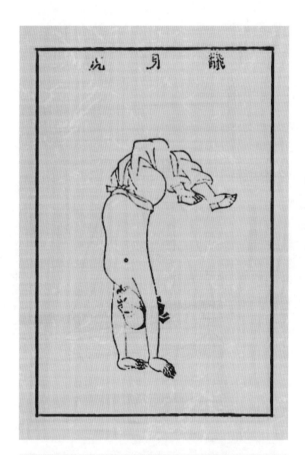

翻身虎

翻首翻身把脚飞，却将双手去扶持。

连行三八骨筋活，免使阃门有倦疲。

志刚曰：以头着地，以脚飞过，两手着头两旁使不歪也。如此行之，则筋骨岂有不活，气血岂有不调畅乎？

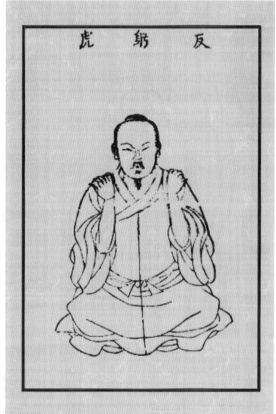

反躬虎

反手巴肩务到家，力巴不着处偏巴。

昂头蟠膝工当九，九九行持效可夸。

志刚曰：蟠膝昂头身先坐定，反手巴肩，巴不着处愈巴之。自然胸膈宽舒，气血调畅。这意思谁肯安排？如数行之，方知效验。

纳泉虎

心火那堪盛上升，一身气血妄流行。

聚精咽纳惟三八，火降神安五脏宁。

志刚曰：锦身之后，心火上升，气血妄动。故先师作此诗，纳精咽之，引纳泉之妙旨，以降心火，以安神也。神安火降，五脏宁矣。

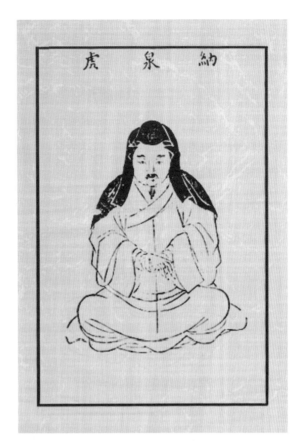

桃花虎

挺身蟠膝手来呵，呵十呵分更十搓。

面上力摩令火热，自然皱少与红多。

志刚曰：十搓十呵，欲待如何？晨昏摩面。皱少红多。

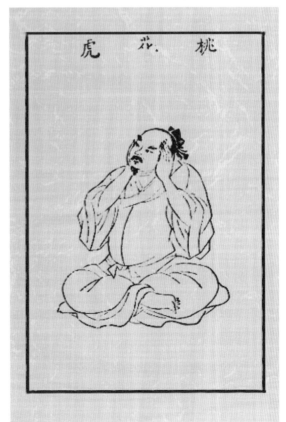

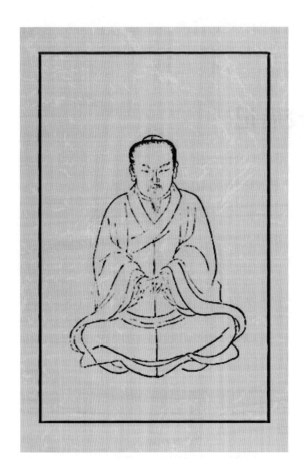

安神虎

　　无为敛足谓安神，神既能安体自淳。

　　万里坦然皆莫顾，一心惟守满园春。

　　志刚曰：无为静坐，乃安神也。神既安，体必淳朴。惟守一不干事也，但见满目春光，一身和气耳。

校后记

一、作者与成书

《锦身机要》本为明代房中术的相关著作，但其中有两卷实为导引强身的内容。此书为明代混沌子所撰，鲁至刚（或志刚）注释。混沌子与鲁至刚的生平事迹均无以考证。在鲁至刚《锦身机要序》中，称混沌子为"毗陵混沌子"，署自己为"毗陵鲁至刚"，故"毗陵"应该是他们共同的籍贯。毗陵，也作毗陵，西汉置县，治所在今江苏常州。据现存材料看，《锦身机要》最早的刻本为明正德十年乙亥山西平阳府所刻《医书六种》，正德十年乙亥为公元1515年，这应该距混沌子生活的时期不远。

二、主要内容与特点

此书凡三卷，前两卷为"锦身"，即导引强身的内容，第三卷为"采真"，即房中采战的内容。本次点校只取前两卷与中医养生相关的内容，而略去第三卷。

第一卷与第二卷各载十二式功法。每式功法各配图一幅，并有七言绝句一首来说明动作要领及作用，这一部分应该是混沌子的原著。在七言绝句之后，又附有署为"志刚曰"的白话解释。

第一卷的功法以"龙"命名。十二式中，有九种为坐式，两种为站式，一种为卧式，动作均相对简单。例如第一式"踏地龙"，诗曰："两手牢拿两肘中，脚头着实脚根春。力行三八潮皆落，天地山河一泻空。"注释云："志刚曰：以两手拿两肘者，所以敛其筋骨也；以脚根春地者，所以降其气血也。盖筋骨敛则身中气血不妄行也，气血既降而不妄动庶可施也。"可见此式功法的动作要领在于两手抱肘，脚掌不动，脚跟春地而已。

第二卷的功法以"虎"命名。十二式中，有倒立、劈叉、单腿独立、引体向上、跳跃等较高难度动作，所需力度也较大。例如第四式"舒筋虎"，诗曰："形体须令四足然，左前右后直如弦。右前左后仍如此，筋骨安舒疾病瘥。"左前右后，或左后右前，两腿需"直如弦"，这实际上是一个劈叉的动作，其难度不是一般养生者可以达到。再如第五式"悬梁虎"，诗曰："手把悬梁着力伸，仍令左右各分明。一升一降周三八，疾病蠲除气血行。"注释云："志刚曰：两手把悬梁将身着力悬起，一力起于梁左，一力起于梁右，须以肩至梁。如是行之，则气血和畅，四肢舒参，五脏安逸，而疾病蠲除矣。"可见，此式功法的动作要领在于两手攀杠，身体悬空，两臂着力，引体向上，至肩与杠平。完成这一动作的力量亦不是一般养生者所具有。

虽然，本书作者在炼功强身的目的方面，存在一定的腐朽观念，是为了有更好体力来进行房中采战。但是，在明清两代的养生导引著作，本书的功法动作颇为特殊，与其他各本很少类同，所以有较高的参考价值。

三、本次校点的相关说明

此书现存最早的版本是明正德十年乙亥（1515 年）山西平阳府所刻《医书六种》本，另外还存有明万历二十年（1592 年）虎林胡氏文会堂刻《寿养丛书》本，以及万历三十一年癸卯（1603 年）《格致丛书》本。后二种均为钱塘人氏胡文焕所校正刊刻。本次以平阳府刻本为底本，以文会堂刻本为校本进行校点。

张志斌

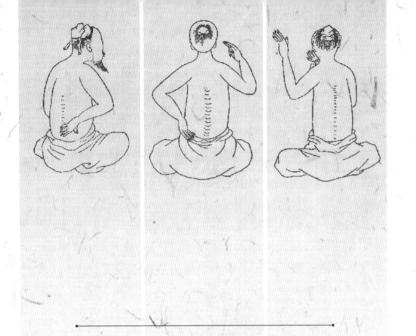

保生心鉴

◎〔明〕铁峰居士 传

◎〔明〕胡文焕 校正

◎ 张志斌 校点

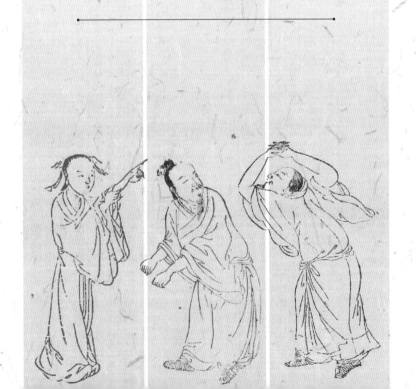

内容提要

　　《保生心鉴》，明代铁峰居士传，胡文焕整理校正，是一部导引专书。书唯一卷，其主要内容是两套导引图。开卷有《修真要诀》一篇，谈到养生导引的注意事项。接着给出了编书所引用的诸家书目，计有《素问》《灵枢》等十种书。其后是关于五运六气的七幅示意图与经络配脏腑及四时的两幅图表。此书两项主要内容都有单独的序言与内容，是从其他书中截取而来的。据铁峰居士序言云："二十四气导引图"来自于《圣贤保通鉴修》，"活人心八法图"来自于《活人心书》。这是两套不同目的的功法，前图用于治病，后图用于健体。前图自"立春正月节坐功图势"至"大寒十二月中坐功图势"，与二十四个节气相配，每月各两幅，共二十四幅，每图配有动作说明及所治病症。后图共八幅，均以坐姿行功，又被后世称为"八段锦坐功"。

　　本次校点整理，以明代万历二十年（1592年）映旭斋刻《寿养丛书》本为底本，以万历三十一年癸卯（1603年）单刻本为主校本。

保生心鉴序

　　尝闻修养始于太乙氏，而导引则始于阴康氏也。太乙时，医药未立，乃调和血气以保长生，而修养之法显。阴康时，民患重腿，因制舞法，以疏气血，而导引之术名。故民皆赖以调摄，无夭伤之患。建法异而致妙同，盖真上古保民之心法也。夫何太朴一散，历数千世，其法寥寥，未闻有得传者。迩唯《活人心书》所刊导引八图，悉上古遗法，而为好修者宝之。弘治乙丑秋，适见《圣贤保通鉴修》，前序古今学道之失，后书道术疗病之功，深嘉契爱而欲传之。值客归，促留少顷，得私誊其概。一或受疾，辄取试之，多有验焉。因尝叹，是术虽非太乙、阴康手书，诚保生至法也。惜乎简而未详，微而不著。乃用参诸月令，搜古医经，反复研究，正讹补略，并采活人心八法，命善图者缮形摹写，计总三十二图，纂为一帙，目之曰《保生心鉴》。俾有生者知所以保养真元，不令轻耗。保生者知所以炼修形体，先须定志。小可却病，而大可驻年也。所谓炼形蓄气而养神者，或庶几矣！岂小小补益云哉。

正德丙寅春王正月古南沙铁峰居士序

目 录

新刻保生心鉴

附录：活人心八法图像

新刻保生心鉴

[明] 钱塘　胡文焕（德甫）　校正

修真要诀

凡欲修养，须择净室，顺温凉之宜，明燥湿之异。每夜半后生气时，或五更睡觉，依法坐立，务先瞑目，握固调息，后乃以次着力行功，勤而不怠，则自然身轻体健，而疾疢可却，性命可延矣。虽然，此其常法，若春得夏疾，秋得春疾，亦但按法行之，岂必待其时然后可哉？如此则固而不通，滞而不法，非善养真也。

引用诸家书目[1]

《圣贤保修通鉴》《活人心书》《礼记月令》《素问内经》《灵枢经》《运气论奥》《救命索》《乐道山居录》《心印绀珠》《十四经发挥》。

五运六气枢要之图

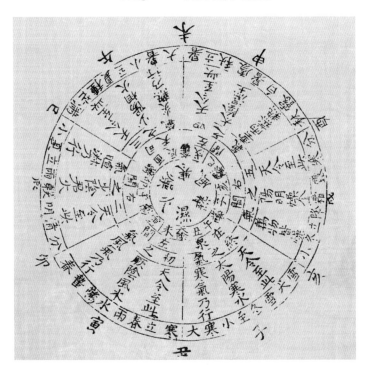

---

〔1〕诸家书目：原作"诸书"，据目录改。

六十年纪运图

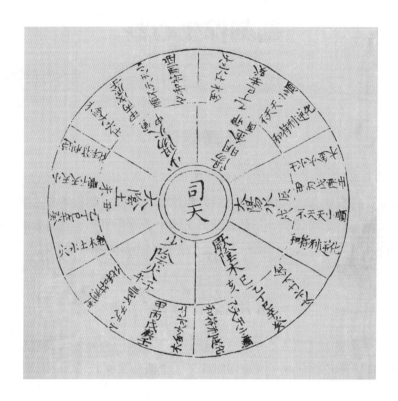

四时气候之图

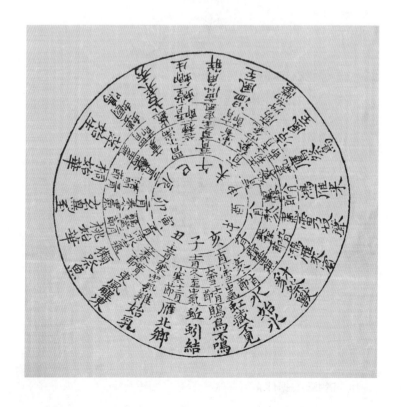

交六气时日图

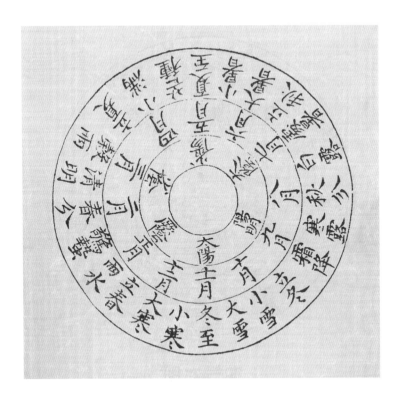

五天气图

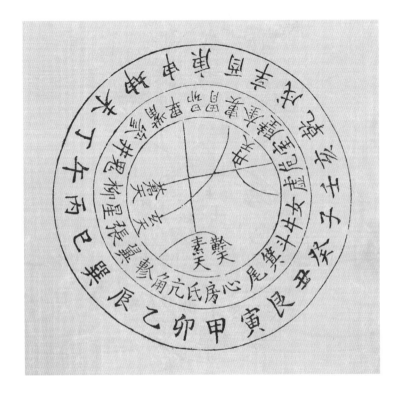

主气之图

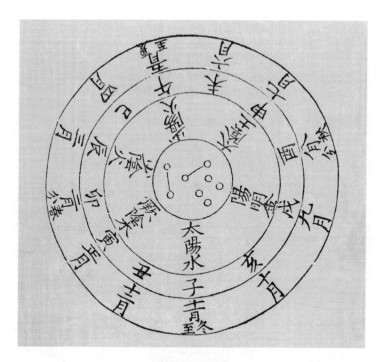

客气之图

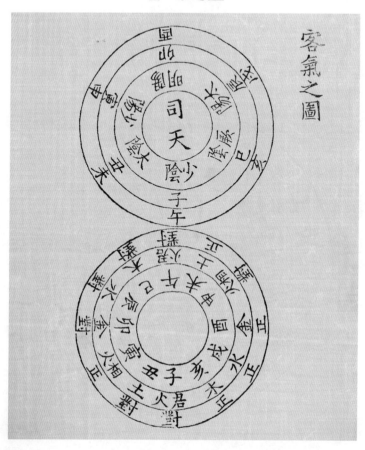

脏腑配经络图

一脏一腑相为表里之官	
肺　　手太阴	大肠　　手阳明
心　　手少阴	小肠　　手太阳
包络　　手厥阴	三焦　　手少阳
人[1]身　　　　脉运于中　　　　周流气血不已	
脾　　足太阴	胃　　足阳明
肾　　足少阴	膀胱　　足太阳
肝　　足厥阴	胆　　足少阳
一经一络各应阴阳之象	

经络配四时图

	寅手少阳三焦			巳手厥阴心包	
春	卯手阳明大肠	生	夏	午手少阴心	长
	辰手太阳小肠			未手太阴肺	
手经络应天					
天时十二月		人身十二经		地支十二位	
足经络应地					
	申足少阳胆			亥足厥阴肝	
秋	酉足阳明胃	杀	冬	子足少阴肾	藏
	戌足太阳膀胱			丑足太阴脾	

---

〔1〕人：原作"火"，据万历癸卯刻本改。

养生总论[1]

老子曰：人，国也；神，君也；血，臣也；气，民也。志人理身，明君治国也。爱其民，所以安其国。爱其气，所以全其身。民弊则国亡，气衰则身谢。是以上士施医于未病之先，不追修于既败之后也。审其机以安社稷，节其欲以保性命。六害不可不除：一曰薄名利，二曰禁声色，三曰廉货财，四曰损滋味，五曰屏虚妄，六曰除嫉妒。少思、少念、少笑、少言、少喜、少怒、少乐、少愁、少好、少恶、少事、少机。多思则神散，多念则心劳，多笑则脏腑上翻，多言则气海虚脱，多喜则膀胱纳客风，多怒则腠理奔浮，多乐则心神邪荡，多愁则头面焦枯，多好则智意溃溢，多恶则精爽奔腾，多事则筋脉干急，多机则智虑沉迷。是皆伐人之生甚于斤斧，蚀人之性猛于豺狼。无久行，无久坐，无久立，无久卧，无久视，无久听。不饥强食则脾劳，不渴强饮则胃胀。冬[2]朝勿虚食，夏暮勿饱食。早起鸡鸣后，晚起日出前。心内澄则真人守位，气内定则外邪去身。行一善则魂神喜，念一恶则魄神欢。魂欲人生，魄欲人死。宽泰以居，恬澹以守，神形安静，灾害不生。仙录书名，死籍消咎，养生之要，尽在此矣。至于炼丹而补脑，化金液以留形，此上真人之妙道，非食谷啖血者之越分也。

二十四气导引图像[3]

序

太清三箓，章章林林，惟主导引，不言药石。岂其以谓山泽之癯，形骸土木而云笈乌有耶？非然也。药有真伪，性有反误，疾纵去而毒尚留。或乘寒暑之变，或因饮食之反而生他疾，至于杀身者有之。是以仙道不取药石，而贵导引。导引之上，行其无病；导引之中，行其未病；导引之下，行其已病。何谓也？二十四邪方袭肌肤，方滞经络，按摩以行之，注闭以攻之，咽纳以平之，不至于侵其荣卫而蚀其脏腑也。修身养命者，于是乎取之。

---

〔1〕养生总论：原作"太上养生要诀"，据本书目录改。

〔2〕理奔浮……冬：此凡数十字，原误在"朝勿虚食……炼丹而补"之后，误而语义不通，据《抱朴子养生论》前移。

〔3〕二十四气导引图像：原作"太清二十四气水火聚散图"，据本书目录改。

立春正月节

运主厥阴初气。月令东风解冻，蛰虫始振，鱼上冰。时配三焦手少阳相火。

坐功 宜每日子丑时，叠手按髀[1]，转身拗颈，左右耸引，各三五度。叩齿，吐纳，漱咽。

治病 风气积滞，颈项痛，耳后肩臑痛，背痛，肘臂诸痛。

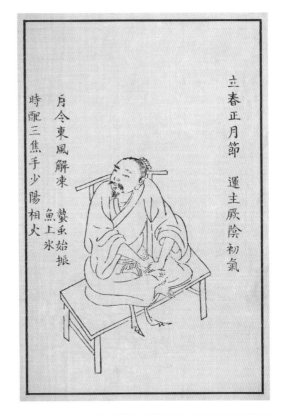

保生心鉴

雨水正月中

运主厥阴初气。月令獭祭鱼，鸿雁北，草木萌动。时配三焦手少阳相火。

坐功 每日子丑时，叠手按胫，拗颈转身，左右偏引，各三五度。叩齿，吐纳，漱咽。

治病 三焦经络留滞邪毒，嗌干及肿，哕，喉痹，耳聋，汗出，目锐眦痛，颊痛诸疾。

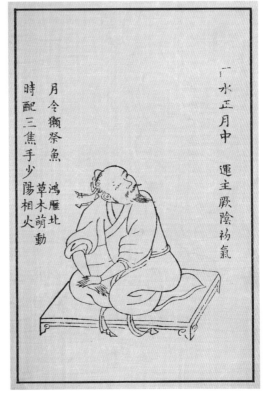

---

〔1〕髀：原作"骽"，据万历癸卯本改。

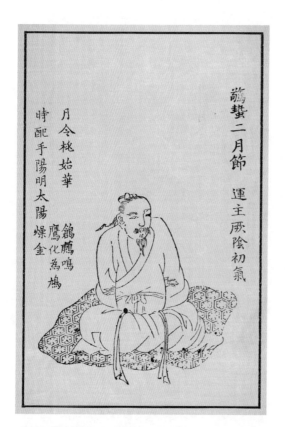

惊蛰二月节

运主厥阴初气。月令桃始华，鸧鹒鸣，鹰化为鸠。时配手阳明大肠燥金。

坐功 每日丑寅时，握固转颈，反肘后向，顿[1]掣，日五六度。叩齿六六，吐纳、漱咽三三。

治病 腰脊、脾胃蕴积邪毒，目黄，口干，衄衊，喉痹，面肿，暴哑，头风，牙宣，目暗羞明，鼻不闻臭，遍身疙疮。

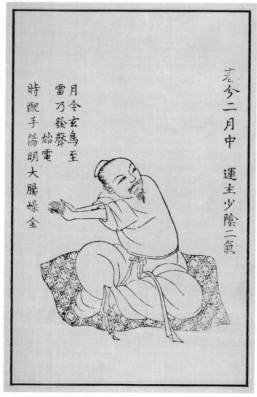

春分二月中

运主少阴二气。月令玄鸟至，雷乃发声，始电。时配手阳明大肠燥金。

坐功 每日丑寅时，伸手回头，左右挽引，各六七度。叩齿六六，吐纳、漱咽三三。

治病 胸臆、肩背、经络虚劳邪毒，齿痛，颈肿，寒栗，热肿，耳聋耳鸣，耳后、肩臑、肘臂、外背痛，气满，皮肤壳壳然坚而不痛，或痰气，皮肤瘙痒。

---

[1] 顿：原作"赖"，据万历癸卯本改。

清明三月节

运主少阴二气。月令桐始华，田鼠化为鴽，虹始见。时配手太阳小肠寒水。

坐功 每日丑寅时，正坐，换手左右，如引硬弓，各七八度。叩齿、纳清吐浊、咽液各三。

治病 腰、肾、肠胃虚邪积滞，耳前热，苦寒，耳聋，嗌痛，颈痛不可回顾，肩扶[1]臑折，腰软及肘臂诸痛。

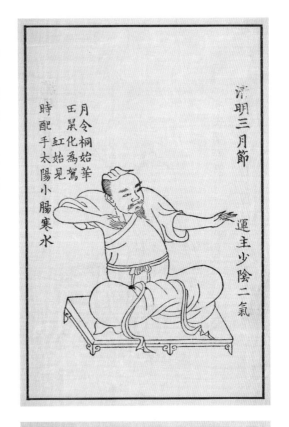

谷雨三月中

运主少阴二气。月令萍始生，鸣鸠拂其羽，戴胜降于桑。时配手太阳小肠寒水。

坐[2]功 每日丑寅时，平坐，换手左右举托，移臂左右掩乳，各五七度。叩齿，吐纳，咽漱。

治病 脾胃结瘕，瘀血目黄，鼻衄鼽，颊肿颔肿，肘臂外后廉肿痛，臀外痛，掌中热。

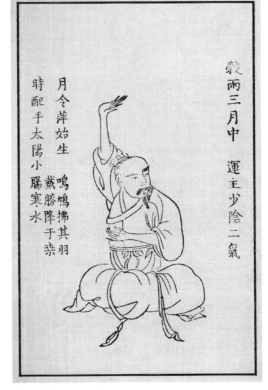

---

〔1〕扶：万历癸卯本作"拔"，义更长。

〔2〕坐：原作"行"，据万历癸卯本改。下同。

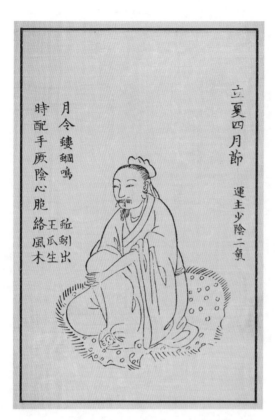

立夏四月節 運主少陰二氣

月令螻蟈鳴 蚯蚓出 王瓜生

時配手厥陰心胞絡風木

立夏四月节

运主少阴二气。月令螻蝈鸣，蚯蚓出，王[1]瓜生。时配手厥阴心包络风木。

坐功 每日寅卯时，闭息瞑目，反换两手，抑掣两膝，各五七度。叩齿，吐纳，咽液。

治病 风湿留滞，经络肿痛，臂肘挛急，腋肿，手心热，喜笑不休，杂症。

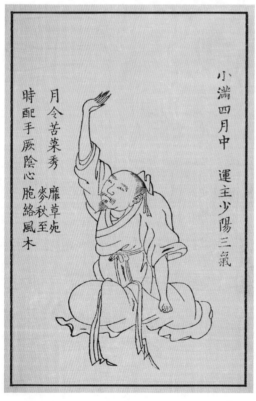

小滿四月中 運主少陽三氣

月令苦菜秀 靡草死 麥秋至

時配手厥陰心胞絡風木

小满四月中

运主少阳三[2]气。月令苦菜秀，靡草死，麦秋至。时配手厥阴心包络风木。

坐功 每日寅卯时，正坐，一手举托，一手拄按，左右各三五度。叩齿，吐纳，咽液。

治病 肺腑蕴滞邪毒，胸胁支满，心中憺憺大动，面赤鼻赤，目黄烦心，心痛，掌中热诸病。

〔1〕王：原作"正"，据万历癸卯本改。
〔2〕三：原作"二"，据万历癸卯本改。

芒种五月节

运主少阳三[1]气。月令螳螂生，鵙始鸣，反舌无声。时配手少阴心君火。

坐功 每日寅卯时，正立，仰身，两手上托，左右力举，各五六度。定息，叩齿，吐纳，咽液。

治病 腰[2]肾蕴积，虚劳嗌干，心痛欲饮，目黄胁痛，消渴、善笑、善惊、善忘，上咳吐下，气泄，身热而股痛，心悲，头顶痛，面赤。

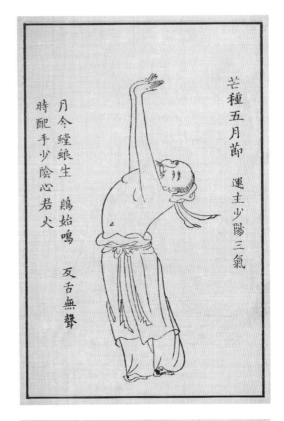

夏至五月中

运主少阳三气。月令鹿角解，蜩始鸣，半夏生。时配少阴心君火。

坐功 每日寅卯时，跪坐，伸手叉指，屈脚换踏，左右各五七度。叩齿，纳清吐浊，咽液。

治病 风湿积滞，腕膝痛，臑臂痛，后廉痛厥，掌中热痛，两肾内痛，腰背痛，身体重。

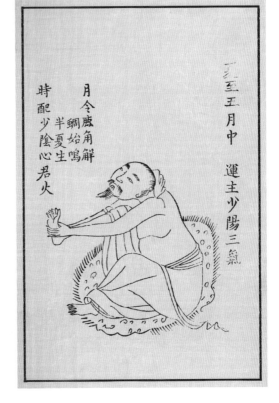

---

〔1〕三：原作"二"，据万历癸卯本改。

〔2〕腰：原作"按"，据万历癸卯本改。

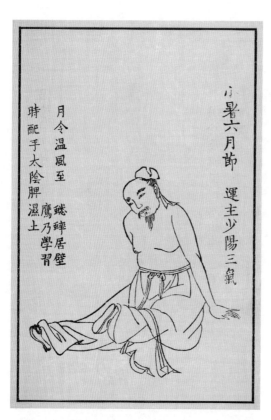

小暑六月节

运主少阳三气。月令温风至，蟋蟀居壁，鹰乃学习。时配手太阴肺湿土。

坐功 每日丑寅时，两手踞地[1]，屈压一足，直伸一足，用力掣三五度。叩齿，吐纳，咽液。

治病 腿膝腰髀风湿，肺胀满，嗌干喘咳，缺盆中痛，善嚏，脐右小腹胀引腹痛，手挛急，身体重，半身不遂，偏风，健忘，哮喘，脱肛，腕无力，喜怒不常。

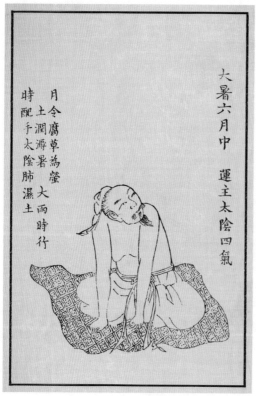

大暑六月中

运主太阴四气。月令腐草为萤，土润溽暑，大雨时行。时配手太阴肺湿土。

坐功 每日丑寅时，双拳踞地，返首向肩，引作虎视，左右各三五度。叩齿，吐纳，咽液。

治病 头项胸背风毒，咳嗽上气，喘渴烦心，胸满，臑臂痛，掌中热，脐上或肩背痛，风寒汗出中风，小便数，久溏泄，皮肤痛及麻，悲愁欲哭，洒淅寒热。

---

[1]地：原脱，据万历癸卯本补。

立秋七月节

运主太阴四气。月令凉风至，白露降，寒蝉鸣。时配足少阳胆相火。

坐功 每日丑寅时，正坐，两手托，缩体，闭息，耸身上踊，凡七八度。叩齿，吐纳，咽漱。

治病 补虚益损，去腰肾积气，口苦，善太息，心胁痛，不能反侧，面尘，体无泽，足外热，头痛颔痛，目锐眦痛，缺盆肿痛，腋下肿，汗出振寒，马刀[1]侠瘿，结核。

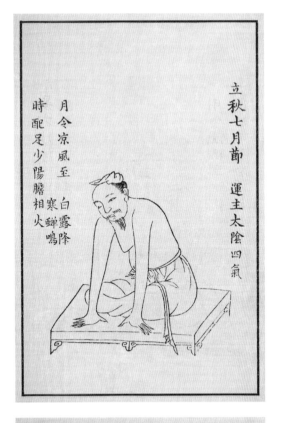

处暑七月中

运主太阴四气。月令鹰乃祭鸟，天地始肃，禾乃登。时配足少阳胆相火。

坐功 每日丑寅时，正坐，转头，左右举引，就返两手槌背，各五七度。叩齿，吐纳，咽液。

治病 风湿留滞，肩背痛，胸痛，脊膂痛，胁肋、髀膝、经络外至胫、绝骨外踝前及诸节皆痛，少气咳嗽，喘渴上气，胸背脊膂积滞之疾。

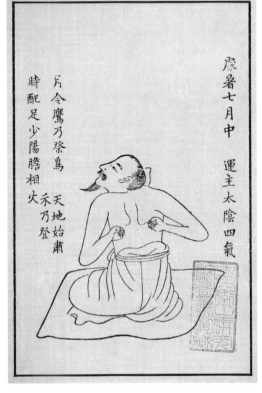

---

[1]刀：原作"力"，据万历癸卯本改。

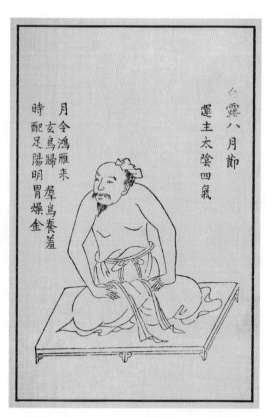

時配足陽明胃燥金
月令鴻雁来　玄鳥歸　羣鳥養羞

白露八月節
運主太陰四氣

白露八月节

运主太阴四气。月令鸿雁来，玄鸟归，群鸟养羞。时配足阳明胃燥金。

坐功 每日丑寅时，正坐，两手按膝，转头左右推引，各三五度。叩齿，吐纳，咽液。

治病 风气留滞腰背经络，洒洒振寒，苦伸数欠，或恶人与火，闻木声则惊，狂疟，汗出，鼽衄，口㖞，唇胗，颈肿，喉痹，不能言，颜黑，呕，呵欠，狂，欲上登而歌，弃衣而走。

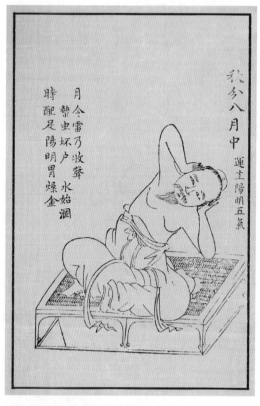

時配足陽明胃燥金
月令雷乃收聲　蟄虫坏戶　水始涸

秋分八月中
運主陽明五氣

秋分八月中

运主阳明五气。月令雷乃收声，蛰虫坏户，水始涸[1]。时配足阳明胃燥金。

坐功 每日丑寅时，盘足而坐，两手掩耳，左右反侧，各三五度。叩齿，吐纳，咽液。

治病 风湿积滞胁肋腰股，腹大水肿，膝膑肿痛，膺乳气冲，股伏兔、骱外廉、足跗诸痛，遗溺，矢气奔响，腹胀，髀[2]不可转，腘似结，腨似裂，消谷善饮，胃寒，喘满，劳伤厥逆，反胃，疟疾，水蛊，气痞。

---

〔1〕涸：原作"涸"，据万历癸卯本改。

〔2〕髀：原作"脾"，万历癸卯本同，据文义改。

寒露九月节

运主阳明五气。月令鸿雁来宾，雀入大水为蛤，菊有黄华。时配足太阳膀胱寒水。

坐功 每日丑寅时，正坐，举两臂，踊身上托，左右各三五度。叩齿，吐纳，咽液。

治病 诸风寒湿邪挟[1]胁腋，经络动冲，头苦痛，目似脱，项如拔，脊痛腰折，痔，疟，狂，癫痛，头两边痛，头囟顶痛，目黄泪出，鼽衄，霍乱诸疾。

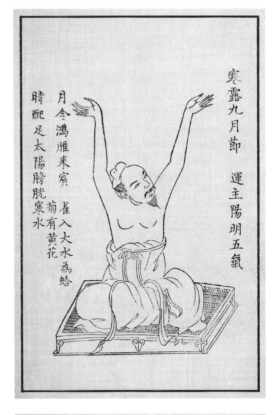

霜降九月中

运主阳明五气。月令豺祭兽，草木黄落，蛰虫咸俯。时配足太阳膀胱寒水。

坐功 每日丑寅时，平坐，纾两手，攀两足，用膝间力纵而复收，五七度。叩齿，吐纳，咽液。

治病 风湿痹入腰脚，髀不可曲，腘结痛，腨裂痛，项背、腰尻、阴股、膝髀痛，脐反出，肌肉痿，下肿，便脓血，小腹胀痛，欲小便不得，脏毒，筋寒脚气，久痔，脱肛。

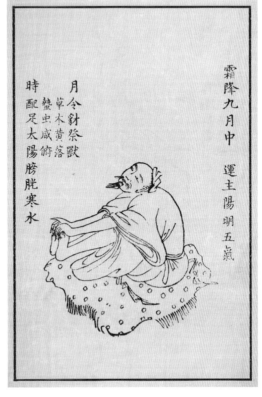

---

〔1〕挟：原脱，据万历癸卯本补。

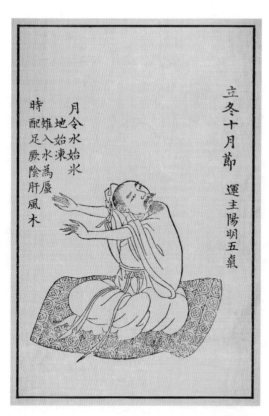

时配足厥阴肝风木
月令水始冰地始冻雉入水为蜃
立冬十月节 运主阳明五气

立冬十月节

运主阳明五气。月令水始冰，地始冻，雉入水为蜃。时配足厥阴肝风木。

坐功　每日丑寅时，正坐，拗颈左右顾，两手左右托，各三五度。吐纳，叩齿，咽液。

治病　胸胁积滞，虚劳邪毒，腰痛不可俯仰，嗌干，面尘脱色，胸满，呕逆，飧泄，头痛，耳无闻，颊肿，肝逆面青，目赤肿痛，两胁下痛引小腹，四肢满闷，眩冒，目肿痛。

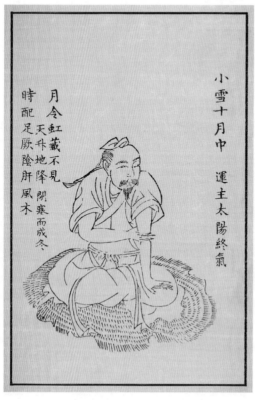

时配足厥阴肝风木
月令虹藏不见天升地降闭塞而成冬
小雪十月中 运主太阳终气

小雪十月中

运主太阳终气。月令虹藏不见，天升地降，闭塞而成冬。时配足厥阴肝风木。

行功　每日丑寅时，正坐，一手按膝，一手挽肘，左右争力，各三五度。吐纳，叩齿，咽液。

治病　腕肘风湿热毒，妇人小腹肿，丈夫㿉疝、狐疝，遗溺，闭癃，睾肿睾疝，足逆寒，胻善瘛，节时肿，转筋，阴缩，两筋挛，洞泄，血在胁下，喘，善恐，胸中喘，五淋。

大雪十一月节

运主太阳终气。月令鹖鸟不鸣，虎始交，荔挺出。时配足少阴肾君火。

坐功　每日子丑时，起身仰膝，两手左右托，两足左右踏，各五七次。叩齿，吐纳，咽液。

治病　脚膝风湿毒气，口热舌干，咽肿上气，嗌干及肿，烦心，心痛，黄疸，肠澼，阴下湿，饥不欲食，面如漆，咳唾有血，渴喘，目无见，心悬如饥，多恐，常若人捕等症。

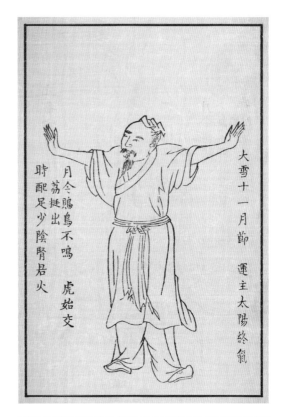

冬至十一月中

运主太阳终气。月令蚯蚓结，麋角解，水泉动。时配足少阴肾君火。

坐功　每日子丑时，平坐，伸两足，拳两手，按两膝，左右极力，三五度。吐纳，叩齿，咽液。

治病　手足经络寒湿，脊股内后廉痛，足痿厥，嗜卧，足下热，脐痛，左胁下、背肩、髀间痛，胸中满，大小腹痛，大便难，腹大颈肿，咳嗽，腰冷如冰及肿，脐下气逆，小腹急痛，泄下，肿，足胻寒而逆，冻疮，下痢，善思，四肢不收。

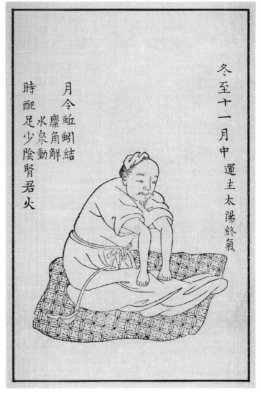

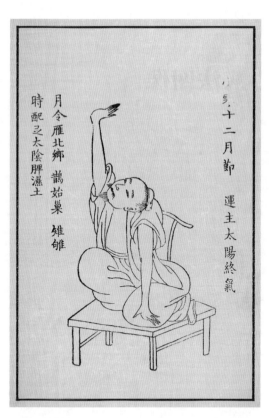

時配足太陰脾濕土

月令雁北鄉 鵲始巢 雉雊

小寒十二月節 運主太陽終氣

小寒十二月节

运主太阳终气。月令雁北乡，鹊始巢，雉雊。时配足太阴脾湿土。

坐功 每日子丑时，正坐，一手按足，一手上托，挽首互换，极力，三五度。吐纳，叩齿，漱咽。

治病 荣卫气蕴，食则呕，胃脘痛，腹胀，哕，疟，饮发中满，食减，善噫，身体皆重，食不下，烦心，心下急痛，溏瘕泄，水闭，黄疸，五泄，注下五色，大小便不通，面黄口干，怠惰嗜卧，抢心，心下痞苦，善饥善味，不嗜食。

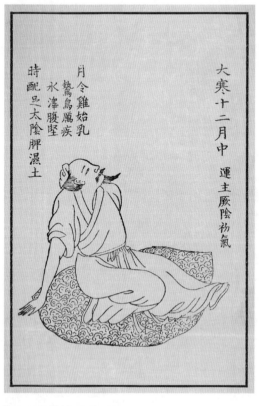

時配呂太陰脾濕土

月令雞始乳 鷙鳥厲疾 水澤腹堅

大寒十二月中 運主厥陰初氣

大寒十二月中

运主厥阴初气。月令鸡始乳，鸷鸟厉疾，水泽腹坚。时配足太阴脾湿土。

坐功 每日子丑时，两手[1]踞床跪坐，一足直伸，一足用力，左右各[2]三五度。叩齿，漱咽，吐纳。

治病 经络蕴积诸气，舌本强痛，体不能动摇，或不能卧，强立，股膝内肿，尻阴、臑胻、足背痛，腹胀肠鸣，飧泄不化，足不收行，九窍不通，足胕肿若水。

---

〔1〕两手：万历癸卯本此后有"向后"二字，义更长。

〔2〕各：原脱，据万历癸卯本补。

附录：活人心八法图像[1]

活人心序[2]

　　昔在太昊之先，轩岐未曾有。太乙氏之王天下也。调泰鸿之炁，薄滋味，寡嗜欲，而修长生久视之道，其修养之法已有矣。有巢氏搏生咀华，以和气血，药饵之说已有矣。阴康氏时，水渎阴凝，民疾重坠，乃制舞以疏气血，导引之术已有矣，故人无夭伤。太朴既散，民多疾厄。厥后轩辕氏作，岐伯氏出，而有医药之方行焉。故至人治于未病之先，医家治于已病之后。治于未病之先者，曰治心，曰修养；治于已病之后[3]者，曰药饵，曰砭焫。虽治之法有二，而病之源则一，未必不由因心而生也。老子曰：心为神主，动静从心。心为祸本，心为道宗[4]。静则心君泰然，百脉宁谧；动则血气昏乱，百病相攻。是以性静则情逸，心动则神疲；守真则志满，逐物则意移。意移则神驰，神驰则气散；气散则病生，病生则殒矣！虽常俗之语，最合于道妙。今述其二家之说，自成一家新话，编为上下二卷，目之曰《活人心》。谓常存救人之心，欲全人之生，同归于寿域也，岂小补哉。然世之医书，各家新[5]编者，何暇千本？纷然杂具，徒多无补。但此书方虽不多，皆能夺命于悬绝，虽司命莫之神也。凡为医者，而能察其受病之源而用之，止此一书，医道足矣。人能行其修养之术而用之，止此一书，仙道成矣，何况不寿乎？士之于世不一缺焉。

前南极冲虚妙道真君臞仙书

---

〔1〕附录……图像：原脱，据目录补。万历癸卯本无"心"字。
〔2〕活人心序：此前原有"附"字，前已补出"附录"，故删。
〔3〕治于未病……已病之后：凡十九字，原脱，据《活人心书》金益寿本补。
〔4〕道宗：原作"宗道"，据《活人心书》金益寿本乙转。
〔5〕新：《活人心书》金益寿本作"所"。

活人心法[1]

[明] 钱塘　胡文焕（德甫）　校正

　　臞仙曰：古之神圣之医，而能疗人之心，预使不致于有疾。今之医者，惟知疗人之疾，而不知疗人之心。是由舍本逐末，不穷根源而攻其流，欲求疾愈，不亦愚乎！虽一时侥幸而安之，此则世俗之庸医，不足取也。殊不知病由心生，业由人[2]作。盖阴有鬼神，阳有天理，报复之机，鲜无不验，故有天刑之疾，有自戕之疾。其天刑之疾也，五体不具。生而隐宫者、生而喑哑盲聩者、因跌扑而手足折者、有生人面疮赘疣疾者、凡传染一切瘵疫之证是也。盖因夙世今生积恶过多，天地谴之，故致斯疾，此亦业原于心也。其自戕之疾者，调养失宜，风寒暑湿之所感，酒色财气之所伤，七情六欲生于内，阴阳二气攻于外，是谓病生于心，害攻于体也。今只以人之易知易见者论之。且曰：人心思火，久而体热；人心思水[3]，久而体寒。悚则发竖，惊则汗沥，惧则肉战，愧则面赤，悲则泪出，慌则心跳，气则麻痹。言酸则垂涎，言臭则吐唾，言喜则笑，言哀则哭，笑则貌妍，哭则貌媸。又若日间有所见，夜则魂梦有所思，夜则谵语，梦交合则精泄。至若惊悸气怒而成疾者，则发狂，裸体逾垣上屋，呼神见鬼，歌舞笑哭，此皆因心而生也。太白真人曰：欲治其疾，先治其心，必正其心，然后资于道。使病者尽去心中疑虑思想，一切妄念，一切不平，一切人我悔悟。平生所为过恶，便当放下身心，以我之天而合所事之天。久之，遂凝于神，则自然心君泰宁，性地平和，知世间万事皆是空虚，终日营为皆是妄想。知我身皆是虚幻，祸福皆是无有，生死皆是一梦，慨然领悟，顿然解释，心地自然清净，疾病自然安痊。能如是，药未到口病已忘矣，此真人以道治心，疗病之大法也。盖真人之教也，本为[4]天地立心，为生民立命。惟心与天一，理之所得者独明，而能[5]开人心之迷；惟其心与地一，水之所汲者独灵，而能涤人心之陋。故以一杯之水，而能疗医所不治之疾，罔不瘳者，岂由水之灵？实资于道之用也。苟非其人，则以予为妄诞。老子曰：吾言甚易知，甚易行，天下莫能知，莫能行，是以知我者稀，则我者贵。又曰：上士闻道，勤而行之；中士闻道，若存若亡；下士闻道，大笑之，不笑不足以为道。《内观经》曰：知道易，信道难。信道易，行道难。行道易，得道难。得道易，守道难。守而不失，乃可长生。

---

〔1〕活人心法：此前原有"附"字，前已补出"附录"，故删。
〔2〕人：《活人心书》金益寿本作"心"。
〔3〕水：《活人心书》金益寿本作"冰"。
〔4〕为：原作"于"，据《活人心书》金益寿本改。
〔5〕能：原脱，据《活人心书》金益寿本补。

治　心

　　臞仙曰：心者，神明之舍，中虚不过径寸，而神明居焉。事物之滑，如理乱梦，如涉惊浸，或怵惕，或惩创，或喜怒，或思虑，一日之间，一时之顷，径寸之地，炎如火矣。故神弗留则蠹，明弗留则耗，休休焉常与道谋而自不觉。或曰谨于为善，若嗜欲一萌，即不善也。归而勿纳，是与良心竞也，必有忿恨之心起而与我敌。以我矜愿之意，接彼忿恨之心，何为不斗？斗不止而害生矣。凡七情六欲之生于心皆然，故曰心静可以通乎神明，事未至而先知，是不出户知天下，不窥牖见天道也。盖心如水之不挠，久而澄清，洞见其底，是谓灵明，宜乎静，可以固元气，则万病不生，故能长久。若一念既萌，神驰于外，气散于内，血随气行，荣卫昏乱，百病相攻，皆因心而生也。大概怡怡养天君，疾病不作，此治心之法也。

导引法

　　闭目冥心坐，冥心盘跌而坐。握固静思神。叩齿三十六，两手抱昆仑。又两手向顶后，数九息勿令耳闻。自此以后，出入息皆不可使耳闻。左右鸣天鼓，二十四度闻。移两手心掩两耳，先以第二指压中指，弹击脑后。左右各二十四次。微摆撼天柱，摇头左右顾，肩膊随动二十四，先须握固。赤龙搅水浑。赤龙者舌也，以舌搅口齿并左右颊，待津液生而咽。漱津三十六，一云鼓漱。神水满口匀。一口分三咽，所漱津液，分作三口，作汨汨声而咽之。龙行虎自奔。液为龙，气为虎。闭气搓手热，以鼻引清气闭之，少顷搓手令极热，鼻中徐徐乃放气出。背摩后精门。精门者，腰后外肾也，合两手摩毕，收手握固。尽此一口气，再闭气也。想火烧脐轮。闭口鼻之气，想用心火下烧丹田，觉热极，即用后法。左右辘轳转，俯首摆撼两肩三十六，想火自丹田透，透双关入脑户。两脚放舒伸。放直两脚。叉手双虚托，叉手相交，向上托空三次或九次。低头攀足频。以两手向前扳脚心十三次，乃收足端坐。以候逆水上，候口中津液生，如未生再用急搅真取水同前法。再漱再吞津。如此三度毕，神水九次吞。谓再漱三十六，如前口分三咽，乃为九也。咽下汨汨响，百脉自调匀。河车搬运讫，摆肩并身二十四，及再转辘轳二十四次。发火遍烧身。想丹田火，自下而上，遍烧身体，想时口及鼻皆闭气少顷。邪魔不敢近，梦寐不能昏。寒暑不能入，灾病不能迍。子后午前作，造化合乾坤。循环次第转，八卦是良因。

　　诀曰：其法于甲子日夜半子时起，首行时，口中不得出气，唯鼻中微放清气。每日子后午前，各行一次，或昼夜共行三次。久而自知蠲除疾疫，渐觉身轻。若能勤苦不怠，则仙道不远矣。

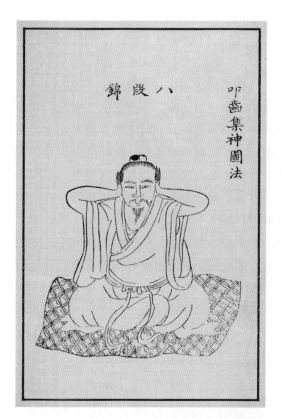

叩齿集神图法[1]

叩齿集神三十六，两手抱昆仑，双手击天鼓二十四。

上法先须才目冥心，盘坐，握固静思，然后叩齿集神。次叉两手向项后数九息，勿令耳闻，乃移手掩耳，以第二指压中指击脑后左右，各二十四次。

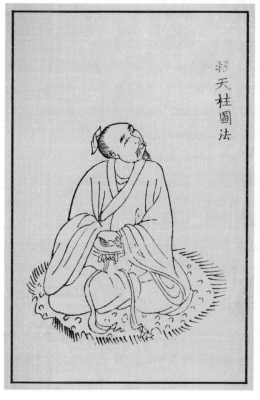

摇天柱图法

左右手摇天柱各二十四。

上法先须握固，乃摇头，左右顾肩，膊随动二十四。

---

〔1〕叩齿集神图法：万历癸卯本此前有"八段锦"三字。

舌搅漱咽图法

左右舌搅上腭三十六漱，三十六分作三口，如硬物咽之，然后方得行火。

上法以舌搅口齿，并左右颊，待津液生方漱之，至满口方咽之。

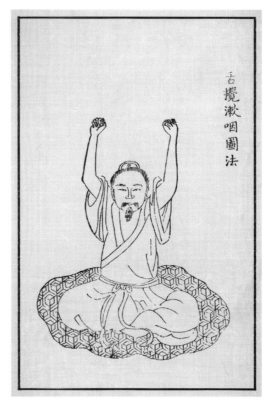

摩[1]肾堂图法

两手摩肾堂三十六，以数多更妙。

上法闭气，搓手令热后摩肾堂，如数毕，仍收手握固，再闭气，想用心火下烧丹田，觉热极，即用后法。

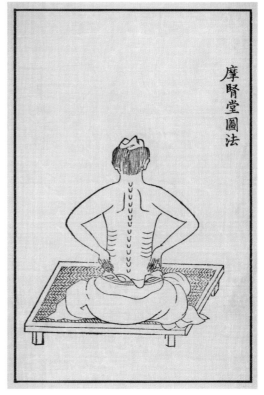

---

〔1〕摩：原脱，据万历癸卯本补。

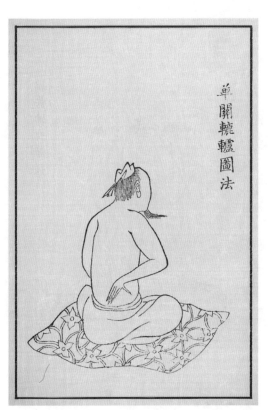

单关辘轳图法[1]

左右单关辘轳各三十六。

上法须俯首，摆撼左肩三十六次，右肩亦三十六次。

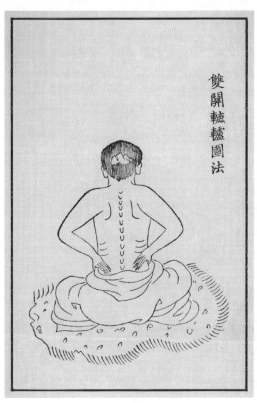

双关辘轳图法

双关辘轳三十六。

上法两肩并摆撼，至三十六数，想火自丹田透双关入脑户，鼻引清气，后伸两脚。

〔1〕法：原脱，据万历癸卯本补。

托天按顶图法

两手相搓，当呵五呵，后叉手托天，按顶各九次。

上法叉手相交，向上托空三次或九次。

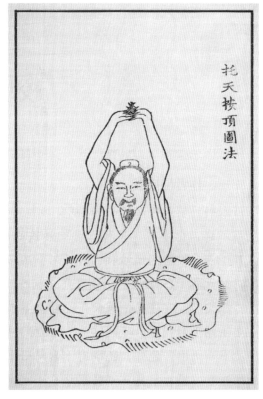

托天按顶图法

钩攀图法

以两手如钩，向前攀双脚心十二次，再收足端坐。

上法以两手向前攀脚心十二次，乃收足端坐。候口中津液生，再漱再吞，一如前数。摆肩并身二十四及再转辘轳二十四次，想丹田火自下而上，遍烧身体，想时口鼻皆须闭气少顷。

已上八法，乃修真之次第工程也。每日子前午后，各行一次，或昼夜共行三次。久则自然身轻体健，诸邪无所入矣。

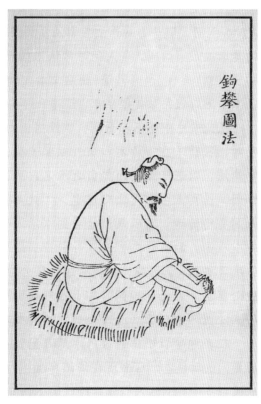

钩攀图法

校后记

《保生心鉴》，书唯一卷，是一部明代导引专书。

一、作者与成书

本书为明代铁峰居士传，胡文焕整理校正。铁峰居士，很少见诸历史记载，姓氏、生平不详。据本书序言称"古南沙铁峰居士"，"古南沙"当为其籍贯，可能是东晋至隋代设置的南沙县，治所在今江苏常熟市北五十里。此序署为"正德丙寅"，即正德元年（1506 年），铁峰居士大概生活于此年前后。

胡文焕，字德甫（德父），号全庵道人、西湖醉渔。钱塘（今浙江杭州）人，主要生活于明代万历年间（1573—1620）。胡氏一生著作颇丰，其《保生心鉴》编入《寿养丛书》之中。此外，还撰有《素问心得》《灵枢心得》《医学要数》，编有《广嗣须知》《摄生集览》《医家萃览》《类修要诀》及《类修要诀附余》，辑有《新刻养生食忌》《格致丛书》，校有《新刻太素心要》《新刻华佗内照图》《养生导引法》等。其中，《养生导引法》胡氏本人著录为"著"，实际内容并非其自撰，而是选编汇集而成。今人何时希认为胡氏"恐是书贾之知医者，或医而兼设书铺，如熊宗立、周日、余尚勋等，借名文焕。不然，一人无如许精力，从事校刊若此之众"。（《中国历代医家传录》）

从此书序中还可以看到，铁峰居士对于养生导引之术颇有兴趣，他认为："太乙时，医药未立，乃调和血气以保长生，而修养之法显。阴康时，民患重腿，因制舞法，以疏气血，而导引之术名。故民皆赖以调摄，无夭伤之患。建法异而致妙同，盖真上古保民之心法也。"只可惜，"太朴一散，历数千世，其法寥寥，未闻有得传者"。后来，他看到《活人心书》与《圣贤保通鉴修》两书，前书载导引八图，后书载二十四气导引疗病之术，深感"是术虽非太乙、阴康手书，诚保生至法也"。因此，胡氏将这两部分导引内容合为一书，共三十二图，名曰《保生心鉴》。因此可知，"二十四气导引图"来自于《圣贤保通鉴修》，而"活人心八法图"来自于《活人心书》。前书现在虽已无法得见，但其"二十四气导引图"在多种导引相关的古籍中却可见到，据称为宋代养生家陈抟所撰，民国时期有专门的辑佚本。后书现在依然存世，为明代朱权所撰，书目载为《活人心法》，朱氏自序中称《活人心》。经核实，铁峰所取并非其全书，而是较为精当地节选。

二、主要内容与特点

其主要内容是两套导引图，其前尚有关于五运六气相关理论的图解说明。开卷为"修真要诀"一篇，谈到养生导引的注意事项。接着给出了编书所引用的诸家书目，计有《素问》《灵枢》等十种书。其后是关于五运六气的七幅示意图与经络配脏腑及四时的两幅图表。两套导引图为"二十四气导引图"与"活人心八法图"。这是两套不同目的的功法，前图用于治病，后图用于健体。

"二十四气导引图"自"立春正月节坐功图势"至"大寒十二月中坐功图势"，与二十四个节气相配，每月各两幅，共二十四幅。其将全年二十四个节气与春夏秋冬四季及厥阴初气、少阴二气、少阳三气、太阴四气、阳明五气、太阳终气六气相配，结合不同的月令物候与脏腑经络，采用不同的行功动作，治疗不同的病症。每一图代表一套行功动作，配有动作的文字说明及所治病症。如"惊蛰二月节"："运主厥阴初气。月令桃始华，仓鹒鸣，鹰化为鸠。时配手阳明大肠燥金。"其行功的方法是："每日丑寅时，握固转颈，反肘后向，顿掣，日五六度。叩齿六六，吐纳、漱咽三三。"治疗病症为："腰脊、脾胃蕴积邪毒，目黄，口干，衄衊，喉痹，面肿，暴哑，头风，牙宣，目暗羞明，鼻不闻臭，遍身疙疮。"

"活人心八法图"共八幅，均为坐姿行功，又被后世称为"八段锦坐功"。此法强调在身体安静、心境祥和、呼吸平稳、毫无杂念的情况下，才能行功。与原书《活人心法》相比，铁峰居士并非原封不动地引载，而是加入了自己本人对功法的理解。如第一图原书云："叩齿集神三十六，两手抱昆仑，双手击天鼓二十四。"铁峰居士在此段之后，加上对于行功法的解释："上法先须闭目冥心，盘坐，握固静思，然后叩齿集神。次又两手向项后数九息，勿令耳闻，乃移手掩耳，以第二指压中指击脑后左右，各二十四次。"其他七图也均如此。

在胡文焕本人的著作《类修要诀》中，将"活人心八法图"前面的理论"导引法"称作为"锺离祖师八段锦导引法"，而在本书的万历三十一年刻本中也称之为"八段锦"，对照后世八段锦坐功的八幅导引，的确就是此八法。

三、本次校点的相关说明

据《中国中医古籍总目》记载，《保生心鉴》现有较早的刻本为明代万历二十年（1592年）映旭斋刻《寿养丛书》本、万历三十一年癸卯（1603年）《格致丛书》本、万历三十一年癸卯（1603年）单刻本。前二者均为胡文焕所整理刊刻。

本次以映旭斋《寿养丛书》本为底本，以万历三十一年单刻本为主校本。这两个本子的内容不尽相同，以前本为多，后本相对简略。点校时以底本为据。另外，由于铁峰居士所引之书朱权《活人心法》（约成书于1424年）现仍存世，故这一部分内容以此书现存之唯一明刻本嘉靖二十年（1541年）朝鲜罗州金益寿刻本作为旁校本。

张志斌

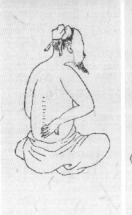
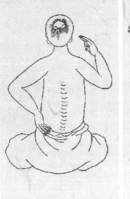
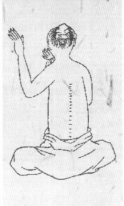

养生导引法

◎〔明〕胡文焕 著

◎ 张志斌 校点

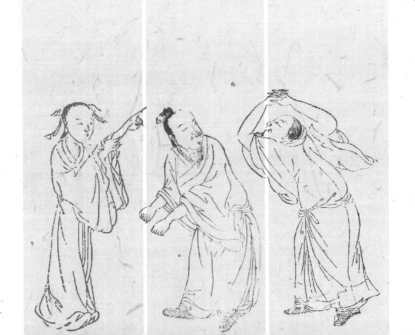

内容提要

　　《养生导引法》不分卷，为明代胡文焕所集，成书于明万历二十年壬辰（1592年），是一部养生导引专著。此书胡氏本人著录为"著"，实际内容并非其自撰，而是选编汇集而成。书中主要汇集了养生祛病的导引法共二十九类，按病证分列为中风门、风痹门、心腹痛门、霍乱门等二十五门。此外另有补益门、老人门、五禽戏法及服气吐纳诀。前者主要用以治疗各种病证，祛除各种不适；后者主要用以强身健体，养老益寿。其中，二十五门祛病导引法与补益门的内容，主要来自于隋代巢元方等人所撰的《诸病源候论》，其他内容则来自于其他养生导引类著作。现存最早的是虎林胡氏文会堂明万历癸巳（1593年）初刻本，现以此为底本进行整理校点。

目 录^[1]

新刻养生导引法

〔1〕目录：原无，今据正文补出。

新刻养生导引法

[明] 钱塘　胡文焕（德父）　校正

中风门

一法：正倚壁，不息，行气从头至足止，愈疸、疝、大风、偏枯、诸风痹。

一法：仰两足趾，五息止。引腰背痹，偏枯，令人耳闻声。常行，眼耳诸根无有挂碍。

一法：以背正倚，展两足及趾，瞑心，从头上引气，想以达足之十趾及足掌心，可三七引，候掌心似受气止。盖谓上引泥丸，下达涌泉是也。

一法：正柱倚壁，不息，行气，从口趣令气至头[1]始止。治疸、痹、大风、偏枯。

一法：一足踏[2]地，足不动，一足向侧相，转身倚[3]势，并手尽急回，左右迭互[4]，二七。去脊风冷、偏枯不通润。

一法：手前后递互拓，极势三七，手掌向下，头低面心，气向下至涌泉、仓门，却努一时取势，散气，放纵身，体[5]平头动，膊[6]前后倚侧，柔转二七。去膊井冷血、筋急，渐渐如消。

一法：两手抱左膝，伸[7]腰，鼻纳气七息，展右足。除难屈伸拜起、胫中痛萎。

一法：两手抱右膝着膺，除下重难屈伸。

一法：踞坐，伸右脚，两手抱左膝头，伸腰，以鼻纳气，自极七息，展左[8]足着外，除难屈伸拜起、胫中疼痹。

一法：立身，上下正直，一手上拓，仰手如似推物势，一手向下如捺物，极势，

---

〔1〕头：疑为"足"之误。

〔2〕踏：原作"蹹"，通"踏"。下同。

〔3〕倚：原作"欹"，通"倚"。下同。

〔4〕互：原脱，据《诸病源候论·风冷候》补。

〔5〕体：原作"气"，据《诸病源候论·风四肢拘挛不得屈伸候》改。

〔6〕膊：原作"髆"，通"膊"。下同。

〔7〕伸：原作"生"，据文义改。下同。

〔8〕左：原作"大"，据《诸病源候论·风四肢拘挛不得屈伸候》改。

上下来去，换易四七。去膊井内冷血、内风、两膊两腋筋脉挛急。

一法：踞坐[1]，伸左脚，两手抱右膝，伸腰，以鼻纳气，自极七息，展左[2]足着外，除难屈伸拜起、胫中疼。

一法：偃卧，合两膝，布两足，伸腰，口纳气，振腹七息。除壮热[3]疼痛，两胫不随。

一法：治四肢疼闷及不随，腹内积气，床席必须平稳，正身仰卧，缓解衣带，枕高三寸。握固者，以两手各自以四指把手拇指，舒臂，令去身各五寸，两脚竖指，相去五寸，安心定意，调和气息，莫思余事，专意念气。徐徐漱醴泉者，以舌舐略唇口、牙齿，然后咽唾，徐徐以口吐气，鼻引气入喉，须微微缓作，不可卒急强作，待好调和。引气勿令自闻出入之声，每引气，心心念送之，从脚趾头使所出。引气五息、六息，一出之为一息，一息数至十息，渐渐增益，得至百息、二百息，病即除愈。不用食生菜及鱼、肥肉。大饱食后，喜怒忧患，悉不得辄行气。惟须向晓清静时行气，大佳，能愈万病。

一法：展两足上，除不仁、胫寒之疾也。

风痹门

一曰：以右踵拘左足拇趾，除风痹；二曰：以左踵拘右足拇趾，除厥痹；三曰：两手更引足趺置膝上，除体痹。

一法：偃卧，合两膝头，翻两足，伸腰坐，口纳气，胀腹，自极七息。除痹痛、热痛、两胫不随。

一法：踞坐，伸腰，以两手引两踵，以鼻纳气，自极七息，引两手[4]布两膝头。除痹、呕。

一法：偃卧，端展两手、足、臂，以鼻纳气，自极七息，摇足三十而止。除胸足寒、周身痹、厥逆。

一法：正倚壁，不息，行气从头至足止。愈大风、偏枯、诸痹。

一法：左右手夹据地，以仰引腰，五息止。去痿痹，利九窍。

一法：仰两足趾，引五息止，腰背痹枯，令人耳闻声。久行，眼耳诸根无有挂碍。

一法：踞坐[5]，伸右脚，两手抱左膝头，伸腰，以鼻纳气，自极七息。除难屈伸拜起、胫中疼、痛痹。

---

〔1〕坐：原脱，据《诸病源候论·风四肢拘挛不得屈伸候》补。
〔2〕左：《诸病源候论》同，疑为"右"之误，参上文。
〔3〕热：原作"势"，据《诸病源候论·风身体手足不随候》改。
〔4〕引两手：原误在本段末，据文义前移。
〔5〕坐：原脱，据文义补。

一法：左右拱两臂，不息九通。治臂足痛、劳倦、风痹不随。

一法：凡人常觉脊倔强而闷，仰面努膊并向上，头左右两向挼之，左右三七，一住。待血行气动定然，始更用。初缓后急，不得先急后缓。若无病，人常欲得旦起、午时、日没三辰如用，辰别二七。除寒热病、脊腰颈项痛、风痹两膝颈头。以鼻纳气，自极七息。除腰痹、背痛，口内生疮、牙齿风、头眩尽除。

心腹痛门

一法：偃卧，展两胫、两手，仰足趾，以鼻纳气，自极七息。除腹中弦急切痛。

一法：偃卧，口纳气，鼻出之，除里急。饱咽气数十，令温中寒。干吐呕、腹痛，口纳气七十所，大振腹，咽气数十，两手相摩令热，以摩腹，令气下。

一法：偃卧，仰两足、两手，鼻纳气七息。除腹中弦切痛。

霍乱门

一法[1]：转筋不住，男子以手挽其阴，女子以手牵乳，近两边。

一法：偃卧，展两胫、两手，外踵者相向，亦鼻纳气，自极七息。除两膝寒、胫骨疼、转筋。

一法：覆卧，傍视，立两踵，伸腰，鼻纳气，去转筋。

呕吐门

一法：正坐，两手向后捉腕，反拓席，尽势，使腹弦弦，上下七，左右换手亦然。除腹肚冷气、宿气积、胃口冷、食饮进退吐逆。

一法：偃卧，展胫、两手，左跷两足踵，以鼻纳气，自极七息。除腰中病、食苦呕。

一法：坐，直舒两脚，以两手挽两足，自极十二通，愈肠胃不能受食、吐逆。以两手直叉两脚底，两脚痛，舒。以头枕膝上，自极十二通，愈肠胃不能受食、吐逆。

---

〔1〕法：原脱，据文义补。

气 门

一法：两手向后，合手拓腰向上，急势，振摇臂肘，来去七。始得手不移，直向上向下，尽势，来去二七。去脊、心、肺气壅闷。

一法：两足两趾相向，五息止。引心肺，去厥逆上气。极用力，令两足相向，意止，引肺中气出，病人行肺内外，展转屈伸随适[1]，无有违逆。

痰饮门

一法：左右侧卧，不息十通，治痰饮不消。右有饮病，右侧卧；左有饮病，左侧卧。又有不消，气排之，左右各十有二息，治痰饮也。

痨瘵门

一法：以两手着头上相叉，长气，即吐之。坐地，缓舒两脚，以两手外抱膝中，疾低头，叉两膝间，两手交叉头上十三通。愈三尸也。

一法：叩齿二七过，取咽气二七，如三百通乃止。为之二十日，邪气悉去；六十日，小病愈；百日，大病除，除虫[2]，伏尸皆去，面体光泽也。

胁痛门

一法：卒左胁痛，念"肝为青龙，左目中魂神，将五营兵千乘万骑，从甲寅直符吏入左胁下"，取病去。

一法：右胁痛，念"肺为白帝，右目中魂神，将五营兵千乘万骑，从[3]甲申直符吏入右胁下"，取病去。胁侧卧，伸臂直脚，以鼻纳气，以口出之。除胁皮肤痛，七息止。

一法：端坐，伸腰，右顾视月，口纳气，咽之三十。除左胁痛，开目。

---

〔1〕适：原脱，据《诸病源候论·上气候》补。
〔2〕虫：《诸病源候论·三虫候》此前有"三"字。
〔3〕从：原脱，据《诸病源候论·胁痛候》补。

一法：手交项上，相握自极。治胁下痛。坐地，交两手著不周遍握，当挽。久行，实身如金刚，令息调长，如风云如雷。

腰痛门

一法：一手向上极势，手掌四方转回，一手向下努之，合手掌努指，侧身倚形，转身向似看，手掌向上，心气向下散适，知气下缘上，始极势，左右上下四七亦然。去膊井、肋、腰、脊疼闷。

一法：平跪，长伸两手，拓席向前，待腰脊须转，遍身骨解气散，长引腰极势然，始却跪便急，如似脊肉冷气出许，令臂膊痛，痛欲似闷痛，还坐，来去二七。去五脏不和、背痛闷。

一法：凡人常须觉脊强，不问时节，缩咽转内，似回搏内，似面努搏并向上也，头左右两向[1]接之，左右三七一住，待血行气动定然，始更用，初缓后急。若无病，人常欲得旦起、午时、日没三辰如用，辰别三七。除寒热、脊腰胫痛。

脚气门

一法：坐，两足长舒，自纵身，纳气向下，使心内柔和适散。然后屈一足，安膝下努，长舒一足，仰取指向上，便急仰眠，头不至席，两手急努向前，头向上努挽，一时各各取势，来去二七，递互亦然。去腰疼、腰膊冷、血冷、风痹，日日渐损。

一法：覆卧，傍视，纳踵，伸腰，以鼻纳气，自极七息。除脚中弦痛、转筋、脚酸疼、脚痹弱。

一法：舒两足坐，散气向涌泉，可三通。气彻倒，始收右足屈捲，将两手急捉脚涌泉，挽，足踏手挽，一时取势，手足用力，逆气向下三七，不失气数。寻去肾内冷气、膝冷、脚疼也。

一法：一足屈之，足指仰，使急，一足安膝头，心散心，两足跟出气向下，一手拓膝头向下急捺，一手向后拓席，一时极势。左右亦然，二七。去膝髀疼急。

一法：一足踏地，一足向后，将足解溪安腨[2]上，急努两手，偏相向后，侧身如转，极势二七。左右亦然。去足疼痛痹急、腰痛也。

---

〔1〕向：原作"句"，据《诸病源候论·腰痛候》改。

〔2〕腨：原作"踹"，据文义改。

积聚门

一法：以左足践右足上，除心下积聚。

一法：端坐，伸腰，回目，仰头。徐以口纳气，因而咽之，三十过而止，开目，除心下积聚。

一法：左胁侧卧，伸臂，直脚，以口纳气，鼻吐之，周而复始，除积聚、心下不快。

一法：以左手按右胁，举右手极形，除积及老血。

一法：闭口微息，坐向王气，张鼻取气，逼置脐下，小口微出十二通气，以除结聚。低头不息十二通，以消饮食，令身轻强。行之，冬月令人不寒。

一法：端坐，伸腰直上，展两臂，仰两手掌，以鼻纳气，闭之，自极七息，名曰蜀王乔。除胁下积聚。

一法：向晨，去枕，正偃卧，伸臂、胫，瞑目，闭口不息，极张腹、两足，再息，顷间吸腹，仰两足，倍拳，欲自微息定，复为。春三、夏五、秋七、冬九。荡涤五脏，津润六腑，所病皆愈。复有疾积聚者，张吸其腹，热乃止，癥瘕散破，即愈矣。

脾胃门

脾胃气不和，不能饮食，倚身，两手一向偏侧，急努身舒头，共手竟扒相牵，渐渐一时尽势，气共力皆和，来去左右亦然，各三七。项前后两角缓舒手，如是似向外扒，放纵身心，摇二七，递互亦然。去太仓不和、臂腰虚闷也。

补益门

常以子后、午前，解发东向，握固，不息一通，举手左右导引，手掩两耳，令发黑不白。卧引为三，以手指掐项边脉三通，令人目明。东向坐，不息再通，以两手中指点口中唾，之二七，相摩拭目，令人目明。东向坐，不息三通，以手捻鼻两孔，治鼻宿息肉愈。东向坐，不息四通，啄齿无通数，伏前。侧卧，不息六通，愈耳聋、目眩。还卧，不息七通，愈胸中痛、咳。抱两膝，自企于地，不息八通，愈胸以上至头颈、耳目、咽鼻邪热。去枕，握固不息，自企于地，不息九通，东首，令人气上下通。微鼻纳气，愈左不能从阴阳法。大阴勿行之。

虾蟆行气法：正坐，自动摇两臂，不息十二通，愈劳大佳。左右侧卧，不息十二通，治痰饮不消。右有饮，病右侧卧；左有饮，病左侧卧。有不消，气排之。日初出、日中、日入，此三时向日正立，不息九通，仰头吸日精光，九咽之，益精百倍。

入火，垂两臂，不息，即不伤火。法向南方，蹲踞，以两手从屈膝中入掌，足五趾令内曲，利腰尻完，治淋、遗溺愈。箕踞，交两脚，手内并脚中，又叉两手极引之，愈瘑瘵精气不泄。两手交叉颐下，自极，利肺气，治暴气咳。举两脚夹两颊边，两手据地服，疗宿壅。举右手，展左手，坐右脚上，掩左脚，愈尻完痛。举手交颈上，相握自极，治胁下痛。舒左手，右手在下握左手拇指自极；舒右手，左手在下握右手拇指自极，皆治骨节酸疼。掩两脚，两手指着足五趾上，愈腰折不能低仰。若血久瘀为之，即愈。竖足五趾，愈腰脊痛。不能反顾视者，以右手从头上来下，又挽下手，愈。颈不能反顾视，坐地，掩左手，以右手指肩挽之，愈。倾侧膝腰及小便不通，东向坐，向日，左手揖目，举身望北斗心，服月气，始得众恶不入理。头仰，苦难牵，右手反折，各左右自极张弓，并补五脏不足，气则至。抱两膝着胸自极，此常令丹田气还，补脑。坐地，直两脚，以手捻脚胫，以头至地，调脊诸椎，利发根，令长美。坐地，交叉两脚，以两手从曲脚中入，低头叉项上，治久寒不能自温。耳不闻，勿正倍声，不息行气，从头至足心，愈疽痂、大风、偏枯、诸痹。极力右振两臂，不息九通，愈臂痛、劳倦，风气不随。

龟鳖行气法：以衣覆口鼻，不息九通，正卧，微鼻出纳气，愈鼻塞不通。东向坐，仰头，不息五通，以舌撩口中沫，满二七咽，愈口干舌苦。

雁行气法：低头倚壁，不息十二通，以意排留饮、宿食从下部出，自愈。

龙行气法：低头下视，不息十二通，愈风疥、恶疮。热不能入咽，可候病者以向阳明以达。卧，以手摩腹至足，以手持引足，低臂十二通，不息十二通，愈脚足虚痹不任行、腰脊痛。以两手著项相叉，治毒不愈。腹中大气，即吐之。月初出、月中、月入时，向月正立，不息八通，仰头吸月光精，八咽之，令阴气长。妇人吸之，阴精益盛，子道通。

入水，举两手臂，不息，不没。法向北方，箕踞，以手掩足五指，愈伏兔瘘、尻筋急。箕踞，以两手从曲脚入，据地，曲脚加其手，举尻，其可用行气，愈淋沥、乳痛。举脚交叉项，以两手据地，举尻，持任息极，交脚项上，愈腹中愁满，去三虫，利五脏，快神气。蹲踞，以两手举，足蹲极横，治气冲肿痛，寒疾入上，下致肾气。蹲踞，以两手举足五趾，低头自极，则五脏气总至，治耳不闻，目不明。久为之，则令人发白复黑。正偃卧，捲两手即握，不息，顺脚跟据床，治阴结、筋脉麻痿。累以两手还踞着腋下，治胸中满肱、手枯。反两手据膝上，仰头，像鳖取气，致大黄，元气至丹田，令腰脊不知痛。手大拇指急捻鼻孔，不息，即气上行，致泥丸脑中，令阴阳从，数至不倦，以左手急捉发，右手还项出，所谓血脉气各流其根，闭巨阳之气，使阴不溢，信明，皆利阴阳之道也。正坐，以两手交背后，名曰带缚，愈不能大便，利腹，愈虚羸。坐地，以两手交叉其下，愈阴满。以两手捉绳，辘轳倒悬，令脚反在其上见，愈头眩风癫。以两手牵，反着背上，挽绳自悬，愈中不专精，食不得下。以一手上牵绳下，手自持脚，愈屁久痔及有肿。坐地，直舒两脚，以两手叉挽两足，自极，愈肠不能受食，吐逆。

上宁先生导引行气之法，以除百病，令年不老者，常心念有一还丹以还丹田。夫生人者丹，救人者还，全则延年，去则衰朽。所以导引者，令人肢体骨节中诸邪气皆去，正气存处。有能精诚勤习履行，动作言语之间，昼夜行之，则骨节坚强，以愈百病。若卒得中风，病宿固、瘟痍不随、耳聋不闻、头颠疾、咳逆上气、腰脊苦痛，皆可按图视像，随疾所在，行气导引，以意排除去之。行气者则可补于里，导引者则可治于四肢，自然之道，但能勤行，与天地相保。

彭祖谷仙卧引法：除百病，延年益寿。

居常解衣被卧，伸腰，填小腹，五息止，引肾，去消渴，利阴阳。又云：伸左脚，屈右膝，纳压之，五息止，引脾，去心腹寒热、胸臆邪胀。挽两足趾，五息止，引腹中，去疝瘕，利九窍。仰两足趾，五息止，引腰脊痹、偏枯，令人耳声。两足内相向，五息止，引心肺，去咳逆上气。踵内相向，五息止，短股，徐五络之气，利肠胃，去邪气。掩左胫，屈右膝，纳压之，五息止，引肺，去风虚，令人明目。张胫、两足趾，号，五息止，令人不转筋。两手牵膝置心上，五息止，愈腰痛。外转两足十通，内转两足十通止，复诸劳。

凡十节五十息，五五二百五十息。欲导引，常夜半至鸡鸣、平旦为之，禁饱食沐浴。

王子乔八神导引法：延年益寿，除百病。

法曰：枕当高四寸，足相去各五寸，手去身各三寸，解衣被发，正偃卧，勿有所念，定意，乃以鼻徐纳气，以口出之，各致其脏所，竟而复始。欲休，先极之而止。勿强长息，久习乃自长矣。气之往来，勿令耳闻，鼻知微而专之长。遂推之伏兔、股胻，以省为贵，若存若亡，为之百遍。动腹鸣气有外声足，则得成功，成功之士，何疾而已。喉咙如白银铁一十二重，系膺下去得。肺其色白泽，前两叶高，后两叶卑。心系其下，上大下锐，率率赤如莲叶未开，倒悬著肺也。肝系其下，色正青，兔翁头也，六叶抱胃，前两叶高，后四叶卑。胆系其下，如绿绨囊。脾在中央，亦抱，正黄如金铄铄然也。肾如两伏鼠，夹脊真脐肘而居，欲得其居高也，其色正黑，肥肪络之，白黑昭然。胃如素囊，念其屈折右曲，无污秽之患。肝藏魂，肺藏魄，心藏神，脾藏意，肾藏精，此名曰神舍。神舍修则百脉调，邪病无所居矣。小肠者，长九尺，法九州也。一云九土。小肠者，长二丈四尺。

诸欲导引，虚者闭目，实者开目，以所苦行气不用，第七息止，徐徐往来，度二百步所，却坐，小咽气五六，不瘥，复如法引，以愈为效。诸有所苦，正偃卧，被发，如法徐以口纳气，填腹自极，息欲绝，徐以鼻出气，数十所。虚者补之，实者泻之，闭口温气，咽之三十所，腹中转鸣乃止，往来二百步，不愈，复为之。病在喉中、胸中者，枕高七寸；病在心下者，枕高四寸；病在脐下者，去枕。以口纳气，鼻出气者，名曰补；闭口温气，咽之者，名曰泻。斗气治诸病法：欲引头病者，仰头；欲引腰脚病者，仰足十趾；欲引胸中病者，挽足十趾；引臂病者，掩臂。欲去腹中寒热诸不快，若中寒身热，皆闭气胀腹，欲息者，徐以鼻息，已复为，至愈乃止。

一、平坐，伸腰脚，两臂覆手据地，口徐纳气，以鼻吐之，除胸中、肺中痛。咽气令温，闭目也。

二、端坐，伸腰，以鼻纳气，闭之，自前后担头各三十，除头虚空耗转地。闭目摇之。

三、端坐，伸腰，以左胁侧卧，以口纳气，以鼻吐之，除积聚、心下不快。

四、端坐，伸腰，徐以鼻纳气，以右手持鼻，除目晦泪苦出，去鼻中息肉，耳聋亦然，除伤寒、头痛洗洗，皆当以汗出为度。

五、正偃卧，以口徐纳气，以鼻出之，除里急。饱食后小咽，咽气数十，令温。寒者，使人干呕腹疼，从口纳气七寸所，大填腹。

六、右胁侧卧，以鼻纳气，以口小咽气数十，两手相摩热，以摩腹，令其气下出之，除胁皮肤痛，七息止。

七、端坐，伸腰，直上展两臂，仰两手掌，以鼻纳气，闭之，自极七[1]息，名曰蜀王乔[2]，除胁下积聚。

八、覆卧，去枕，立两足，以鼻纳气四四所，复以鼻出之极，令微气入鼻中，勿令鼻知，除身中热、背痛。

九、端坐，伸腰，举左手，仰其掌，却右手，除两臂背痛、结气也。

十、端坐，两手相叉抱膝，闭气鼓腹二七，或二七气满即吐，即气皆通畅。行之十年，老有少容。

十一、端坐，伸腰，左右倾，闭目，以鼻纳气，除头风，自极七息止。

十二、若腹中满，食饮昔饱，坐，伸腰，以口纳气数十，以便为故，不便复为之。有寒气，腹中不安，亦行之。

十三、端坐，使两手如张弓满射，可治四肢烦闷、背急，每日或时为之。

十四、端坐，伸腰，举右手，仰掌，以左手承左胁，以鼻纳气，自极七息，除胃寒，食不变则愈。

十五、端坐，伸腰，举左手，仰掌，以右手承右胁，以鼻纳气，自极七息，除瘀血结气。

十六、两手却据，仰头目，以口纳气，因而咽之数十，除热、身中伤、死肌。

十七、正偃卧，端展足、臂，以鼻纳气，自极七息，摇足三十而止，除胸足中寒、周身痹、厥逆。

十八、偃卧，屈膝，令两膝头内向相对，手翻两足，伸腰，以口纳气，胀[3]腹，自极七息，除痹疼、热痛、两胫不[4]随。

十九、觉身体昏沉不通畅，即导引，两手抱头，宛转上下，名为开胁。

二十、踞，伸右脚，两手抱左膝头，伸腰，以鼻纳气，自极七息，除难屈伸拜

---

[1] 七：此后原衍"中痛"二字，据上文"积聚门"改。

[2] 乔：原作"臺"，据上文"积聚门"改。

[3] 胀：原作"厥逆填"，据《诸病源候论·风痹候》改。

[4] 胫不：原作"脚下"，据《诸病源候论·风痹候》改。

起、脑中痛、瘀痹。

二十一、踞，伸左足，两手抱右膝，伸腰，以鼻纳气，自极七息，展左足着外，除难屈伸拜起、脑中疼。一本：除风，目晦耳聋。

二十二、正偃卧，直两足，两手捻胞所在，令赤如油囊里丹，除阴下湿、小便难、癞。小腹重、不便、腹中热，但口纳气，鼻出之数十，不须小咽气即腹中不热者，七息已，温气咽之十所。

二十三、踞，两手抱两膝头，以鼻纳气，自极七息，除腰痹背痛。

二十四、覆卧，傍视两踵，伸腰，以鼻纳气，自极七息，除脚中弦痛、转筋、脚酸疼。

二十五、偃卧，展两手，外踵指相向，亦鼻纳气，自极七息，除两膝寒、胫骨疼。

二十六、偃卧，展两脚、两手，两踵相向，亦鼻纳气，自极七息，除死肌不仰、足胫寒。

二十七、偃卧，展两手，两脚左傍两足踵〔1〕，以鼻纳气，自极七息，除胃中食苦呕。

二十八、踞，伸腰，以两手引两踵，以鼻纳气，自极七息，布两膝头，除痹呕也。

二十九、偃卧，展两手、两脚，仰足趾，以鼻纳气，自极七息，除腹中弦急切痛。

三十、偃卧，左足踵拘右足拇趾，以鼻纳气，自极七息，除厥逆疾。人脚错踵，不拘拇指，依文用之。

三十一、偃卧，以右足踵拘左足拇趾，以鼻纳气，自极七息，除周身痹。

三十二、病在左，端坐，伸腰，左视目，以口徐纳气而咽之数十一所，闭目。目上入。

三十三、病在心下，若积聚，端坐，伸腰，仰向日，仰头，徐以口纳气，因而咽之三十所而止，开目。

三十四、病在右，端坐，伸腰，右视目，以口徐纳气而咽之数十所，开目。

五禽戏法

《道藏经》云：老君曰："古之仙者，为导引之事，能鸟伸，挽引肤体，动诸关节，以求难老，名曰五禽之戏。挽引蹄足，以当导引，体中不快，起作一禽之戏，故令汗出，因止以身体轻便。普施行之，年九百余岁，耳目聪明，牙齿完坚。夫为导者甚易，行者甚希，悲哉！"

---

〔1〕踵：原作"腫"，据文义改。

虎戏：四肢踞地，前三踯，却三踯，长引肤乍前乍却，仰天，即反伏踞地，行前、却各七。

熊戏：正仰，以两手抱膝下，举头，左擗地七，右亦七，踯地，手左右托地各七。

鹿戏：四肢踞地，引顶反顾，左三右三，左伸右脚，右伸左脚，左右伸缩亦三。

猿戏：攀物自悬，伸缩身体，上下七。以脚拘物，倒悬，左七右七。坐，左右手拘脚互按，各七。

鸟戏：立，起翘一足，伸两臂扬扇用力，各二七。坐，伸脚起，挽足趾各七，伸缩两臂各七。

夫五禽戏法，任力为之，以汗出为限，轻身，消谷气，益气力，除百病。佗行之，年过万岁。教传弟子广陵吴普，亦得延年长寿。

服气吐纳诀

呬字：呬主肺。肺连五脏，受风即鼻塞，有疾作呬，吐纳治之。

呵字：呵主心。心连舌，五脏心热舌干，有疾作呵，吐纳治之。

呼字：呼主脾。脾连唇，论云脾湿即唇焦，有疾作呼，吐纳治之。

嘘字：嘘主肝。肝连目，论云肝盛即目赤，有疾作嘘，吐纳治之。

吹字：吹主肾。肾连耳，论云肾虚即耳聋，有疾作吹，吐纳治之。

嘻字：嘻主三焦，有疾作嘻，吐纳治之。

消渴门

睡卧勿张口，久成消渴及失血色。赤松子云："卧，闭目不息十二通，治饮食不消。"

一法：解衣，惔卧，伸腰，膜小腹，五息止。引肾，去消渴，利阴阳。解衣者，使无挂碍；惔卧者，无外想使气易行；伸腰，使肾无逼蹙；膜者，大努使气满小腹者，即摄腹牵气，使五息，即为之。引肾者，引水来咽，唯润上部，去消渴枯槁病；利阴阳者，饶气力。此中数虚，要与时节而为避，初食后、大饥时，此二时不得导引，伤人。亦避恶日，时节不和时亦避。导已，先行一百二十步，多者千步，然后食之。法不使大冷大热，五味调和，陈秽宿食、虫蝎余残不得食。少眇著口中，数嚼少湍洇，食已亦勿眠。此名谷并与气和，即真良药也。

胀满门

一法：蹲坐，住心，捲两手，发心向下，左右手摇臂，递互倚身，尽膊势，捲头筑肚，两手冲脉至脐下，来去三七，渐去腹胀、肚急闷、食不消化。

一法：腹中若胀，有寒[1]，以口呼出气三十过，止。

一法：若腹中满，食饮若饱，端坐，伸腰，以口纳气数十，满吐之，以便为故，不便复为之。有寒气，腹中不安，亦行之。

一法：端坐，伸腰，口纳气数十，除腹满、食饮过饱、寒热、腹中痛病。

一法：两手向身侧一向，偏相极势，发顶足，气散下，欲似烂物解散，手掌指直舒，左右相皆然，去来三七，始正身，前后转动膊腰七。去腹肚胀、膀胱腰脊臂冷、血脉急强、悸也。

一法：苦腹内满，饮食善饱，端坐，伸腰，以口纳气十，以便故，不便复为。

一法：脾主土，暖如人肉，如始得发汗，去风冷邪气。若腹内有气胀，先须暖足，摩上下并气海，不限遍数，多为佳。始得左回右转，立七，和气。如用腰身内一十五法，回转三百六十骨节，动脉搓筋，气血布泽，二十四气和润，脏腑均。和[2]气，用头动摇振，手气向上，心气向下，分明知去来，莫合乎手。倚腰，转身，摩气，蹙回动，尽，心气放散，送至涌泉，一一[3]不失气之行度，用之有益。不解用者，疑如气乱。

眼目门

一法：踞，伸右脚，两手抱左膝头，伸腰，以鼻纳气，自极七息。除难屈伸拜起，去胫中痛、痹风、目耳聋。

一法：踞，伸左脚，两手抱右膝，伸腰，以鼻纳气，自极七息，展左足着外，除难屈伸拜起，去胫中疼。一本云：除风，目暗耳聋。

一法：以鼻纳气，左手持鼻，除目暗泣出。鼻纳气，口闭，自极七息，除两胁下积血气。

一法：端坐，伸腰，徐以鼻纳气，以右手持鼻，除目暗。泪若出，闭目，吐气，鼻中息肉、耳聋亦然。除伤寒头痛洗洗，皆当以汗出为度。

一法：蹲踞，以两手举足五趾，头自极，则五脏气偏。主治耳不闻、目不明。久

---

[1] 寒：原作"塞"，据《诸病源候论·腹胀候》改。

[2] 和：原脱，据《诸病源候论·腹胀候》补。

[3] 一一：原作"二"，据《诸病源候论·腹胀候》改。

为之，则令发白复黑。

一法：两足指，五息止，引腰背痹、偏枯，令人耳聪。久行，眼耳诸根俱无挂碍。

一法：伸左胫，屈右膝纳压之，五息止，引肺，去风虚病，令人目明。依经为之，引肺中气，去风虚病，令人目明，夜中见色，与昼无异。

一法：鸡鸣，以两手相摩令热，以熨目，三行，以指抑目，左右有神光，令目明，不病痛。

一法：东向坐，不息再通，以两手中指口唾之二七，相摩拭目，令人目明。以甘泉漱之，洗目，去其翳垢，令目清明。上以内气洗身中，令内睛洁，此以外洗，去其尘障。

一法：卧，引为三，以手爪项边脉五通，令人目明。卧正偃，头下却亢引三通，以两手指爪项边大脉为五通，除目暗患。久行，令人眼夜能见色。为久不已，通见十方，无有际限。

一法：鸡鸣欲起，先屈左手啖盐指，以指相摩，咒曰：西王母女，名曰益愈。赐我目，受之於口，即精摩形。常鸡鸣，二七着唾，除目茫茫，致[1]其精光，彻视万里，遍见四方。咽二七唾之，以热指摩目二七，令人目不瞑。

喉舌门

一法：一手长舒，合掌仰，一手捉颏[2]，挽之向外，一时极势二七，左右亦然。手不动，两向侧势，急挽之二七，去颈骨急强、头风脑旋、喉痹、膊内冷注、偏风。

一法：两手拓两颊，手不动，搂肘使急，腰内亦然，住定。放两肋头向外，肘膊腰气散，尽势，大闷始起，来去七通，去[3]喉痹。

口齿门

一法：常向本命日，栉发之始，叩齿九通，阴咒曰：大帝散灵，五老反真，泥丸玄华，保精长存。左回拘月，右引日根，六合清练，百病愈因。咽唾三过，常数行之，使齿不痛，发牢不白，头脑不痛。

一法：东向坐，不息四通，上下琢齿三十六，治齿痛。

---

〔1〕致：原脱，据《诸病源候论·目茫茫候》补。
〔2〕颏：原作"频"，据《诸病源候论·喉痹候》改。
〔3〕去：原脱，据《诸病源候论·喉痹候》补。

一法：凡人觉脊背皆崛强，不问时节，缩咽膊内，仰面，努膊井向上，头左右两向按之，左右二七一住，待血行气动定然，始更用。初缓后急，不得先急后缓。若无病人，常欲得旦起、午时、日没三辰如用，辰别二七，除寒热病、脊腰颈项痛、风痹、口内生疮、牙齿风、头眩，终尽除也。

鼻 门

一法：东向坐，不息三通，手捻鼻两孔，治鼻中患。交脚跪坐，治鼻中患、通脚痛疮。去其涕唾，令鼻道通，得闻香臭。久行不已，彻闻十方。

一法：踞坐，合两膝，张两足，不息五通，治鼻疮。

一法：端坐，伸腰，徐徐以鼻纳气，以右手捻鼻，除目暗，泪苦出。徐徐闭目吐气，鼻中息肉、耳聋亦能除。伤寒头痛洗洗，皆当以汗出为度。

一法：东向坐，不息三通，以手捻鼻两孔，治鼻中息肉。

耳 门

一法：坐地，交叉两脚，以两手从曲脚中入，低头叉项上，治久寒不能自温、耳不闻声。

一法：脚着项上，不息十二通，必愈大寒[1]不觉暖热、久顽冷患、耳聋目眩。久行即成法，法身五六，不能变。

遗泄门

一法：治遗精白浊，诸冷不生，戌亥间阴旺阳衰之际，一手兜外肾，一手搓脐下八十一次，然后换手。每手各九次兜搓，九日见验，八十一日成功。

一法：治遗精，以床铺安短窄，卧如弓，弯二膝，并脐缩，或左或右侧卧，用手托阴囊，一手伏丹田，切须宁心净卧，戒除房室思欲之事，若固不泄，可保身安。

---

[1] 寒：原作"塞"，据《诸病源候论·耳聋候》改。

淋　门

一法：偃卧，令两足布膝头，斜^[1]踵置尻^[2]，口纳气，振腹，鼻出气，去淋、数小便。

一法：蹲踞，高一尺许，以两手从外屈膝纳入．至足跌上，急手握足五趾，极力一通，令内曲入，利腰髋，治淋。

一法：偃卧，令两足布^[3]膝头，斜踵置尻^[4]，口纳气，振腹，鼻出气，去石淋、茎中痛。

一法：以两足踵布膝，除癃。

一法：偃卧，令两足布膝头，取踵置尻下，以口纳气，腹胀自极，以鼻出气七息，除气癃、数小便、茎中痛、阴以下湿、小腹痛、膝不随。

二便不通门

一法：正坐，以两手交背后，名曰带便。愈不能大^[5]便，利腹，愈虚赢。反叉两手着背上，推上使当心许，跽坐，反到九通，愈不能大小便，利愈腹，虚赢也。

一法：龟行气，伏衣被中，覆口鼻头面，正卧，不息九通，微鼻出气，治大便闭塞不通。

一法：偃卧，直两手，捻左右胁，除大便难、腹痛、腹中寒。口纳气，鼻出气，温气咽之数十，病愈。

疝气门

一法：挽两足趾，五息止，引腹中气，去疝瘕，利孔窍。

一法：坐，舒两脚，以两手捉大拇趾，使足上头下，极挽五息止，引腹中气，遍行身体，去疝瘕病，利诸孔窍，往来易行。久行，精爽聪明修长。

---

〔1〕斜：原作"邪"，通"斜"。下同。

〔2〕尻：原作"鸿"，据《诸病源候论·诸淋候》改。

〔3〕布：原脱，据《诸病源候论·石淋候》补。

〔4〕尻：原作"鸠"，据《诸病源候论·石淋候》改。

〔5〕大：原作"不"，据《诸病源候论·大小便难候》改。

诸痔门

一法：惟高枕偃仰，心平气定，其肿自收。

一法：一足踏地，一足屈膝，两手抱犊鼻下，急挽向身，极势，左右换易四七，去痔、五劳、三里气[1]不下。

一法：踞坐，合两膝、张两足，不息两通，治五痔。

一法：两手抱足，头不动，足向口受气，众节气散，来去三七。欲得捉，左右侧身，各急挽，腰不动，去四肢、腰上下髓内冷，血冷，筋急闷，痔。

一法：两足相踏，向阴端急蹙，将两手捧膝头，两向极势，捧之二七，竟，身侧两向取势二七，前后努腰七，去心劳痔病。

老人门

《修真书》云：春嘘明目木扶肝，夏至呵心火自阑，秋呬定知金肺润，肾吹惟要坎中安。三焦嘻却除烦热，四季长呼脾化餐，切记出声闻口耳，其功尤胜宝神丹。

诀云：肝若嘘时目睁睛，争知肺呬手双擎，心呵脑后高叉手，肾若吹时抱膝平，脾用呼时须撮口，三焦客热卧嘻嘻。四季常是嘘，八节不得吹。盖肝为相火有泻无补；肾为真水有补无泻也。

肝嘘，主嗌干、面尘、眼眵赤多泪疼痛、胁下痛、小便黄赤色或涩。

心呵，主烦躁、喉疮热肿、多汗、掌中热、咽干渴。

脾呼，主热、痰涎、目黄、喉痹、衄衊、口干、舌痛、身重、腹胀。

肺呬，主喘嗽、烦渴、胸膈烦膨有痰、掌中热、风汗出。

肾吹，主有疾尩羸、面黑、口干、耳鸣、咽嗌肿、股内疼痛、足下热。

三焦嘻，主颊痛、喉痹、耳闭浑浑然。

已上主治六经本病之邪也，然五脏不足，又在药食气味为补。经云：形食味，故味归形。气养形，故形归气。气化则精生，味和则形长，故五味为宜。若五志所过，非药可治者，五胜为宜。

忧胜怒，肝属木，在志为怒，过节则反自伤。故曰：怒伤肝，故以所胜者制之。

恐胜喜，心属火，在志为喜，过节则反自伤。故曰：喜伤心，故以所胜者制之。

怒胜思，脾属土，在志为思，过节则反自伤。故曰：思伤脾，故以所胜者制之。

喜胜忧，肺属金，在志为忧，过节则反自伤，故以所胜者制之。

思胜恐，肾属水，在志为恐，过节则反自伤，故以所胜者制之。

---

[1] 气：原脱，据《诸病源候论·诸痔候》改。

《通玄集》云：其补真妙理，只要心头无事，内外俱忘，一齐放下，把捉得定。阳生子时，阴生午时，静室，披衣握固，端坐盘膝，蹲下腹肚，须臾升身，前出胸而微偃首于后，后开夹脊双关，肘后微扇三，伸腰。自尾闾穴，如火相似。自腰而起，拥在夹脊，慎勿开关，即时甚热，气壮，渐次开夹脊而放气过。仍仰面脑后，紧偃以闭上关，慎勿令开，即觉热极，气壮，渐次入顶，以补泥丸髓海。则身耐寒暑，为习长生之基。如前出胸、伸腰、闭夹脊，存而升之腰间，火不起，当静坐内观，如法再作，以至火起为度。自丑行至寅，终可止。是曰：肘后飞金精。又曰：抽铅使肾气生肝气也。又略昂首偃项放，令颈下如火，方点头向前，低头曲项，退舌尖近后以柱上腭，自有津出，不漱而咽下还黄庭，是名：金液还丹。四时不拘时候节次行此，自艮至巽而已。晚间乃勒阳关法，自兑至乾而已。

校后记

　　《养生导引法》不分卷，为明代胡文焕所集，成书于明万历二十年（1592年），是一部养生导引专著。此书胡氏本人著录为"著"，实际内容并非其自撰，而是选编汇集而成。

一、作者与成书

　　《养生导引法》的作者胡文焕，字德甫（德父），号全庵道人、西湖醉渔。钱塘（今浙江杭州）人，主要生活于明代万历年间（1573—1620年）。胡氏对于养生导引一贯非常重视，他在《类修要诀序》中云："夫欲全此生，人心之所同然。"然而，世人所为种种所谓养生之举，乃"舍本求末，舍近求远，舍易求难，种种为无益之举也"。胡氏"既有感于中，而复为多病所楚，妄希全生"，"故于暇日，采其摄修之法"，其《类修要诀》如此，《养生导引法》亦如此。

　　胡氏一生著作颇丰，其《养生导引法》编入《寿养丛书》之中。此外，还撰有《素问心得》《灵枢心得》《医学要数》，编有《广嗣须知》《摄生集览》《医家萃览》《类修要诀》及《类修要诀附余》，辑有《新刻养生食忌》《格致丛书》，校有《新刻太素心要》《新刻华佗内照图》《保生心鉴》等。今人何时希认为胡氏"恐是书贾之知医者，或医而兼设书铺，如熊宗立、周日、余尚勋等，借名文焕。不然，一人无如许精力，从事校刊若此之众"。（《中国历代医家传录》）

二、主要内容与特点

　　《养生导引法》主要汇集了养生祛病的导引法共二十九类，按病证分列为中风门、风痹门、心腹痛门、霍乱门等二十五门。此外另有补益门、老人门、五禽戏法及服气吐纳诀。前者主要用以治疗各种病证，祛除各种不适；后者主要用以强身健体，养老益寿。其中，二十五门祛病导引法与补益门的内容，主要来自于隋代巢元方等人所撰的《诸病源候论》，其他内容则来自于其他养生导引类著作。

　　从本书二十九类内容的标题来看，胡氏所汇集的导引方法虽然来自于《诸病源候论》，但是并未采用该书对于病证的分类方法，而是采用了《圣济总录》及《普济方》等大型方书的分类方法，以"某某门"来为病证命名。在具体的病名方面亦与《诸病源候论》有所不同，如将《诸病源候论》中"三虫候"下的导引方法，归入"劳瘵门"下，将《诸病源候论》中"腹胀候"下的导引方法，归入"胀满门"下。其导引方法，也参考其他书籍，除了明显收录了标明的《五禽戏》《服气吐纳诀》《修真书》《通玄集》，以及《道藏经》《内经》之外，还有一些未曾注明的其他内容。如"遗泄门"下的两条治疗遗精的按摩导引方法，显然并非来自于《诸病源候论》。此书，在祛病养生方面有一定的参考价值。

三、本次点校的相关说明

《养生导引法》现存主要是胡氏刻本与各种《寿养丛书》本。最早的应是明万历癸巳（1593年）虎林胡氏文会堂的初刻本，本次整理以此为底本。以明代万历间种德堂《寿养丛书》刻本为校本。此两种书均是胡氏本人的传本，文字的差别不大。因为此书主体内容来自于《诸病源候论》，故又以其为旁校本。

由于此书与《诸病源候论》的各种传本都有一些脱字讹误，有一些条文在前后多次出现，文字却有不同，为了保证文字的原始面貌，一般不予改动。同时，本书也有一些观点值得商榷，为了保持原书的完整性，未对其进行删节或改动，请读者阅读时自鉴。

本书原无序、无跋，也无目录，在本次整理时，根据正文补出了目录。

张志斌

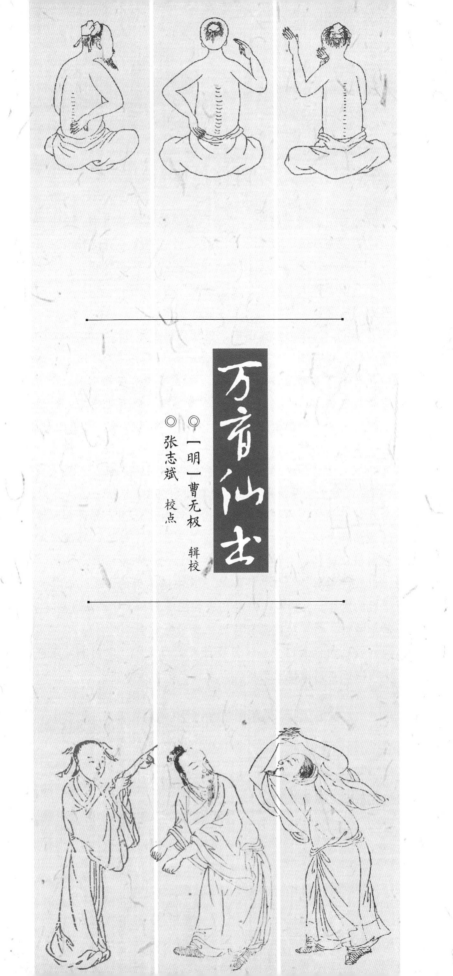

万育仙书

◎〔明〕曹无极 辑校

◎张志斌 校点

内容提要

《万育仙书》刊行于明代，是较早的一部按摩导引书。全书分为上下两卷，上卷为"金沙曹无极若水甫订定，古杭张文启开之氏、陆嘉谷穗三氏同参"，下卷为"金沙曹无极若水甫手辑，古杭嘉谷穗三氏、古越陆堃天臣参阅"。作者将上下卷区分为"按摩"与"导引"。

上卷为"按摩"，内容为小儿病证及按摩推拿法。卷上前一部分为图，后一部分为文字。凡四十六幅图中，包括两幅面形图、十九幅小儿指纹图、六幅按摩穴位及经络图、十九幅按摩手法图。文字部分涉及小儿病证、小儿指纹诊断及小儿面部望诊、小儿按摩手法等。除穴位与手法介绍外，大部分内容采用歌诀形式，比较上口。从内容看，此书上卷之儿科部分具有民间医学的特色，属于普及性内容，目的在于示人方法，可依图仿照使用。

下卷为养生祛病导引法，以图为主，只有"六气诀""按摩导引诀"等少量介绍相应功法的文字。凡八十九幅导引图中，包括八幅八段锦坐功图、二十四幅四时坐功祛病图、五十幅诸仙导引图（包括一幅八卦周天图）、五幅五禽戏导引图、两幅陈希夷睡功图。四时坐功图为每月各两幅，每幅均配有功法解释文字与所主病证。诸仙导引图第1幅为八卦周天图，此后为四十九幅借以诸仙命名的导引图，每图都配有一段解释动作的文字、一个方子，以及一首赞诗。其方子基本上是中医常用的方子，而其赞诗则大致属于道教的内容。五禽戏与睡功图也均配有解释文字。从这些导引图看，均较为简单易行，然其功效尚有待进一步研究考查。

本次点校以明代天爵堂本《万育仙书》为底本，以明末《万育仙书》节录刻本为主校本，清道光刻本《万寿仙书》为旁校本。

万育仙书跋

　　人之有荣卫充周，犹天地之有阴阳二气也。人之有脏腑虚旺，犹天地之有五行生克也。人之有幼少壮老、肌理毛发，犹天地之有四时行、百物生也。汉儒谓天地清浊之气，一升一降，每昼夜一合，故能生万而不穷。人能体之，则清淑灵妙。其相生又乌有已哉？特其真气间隔，腠理渐疏，邪风中之，为患滋甚。是故前辈，于周身关窍，鼓舞磅礴，不令一息凝滞。凡以法两间之健顺，补人工于后天也。曹子若水先生，身体力行，内莹外澈，其信心明悟，处必谙异人异书，湛潜印证，笔之简端，著有成册，此《万育仙书》上下二卷气为作也。馨读之，其文详而要，约而核，诚寿世之良箴，济人之短筏，其功德在不可思议之间矣。先生祖贯金沙，尝游寓于先人敝庐之天爵堂。每丙夜聚谈，互为商较，知其传习最真，订正最确，因发其箧，付而梓之，广为传布。并顾读是书者，念父母生我之重，体天地生物之功，爱护此身，珍重道术，无负先生一片婆心也。

天爵堂主人穗三陆嘉谷敬跋

目 录 [1]

---

〔1〕目录：原上卷目录与正文不相符，出入很大，且缺项很多，今根据正文重新整理。

〔2〕卷上：原书目录此后有"按摩目"三字，"卷下"后有"导引目"三字，今据正文删去。

万育仙书卷上[1]

金沙　曹无极若水氏　订定

古杭　张文启开之氏　陆嘉谷穗三氏　同参

婴儿护养[2]

怀妊

怀妊之后，必须饮食有常，起居自若，使神全气和，则胎常安，生子必伟。

最忌食热毒等物，庶生儿免有脐突疮痫。

初诞

婴儿在胎，必藉胎液以滋养之。初离母体，口有液毒，啼声未出，急用软绵裹指拭去口中恶汁，得免痘疮之患，或有时气侵染，只出肤疮细疹，易为调理。

回气

初生气欲绝，不能啼者，必是难产或冒寒所致，急以绵絮包裹，抱怀中，未可断脐。且将脱衣置炭火炉中烧之。仍作大纸捻沾清油点着，于脐带上往来遍燎之。盖脐带得火气由脐入腹，更以热醋汤烫洗脐带，须臾气回，啼叫如常，方可浴洗了，却断脐带。

浴儿

浴儿用猪胆一枚投于汤中，免生疮疥。浴时，调和汤看冷热，毋令儿惊而成疾也。

断脐

凡断脐，切不可用刀剪，须隔衣咬断后，将暖气呵七遍，缠结所留脐带，令至儿足跗上。当留六寸，长则伤肌，短则中寒，令儿腹中不调，或成内癀。若先断后浴，恐水入脐中，令儿腹痛。断讫，连脐带中多有虫者，宜急剔拨去，不然则入腹成疾。

大抵断脐之后，宜用热艾厚裹爱护，包用白绵。若乳母不谨，或浴洗时水入脐中，或有尿在襁褓之内，湿气伤脐，或因解脱为风冷邪气所侵，皆能令儿脐肿，多啼不乳，即成脐风也。

---

[1] 万育仙书卷上：标题及署名原在"婴儿护养"及诸图之后，整理时前移。

[2] 婴儿护养：原书无此标题，所含为怀妊、初诞、回气、浴儿、断脐、剃头、护养等七个小标题内容，原放在卷前，整理时根据内容加上标题，移入卷上。

剃头

小儿月满剃头，须就温暖避风处。剃后，以杏仁三枚，去皮类，研，入薄荷三叶用研，却入生麻油三四滴，腻粉拌和，头上擦，以避风伤，锡生疮疥热毒。

护养

忍三分寒，吃三分饱，多揉肚，少洗澡。

饮食之间，父母或以口物饲之，不知小儿脾胃嫩弱，不能克化杂物，必成疾。

小儿不宜食肉太早，伤及脾胃，免致虫积、疳积。鸡肉能生蛔虫，尤宜忌之，非三岁以上勿食。

小儿一期之内，衣服宜以故帛故绵为之，用新太暖，令肌骨缓。若蒸热成病。不可裹足覆顶，致阳气不出，多发热。

小儿于天气和暖宜抱出日中嬉戏，数见风日，则凝血、气刚、肉坚，可耐气寒，不疾病。

小儿宜以菊花为枕，则清头目。

小儿入夏，令缝囊，杏仁七个去皮尖，佩之。闻雷声不惊。

小儿不可令就瓢及瓶饮水，语言多讷。

小儿无令入神庙中，恐神精闪烁生怖畏。

抱小儿勿泣，泪入儿眼令眼枯。

面形图二

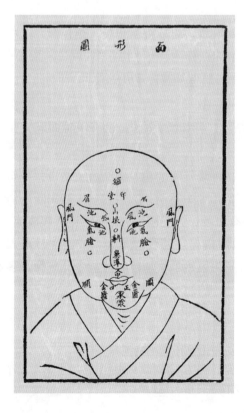

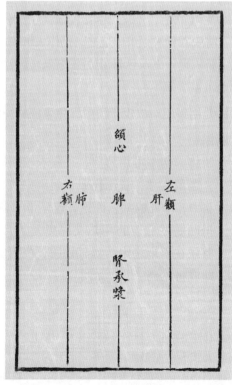

三关图[1]

三关 风关易治，气关难治，命关死候，直透者死。左应心肝，右应脾肺。男主左，女主右。

指纹图[2] 十七

流珠只一点红色 主饮食所伤，内热欲吐泻，肠鸣自利，烦躁啼哭。宜消食，分阴阳，补脾胃。

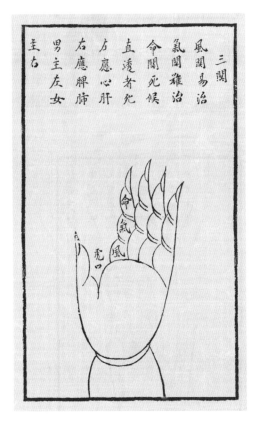

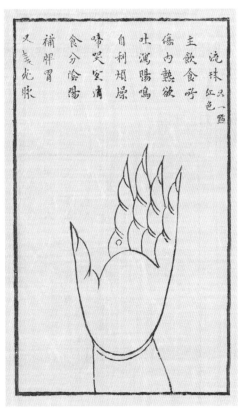

---

[1] 三关图：原无标题，据正文内容补。
[2] 指纹图：原无标题，据正文内容补。

环珠形　较流珠差大。主脾虚停食，胸腹胀满，烦满发热。宜健脾胃，消食调气。

长珠形　一头大，一头尖。主脾伤饮食，积滞腹疼，寒热不食。宜消食健脾。

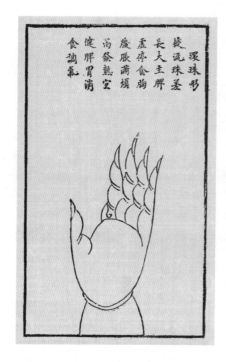

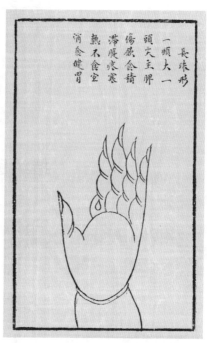

来蛇形　下头粗大。主脾胃湿热，中脘不利，干呕不食，是疳邪内作。宜克食，健补脾胃。

去蛇形　上头粗大。主脾虚冷积，吐泻烦渴，气短神困，多睡不食。宜健脾胃，消积，先止吐泻。

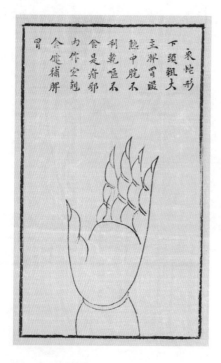

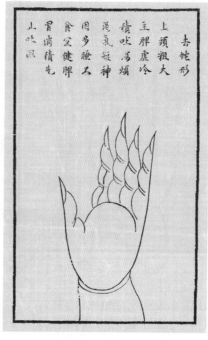

弓反里 主感寒热邪气，头目昏重，心神惊悸，倦怠，四肢稍冷，小便赤色，咳嗽吐涎。宜发汗逐惊，退心火，推脾摩肺。

弓反外 主痰热，心神恍惚，作热大惊，夹食风痫。

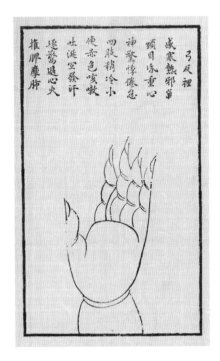

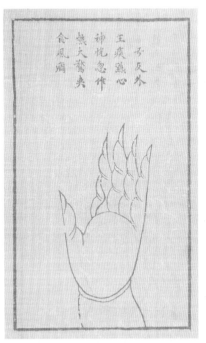

枪形 主风热发痰作搐。

鱼骨形 主惊痰发热，甚则痰盛发搐，或不食，肝盛克脾。宜逐惊或吐痰定搐，再补脾制肝。

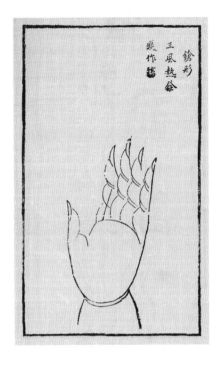

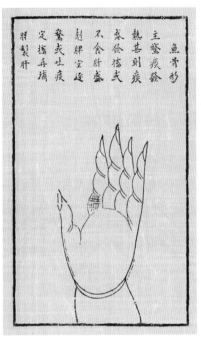

水字形　主惊风食积，烦躁顿闷，少食夜啼，痰盛口噤搐搦，此脾虚积滞，木克土也。或又曰：水字，肺家疾。

针形　心肝热极生风，惊悸顿闷，困倦不食，痰盛发搐。或曰：悬针主泻痢。

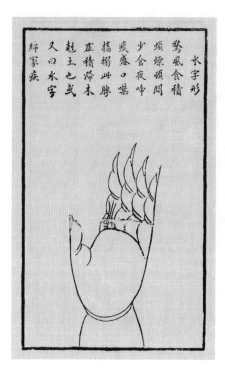
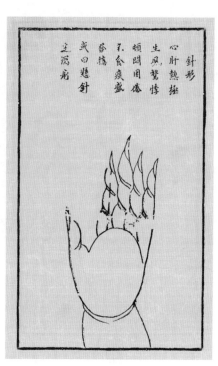

鱼刺形　初惊之候也。

乙字形　肝之疾也。

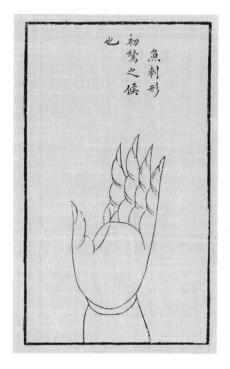
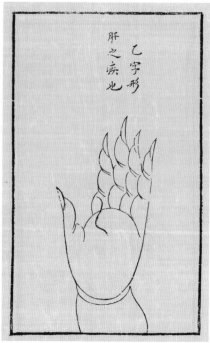

曲虫形 肝病甚也。虬文形：主心虫动也。

如环形 肾有毒也。向里气疳，向外风疳，向右伤寒，向左伤风、伤寒也，三曲如长虫伤冷也。

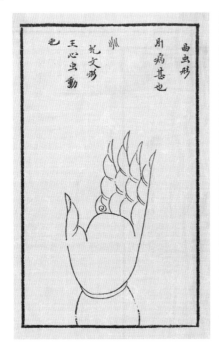

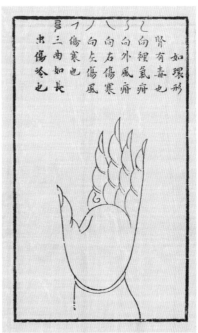

透关射指 主惊风痰热，聚于胸膈，乃脾肺损伤，痰邪乘聚。其清脾肺，化痰涎。向内为射指[1]。

透关射甲 主惊风恶候，受惊传于经络，风热发生，十死一生也。

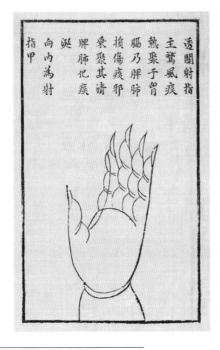

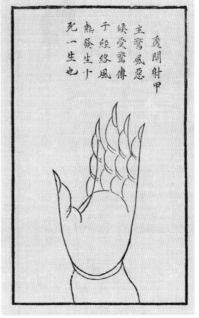

〔1〕指：此后原衍"甲"字，据文字说明删。

三关图 _{第二}

左手应心肝，右应脾肺。

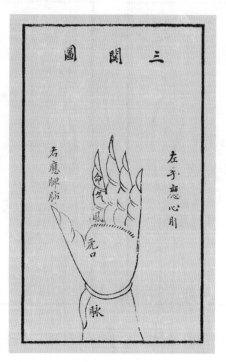

五指筋图

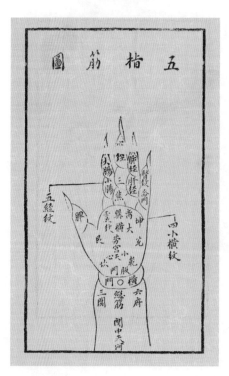

手六筋图

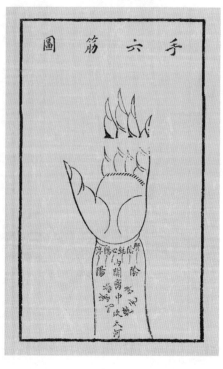

手背面图　　手面五指图[1]

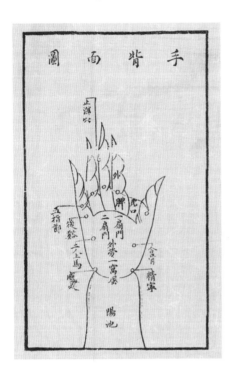

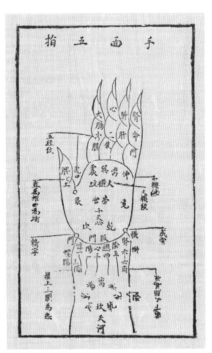

手肘图　　脚穴图

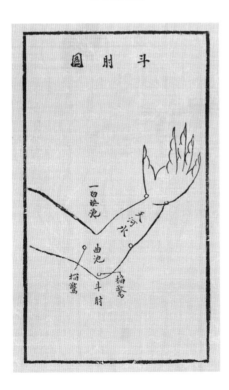

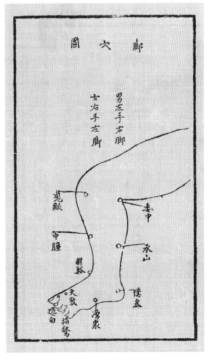

〔1〕手面五指图：此图原在第二、三幅按摩手诀图之间，整理时移此。

按摩手诀图三

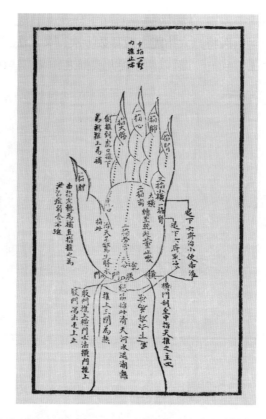

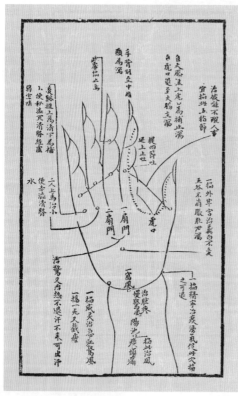

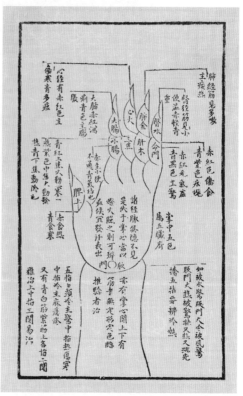

十六名色手法图十六

黄蜂入洞_{大热法}　医将二大指跪入两耳数十次，又二法详后。

赤凤摇头_{和气血，主治惊}　医以两手捉儿头摇之，又二法详后本条下。

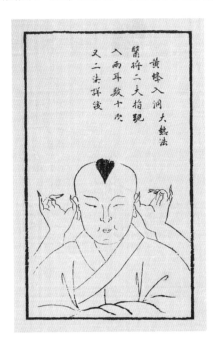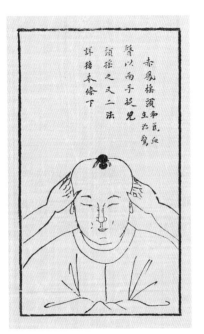

二龙戏珠_{温和法}　医以两手捋儿两耳轮，戏之，又用两手指在儿两鼻孔揉之。

飞经走气_{传送行气法}　先运五经，医用身靠儿背，将两手从胁下出奶旁揉之。又三法载后本条下。

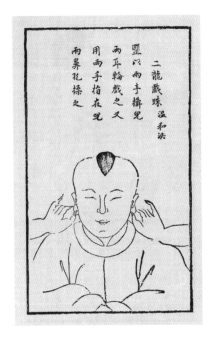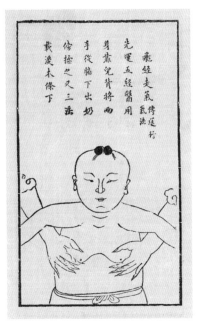

分阴阳_{寒热不均用} 医用两大指总筋两边分之。又有屈儿拳于四指背节，从中两边分之。

凤凰单展翅_{化痰顺气，虚热能除} 此法用手拿儿脾肾二经，将手肘活动摇之。又一法详后本条下。

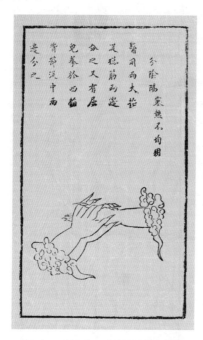
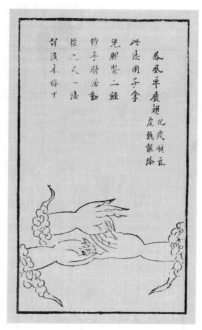

清天河水_{此大凉法} 医人将左大指掐捏儿小天心穴，用右手中指背曲转自总筋上推至曲池止，或用大指推亦可。

水底捞月_{此大寒法} 医以大指曲仰用背节于内劳宫右旋数回，竟推入天河，或用中指背节运旋亦得。若左运则属热矣。

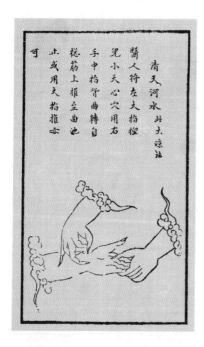
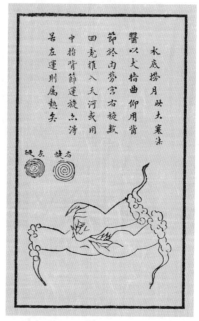

天门入虎口生血顺气　医用大指自儿命关推入虎口，或从大指尖推入亦得。此外尚有三法，图不尽赘，详后本条下。

打马过天河温和法，通经行气　先右运劳宫，后以左手拿儿大小二指，向后用食中无名三指从天河打至手湾止。又一法详后本条。

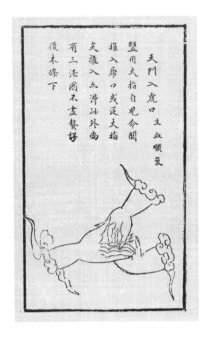

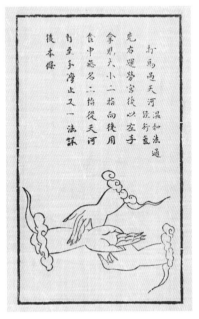

按弦走搓摩化痰用　先运八卦，后用指搓儿手关上、关中、关下，各一搓。又一法详后本条下。

猿猴摘果消食化痰　医以两指摄儿螺蛳骨上皮摘之，又用两手拿儿两手虎口，朝面耳揉之。

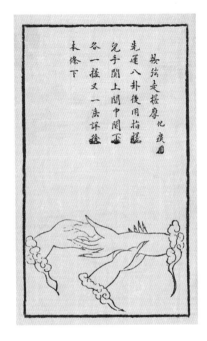

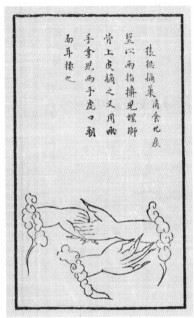

退六腑大凉法，女反此用　先掐心经，点劳宫，次用手指向指稍推之。

苍龙摆尾和气生血治惊　此法以一手掐心经，一手掐点劳宫，摇之。又二法详后本条下。

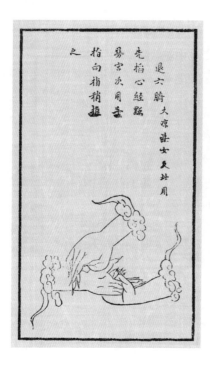

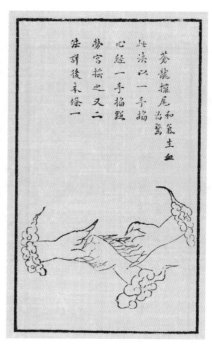

推三关大热法，女反此用　先掐心经，点劳宫，次用大指向手腕推之。此系寸、关、尺三关，又有风、气、命三关，推者详于后。

运八卦开胸化痰　医用大指自乾上旋转至兑上止，到离宫须轻轻带过。

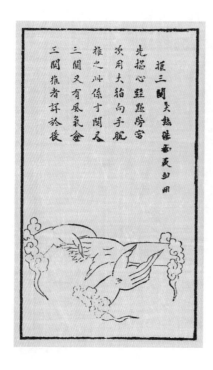

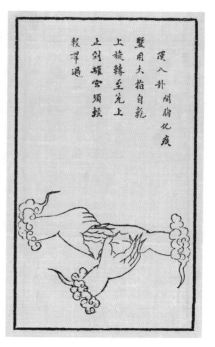

小儿无患歌

孩儿常体貌，情态自天然。鼻内干无涕，喉中绝没涎。
头如青黛染，唇似点朱鲜。面方花映竹，颊绽水浮莲。
喜引方才笑，非时手不宣。纵哭无多哭，虽眠不久眠。
意同波浪静，性若镜中天。此态俱安吉，何愁一病缠。

相小儿夭寿歌

身软阳痿头肆破，脐小脐高肉不就。
发稀色脆短声啼，遍体青筋俱不寿。
尻重臗骨若不成，能踞能行能立死。
脐深色老性尊持，方是人间长命子。

看虎口三关纹色要诀

小儿血气未定，呼吸虽数，无由以辨寸关尺之浮沉。必于男左女右，虎口三关所现之脉，辨其形色，方知病之的实。夫三关者，食指三节也。近虎口第一节名风关，二节名气关，三节名命关。纹若在风关易治，到气关沉重，命关则难治矣。脉纹有黄、红、紫、青、黑五色。黄红有色无形，即安宁也，有形即病。由其病甚，色能加变，黄甚作红，红甚作赤，赤甚作紫，紫甚作青，青甚作黑，黑甚则不治。大凡淡红者，风热轻，赤色则风热盛矣。紫者惊热，青者惊积，青赤相半，惊风热积俱有矣，此急惊风，易治。若青而紫，伸缩去来，则成慢惊风矣。至于紫如红线或黑丝，隐隐相杂，似出不出，则成慢脾风矣。凡纹势弯向里者顺，向外者逆。

识病歌

要知虎口气纹脉，倒指看纹分五色。

红净为安不用惊，若逢红黑便难宁。

更加红乱青尤甚，取下风痰病立轻。

若纹直上到风关，形如米粒热难轻。

红散多因乘怒乱胃气不和，更加搐搦实难平。

如枪冲射惊风至，粒粟短长分数般。

弓反里顺外为逆，顺逆交连病难已。

乂头长短犹可救，如此医人仔细看。

入门诀

招手足中指节，舌出者死，吸而痛者生。生者往下乔。如昏迷不醒，隔衣将足后跟咬之即醒。

小儿两岁号为婴，三岁四岁幼为名，

九岁为童十稚子，百病关脉辨其因。

初看掌心中有热，便知身体热相从。

肚热身冷伤食定，脚热额热是感风，

额冷脚热惊所得，疮疹发时耳后红。

孩儿无事忽大叫，不是惊风是夭吊。

痢疾努力眉头皱，不努不皱肠有风。

吐虫面白毛焦穗，疳气潮热食不化。

若还有积与速通，壮热实症不妨下。

面赤青红与脉弦，肚皮热盛皆实症，

疰腮喉痛尿若汤，屎硬腹胀胁肋满，

四肢浮肿夜啼长，遍体疮痍肚隐痛，

此皆下症莫商量。

小儿半岁之际，有病当于额前骨端发际之间，以中、食、名三指曲按之。儿头在左举右手，在右举左手。食指为上，中指为中，名指为下。三指俱热，主风邪。三指俱冷，主外感风寒，内伤乳食。若食中二指热，主上热下冷。名中二指热，主夹惊之疾。食指热，主食积。

八段锦

先望孩儿眼色青，次看背上冷如冰。

阳男搐左无妨事，搐右令人甚可惊。

女搐右边犹可治，若逢搐左疾非轻。

歪斜口眼终为害，纵有仙丹也莫平。

囟门肿起定为风，此候应知必是凶。

忽陷成坑如盏足，未过七日命须终。

鼻门黑燥渴难禁，面黑唇青命莫存。

肚大青筋俱恶候，更嫌腹肚有青纹。

忽有眉间紫带青，看来立便见风生。

青红碎杂风将起，必见疳癥隔气形。

乱纹交错紫兼青，急急求医免命倾。

紫盛再加身体热，须知脏腑恶风生。

紫少红多六畜惊，紫红相等即疳成。

紫点有形如米粒，伤风夹食证堪详。

紫散风传脾脏间，紫青口渴是风痫。

紫隐深沉难治疗，风痰祛散命须还。

黑轻可治死还生，红赤浮寒痰积停。

赤青皮受风邪症，青黑脾风作慢惊。

两手忽然无脉见，定知冲恶犯神灵。

痘　疹

鼻冷，中指独冷。

疳痨

浑身热，手足如冰。

伤寒

中指独热。

惊　风

五指稍俱冷。

五脏各有所属

脾应乎唇，肺通乎鼻，舌乃心苗，目为肝液。胃流注乎双颊，肾开窍于两耳。爪则筋余，而肝为之运；发则血余，而心为之主。脾同手足，肾连齿牙。苟本脏之盛衰，即所属之先毙。

五脏各一症

肝主风，而叫哭烦闷。心主热，而惊悸呵欠。肺主气，而喘嗽多嚏。脾主困，而吐泻喜眠。惟肾本虚，为命所关。肝常有余兮，实则生风；脾常不足兮，虚则成疳。凡观乎外，可以知内。红色现而热蒸，青色露而惊悸。如煤炭兮，中恶之困；似橘黄兮，脾虚之谓。白乃疳痨，紫为热蒸。青遮口角，扁鹊难医；黑掩太阳，卢医莫治。山根青色兮，频见灾危；年寿赤光兮，多生脓血。疼痛方殷，面常青而唇撮；惊风欲发，颊先赤而目直。火光滔滔，外感风寒。金气浮浮，中脏癖积。乍黄乍白兮，疳热连绵；又赤又青兮，风邪紧急。

鸦声鱼口，枉费神思。肉拆皮干，空劳气力。气乏兮，囟门成坑；血衰兮，头毛作穗。眼生眵泪兮，肺风眯目；口流痰涎兮，脾冷滞颐。面目浮虚，定腹胀而气喘；眉毛频蹙，则肚痛以多啼。虫自出兮，脾胃多败；蟨虫疮兮，肚脏先虚。苟瞑眩而弗瘳，纵神仙而何益。手如数物兮，肝气先发；面若涂朱兮，心火已炽。卧爱冷兮，烦热之攻；伸缩就暖兮，风寒之畏。肚大脚细，脾欲困而成疳；眼瞪目张，热已危而必毙。重舌大舌兮，盖热积于心脾；哽气喘气兮，实火浮于心脾。丹瘤疮疥，皆胎毒之留连；吐泻疟痢，乃食积之沾滞。不能吮乳者，热在心脾。腹痛寒侵，口疮积热。脐风忌于一腊，火丹畏于周岁。吐泻精神少者危，疟痢饮食减者瘥。

命门部位歌

中庭与天庭，司空及印堂。额解方广处，有病定存亡。
青黑惊风恶，体和滑泽光。不可陷兼损，唇黑最难当。
青甚须忧急，昏黯亦堪伤。此是命门地，医师须较量。

面部五位气色

额—心；鼻—土；左颊—木；右颊—金；颏—水，为五位。
五位青色，惊积不散，欲发风候。
五位黄色，食积藏伤，疳候痞瘀。
五位红色，痰积壅盛，惊悸不宁。
五位白色，肺气不实，滑泄吐痢。
五位黑色，脏腑欲绝，是为危症。
面色青者，痛也。红者，热也。白者，寒也。黄者，脾气弱也。黑者，肾气
败也。哭者，病在肝。汗者，主心。笑者，主脾而多痰。啼者，肺有风。肿者，肾
有亏。

察色验病生死诀

面上紫，心气绝，五日亡。
面赤目陷，肝气绝，三日亡。
面黄四肢肿，脾气绝，九日亡。
面白鼻入奇纶，肺气绝，三日亡。
胸如黄熟豆，骨气绝，一日死。
面黑，耳黄，呻吟，肾气绝，四日死。
口张唇青，毛枯，脉绝，五日亡。
大凡病儿足跗肿，身重，大小便不禁，目不转睛，皆死。若病将愈者，面黄，目
黄，有生气。

十五死候歌

眼上赤脉，下贯瞳仁。囟门肿起，并及作坑。
鼻干黑燥，肚大筋青。目多直视，视不转睛。
指甲黑色，肚大筋青。虚舌出口，啮齿咬人。
鱼口气急，啼不出声。蛔虫既出，必是死形。
用药速救，十无一生。

又歌

胞陷唇干目直视，口中冷气卧如痴。
身形强直手足软，掌冷头低切莫医。

五脏形色正变论

五脏之气，形于面部。肝青，心赤，肺白，肾黑，脾黄，是其本体。肝旺于春，心旺于夏，肺旺于秋，肾旺于冬，各该七十二日。脾寄于四季，每十八日，是其本位。然有时不春不冬，而面变青者，非肝之与肾也。不秋不夏，而面变赤者，亦非心之与肺也。盖五脏之气，层见层出，随症变形，而无一定。忽然青黑主动脉乎痛，忽然赤者主乎热，忽然白者主乎冷，忽然黄者主乎积，此其气之开阖，非系乎时，非拘于位。又如心主额，肝主眼并左脸，脾主唇之上下，肺主右脸，肾主耳前后，其形或见于本位，或见于他部，所谓不可取之一端。脾主唇之上下，或吐泻患痢之日久，其色黑，则肾之乘脾，水反克土，名为强胜，其脏或败耳。肝主眼并左脸，其色青，是本色也，主惊风发动，是为顺症。若见白色，乃之克肝，即为逆症。

察面部气色主病

额

心经实热额间赤，额间微赤为虚热。
青黑之时寒水乘，惊风腹痛都兼有。

印堂

印堂青色主初惊，黑主客忤白脾虚。

青黑若兼主腹痛，夜间啼哭不曾停。

山根

山根青隐隐，惊遭是两重。

若斯黑黄甚，死证定何疑。

年寿

年寿微黄为正色，若平更陷夭难禁。

忽因痢疾黑色危，黄甚吐泻红燥死。

鼻准

鼻准微黄号曰平，深黄燥黑死难生。

赤生实热虚微赤，饮水饮汤两辨之。

实则身热喜饮水，虚则身凉受啜汤。

人中

人中短缩吐因痢。

唇

脾经实热色赤燥，唇白之时脾气虚。

脾肺两虚赤兼白，色黄食积黑多逆。

承浆

承浆青色食时惊，黄多吐逆痢红形。

两眉

眉青主吉黄霍乱，久病眉红死证真。

两眼

白睛青色有肝风，若是黄时有积攻。

或见黑睛黄色现，伤寒病证此其纵。

风池气池

风气二池黄吐逆，烦躁啼叫争鲜红。

两颐

更有两颐胚样红，肺家客热此非空。

滞颐黄色吐蛔青，一色颐间两自评。

两脸

两脸黄为痰实明，青色客忤红风热。

伤寒赤色红主淋，二色请详分两颊。

金匮

金匮青主三次惊，黑色达口二日亡。

青气连目七日死，目青入耳亦如斯。

颏

颏间色赤膀胱热。

两太阳

青脉生于左太阳，须惊一度见推详。

赤是伤寒微燥热，黑青知是乳多伤。

右畔青纹不必多，有则频惊怎奈何。

红赤为风搐眼目，黑青三日见阎罗。

两耳

两耳干燥骨蒸疳，急施药饵命难全。

两风门

红主风热黑主疝，黑入眉耳命即断。

纹形识病

流珠形只一点红色　主饮食所伤，宜消食。

环珠形较流珠差大　主脾虚停食，宜健脾兼消食。

长珠形圆而长，一头大，一头尖　主积滞腹痛，宜先消后补。

来蛇形似长珠下头粗大　主脾胃湿热，疳邪作矣。宜先消疳，后补脾。

去蛇形上头粗大　主脾虚冷积。宜先健脾消积，次调补胃气。

弓反里形弯向中指　主感冒寒邪。宜先祛外邪，次养心血，助胃气。若外邪解而惊悸指冷，脾气受伤，必至闷乱气粗喘促，气哽难治。

弓反外形弯向大指　主痰热，心神恍惚，夹惊夹食，风痫痰盛。宜先祛外邪，次调中气。

枪形枪形直上　主风热生痰作搐。宜消风化痰，不应专调补脾胃。

鱼骨形鱼骨分开　主惊痰发热。宜清肝补脾。

水字形三脉并行　主惊风食积。宜先消风化痰，次补脾以平肝。

针形过关一二粒米　主心肝热极。宜先祛风痰，次平肝实脾。

透关射指形向里为射指　主惊风痰热，聚于胸膈，乃脾肺亏损，痰邪乘聚。宜先化痰以清脾肺，次补脾土，益肺金。

透关射甲形向外为射甲　乃肝木克脾土，惊风之恶症。宜先温补脾胃，便阳气回而生矣。用药对症亦有生者，不可轻弃。

纹形歌诀

形似流珠主膈热，三焦不和心烦结。

吐泻肠鸣自利下，六和汤中真口诀。

环珠长珠两样形，脾胃虚弱心胀膨。

积滞不化肚腹痛，消食化气药堪行。

来蛇去蛇形又别，冷积脏寒神困极。

必须养胃倍香砂，加减临时见药力。

以上形主内邪。

弓反里形纹外形，感寒邪热少精神。

小便赤涩夹惊风，痫症相似在人明。

枪形鱼刺水字纹，风痰发搐热如焚。

先进升麻连翘散，次服柴胡大小并。

针形穿关射指甲，一样热惊非齁呷。

防风通圣凉膈同，次第调之休乱杂。

以上形主外邪。

凡看小儿病，男必以左手风气命三关，女必以右手风气命三关验者。盖以左手属阳，男以阳为主；右手属阴，女以阴为主。虽然，男女一身俱具此阴阳，左右两手，亦须参看。左手之纹，应心肝，右手之纹，应脾肺。

五脏六腑病证

心经有热作痴迷，天河水过入洪池。

通心经热病，以天河为主。推肾水，退六腑，推脾土，推肺经，运八卦，按离兑二宫，分阴阳，揉小天心及二人上马，掐五指节，水里捞明月，打马过天河，入虎口，揉斗肘。

肝经有病人多痹，推动脾土病即除。

退肝经病，以脾土为主。运八卦，艮重，推大肠，运五经，清天河水，飞经走气，凤凰单展翅，按弦走搓摩。

脾经有病食不进，推动脾土效必应。

退脾经病，以脾土为主。推三关，运八卦，艮重，推肺经，分阴阳推四横纹，天河入虎口，揉斗肘。

肺经有病咳嗽多，可把肺经久按摩。

退肺经病，以肺经为主。补肾水，分阴阳，运八卦，凤凰单展翅，二龙戏珠，天门入虎口，揉斗肘。

肾经有病小便涩，推动肾水即救得。

退肾经病，以肾经为主。推三关，退六腑，推脾土，揉二人上马，运土入水，运八卦，滴天河水，猿猴摘果，赤凤摇头，天门入虎口，揉斗肘。

大肠有病泄泻多，可把大肠久按摩。

退大肠病，以大肠为主。推脾土，运八卦，离轻，乾重，揉脐及灶尾，运土入水，推肺经，推外间使，分阴阳，天门入虎口，按弦搓摩。

小肠有病气相攻，横纹肬门推可通。

退小肠病，以横纹、肬门为主。掐精宁穴，推三关，推肺经、脾土，运八卦，按弦搓摩，天门入虎口。

命门有病元气亏，脾土大肠八卦为。

退命门病，以脾土、大肠、八卦为主。分阴阳，推三关，推肺经，运土入水，天门入虎口，飞经走气。

三焦有病生寒热，天河六腑阴阳阳诀。

退三焦病，以天河水、六腑为主。揉小天心，推脾土，运八卦，运五经，掐五指节，按弦搓摩，天门入虎口，揉斗肘。

膀胱有病作淋痫，肾水八卦运天河。

退膀胱病，以肾水、天河为主。抒小天河，二人上马，清心经，水里捞月，天门入虎口，揉斗肘。

胆经有病口作苦，只从妙法推脾土。

退胆经病，以脾土为主。推三关，分阴阳，二龙戏珠，双龙摆尾，按弦搓摩，天门入虎口，揉斗肘。

掌面穴道主治

掐心经　用右手食指托住儿心经背，将大指掐本穴，次掐内劳宫，推三关，此三经发热出汗用之。

掐肾经　小指根推至中指止，清小便赤涩；从六腑下推至小指尖曲处为补，小便短少，眼白青色用之。一掐肾，二掐小横纹，退六腑，治小便赤涩；掐肾水下节，并大横纹，退六腑，退潮热。

掐肺经　一掐肺经，二掐离，从□起，乾上止，寸关轻，两头重，治咳嗽。

掐大肠　掐大肠，侧推到虎口，推上为补，止泄泻，□□主泄泻。红痢，补肾水；白多，推三关。

掐脾土　医用大食二指拏儿大指尖，直其指而推曰推，可消乳食，曲其指而推曰补，可进乳食。

运五经纹　自脾肝心肺肾五经，逐一掐揉之，动五脏之气，肚胀，血气不和，四肢掣跳，以大指往来推之。

推四横纹　以大指往来推之，能和上下之气，手足常掣，头偏左右，肚胀眼翻白，推之。

运八卦　以大指，自乾上周围旋转，推至兑上止。主开胸化痰。至离宫，轻轻带过，恐动火。又法：从坎往艮，顺运九次，从坎往乾，逆行三次，九转三回。

运内劳宫　屈中指运之，能动脏六腑之气，左运汗，右转凉。

掐揉小天心　治口眼歪斜，生肾水，小儿天吊惊，眼翻，头偏左右，用之。

推肵门　气吼气促用之。

运水入土　自肾经推去，从兑、乾、坎、艮，至脾土止，治脾土虚弱，脾胃火旺，水火不能兼济，水盛土枯，五谷不化，用之。如小儿眼红能食，则是火燥土也，亦运水入土。土润而火自克矣。从坎推至艮，亦运水入土。又法：用右手拿儿手指，左大指推儿小指背，从弦推转，至大指背止。

运土入水　自脾土推至肾水止，往反推之，即是。脾土太旺，水火不能既济，用之。若口渴眼翻白，小便涩，并肾水频数，则土盛水枯，运土入水使之和平。又法：用左手拿儿大指，将右手大指自儿大指背，随背弦转至小指根止。凡推俱要自指尖，推至根方住。

掐龟尾并揉脐　治水泻肚胀，脐风、盘肠等惊。

揉脐法　先揉斗肘，后以左大指按儿脐下丹田，以右大指一往一来，周围搓摩之。

掌背穴道主治

掐外劳宫　用右手拿儿手指，将左手大食二指掐而揉之。治粪白不变，五谷不消，肚腹泄泻，内外齐掐，去疟疾。

运外八卦　在掌背四围，和脏腑之脉络，通一身之血气。

掐二扇门　用大食二指，分掐揉之，治急惊，口眼歪邪，左向右重，右向左重。又治热不退，汗不出。

掐二人上马　主补肾水，屈儿小指，医以左大指拿住屈处，右指从指侧推至曲池止，治小便赤涩。

掐精宁穴　治气急，食积，痰壅。

掐威灵穴　治临危卒死，气急气吼，急慢惊风。掐此，有声可治，无声不可治。

掐一窝风　治久病腹疼，并慢惊及发汗。

掐五指背节　治惊吓，人事昏迷。

后溪穴　在小指根外侧，大横纹尖上，推上为清，推下为补，清小便，补肾水。

手肘面穴道

总筋　在掌肘交界正中。过天河水，能清心经，口内生疮，遍身潮热，夜啼，四肢掣跳，用之。

分阴阳　儿病俱由阴阳失调，须分阴阳，推三关，退六腑，为主。寒多，则宜热之，多分阳边，推三关；热多，则宜凉之，多分阴边，多退六腑。又法，屈儿拳，于四指背节，从中两边分之，治泄泻症。

和阴阳　用两托儿两肘，将两大指从阴阳二筋合至中间，调理气血用之。分阴阳，则从中间分至两边。

天河水　在总下中心，明目，去五心潮热，除口中疳疮。

手肘背穴

阳池穴　治风痰，止头痛。

螺蛳骨　手肘背高骨是。

外间使　止转筋吐泻。

脚上穴

大敦穴　鹰爪惊，用以掐之、揉之。

解溪穴　即鞋带穴。内吊惊，往后仰，用以掐之、揉之。

中臁穴　惊来急掐之、揉之。

涌泉穴　治吐泻，先掐后揉。左转止吐，或转止泻。女反是。

仆参穴　治脚掣跳，死去。医用口咬此穴，揉之即醒。

承山穴　治气吼。

委中穴　治往前扑。

凡掐男左手右脚，女右手左脚。掐法先于主病之穴掐三遍，然后于诸穴掐三遍，就揉之。每日掐三次或四次，其病即退。

颜面穴

百会穴 在头顶心，治头痛。

太阳穴 止头疼。

大天心 在眉心中。

颊车穴 治口不开，并牙疼。

人中穴 掐此，治不省人事。

承浆穴 治口紧。

手六筋 一浮、二阳、三心、四总、五阴、六肾，从大指边向里数。

第一赤筋，乃浮阳，属火，以应与小肠。

主霍乱，外通舌，反则燥热，却向乾位掐之。又于横门下本经掐之，则阳自散去。

第二青筋，乃阳，属木，以应肝与胆。

主温和，外通两目，反则赤涩多泪，向坎掐之，目是明矣。

第三总筋，位居中，属土，总五行，以应脾与胃。

主温暖，外通四大版门，反则主泻痢等症。在中界掐之，则四肢舒畅。

第四赤淡黄筋，居中分界，土火兼备，以应三焦。

主半寒半热，外通周身，反则主壅塞之症。向中指掐之，则元气流通。

第五白筋，乃浊阴为金，以应肺与大肠。

主微凉，外通鼻孔，反则胞膈胀满。在界后掐之。

第六黑筋，乃重浊纯阴，以应肾与膀胱。

主冷气，外通两耳，反则主尪羸昏沉。在坎位掐之。

内热外寒，掐浮筋。作冷，掐阳筋。惊风，掐总筋。作寒，掐心筋。作热，掐阴筋，即转凉。内热外寒[1]，掐肾筋。

---

〔1〕内热外寒：疑为"内寒外热"之误。

马郎手掌歌

婴儿发汗有神诀，只在三关用手法。<small>三关，即寸、关、尺，从此推至曲池止。</small>

再掐心经与劳宫，大汗立至何愁雪。<small>心经系中指稍节，劳宫在掌中心。</small>

不然重掐二扇门，汗出如雨便休歇。<small>二扇门在手背中指根节，高骨两边。</small>

若患痢疾并水泻，重掐大肠经一节。<small>大肠经在食指节。以上穴俱宜先掐，后久久揉之。</small>

侧推虎口见功夫，再推阴阳分寒热。<small>虎口在大指食指叉间，推至食指稍止。</small>

要知婴儿咳嗽多，肺经一节须掐捏。<small>肺经在名指稍节，先掐后揉。</small>

再运八卦开胸膈，中间却宜轻些些，四横纹推之和气。<small>四横纹在四指根节，以大指往来推之。</small>

五脏六腑气不和，运动五经开其塞。<small>五经在五指中节。</small>

饮食不进儿着吓，推动脾土便吃得。<small>脾土在大指稍节，从稍推至三关，谓之清。</small>

若是小便赤兼涩，小横纹与肾水节。<small>小横纹在小指根节，肾水在小指稍节。</small>

往上推而谓之清，往下推而谓之补。<small>小指节推至中指根谓之上，六腑下推至小指曲处谓之下。</small>

小儿若被风水吓，掐运两手五指节。<small>即五指表节。</small>

大便闭塞久不通，盖因六腑有积热。

横纹肚脐施功用，更掐肾水下一节。<small>小指根节即膀胱穴，先掐后揉，大便自通。</small>

口出热气心经热，只用天河水清切。<small>天河在三关六腑中间，正对中指。</small>

总筋上掐往上推，万病之中都用得。<small>往上推者，将中指中节背屈转，从天河上推至曲池，儿大，推至肩井。</small>

若是遍身不退热，外劳宫掐多揉些。<small>外劳宫在掌背中心。</small>

不论大热与大潮，更加水里捞明月。<small>小指根下上马穴，系膀胱水经在正冲手心内运旋，故曰水里捞明月，手法详后。</small>

天门虎口斗肘穴，重掐顺气又生血。<small>天门在大指尖侧，斗肘在手肘外曲转处。</small>

黄蜂入洞治阴症，冷气冷痰俱灵应。<small>黄蜂穴在中指根两边，将大指掐而揉之。</small>

阳池穴能治头痛，一窝风治肚痛积。<small>阳池在手肘背螺蛳骨右，曲手自有一窝。一窝风在阳池之上，掌背尽正中有一虚穴。</small>

威灵可救卒暴亡，精宁穴治打逆呃。<small>威灵在小指侧下掌尽处，精宁在虎口下掌尽处。</small>

男女眼若往下撑，重掐大小天心穴。<small>小天心在劳宫下，坎宫上；大天心在眉心中。</small>

二人上马补肾水，即时立见轻些些。<small>上马穴在名指、小指根下对叉中。</small>

饮食不思并咳嗽，九转三回有口诀。<small>手面八卦上运之。</small>

运动八卦分阴阳，离坎乾震有分别。<small>阳在大指边，阴在小指边。</small>

男在三关推发热，退下六腑冷如铁。<small>三关在手肘大指边，六腑在小指边。</small>

女右六腑退下热，推上三关为凉讫。

马郎留下救婴孩，后学殷勤参妙诀。

又歌

口中插舌心经热，退下六腑捞明月。

更有天河水要清，此是神仙真妙诀。

虚来面白与唇红，气吼加之虚热逢。

潮热遍身伤乳食，补脾推肾一般同。

哭声不出清心经，分阴阳兮掐威灵。

或然推肺四横擦，此是仙家又一说。

口唇俱白气血虚，妙法千金只补脾。

四肢冷弱推三关，更补脾土四横纹。

按摩症候诀

头向上时运八卦，多补脾土痰即化。

两眼翻白何时歇，即推三关五指节。

四肢乱舞儿着惊，五指节完再清心。

口渴饮热元气虚，大推天河水即除。

肚响气虚分阴阳，再推脾土身自强。

不言如哑是痰迷，吐法脾经不等闲。

四肢掣跳偏寒热，分阴阳掐五指节。

眼睛不开气血虚，正是医家补肾时。

小儿眼白推肾经，八卦运来即时轻。

眼偏左右频翻白，二人上马天心穴。

头偏左右是有风，阴阳五指节加工。

肚胀气虚亦血弱，补脾莫把阴阳错。

青筋环肚属有风，补脾土掐五指同。

吐乳之儿冒有寒，阴阳脾土最相干。

饮食瘦弱缘火盛，六腑天河两相应。

眼向上时分阴阳，运水入土推肾强。

哭声不止儿号叫，推通心经阴阳妙。

鼻流清涕肺经推，到晚昏迷亦可治。

四肢向后推脾土，再按肺经兼摆尾。

大小便少退六腑，清却肾经儿不苦。

口歪不下是风邪，肺经五指两相谐。

咬牙补肾分阴阳，脸青三关推肺良。

遍身俱掣因风至，五节补脾展风翅。
或然儿手扒人苦，快推心经退六腑。
儿身寒掣法何便，急按三关揉涌泉。
一声叫死三关诀，合骨天河捞明月。
肚痛揉擦一窝风，更有单拏肚角穴。
夜啼心热天河清，干呕妙法掐精宁。
鼻流鲜血五心热，六腑天河与明月。
一掣一跳推心经，五节补脾加精宁。
两眼看地补脾法，肾水推兮四横擦。
急筋吊颈卒中风，拏合骨掐威灵同。

诸名色手治病诀

水底捞明月最凉，清心止热实为强。
飞经走气能行气，赤风摇头助气长。
黄蜂出洞最为热，阴症白痢水泻良。
按弦走搓摩，动气化痰多。
二龙戏珠法，温和可用他。
凤凰单展翅，浮虚热能除。
猿猴摘果势，化痰消食多。

手 诀

推三关 先掐心经，点劳宫，次向手腕推之，乃大热法。女反此用。
此三关是寸关尺处。
又法 于风气命三关，医将中指踢起儿无名指、食指，用大指掐食指尖命关，并后溪穴。随以大指推三关五六十，并掐二十余下。推他青筋变紫，紫变红，红变白，即止。若泻，掐揉风关，括上虎口数十下。
通六腑 先掐心经，点劳宫，次向手指推之，乃大凉法。女反此用。
黄蜂出洞一法 乃大热法。先掐心经，劳宫，开天关，后用两大指分阴阳起，一撮一上，至关中离坎位，掐之。发汗用。
黄蜂入洞二法 医先将二大指跪入儿两耳数十次，能通气。再拿儿小指，揉劳宫，又用大食二指，掐儿中指根两边。

水底捞月法 大寒法。先清天河水，后用铅粉，涂儿掌心。以冷□□□□。医以大指曲仰，用指背节，于内劳宫□□，□□□□口远向儿掌心吹之，随指而转数回，竟推入天河，或五指皆硖，中指向前硖，四指□□□□亦得，若左运呵暖气，亦属热。女反此用。

打马过天河 二法 乃温和法，先右运劳宫，后以左手拿儿大小二指，向后用食、中、无名三指，从天河上，打一打二打三，又从三打至一，又从一打至三，九轻三重，直至斗肘下。

又法 医开食中二指，弹儿中指甲十余下，随挐天河位，摇按数次，然后密密一路打至手湾止。中指午位，马也。

清天河水 二法 乃凉法。将左大指掐儿小天心穴，用右大指自总筋上起，推至曲池上，大儿推至肩井上，或用中指中背曲转推，亦得。

赤凤摇头 三法 和气血，主治惊。医将右大、食二指，拿儿大指头，摇摆之，向胸内摆为补，向外为泄。

又法 将一手拿儿手曲尺穴，将一手拿总心处，摇摆之，名摇斗肘；亦向胸内为补，向外为泻。

又法 两手捉儿头摇之。

天门入虎口 五法 生血顺气。用大指自儿命关，推至虎口。或从大指巅推入虎口，虎口处攒掐之。

又 自见小指根起，推掌背弦入虎口处止。

又 自乾宫，经坎艮，入虎口按之，清脾。

又 用右手大指，掐儿虎口，中指掐住天门，食指掐住位，以左手五指聚住，揉斗肘，轻轻慢慢而摇。

猿猴摘果 二法 消食化痰。以两手摄儿螺蛳骨上皮，摘之。

又 用两手拿儿双手虎口，朝面耳揉之。

二龙戏珠 二法 治惊。以两手摄儿两耳轮戏之，儿眼吊向左，则右重；吊向右，则左重；眼不吊，两边如一；眼吊上，则下重；吊下，则上重。

又 用两手指，在人中两边，对鼻孔揉之。

苍龙摆尾 三法 治惊。以一手掐劳宫，一手掐心经摇之。

又 身向儿背，用两手拿儿两手虎口，摆之。

又 用手捻儿小指。

凤凰鼓翅 一法 治黄肿。掐精灵二穴，摇摆之。

凤凰单展翅 一法 顺气化痰。用右大指掐总筋，四指翻托手肘下，大指又起又翻，如此做至关中。

又 用手挐儿脾肾二经，将手肘活动摇之。

孤雁游飞 一法 亦治黄肿。以大指自脾土外边，推经三关、六腑、天门、劳宫，还上脾土。

老汉扳缯 一法 治痞块。以一指掐儿大指根骨，一手掐脾经，摇之。

飞经走气四法　先运五经，后五指开张，一滚从关中，用手打拍。

又　以一手推心经至横纹止，以一手揉气关，乃行气之法。

又法　用身靠儿背，将两手从胁下奶旁下，揉之。

又　以食、中二指，自儿寸口中起，两指点行，如人打口，至曲池止。

按弦走搓摩二法　化痰用。先用八卦，后用指搓儿手，关上一搓，关中一搓，关下一搓，拿儿手轻轻慢慢而摇。

又　将右大指自寸口边起，推上三关，至曲池，转从六腑下，手胫止。

拿法　医用右手大指，放儿总位上，而以中指于一窝风处，对着大指，尽力拿之。

或用右手食中二指，夹儿左手中指甲尖，用大指当指尖一折拿之。

或用大指甲，掐入儿中指内，尤为得力。

又有将儿两手背，医以两手托着，紧紧连指掌一把拿住。扯傍两胯，一总尽力夹住，不拘急慢惊风，或发狂，用手抓人，手足扬舞，僵搐者用之。

又　小儿口紧不开，将大、中二指，着力拿其牙关穴，自开。要用指入口，按病者舌根，取吐与灌汤药，俱用此法。此穴在牙腮尽处，近耳者是也。

汗法　小儿作寒热，或鼻流清涕，或昏闷，一应急慢惊风等症，用葱姜汤，医以左手大指面蘸汤，于鼻两孔，着实擦洗数十次，谓之洗井灶，以通脏腑之气。更擦鼻两边数十下，由鼻梁山根，推上印堂数十。再用两手中、名、小六指，将儿两耳扳转向前，掩其耳门，以两大指，更迭上推，从印堂而上，左右分抹眉额眼胞，各数十下。至两太阳，揉掐之数十下。随将全指摩擦其囟门头脑，亦数十下。后将两大指拿住脑后两风池穴，四指一齐着实擎摇一会，令其大哭，即有汗出。

风池穴，后脑下头项之上，两边软处是也。

又　或擦其肺俞穴，揉一窝风、内劳宫，掐二扇门。

推后，须用手掌摩其头面令干，恐湿反招风。若自汗者，亦用此法，以取正汗。但汗后，须多推脾土以收之。

吐法　医将左手托儿后脑，令头向前，用右手中指，插入喉间，按住舌根，令其呕哕。儿有齿并牙关紧者，用前拿牙关穴法，牙开，随用笔管填其齿龈，然后入指。庶不被咬。此法较汗、下尤效之速。身虚弱者，忌用。

下法　儿不能言者，偶然恶哭，即是肚疼。令一人抱儿置膝间，医将两手搂抱其肚腹，着力久久揉之，如搓衣服状。又用两手摩揉其脐，左右旋转数百余回，每转三十六，愈多愈效。随用两手于肚两边，推下膀胱，并从心口推下小肚。

吐法[1]　横门刮至中指尖，掐之。肚门推向横纹，掐之。

止法　中指一节推上，掐之。横纹推向肚门，掐之。向手膊推为上，向手指推为下。欲吐往下推，欲止往上推。

泻法　手背刮至中指尖，横门推向肚门。

止法　中指背第一节掐之，肚门推向横门。

掐惊起止穴诀　凡惊风先自中穴道掐起，至劳宫、肚门、横门、六腑、内关、八

---

〔1〕吐法：原书有两处"吐法"，今保持原貌未改。后"止法"同。

卦、尺泽、三里、肩井、百会、印堂、人中、承浆。

又　自左右太阳耳根，然后转至右肩井、五里、尺泽、八卦、内关、服门、劳宫、中穴道完。

又　掐背上，百劳穴起，至椎骨节而下，至尾间。

又　掐揉至膏肓、腰俞，然后至下身，委中、承山、昆仑、仆参、涌泉、大敦止，各穴皆掐皆揉，俱要四十九度。男从左转，女从右转。外有推退等法，看纹脉面色用之。

如常推拿法　先自印堂，密掐至百会，又自印堂，各分开眉尖上，密掐至两太阳穴，揉之。男自左转，女自右转。大眼角，双手挤之，至人中、承浆、夹车，揉之，密掐至眉尖，揉之。

又　男左女右手腕中掐起，至掌根横纹，用手推下数次。又密掐中指稍，并五指俱掐。

又　自百劳穴起，至尾间尖止。掐揉膏肓与后心。又揉尾间穴，分开两腰下臀上是穴。后于前面前心推下数次，再揉两奶旁，以手心揉丹田。

又　男从左脚，拿脚弯委中穴揉之，三里、承山、三阳、脚后跟、涌泉、大指肉甲半，俱揉掐之，五指皆拔之。

女子自右手，照前穴道掐至左手如前穴道。若昏迷不省人事，照前穴道，以灯心密点□五心百会及脐，更多炮之。但是骨节处、头摇处、动处，俱转动，使血脉活动可也。若省人事则已，不然以火酒刷牙。开关用松萝为末，约一升许，炒热以绢包，熨各穴道。先用姜葱、面粉、香油，各经先揉，后熨之。

其灯火炮时，用生薄荷叶捣汁，以灯火炮之，取水火既济之意。凡掐惊，须于指节缝内先掐一下，动其血脉，即揉数下，调其元气，所谓先冲后补也。揉掐身上穴道，亦然。

凡儿遍身掣跳，即推肾经一节，照后四心揉之。

喉中气响，先掐大指第一节。

有痰，掐中指背后第一节。

眼光直视，中指第一节掐三下。

垂视，是肺不安，掐手足四心。

又云，掐惊先从手足十指头、指甲根里外掐遍，后依前穴道掐之，何也？经络之脉，六阳六阴，手足指各三阴三阳，其阴脉在手足指甲根里面，其阳脉在手足指甲根外面，每一指里外，管二经一脉络。凡患伤风、闭结、急症，须轮掐十指，疏通气脉。然掐，须将两指夹儿指头里外指甲根，一掐一放，又放又掐，一轻一重为妙。

主病经络拿法

一小儿口眼歪邪，左，医从右手穴道逐一掐之，并掐面上穴道，口眼随转右。至右掐左，并面上亦然。

又有闭目不言，于面上穴道掐之，随笑语。

又有手足牵缩者，医从足大指至鞋带穴、脚胫、脚膝，跨周回掐之，随即起步。何妙至此？凡患急慢惊风，皆由胃经及肝胆三焦经之所至也，寻本经穴道，掐之即愈。

面上穴道　太阳、发际、颊车、客主、人迎、承浆、山根。

以上穴道自太阳掐起，至承浆；又从承浆至太阳，轮流掐之。

手上穴道　少商、三间、鱼际、经渠、大陵、尺泽。

肩上穴道　在肩头尖陷中。

背上穴　在第三椎骨下。

以上穴道，自大指头掐起，至指筋前，至掌背关前，至手整屈伸处，至背节，轮流掐之。初动再掐。此专掐手牵缩。

脚上穴道　三毛、内庭、陷管膈、解溪、三里。

以上穴道，自足大指掐起，至鞋带处，脚胫膝下，至尾庄骨，轮流掐之，此端掐足牵缩。

惊有四症八候

何为四症？惊风痰食。何为八候？搐、搦、掣、颤、反、引、窜、视。

何为搐？两手伸缩者是。何为搦？十指开合者是。

何为掣？势若相扑者是。何为颤？遍身摇动者是。

何为反？鼻若反张者是。何为引？身仰向后者是。

何为窜？目直似怒者是。何为视？睛露不和者是。

惊风有阴阳二症。阴症者，拇指在内；阳症者，拇指在外。

男握阳拳为顺，阴拳为逆；女握阴拳为顺，阳拳为逆。

急慢二惊辨

小儿之疾，并无七情所关。病在肝经、脾经者多。急惊风，属肝木，风邪有余之症，宜用苦寒之剂，清气化痰。其候皆因惊恐而得，或面青口噤，或声嘶啼哭，而厥发过，面色如常，良久复作。身热面赤，喜饮，口中气热，大便黄赤色，惺惺不睡。至于慢惊，属脾土中气不足之症，宜用甘温补中之剂。其候多因脾自损伤而得，发则搐无休止，身冷面黄，不渴，口鼻中气寒，大小便清白，昏睡露睛，目上视，手足瘛疯，筋脉拘挛。二症辨别明白，穴道手法补泻无差，庶无变症。否则，急惊变为慢惊，慢惊变成慢脾风，多至不救。

大抵小儿初病，元气无亏，乳食如常，发热便秘，作渴饮水，睡不露睛，悉属形病俱实，当治邪气。

病久元气已亏，食少发热，口干饮汤，呕吐泄泻，肢体畏寒，而露睛者，悉属形病俱虚，当补正气。

三十二惊病形治法

第一蛇丝惊　因酒食无度，劳郁伤神，拉舌，四肢冷，口含母乳，一喷一口青烟，肚上起青筋，气急，便是。心经有热，推三关五十，推天河水二百，退六腑一百，运八卦一百，运水入土五十，运五经，水底捞月五十，用火胸前六燋，小便头上轻轻掐一爪，用蛇蜕手足缠之，便好。用薄荷汤推，将蛤粉涂涌泉穴。

第二马蹄惊　因食与荤毒，热于脾胃，头足乱舞，因风受热。推三关一百，推肺经一百，运八卦五十，推脾土一百，运五经七十，推天河水三百，水底捞月、飞经走气二十，天心穴，掐之。心总二筋，掐之。急用灯火，手、足、肩膊上一燋，喉下三燋，脐下一燋。气不进不退，浮筋掐之。姜水推，捣葱敷脐，取汗。

第三水泻惊　因生冷乳食所伤，六腑大寒，肚响，身软弱，唇白眼翻，即是。推三关三百，分阴阳二百，推脾土一百，推大肠二百，四横纹二百，黄蜂入洞五十，二扇门，手心揉脐，龟尾五十，男左女右。后将灯火断之颊车各一燋，更推背、心演、手总筋、脚上。

第四潮热惊　因失饥伤饱，食不纳，脾胃虚弱，五心潮热，气吼口渴，手足常掣，眼红。推三关一十，推肺经二百，推脾土一百，运八卦，分阴阳一百，二扇门二十，要汗后再加退六腑二十，水底捞月。

第五乌沙惊　因生冷太过，或迎风食，血经变成沙行，遍身四肢黑，青筋过脸，肚腹膨胀，唇黑，即是。五脏有寒，主吐泻，乌骨白鸡毛探吐痰。推上三关二百，推脾土二百，二扇门三十，运八卦一百，上横纹五十，黄蜂出洞二十，分阴阳三十，手心揉脐五十，用灯火青筋缝七燋，背亦断青纹便好。又将黄土一块，碗内研烂为末，米醋一盏，铫内炒过，将手袱包，从头往下推入脚，用针刺破妙，用灯火四心断之。又法，将蛤粉遍身擦之。

第六乌鸦惊　因吃乳受吓，或吃冷物，以伤荣卫，大叫一声，即死，眼闭口开，手足一掣一跳，即是。心经有热，细茶洗口，蛤粉擦脑顶。推三关三十，清天河一百，补脾土一百，清肾水五十，运八卦一百，天门入虎口，揉斗肘，用火囟门、口角上下、肩膊、掌心、脚根、眉心、心演、鼻梁，各一燋。或脚来，或手来，用散麻缠之。用老鸦蒜晒干，烧为末，在心窝贴之妙。

第七鲫鱼惊 因寒受惊，风痰结涌，乳气不绝，口吐白沫，四肢摆，眼翻，即是。肺经有病。推三关一百，推肺经一百，推天河五十，按弦搓磨，运五经三十，掐五指节三次，囟心上，用灯火四燋，口角上下，各一燋，心演、脐下，各一燋。用鲫鱼烧灰为末，乳调或汤吞下，亦用细茶洗口，蛤粉擦脑顶。

第八肚膨惊 因饮食太过，胃中不能克化，气吼，肚膨青筋，眼翻白，即是。五脏有寒。推三关一百，推肺经一十，推脾土二百，运八卦五十，分阴阳五十，手心揉脐五十，按弦搓磨，精宁穴一十，青筋缝上用灯火四燋。如泄，猪尾骨上一燋，侧拐入一燋。头软，天心一燋，肚脐上下一燋。若不开口，心窝一燋，在一指下。姜水推，取汗。捣葱，隔纸七层包脐，紧紧系住。

第九夜啼惊 因吃甜辣之物，耗散荣卫。临啼哭，四肢掣跳，哭不出声，即是。被吓，心经有热。推三关二十，清天河二百，退六腑一百，分阴阳五十，清肾水三十，水底捞月五十。

第十宿沙惊 其症到晚昏沉，不知人事，口眼歪斜，手足掣跳。寒热不拘。推三关五十，退六腑五十，补脾土五十，掐五手指十，分阴阳十，按弦搓磨十。姜水推。

第十一急惊 因食生冷积毒以伤胃，肺中有风痰裹心经心络之间，手捏拳，四肢掣跳，口眼歪斜，是也。受吓感风。推三关二十，推脾土二十，推肺经五十，运八卦五十，推四横纹五十，运五经二十，猿猴摘果二十，掐五指节三次，后用灯火断鼻梁、眉心、心演、总筋、足鞋带，以生姜油擦之，或在臁上阴阳掐之。姜水推，灯心汤洗口。

第十二慢惊 因乳食之间受惊，脾经有痰，咬牙，口眼歪斜，眼闭，似睡非睡，口中气冷，四肢掣跳，心间迷闷，即是。脾肾亏败，久疟被吓，非一日之疾。推三关一百，补脾土二百，推肺经二百，运八卦五十，掐五指手节三十，天门入虎口，揉斗肘一十，赤凤摇头二十，运五经三十。此惊难救，掐住眉心，良久便好。两太阳、心演，用潮粉油推之，用灯火上下手足各四燋。麝香水推三遍，不醒，不治。

第十三脐风惊 因临产剪脐，风入脐内，口吐白沫，四肢掣动，捏拳，眼偏左右，是也。此症三朝一七，两眼起黄丹，夜哭口内声演，有白疱，针挑破出血，效。推三关十下，推肺经十下，灯心火脐上下、大指节、涌泉穴，各四燋，囟门四燋，喉下、心平各一燋。葱水推。若推过、燋过，脐仍翻，口吐白沫者，不治。

第十四弯弓惊 因饮食或冷或热，伤于脾胃，冷痰涌于肺经，四肢向后仰上，哭声不出，脚向后伸，是也。推三关一百，赤凤摇头二十，推四横纹二十，推脾土二百，补肾一百，运八卦一百，分阴阳二十。脚膝上四燋，青筋缝上七燋，喉下三燋，将内关掐之。麝香水推，薄荷汤洗口。推过如旧，不治。

第十五天吊惊 因父母与之风处乳食，风痰经于胃口，手足向后仰，头往后撑，即是。肺经有热。推三关五十，推脾土一百，推肺经二百，补肾水五十，分阴阳一百，飞经走气一十。囟用灯火四燋，两肩二燋，总筋、鞋带各一燋，喉下二燋，周脐四燋。眼翻不下，耳珠下掐之。姜水推，出汗，艾汤洗口，禁乳一时。

第十六内吊惊 因当风睡卧，风痰火盛，哭声不止，遍身战动，脸青黄，向内掣，口歪掣跳，是也。脾经受病。推三关五十，推肺经一百，推脾土一百，运土入水二百，推肾水五十，分阴阳一百，按弦搓磨五十。用竹沥与儿吞之，手缩用黄蜡二钱，细茶二钱，飞盐一钱，擂为末，皂角末五分，酒醋各半小盅，下铫内同黄蜡二钱，化开成饼，贴心窝，一时去药，甚炒。麝香水推，甘草汤洗口，禁乳一时。又法，用胶枣三枚，杏仁二十枚，银子磨水为饼，贴手足心。

第十七胎惊 因母得孕，或食荤毒之物，或受劳郁之气，落地或软或硬，不开口，如哑子形，即是。推三关三十，分阴阳一百，退六腑五十，飞经走气二十，运五经，天门入虎口，揉斗肘二十，头上、喉下各三燋，脐下四燋，便安。不开口出声，四大爪甲上掐之。或软，不醒，心下、脐下燋之。醒不开口，用母乳将小儿后心窝揉之，即安。

第十八月家惊 因母当风睡卧，或小儿月内受风，痰涌心口，落地眼红，撮口，手捏拳，头偏左右，哭不出声，是也。肚上青筋，半月即发，肚腹气急，母食煎炒过多。推三关一百，推肺经一百，运八卦五十，推横纹五十，双龙摆尾二十，揉斗肘五十，中指掐之，肫门掐之。若不效，青筋缝上七燋，背上二燋，即效。脐上四燋，青筋背上二燋，及百劳下穴二燋，即好。

第十九盘肠惊 因乳母食生冷荤腥之物，伤于五脏六腑，肚腹冷痛，乳食不进，人事软弱，肚起青筋，眼黄手软，即是。六腑有寒。推三关一百，推脾土一百，推大肠一百，运土入水五十，推肺肾经各一百，清肾水一百，揉脐，灯火断之妙。姜水推，艾为饼，敷脐，麝香擦涌泉穴。

第二十锁心惊 因食生冷过度，耗散荣卫，鼻流鲜血，口红眼白，四肢软弱，好食生冷物，即是。皆因火盛。推三关二十，清心经三百，退六腑一百，分阴阳一百，清肾水一百，运八卦五十，水底捞月五十，飞经走气五十，即效。麝香水推，米泔洗口，蛤粉擦太阳、手足心、脑心，要凉可治，依旧不治。

第二十一鹰爪惊 因乳食受惊，夜眠受吓，手抓人衣，仰上哭声号叫，身体寒战，手爪往下来，口往上即是。肺经有热，心经有风。推三关二十，清天河二百，推肺经一百，推大肠，打马过天河一十，清肾火一百，二龙戏珠十，天门入虎口，揉斗肘，将手足二弯掐之。灯火顶心一燋，四心一燋，心演、眉心都用火断，用潮粉脐上围一转，即安。足大敦穴揉，或灯火断之，树水推，出汗，灯心汤洗口。

第二十二呕逆惊 因夜睡多寒，食多生冷，胃寒腹胀，四肢冷，肚疼响，眼翻白，吐乳，呕逆，是也。推三关一百，推肺经一百，推四横纹五十，凤凰展翅十五，心窝、中脘各断七燋。姜水推，出汗。

第二十三撒手惊 因乳食不和，冷热不调，有伤五脏六腑，先寒后热，手足一掣一跳，咬牙，眼翻白，手一掣一死，即是。推三关一百，推脾土一百，运土入水五十，运八卦五十，赤凤摇头五十。将两手相合，横纹侧掐之。若不醒，大指头掐之。上下气闭，人中穴掐之。鼻气不进退，吼气，寒热，承山穴掐之。先推眉心，后用灯火断总筋、两手背上各一燋。

第二十四担手惊 因湿处多眠，或食毒物，乃伤脾土，手往后一担而死，眼黄口黑，人事皆迷，掐不知痛，是也。盖因受吓。推三关一百，推脾土一百，推肺经一百，分阴阳一百，黄蜂入洞十下，飞经走气，天门入虎口，揉斗肘二十。灯心火着心四燋，心窝七燋，手曲池一燋，囟心四燋，即安。姜水推，出汗，细茶洗口，麝香搽涌泉穴。

第二十五看地惊　因乳食受吓，或夜眠受惊，两眼看地，一惊便死，口歪，手捏拳头，睡不起，即是。推三关三十，天河水二百，赤凤摇头十下，推脾土八下，肺经十下，按弦走搓磨。用灯火，肚脐四燋，囟门四燋，喉下二燋。皂角烧灰为末，童便及屎涧是括屎柴篦，用火焙干，囟门贴之，即醒。

第二十六丫凳惊　两手如丫凳。推三关一百，二扇门一十，分阴阳五十，运八卦五十，飞经走气一十。若子时起可救。灯火曲池四燋，虎口上纹四燋。不止，不治。

第二十七坐地惊　如坐地样。推三关一百，二扇门一十，揉委中一百，揉膝一百，揉两膝，两关猪尾，用灯火断之。

第二十八软脚惊　向后乱舞。揉膝，螺蛳骨上、周脐各四燋，喉下三燋。

第二十九直手惊　双手一撒便死，直手垂下。先推眉心，用火断四燋。推三关五十，运曲池五十，揉一窝风一百，后用灯火，总筋断，手上各四燋。

第三十迷魂惊　昏沉，不知人事。推三关一百，运八卦、推肺经各一百，补脾五十，清天河水一百，凤凰展翅一十。掐眉心、人中、颊车。后用火断心演、总筋、鞋带，各七燋，即安。

第三十一两手惊　两手丫向前。推两手后，用灯火断心演、总筋、囟门，即愈。

第三十二肚痛惊　哭声不止，手抱腹，身展转。推三关一百，补脾土一百，二扇门一百，黄蜂入洞、推大肠各一百，揉脐、揉龟尾各一百。脐上下灯心火断七燋。

凡看惊掐筋之法，看在何穴，当先将主病之穴起，手掐三遍，然后诸穴，俱做三遍，就揉之。每日掐三次，或四次，其病即退。

凡推后，俱禁乳片时，母将水洗乳，先捏去宿乳数点，然后与儿吮之。

三关纹色歌

婴儿须看三关脉，风气命中审端的。
青红紫黑及黄纹，屈曲开丫似针直。
三关通青四足惊，水惊赤色谁能明。
人惊黑色紫泻痢，色黄定是雷吓惊。

诊脉歌

小儿一岁至三岁，有病当于脉里看。

浮洪风盛数多惊，虚冷沉迟实有积。

腹痛紧弦牢实秘，虚濡有气更兼惊。

脉缓只是不消乳，滑至露湿冷所伤。

弦长客忤分明说，沉细腹中痛切切。

痢下宣肠急痛时，浮大之脉归泉路。

小儿初生诸病

胎热
三朝旬外月余儿，目闭胞浮症可推。

常作呻吟火燥起，此为胎热定无疑。

胎寒
孩儿足曲两手拳，口冷膨胀身战栗。

昼啼不已夜熬煎，百日内儿是胎寒。

脐风
风邪是受入脐中，若日之间验吉凶。

若见腹中脐突起，恶声口气是为凶。

脐突
孩儿百下百余日，脐突先浮非大疾。

秽水停中是所因，徐徐用药令消释。

夜啼
夜啼四症惊为一，无泪见灯心烦热。

面莹夹青脐下疼，睡中顿哭是神干。

急惊
面红卒中浑身热，唇黑牙闭气欲绝。

目翻搐搦喉有痰，此是急惊容易决。

急惊之后传如疟，外感风邪为气虚。

略表次和脾与胃，然后寒热得清除。

慢惊
阴盛阳虚病已深，吐泻后睡惕惊睛。

神昏气缓涎流甚，此症分明是慢惊。

搐症
搐症须分急慢惊，皆由气郁致昏沉。

良医调治宜宽气，气下之时搐自停。

诸风

诸风夹热引皮肤，凝结难为陡顿除。

项颊肿须护喉舌，内疏风热外应涂。

伤积

头疼身热腹微胀，足冷神昏只爱眠。

因食所伤脾气弱，下宜迟缓表宜先。

吐泻

脾虚胃弱痛根源，食谷水何运化行。

清浊相干成吐泻，久传虚弱便风生。

伤寒

伤寒之候有多般，一命相推使救难。

两目见红时喷嚏，气粗身热是伤寒。

伤风

伤风发热头应痛，两额微红鼻涕多。

汗出遍身兼咳嗽，此伤风症易调和。

夹惊

身有微热生烦躁，睡不安兮神不清，

此是伤风感寒症，亦宜先表次宁心。

夹食

鼻涕头疼时吐逆，面红面白变不一。

此因夹食又伤寒，发表有功方下积。

赤白痢

小儿之痢细推寻，不独成之积所为。

冷热数般虽名异，宽肠调胃在明医。

五色痢

痢成五色岂堪开，日久传来神气昏。

头痛肚疼苦为最，便知孩提命难存。

五疳

齿焦毛发竖难看，面黄肌瘦定为疳。

走马疳

童面色光浮气喘，牙焦腮有穴名疳。

脱肛

肛门脱露忌风伤，须评冷热易为详。

咳嗽

咳嗽虽分冷热，连声肺感风寒。

眼浮喉内痰响，戏水因汗未干。

腹痛

腹痛之因不一，岂独癥瘕疝癖。

必须细察调医，莫使增添别疾。

口疮

舌与牙龈肉烂腐，心脾胃火并炎蒸。

重舌

儿受胎中诸邪热，热壅三焦作重舌。

或成鹅口症堪忧，用药先须针刺破。

目症

生下旬余目见红，盖因腹受热兼风。凉肝心为主。

小儿杂症治法

治疟

先寒后热者，须先涌泉穴、黄蜂入洞、飞经走气，以汗为度。后掐大指、中指、心经、劳宫、肝经，天门入虎口。又掐肾经、六腑、天河。若病久心虚，须补外关，多推艮土。

先热后寒，须先退六腑、清天河、飞经走气，掐中指、大指、心经、劳宫、肝经、合骨，天门入虎口、黄蜂入洞，以汗为度。不拘寒热疟，俱在中封、三里穴截之。久掐不起，为截。

食疟

先冷后热。推三关二百，推肺经二百，运八卦一百，推脾土三百，推横纹二百，天门入虎口十下，清天河水二百，肾水一百，分阴阳一百，揉脐二百，五经纹五十，斗肘，捞明月三十。

痰疟

喘咳不止。推三关二百，推脾土二百，推肺经二百，运八卦一百，天河水二百，退六腑三百，横纹二十，分阴阳五十，按弦二十，展翅二十，外劳宫、威灵穴皆截疟。桃叶捣敷足心。

邪疟

其来无时。推三关、天河水各二百，脾土五十，运八卦、横纹、虎口、斗肘各五十，捞明月十下，威灵、二扇门各五十。桃条、葱根汤推之。用蒜，隔纸敷内间使，桃叶敷足心。

虚疟

先头痛，后发热。三关、脾土、八卦、肾水、肺经、天河水各三百，自脚弯推至膝一百，阴阳一百，四横纹五十，飞经二十，二人上马十下，入虎口、斗肘各五十。葱姜汤推，用砂仁、香附末，敷脐及足心，蛤粉擦手心。

痢疾

热多，推六腑；寒多，多推三关。推三关，退六腑，分阴阳，运八卦，推大肠，揉脐及龟尾，推脾土，赤凤摇头，二龙戏珠。噤口痢，是热甚，要清取微汗。葱姜汤推，艾椒末敷脐。

热泻

肚不响，粪黄。退六腑三百，分阴阳，捞明月五十，脾土一百，揉脐、龟尾各三百。

冷泻

肚响，粪白。推三关二百，分阴阳一百，推脾土五十，黄蜂入洞、揉脐及龟尾各三百，天门入虎口，揉斗肘三十。后用灯火断之。不止，补涌泉、大肠经、五指节、外劳宫、威灵、精宁。

走马疳

牙跟上有白疱。退六腑，分阴阳各二百，水里捞月、清天河水各三十，凤凰展翅五十。推后用黄连、五倍子煎水，鸡毛口中洗，以药吹之。

头痛

推三关，分阴阳，补脾土，揉大肠、太阳，掐阳池、斗肘、印堂、肺经、承浆。葱敷脐，艾敷头顶。

肚疼

三关、阴阳、脾土，揉脐、大肠，掐承山。

脱肛

枯矾一分，百草霜四分，敷之。

痰迷心窍

三关，按弦走搓磨，四横纹，运八卦，入虎口，揉斗肘，掐五指节，揉脐。酒洗口，吐痰。

小儿遍身热不退

用明矾一钱，和鸡子清调匀，涂四心，即退。不退，用桃仁七个，和酒擂烂，贴鬼眼穴。

小儿四肢冷

用明矾一钱五分，炒盐三钱，黄蜡二钱，贴肚脐上。

小儿肚胀作渴

用生姜、葱白擂烂，酒吞下。

小儿遍身肿

用胡桃、糯米、绿豆各七粒，灶土七钱，醋一盅，通炒过，用袱包起，遍身揉之，即消。

小儿膀胱气

用皂角七个，焙为末，黄土一块，和醋炒，共成饼，贴尾闾穴。

实证

两腮红热便兼秘，小便黄赤色不正。

肺气喘急脉息多，当行冷药方祛病。

虚证

面光白色粪多青，腹虚胀大呕吐烦。

万育仙书卷下

金沙　曹无极若水甫　手辑

古杭　张文启开之氏、陆嘉谷穗三氏　同参

八段锦坐功图诀

闭目冥心坐，冥心盘跌而坐。握固静思神。

叩齿三十六，两手抱昆仑。又两手向项后，数九息，勿令耳闻。自此以后，出入息皆不可使耳闻。

左右鸣天鼓，二[1]十四度闻。移两手心掩两耳，先以第二指压中指，弹击脑后，左右各二十四次。

微摆撼天柱，摇头左右顾肩膊，转随动二十四，先须握固。赤龙搅水津。赤龙者，舌也。以舌搅口齿并左右颊，待津生而咽。

漱津三十六，一云鼓津。神水满口匀。

一口分三咽，漱津液分三口，汩汩声咽。龙行虎自奔。液为龙，气为虎。

闭气搓手热，以鼻引清气，闭之少顷，搓手极热，鼻中徐徐乃放气出。背摩后精门。精门者，腰后外肾也。合手心摩毕，收手握固。

尽此一口气，再闭气也。想火烧脐轮。闭口鼻之气，想心火下烧丹田，热极即用后法。

左右辘轳转，俯首摆撼两肩三十六，想火自丹田透双关，入脑户，鼻引清气，闭少顷间。两脚放舒伸。放直两脚。

叉手双虚托，叉手相交，向上托空三次，或九次。低头攀足频。两手向前攀脚心十二次，乃收之，端坐。

以候逆水上，候口中津液，如未生，再用急搅取水。再漱再吞津。

如此二度毕，神水九次吞。再漱三十六，如前口分三咽，为九次。

咽下汩汩响，百脉自调匀。

河车搬运讫，摆肩并身二十四，及再转辘轳二十四次。发火遍烧身。想丹田火自下而上，遍烧身体，想时口鼻皆闭气少顷。

---

[1]二：原作"一"，据小字注解"左右各二十四次"改。

邪魔不敢近，梦寐不能昏。

寒暑不能入，灾病不能侵。

子后午前作，造化合乾坤。

循序次第转，八卦是良因。

一息解　鼻气一出一入之谓。

呼吸解　气出谓之呼，呼则动天干；气入谓之吸，吸则动地支。

吐纳解　吐从口出，纳从鼻入。吐惟细细，纳惟丝丝。

六气诀嘘、呵、呬、吹、呼、嘻，是也。

一曰嘘：嘘主肝，肝若嘘时目睁睛。主治目疾。

二曰呵：呵主心，心呵顶上连叉手。主治心火。

三曰呼：呼主脾，脾若呼时须撮口。主腹胀泻痢。

四曰呬：呬主肺，肺知呬气手双擎。主治寒热病。

五曰吹：吹主肾，肾吹抱取膝头平。治腰腹膝痛。

六曰嘻：主三焦，三焦不和嘻以理之。

按摩导引诀

仰和天真　天真是眉后小穴，常以两手按穴中二九。能明目。

俯按山源　山源是鼻中隔孔之际，先反舌内向，咽津一二遍，以手第二、第三指捏鼻两孔、人中之本。叩齿七遍，又以手掩鼻，能遏万邪。

拭摩神庭　面者，神之庭。常以两手摩拭之使热。令面光泽，去纹，久行之若童颜。

营治城郭　耳欲得数按抑，左右令无数。使人彻听。

下摩生门　生门者，脐也。闭内气，鼓小腹令满，以手摩一周天。三百六十五度也。

止观代药　注心下视，是也。

八段锦坐功 _八

第一　叩齿集神

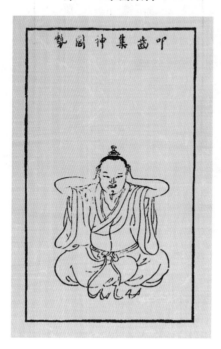

第二　摇天柱

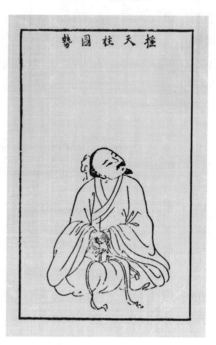

第三　舌搅漱津^[1]

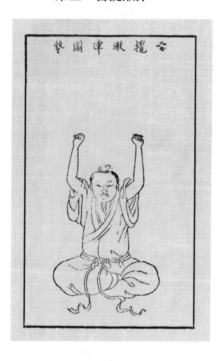

第四　摩肾堂

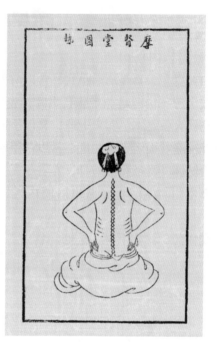

---

〔1〕漱津：原作"漱咽"，据图中文字改。

第五　单关辘轳

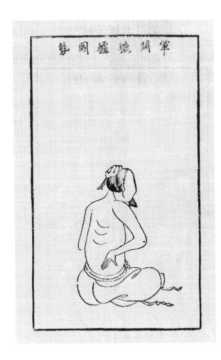

第六　双关[1]辘轳

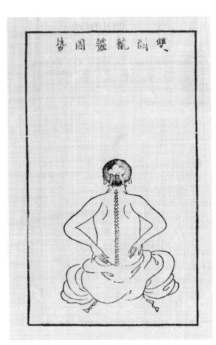

第七　左右[2]按头顶

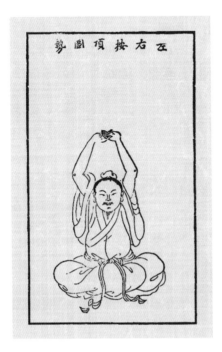

第八　钩攀

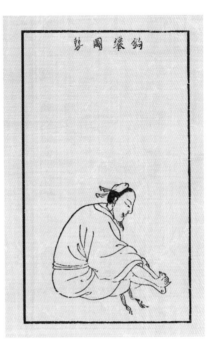

〔1〕双关：原作"左右"，据图内文字改。

〔2〕左右：原脱，据图内文字补。

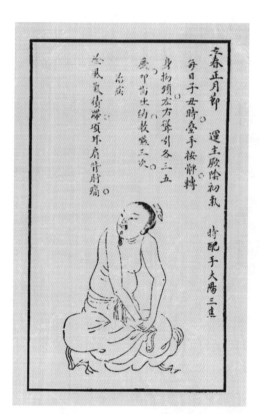

四时坐功却病图[1] 二十四

立春正月节 运主厥阴初气，时配手太阳三焦。每日子丑时，叠手按髀，转身拗颈，左右耸引各三五度。叩齿，吐纳，漱咽三次。

治病：除风气积滞，项、耳、肩、背、肘痛。

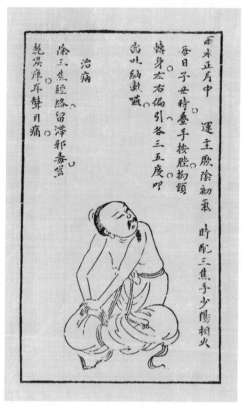

雨水正月中 运主厥阴初气，时配三焦手少阳相火。每日子丑时，叠手按胜，拗颈转身，左右偏引各三五度。叩齿，吐纳，漱咽。

治病：除三焦经络留滞邪毒，嗌干，喉痹，耳聋，目痛。

---

〔1〕四时坐功却病图：此标题原脱，据目录加。

惊蛰二月节 运主厥阴初气，时配手阳明大肠燥金。每日丑寅时握固，转颈，反肘后向，顿掣五六度。叩齿六六，吐纳，漱咽三三。

治病：除腰、脊、肺、胃蕴积邪毒，口干衄血，喉痹面肿，暴哑头风，牙宣，目暗，鼻塞。

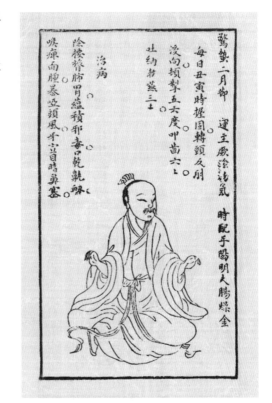

春分二月中 运主少阴二气，时配手阳明大肠燥金。每日丑寅时，伸手回头，左右挽引，各六七度。叩齿六六，吐纳，漱咽三三。

治病：除胸臆、肩背、经络虚劳邪毒，齿痛，颈肿，寒栗热肿，耳聋，肩臂背痛。

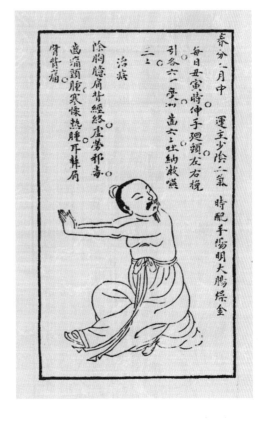

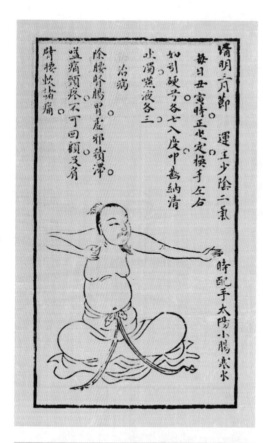

清明三月节　运主少阴二气，时配手太阳小肠寒水。每日丑寅时，正坐定，换手左右如引硬弓，各七八度。叩齿，纳清吐浊，咽液各三。

治病：除腰、肾、肠胃虚邪积滞，嗌痛头疼，不可回顾，及肩、臂、腰软诸痛。

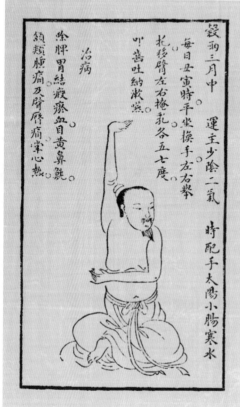

谷雨三月中　运主少阴二气，时配手太阳小肠寒水。每日丑寅时平坐，换手左右举托，移臂左右掩乳，各五七度。叩齿，吐纳，漱咽。

治病：除脾胃结瘕瘀血，目黄，鼻衄，颔颊肿痛，及臂肩痛，掌心热。

立夏四月节　运主少阴二气，时配手厥阴心包络风木。每日寅卯时，闭息冥目，反换两手，抑制两膝，各五七度。叩齿，吐纳，咽液。

治病：除风湿留滞经络，臂腋肿，手心热。

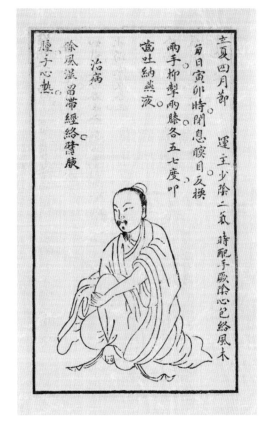

小满四月中　运主少阳三气，时配手厥阴心胞络风木，每日寅卯时，一手举托，一手拄按，左右各三五度，叩齿，吐纳，漱咽。

治病：除肺腑蕴滞邪毒，胸胁支满，心中憺憺大动，作痛，掌热。

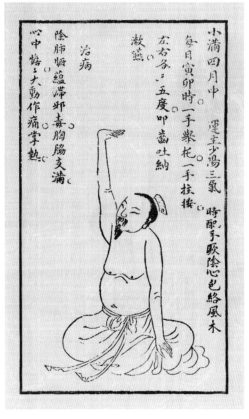

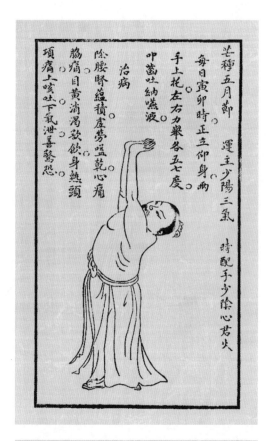

芒种五月节 运主少阳三气，时配手少阴心君火。每日寅卯时，正立仰身，两手上托，左右力举各五七度，定息。叩齿，吐纳，咽液。此节实为站功。

治病：除腰、肾蕴积虚劳，嗌干，心痛，胁痛，目黄，消渴欲饮，身热，头项痛，上咳吐，下气泄，善惊恐。

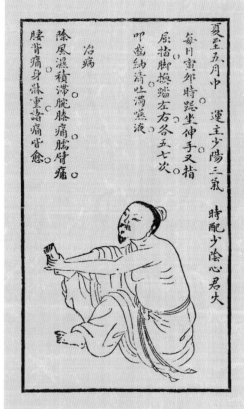

夏至五月中 运主少阳三气，时配少阴心君火。每日寅卯时，跪坐伸手，叉指，屈指，脚换踏左右，各五七次。叩齿，纳清吐浊，咽液。

治病：除风湿积滞，腕膝痛，臑臂痛，腰背痛，身体重，诸痛皆愈。

小暑六月节 运主少阳三气，时配手太阴脾湿土。每日丑寅时，两手踞地，屈压一足，直伸一足，用力掣三五度。叩齿，吐纳，咽液。

治病：除腿、膝、腰、髀风湿，肺胀喘咳，小腹脐右胀痛，半身不遂，哮喘，脱肛，手挛，体重。

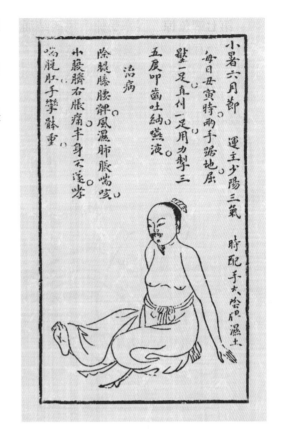

大暑六月中 运主太阴四气，时配手太阴脾湿土。每日丑寅时，双拳踞地，返首向肩，引作虎视，左右各三五度。叩齿，吐纳，咽液。

治病：除头、项、胸、背风毒，咳嗽气喘，胸满，臂痛，皮麻，小便数，洒洒寒热。

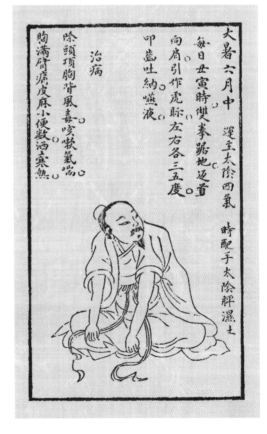

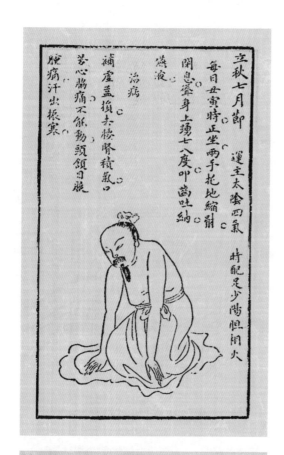

立秋七月节　运主太阴四气，时配足少阳胆相火。每日丑寅时，正坐，两手托地，缩体闭息，耸身上踊七八度。叩齿，吐纳，咽液。

治病：补虚益损，去腰肾积气，口苦，心胁痛，不能动，头颔、目、腋肿痛，汗出振寒。

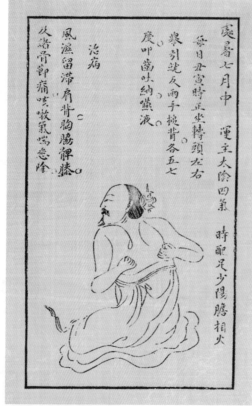

处暑七月中　运主太阴四气，时配足少阳胆相火。每日丑寅时，正坐转头，左右举引，就反两手捶背，各五七度。叩齿，吐纳，咽液。

治病：风湿留滞，肩背、胸胁、髀膝及胫骨节痛，咳嗽、气喘悉除。

白露八月节 运主太阴四气，时配足阳明胃燥金。每日丑寅时，正坐，两手按膝，转头推引，各三五度。叩齿，吐纳，咽液。

治病：除风气留滞腰背，恶寒疟疾，颈肿，喉痹不能言，狂歌登高。

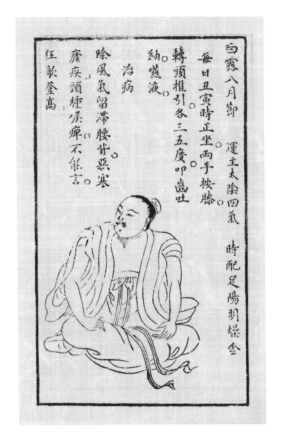

秋分八月中 运主阳明五气，时配足阳明胃燥金。每日丑寅时，盘足而坐，两手掩耳，左右反侧，各三五度。叩齿，吐，咽。

治病：除风湿积滞胁肋、腰、股、膝膑，及腹胀气响，胃寒喘满。

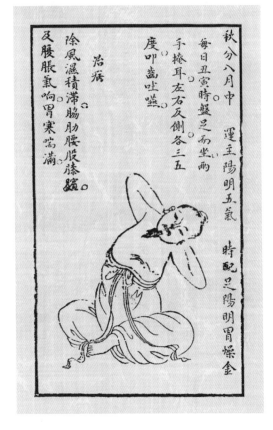

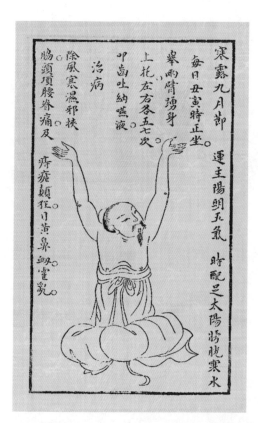

寒露九月节　运主阳明五气，时配足太阳膀胱寒水。每日丑寅时，正坐，举两臂，踊身上托，左右各五七次。叩齿，吐纳，咽液。

治病：除风寒湿邪，挟胁、头、项、腰、脊痛，及痔、疟、颠狂、目黄、鼽衄、霍乱。

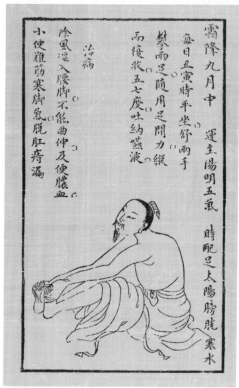

霜降九月中　运主阳明五气，时配足太阳膀胱寒水。每日丑寅时，平坐，舒两手，攀两足，随用足间力，纵而复收，五七度。吐纳，咽液。

治病：除风湿入腰脚，不能曲伸，及便脓血，小便难，筋寒脚气，脱肛，痔漏。

立冬十月节 运主阳明五气，时配足厥阴肝风木。每日丑寅时，正坐，一手按膝，一手挽肘，左右换[1]，两手左右托，三五度。吐纳，叩齿，咽液。

治病：除胸胁积滞，虚劳邪毒，胸满，呃逆，餐泄[2]，耳聋，目肿，腹胁、四肢满闷。

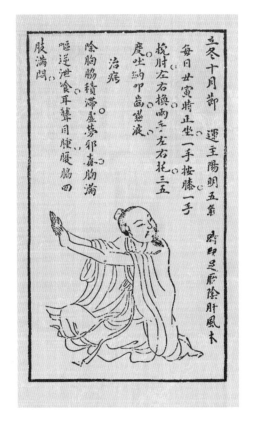

小雪十月中 运主太阳终气，时配足厥阴肝风木。每日丑寅时，正坐，一手按膝，一手挽肘，左右争力三五度。叩齿，吐纳，咽液。

治病：除风湿热毒，癃闭，诸疝，阴缩筋挛，五淋，洞泄，及妇腹肿。

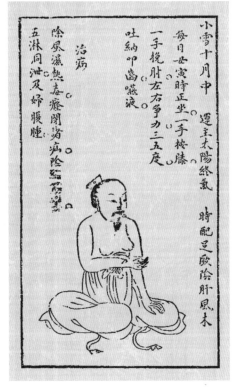

[1] 一手按膝……左右换：此十一字，与图不符，且与下图释文重复，疑误。

[2] 餐泄：原作"泄餐"，后文作"餐泄"，据改，疑为"飧泄"之误。

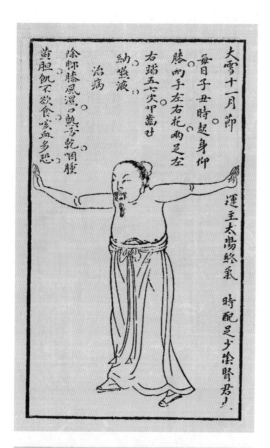

大雪十一月节 运主太阳终气，时配足少阴肾君火。每日子丑时，起身仰膝，两手左右托，两足左右踏，五七次。叩齿，吐纳，咽液。

治病：除脚膝风湿，口热舌干，咽肿，黄疸，饥不欲食，咳血，多恐。

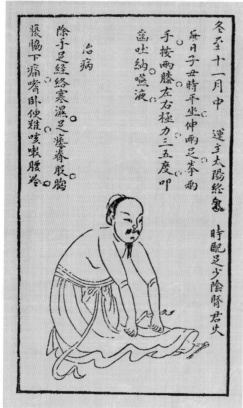

冬至十一月中 运主太阳终气，时配足少阴肾君火。每日子丑时，平坐，伸两足，拳两手，按两膝，左右极力，三五度。叩齿，吐纳，咽液。

治病：除手足经络寒湿，足痿，脊、股、胸、腹、胁下痛，嗜卧，便难，咳嗽，腰冷。

小寒十二月节 运主太阳终气，时配足太阴脾湿土。每日子丑时，正坐，一手按足，一手上托，挽首，互换极力，三五度。叩齿，吐纳，漱咽。

治病：除荣卫气蕴，食即呕，胃脘痛，腹胀，疟饮发，中满，食减，善噫，溏泄注下。

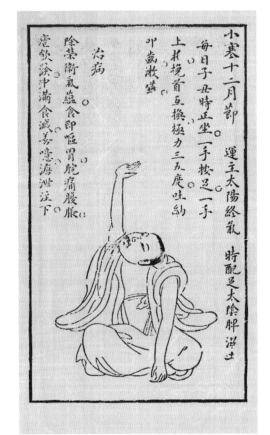

大寒十二月中 运主厥阴初气，时配足太阴脾湿土。每日子丑时，两手向后，踞床跪坐，一足直伸，一足用力，左右各三五度。叩齿，漱咽，吐纳。

治病：除经络蕴积，诸气，舌强，作难动摇，或不能卧，腹胀肠鸣，餐泄，足不收行，九窍不通。

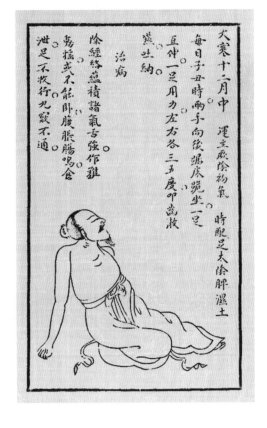

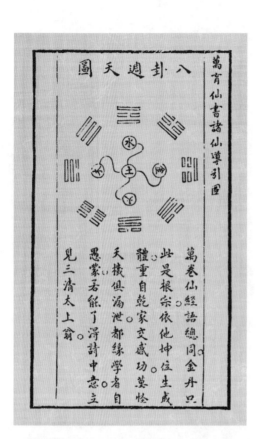

诸仙导引图[1] 四十九

八卦周天图

万卷仙经语总同，金丹只此是根宗。
依他坤位生成体，重自乾家交感功。
莫怪天机具漏泄，都缘学者自愚蒙。
若能了得诗中意，立见三清太上翁。

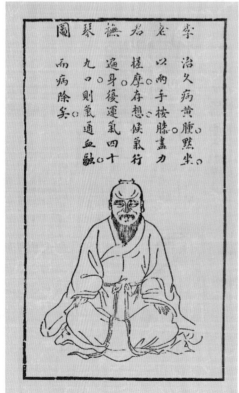

李老君抚琴图

治久病黄肿。默坐，以两手按膝，
尽力搓摩，存想，候气行遍身，复运气
四十九口，则气通血融，而病除矣。

枣矾丸

绿矾煅过　陈皮　苍术各二两　砂仁三钱
干姜二钱　枳壳三钱　槟榔三钱　人参三钱

上为末，煮枣肉和捣为丸，早晚各一
服，每服四十九丸，米汤下。忌鸡、鱼、
生冷、油腻。

诗曰：

太极未分浑是阴，一阳动处见天真。
阴舒阳惨相符合，大道参参造化深。

---

〔1〕诸仙导引图：原作"万育仙书诸仙导引图"，由于其他标题均无"万育仙书"四字，整理时删。

太清祖师尊真形

治腹痛，乍寒乍热。端坐，以两手抱脐下，待丹田温暖，行功，运气四十九口。

导气汤

苍术　香附　川芎　白芷　茯苓　神曲
陈皮　紫苏　干姜　甘草

各等分，水煎服。

诗曰：

身中若遇发生时，取坎中阳去补离。

北斗南辰颠倒转，一时一刻立根基。

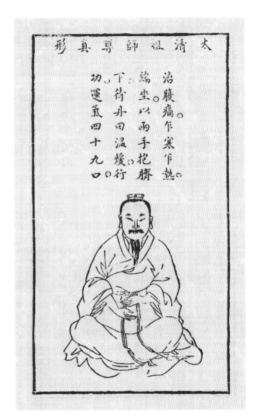

徐神翁存气开关法

治肚腹虚饱。端坐定，用两手搬两肩，以目左视，运气十二口，再转目右视，呼吸同前。

保和丸

山楂肉_{二两}　神曲_炒　半夏_{姜汁制}　茯苓_{各一两}　萝卜子_炒　陈皮　连翘_{各五钱}

上为末，以神曲打糊为丸，每服三五十丸，白汤送下。

诗曰：

玉炉夜夜烹铅火，金鼎时时治汞乾。

熄火不差七百二，泥丸霹雳觉生寒。

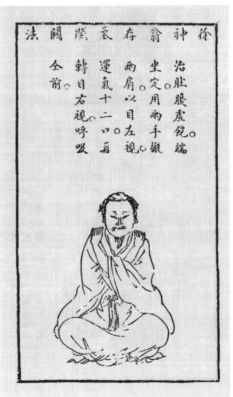

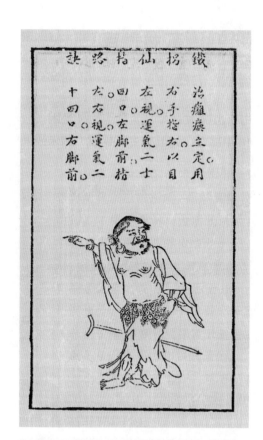

铁拐仙指路诀

治瘫痪。立定，用右手指右，以目左视，运气二十四口，左脚前。指左，右视，运气二十四口，右脚前。

顺气散

麻黄　陈皮　乌药　白僵蚕　川芎　白芷各一钱　甘草　桔梗　干姜各五分　枳壳三钱

上加姜三片，水煎服。

诗曰：

一日清闲一日仙，六神和合自安然。

丹田有宝休寻道，对镜无心莫问禅。

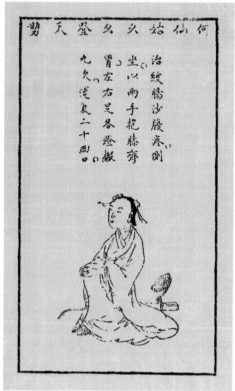

何仙姑久久登天势

治绞肠痧、腹疼。侧坐，以两手抱膝齐胸，左右足各蹬搬九次，运气二十四口。

盐汤探吐法

用盐汤多灌，探吐之，自已。

诗曰：

人生何物是金丹，恍惚真阳向内观。

天上风吹清浪沸，地中雷起紫龙蟠。

白玉蟾虎扑食形

治绞肠痧。肚腹着地，脚手着力朝上，运气十二口。手足左右摇动，三五度；复坐定气，行功或[1]十四口。

千金不换秘方
土朱五钱　白矾五钱

二味共研细，和冷水一碗，搅浑略澄，取饮之，立止。

诗曰：
擎天玉柱半升腾，龙虎提来金鼎烹。
武炼十回文火炼，丹成九转赴蓬瀛。

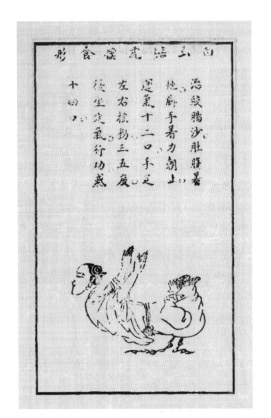

丘长春搅辘轳法

治背膊疼痛。高坐，左右脚斜舒，两手掌按膝，行功运气十二口，日行三五次，良。

通气汤
藁本　防风各一钱　羌活　独活各二钱
川芎一钱　甘草五分　蔓荆子六分

上水煎服。

诗曰：
鹊桥有路透机玄，立鼎安炉自不难。
四相合和凭借上，三华聚顶返金丹。

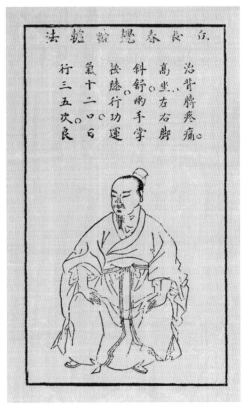

---

〔1〕或：疑为"二"字之误。

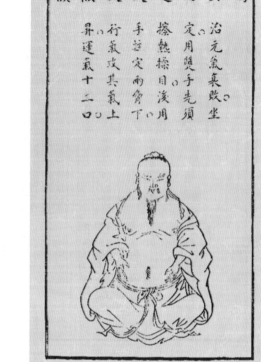

马丹阳周天火候诀

治元气衰败。坐定，用双手先须擦热，揉目，后用手拄定两胁下，行气攻其气上升，运气十二口。

人参黄芪汤

人参三钱　黄芪三钱　白术一钱　陈皮一钱　甘草一钱　当归二钱　茯苓一钱

加姜、枣，水煎服。

诗曰：

子初运入昆仑去，午后周流沧海间。

更待玉龙来点化，顶门迸出换仙颜。

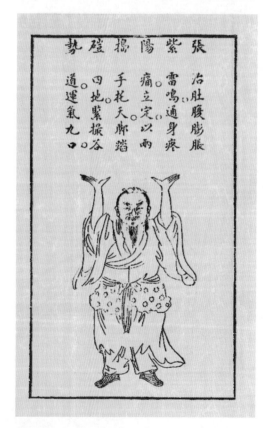

张紫阳捣硇势

治肚腹膨胀雷鸣，通身疼痛。立正，以两手托天，脚踏四地，撮谷道，运气九口。

宽中汤

紫苏梗、叶　硼砂　枳壳炒　青皮　陈皮　槟榔　木香　半夏姜汁制　萝卜子　厚朴　苍术　泽泻　木通各等分

姜三片，水煎服。

诗曰：

二鼠侵藤不自由，四蛇困井绕藤游。

一朝咬断藤根子，正便千休及万休。

黄花姑王祥卧冰^[1]形

治色劳虚怯。侧卧，左手枕头，右手握拳，向腹往来搓抹，右脚在下微拳，左腿压上习捶，收气三十二口，复运气十二口。

建中大补汤

人参多　白术多　茯苓多　甘草少　当归中　白芍多　川芎中　熟地多　黄芪多　肉桂少　杜仲中　肉苁蓉中　破故纸中

上加姜枣水煎，不拘时服。

诗曰：

蛇入裤裆莫乱传，如来亦是大金仙。
波斯半夜思乡曲，走上潇湘归渡船。

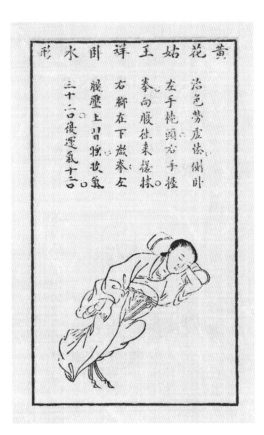

汉锺离鸣天鼓法

治头昏咬牙。端坐，闭气，用双手掩耳，击天鼓三十六通，复叩齿二十六遍。

加味白虎汤

石膏煅，三分　知母二钱　甘草一钱
半夏姜制，一钱　麦冬八分　竹叶五个　粳米一撮

加生姜三片，水煎服。

诗曰：

心如明镜连天净，性似寒潭止水同。
十二时中当觉照，休教昧了主人翁。

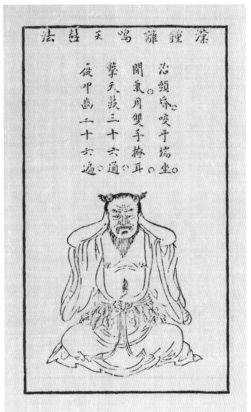

〔1〕冰：原作"水"，据《卫生真诀》同名图改。

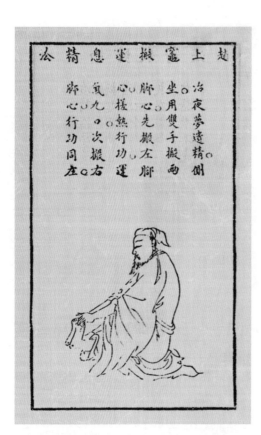

赵上灶搬运息精法

治夜梦遗精。侧坐，用双手搬两脚心。先搬左脚心，搓热行功，运气九口。次搬右脚心，行功同左。

玉关丸

人参六钱　枣仁　牡蛎煅　五倍子　枯矾　龙骨各五钱　茯神一两　远志去心，一两五钱

上蒸枣肉为丸，每服五六十丸，空心，莲子汤下。

诗曰：

寻道时来未有年，玄关上面打秋千。

金鸟好向山头宿，玉兔常居海底眠。

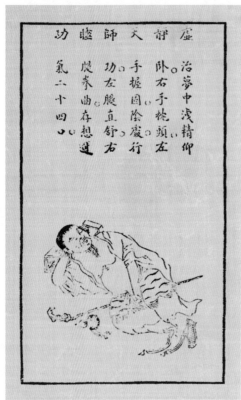

虚静天师睡功

治梦中泄精。仰卧，右手枕头，左手握固阴处，行功，左腿直舒，右腿拳曲，存想，运气二十四口。

养心汤

人参　山药　麦冬　茯神　酸枣仁　归身　白芍　远志　莲须

各等分，加姜、枣、莲肉，水煎服。

诗曰：

莫道修身都不知，家家有路透玄机。

登程离国难说话，主人辞客好孤凄[1]。

---

〔1〕凄：《卫生真诀》作"栖"。

李栖蟾散精法

治精滑梦遗。端坐，板起两脚，搓摩两脚心令热，施功运气，左右各三十口，故精散不走。

固精丸

知母炒　黄柏各一两　牡蛎煅　龙骨煅
芡实　莲蕊　茯苓　远志　山茱萸各二两

上为细末，炼蜜为丸，朱砂为衣，每服五十丸，空心，淡盐汤下。

诗曰：

复姤抽添互谨慎，屯蒙沐浴要攻专。

若能识得生身处，十月胎完出世仙。

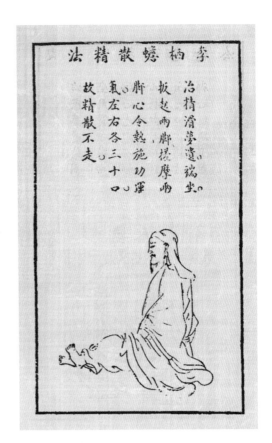

张真奴神注法

治心虚疼痛。端坐，两手按膝，用意在中，右视左提，运气十二口，左视右提，运气十二口。

却痛散

五灵脂三两　蒲黄炒，一两　当归一两
肉桂八钱　木香七钱　石菖蒲八钱

上为细末，每服四钱，水煎，入盐、醋少许。

诗曰：

一气熏蒸从北起，三车搬运向东边。

吾非漏泄天机事，切恐愚人爱乱传。

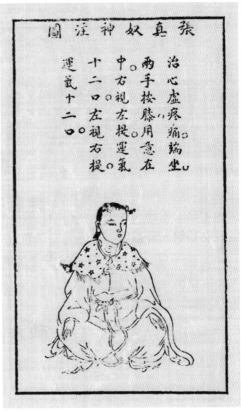

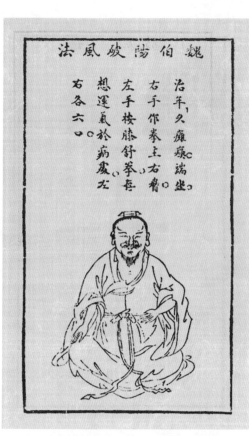

魏伯阳破风法

治年久瘫痪。端坐，右手作拳拄右胁，左手按膝舒拳，存想运气于病处，左右各六口。

金生虎骨散

当归一两　赤芍一两　川续断一两
白术一两　藁本一两　虎骨一两　乌梢蛇肉半两

上为末，每服二钱，温酒送下。

诗曰：

七宝林下竹根边，水在长溪月在天。
意马心猿拴住已，阿谁依旧世尊前。

薛道光摩踵形

治专养元精。端坐，用手擦左脚心热，运气二十四口，复以手擦右脚心热，行功如左。

龟鹤二仙膏

鹿角十斤　龟板五斤　枸杞子三十两
人参十五两

用坛如法熬膏，以酒化服二钱至三四钱，空心下。

诗曰：

谁信男儿却有胎，分明脐下产婴孩。
四肢五脏筋骸就，白日飞升到碧台。

葛仙翁开胸诀

治胸膛痞闷。八字立定，将两手相叉，向胸前往来擦摩，无论遍数，运气二十四口。又法：以左手用力向左，而右手亦用力随之，头则力向右，目力右视，运气九口，换手同。

宽中散

枳壳炒　桔梗　茯苓　半夏　陈皮　厚朴　香附　砂仁

各等分，加姜片，水煎服。

诗曰：

吾身不与世人同，曾向华池施天功。

一粒丹成消万劫，双双白鹤降天宫。

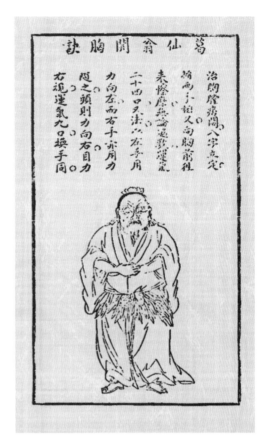

王玉阳散痛法

治时气遍身作痛。正身踏定，将左脚向前，右脚向后，两手握拳拄肚，运气二十四口。左右行功同。

人参顺气散

川芎中　桔梗中　白芷中　陈皮多　枳壳多　甘草多　麻黄中　乌药多　人参中　羌活多

水煎服。

诗曰：

海外三山一洞天，金楼玉室有神仙。

大丹炼就炉无火，桃李开花知几年。

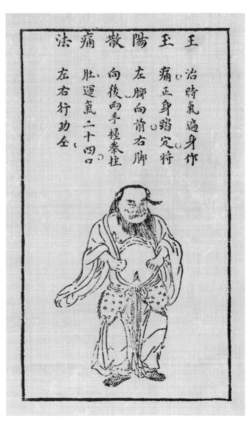

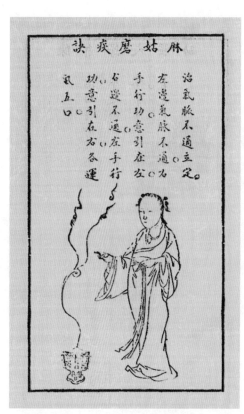

麻姑磨疾诀

治气脉不通。立定，左边气脉不通，右手行功，意引在左，右边不通，左手行功，意引在右，各运气五口。

木香流气饮

半夏　青皮　甘草　莪术　槟榔　香附　草果　白芷　木瓜　人参　赤茯苓　木通　藿香　丁香　陈皮　紫苏　肉桂　厚朴　木香　麦冬　白术　菖蒲　大腹

上各等分[1]，加姜三片、枣一枚，煎服。

诗曰：

会溪教外别留传，悟者何人有后先。

性地圆融成一片，心珠明朗照三田。

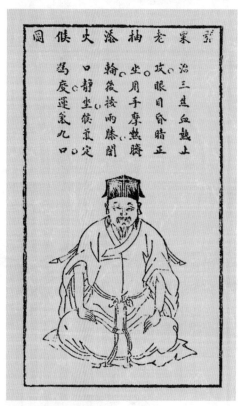

张果老抽添火候图

治三焦血热上攻，眼目昏暗。正坐，用手摩热脐轮，后按两膝，闭口静坐，候气定为度，运气九口。

菊花散

羌活　木贼　黄连　川芎　荆芥　防风　当归　白芍　甘草　甘菊花　蔓荆子　黄芩
各等分

水煎，食后服。

诗曰：

一步为足未悠游，吾今背痛甚堪忧。

磨三顶兮真消息，昆仑冰雪不能流。

---

〔1〕各等分：原脱，据《卫生真诀》补。

陈自得大睡功

治四时伤寒。侧卧，拳起两腿，用两手摩擦极热，抱阴及囊，运气二十四口。

羌活如意散

羌活多　独活多　白芷中　陈皮中　紫苏中　山楂中　草果中　防风多　干葛中　半夏中　甘草少　苍术中　柴胡中　黄芩中　川芎中

姜三片，葱三根，水煎，热服，取汗。

诗曰：

谁识栽花刘道子，骑龙跨虎打金球。
被吾搬在天宫里，赢得三千八百筹。

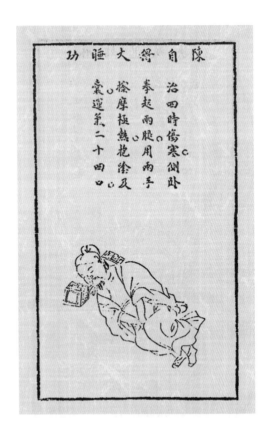

石杏林暖丹田诀

治小肠气冷疼。端坐，以两手相搓摩，令热极，复向丹田行功，运气四十九口。

加味五苓散

猪苓　泽泻　白术　茯苓　官桂　茴香　槟榔　木通　金铃子　橘核仁各等分

加水煎服。

诗曰：

河车搬运过三关，滚滚漕溪不敢闲。
补泻泥丸宫内去，逍遥归上玉京山。

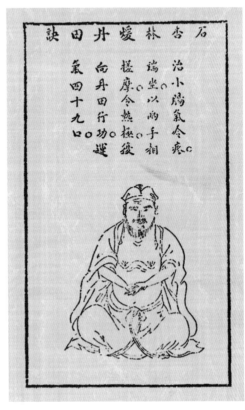

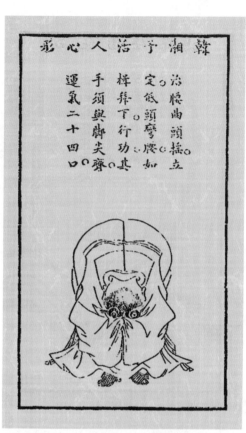

韩湘子活人心形

　　治腰曲头摇。立定，低头弯腰，如揖拜下，行功，其手须与脚尖齐，运气二十四口。

舒经汤

　　羌活　防己　白术　当归　白芍　片子姜黄各一两　甘草七钱半　海桐皮一两

　　每服三钱，姜十片，煎服。

　　诗曰：

　　日月分明说与贤，心猿意马想丹田。

真空觉性常不昧，九转功成作大仙。

昭灵女行病诀

　　治冷痹、脚腿疼痛。立定，左手舒指，右手捏臂肚，运气二十四口。

防风天麻散

　　天麻　防风　甘草　川芎　羌活　当归　白芷各三钱　滑石二两　草乌头　白附子　荆芥穗各五钱

　　上共为末，热酒化蜜少许，调药半钱，加至一钱，服，觉药力运行，微麻为度。

　　诗曰：

　　性命二字各自别，两般不是一枝叶。

性中别了阴山鬼，修命阳神超生减。

吕纯阳任脉诀

治百病。端坐，将两手按日月两旁穴九次，运气九口。又法，两手按膝，左右扭身，每运气十四口。

治百病易简方

用威灵仙一味，于冬月丙丁戊己日采，阴干，捣筛为末，温酒调下二钱。忌茶茗，宜于不闻水声处采之者，良。饵者，空心服。夏无瘟疫，秋无疟痢，百病俱宜。

诗曰：

返本还原已到乾，能升能降号飞仙。

此中便是丹还理，不遇奇人誓不传。

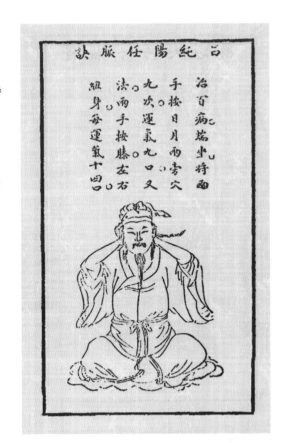

陈希夷降牛望月形

专治走精。精欲走时，将左手中指塞右鼻孔内，右手中指按尾闾穴，把精截住，运气六口。

神芎汤

人参　枸杞　升麻　川芎　远志
黄芪　甘草　归身　杜仲炒　白术　地骨皮　破故纸炒

各等分，加生姜一片、莲子去心七个，水煎服。

诗曰：

婴儿在坎水中坐，姹女在离火内居。

匹配两家作夫妇，十月产个定颜珠。

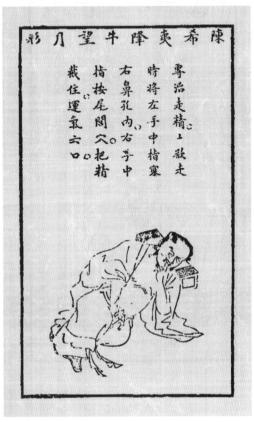

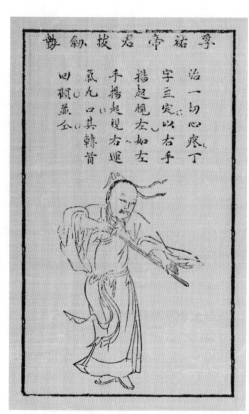

孚祐帝君拔剑势

治一切心疼。丁字立定，以右手扬起视左，如左手扬起视右，运气九口，其转首回顾，并同。

落盏汤

玄胡索　五灵脂烧烟尽　建蔻仁各六分
良姜　石菖蒲　厚朴　陈皮　藿香各一钱
枳壳　苏梗各六分

用水煎服。

诗曰：

一月三旬一遇逢，以时易日法神功。
守城野战知凶吉，增得灵砂满顶红。

徐神祖摇天柱形

治头、面、肩、背一切疮疾。端坐，以两手端抄于心下，摇动天柱，左右各运气呵吹，二十四口。

消毒散

黄芩　黄连　大黄　白芷　羌活　防风　金银花　连翘　当归　荆芥　甘草
天花粉

各等分，水煎服。

诗曰：

撞透三关夺圣机，冲开九窍入精微。
黄河倒转无凝滞，一到蟾宫上下飞。

陈泥丸拿风窝法

治混脑头风。背坐，以双手抱耳连后脑，运气十二口，合掌一十二次。

羌活白芷汤

柴胡　茯苓　防风　荆芥　黄连　泽泻　当归　白术　蔓荆　石膏　苍术　辛夷　生地　川芎　藁本　甘草　白芷　羌活　黄芩　细辛　芍药

各等分，加生姜，水煎服。

诗曰：

独步坤方合圣功，回还乾地老阳中。

八卦周流搬运转，丹成咫尺即天宫。

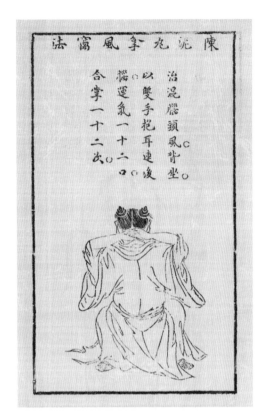

曹国舅脱靴势

治脚、腿、肚腹疼痛。立定，右手作扶[1]墙势，左手垂下，右脚向前虚[2]蹬，运气一十六口。左右同。

羌活鞠劳汤

羌活　川芎　苍术炒　白芷　南星制　当归　神曲各一钱　砂仁　桂枝　防己　木通各八分

上姜三片，水煎服。

诗曰：

猛火烧身无奈何，时光影里苦无多。

车轮又向心中转，霎时请出古弥陀。

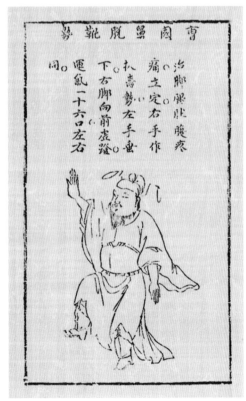

---

[1] 扶：原作"扒"，据《卫生真诀》改。

[2] 虚：原脱，据《卫生真诀》补。

曹仙姑观太极图

治火眼肿痛。以舌拄上腭，目视顶鼻，将心火降涌泉穴，肾水提上昆仑，一时行二次，每放火三十六口。

明目流气饮

当归　白芍　生地　龙胆草　柴胡　黄连　栀子　丹皮各一钱　大黄酒煮晒干，又煮又晒，三七次为度，加二钱

上用水煎服。

诗曰：

降龙伏虎说多年，龙不降兮虎不眠。

若把两般相制伏，行看沧海变桑田。

尹清和睡法

治脾胃虚弱，五谷不消。以身仰卧，右脚架左脚上，直舒两手搬肩，肚腹往来行功，运气六口。

健脾丸

白术土炒　枳实炒　陈皮去白　麦芽炒　神曲炒　山药　茯苓　苍术炒，各一两　厚朴制，八钱　木香五钱

以陈米粉糊为丸，每服六七十丸，米饮下。

诗曰：

大喊一声如霹雳，共君相守不多时。

今日方知金鸟意，撒手常行独自归。

孙玄虚乌龙探爪形

治腰腿疼痛。就地坐定，舒两脚，以两手前探，搬两足齐，往来行功，运气十九口。

牛膝酒

地骨皮　五加皮　薏苡炒　川芎
牛膝各二两　甘草　生地三两　海桐皮一
两半　羌活一两　杜仲炒，二两

用无灰好酒如法煮熟，每服一二杯，日常三四次，常令酒气不脱。

诗曰：

火取南方赤龙血，水涌北山黑虎精。
和合二物居一处，婴儿养就是长生。

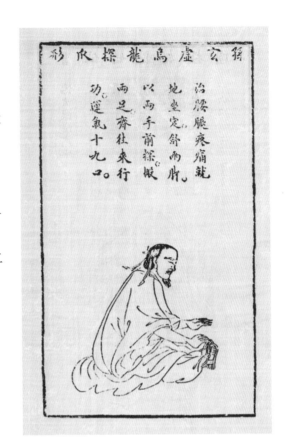

高象先凤张势

治同前。以身蹲下，曲拳弯腰，起手过顶，口鼻微出清气三四口，左脚向前，右脚尖顶左脚跟，运气十口。

流气饮子

羌活　苍术　川芎　当归　香附
白芍　陈皮　半夏　木香　枳壳　木通
甘草　槟榔　紫苏

各等分，水煎服。

诗曰：

如来断臂少人知，华池枯竭好孤凄。
麒麟掣断黄金锁，狮子冲开白玉梯。

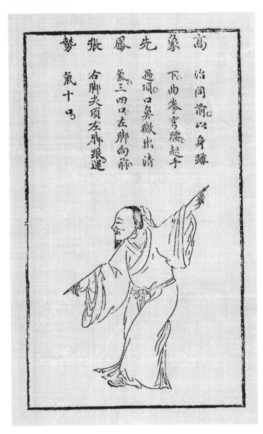

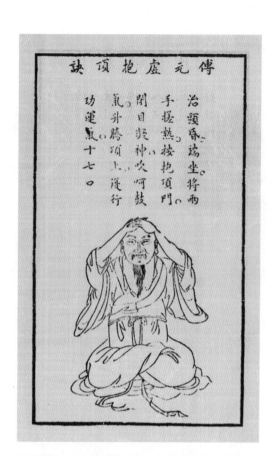

傅元虚抱顶诀

治头昏。端坐，将两手搓热，按抱顶门，闭目凝神，吹呵鼓气，升腾顶上，复行功运气十七口。

大黄汤

用纹锦大黄，酒蒸后研为末，茶调三钱，服之立效。

诗曰：

水云游玩到西方，认得真身坚固刚。

炼就金丹吞入腹，五明宫内礼虚皇。

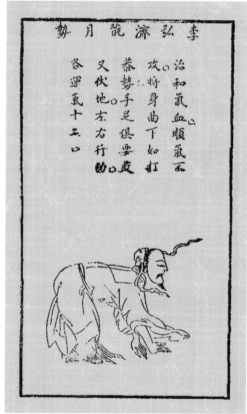

李弘济玩月势

治和气血，顺气不攻。将身曲下，如打恭势，手足俱要交叉伏地，左右行功，各运气十二口。

和气养血汤

紫苏茎叶一钱　羌活一钱　半夏八分
桑白皮八分　青皮八分　陈皮八分　大腹皮
七分　赤茯苓八分　木通八分　赤芍一钱
甘草五分　当归一钱　肉桂二分

水煎服。

诗曰：

一回进火一回阳，龙虎盘旋时降光。

阴魄和铅随日转，阳魂与汞逐时昌。

铁拐李靠拐势

治腰背疼痛。背手立住，以拐顶腰，左边靠之，运气一百零八口，分三咽，后用膝跪下，扫地摆进数次。右同法。

当归拈痛汤

羌活　甘草炙　黄芩酒浸　茵陈酒炒，各五钱　人参　升麻　苦参酒洗　葛根　苍术各二钱　防风　归身　知母酒洗　茯苓　泽泻　猪苓各三钱

每服八钱，水煎，不拘时服。

诗曰：

芦芽穿膝两边分，石女戴帽辨前程。

立雪绝倒腰脐上，梁柱根倒尾儿倾。

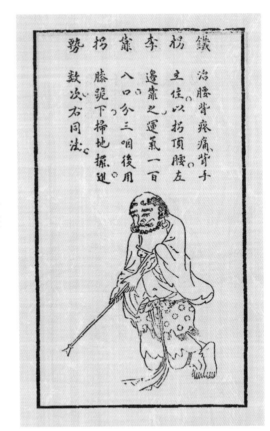

玉真山人和肾膛法

治腿疼。端坐，将两手作拳搓热，向后精门摩之数次，以多为妙，每次运气二十四口。

清热胜湿汤

黄柏盐水拌炒　羌活　泽泻　苍术制　甘草减半　杜仲炒　白芍酒炒　木瓜　威灵仙　陈皮各一钱　牛膝八分

加姜三片，水煎服。

诗曰：

朝朝金鼎飞烟烟，气色河车运上天。

日露遍空滋味汇，灵泉一派涌长川。

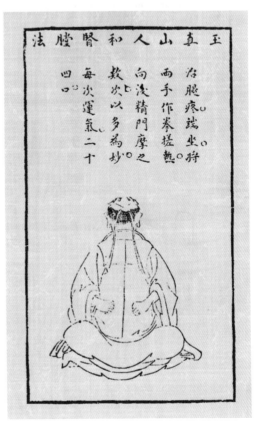

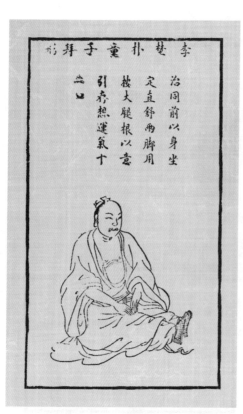

李楚朴童子拜形

治同前。以身坐定，直舒两脚，用手按大腿根，以意引存想，运气十二口。

海桐皮饮

海桐皮　五加皮　川独活　枳壳　防风　杜仲炒　牛膝酒浸　薏苡仁炒，各一两半

用好酒入药，煮去火毒，空心、午前，各一服。

诗曰：

两乳汁流最可悲，这些消息少人知。

山崩河海皆枯竭，钓公台下上来时。

蓝采和乌龙摆角势

治遍身疼痛。端坐，舒两脚，两手握拳，连身向前，运气二十四口。又以脚踏定，低头，两手搬脚尖，运气二十四口。

畅经汤

玄胡索　当归　肉桂各等分

为末，酒调三四钱，随酒量频加酒，饮之，疼止住药。

诗曰：

要识五行颠倒颠，龙居山下虎居田。

巽宫坎乾天内火，离位开通坤地泉。

张无梦金乌独立形

治同前。以身立定，左手剑诀指天，右手五雷诀指地，左脚悬空，头目右视，行功运气九口。右同。

十补汤

人参　白术　茯苓　甘草　当归　川芎生地　白芍　肉桂　黄芪各等分

加姜枣，水煎服。

诗曰：

周行独立出群伦，默默昏沉亘[1]古今。能除百病凭功转，若登仙府炼乾坤。

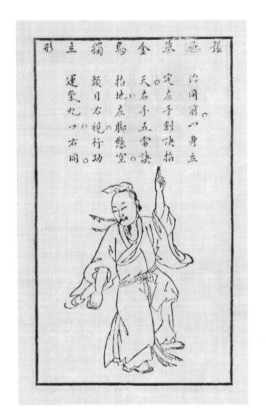

夏云峰乌龙横池[2]势

治背脊疼痛。将身曲起，伏地上，两手按地，两膝跪下，运气，左右行功各六口。

三合汤

陈皮　半夏　茯苓　乌药　枳壳　川芎白芷　羌活　防风　香附　苍术各等分

用水煎服。

诗曰：

琼花顶戴最为难，夺得天机造化权。鼎上小头飞日月，说与时人仔细参。

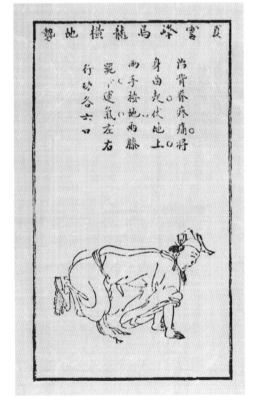

---

〔1〕亘：原作"互"，据《卫生真诀》改。

〔2〕池：原作"地"，据《卫生真诀》改。

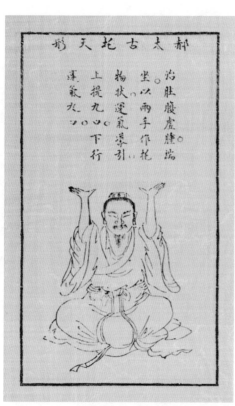

郝太古托天形

治肚腹虚肿。端坐，以两手作托物状，运气导引，上提九口，下行运气九口。

香砂苓皮饮

茯苓皮　大腹皮　五加皮　生姜皮　桑白皮　枳壳　砂仁　白术　萝卜子炒　木香　木通　泽泻　猪苓

上剂各等分，水煎，食远服。

诗曰：

龙虎炼成九转功，能驱日月走西东。

若能火候抽添法，金液还丹满顶红。

刘希古猛虎施威势

治赤白痢疾。以两手前后如探马指花，脚亦前后左右进步行功。白痢，向左行气九口；赤痢，向右运气九口。

白芍药汤

白芍　当归各一钱　大黄二钱　木香五分　黄连一钱[1]　黄芩　槟榔各八分　甘草七分

上剉一剂，水煎服。

诗曰：

释迦寂灭非真死，达摩飞来亦是仙。

但愿世人明此理，同[2]超彼岸不须船。

---

〔1〕木香……一钱：此八字，原书散漫不清，据明末刻本补。

〔2〕达摩……同：此十五字，原书散漫不清，据明末刻本补。

孙不二姑摇旗形

治同前。以身向前，双手直舒，如取物状，现将右脚翘起，向后屈伸数次[1]，运气二十四口。左右皆同。

真人养脏汤

当归一钱　茯苓一钱　白芍一钱　人参钱　木香三分　白术一钱　肉豆蔻六分　诃子六分　肉桂三分

上锉，水煎服。

诗曰：

竖起玄天皂纛旗，消除赤白痢灾危。

功满自然居物外，人间寒暑任轮回。

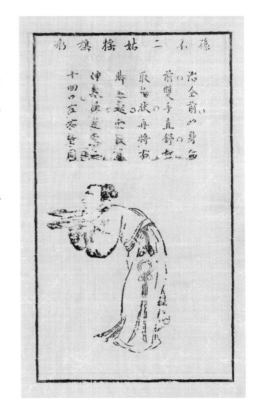

常天阳童子拜观音

治前后心疼。以身八字立定，低头至胸前，将手叉定腹上，运气一十九口。

枳缩[2]二陈汤

半夏　陈皮　枳实　砂仁　香附　木香厚朴　茴香　玄胡　草豆蔻　紫苏茎叶各等分

上为一剂，加姜三片，水煎服。

诗曰：

行持心月澄万物，住处神珠照十方。

静坐常观真自在，眠时休想眼前花。

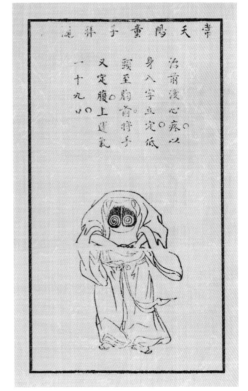

---

〔1〕数次：此二字，原书散漫不清，据明末刻本补。

〔2〕缩：原作"宿"，据《卫生真诀》改。

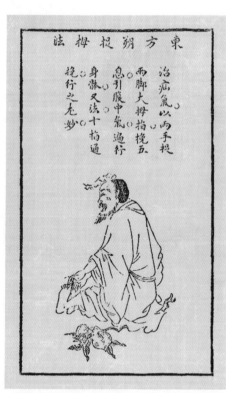

东方朔捉拇法

治疝气。以两手捉两脚大拇趾，挽五息，引腹中气，遍行身体。又法：十趾通挽，行之尤妙。

茴香丸

茯苓　白术　山楂各一两　枳实八钱　大茴香炒，一两　吴茱萸炒，一两　橘核仁炒，二两　荔枝核一两

为细末，炼蜜丸，每丸一钱五分，空心、细嚼，姜汤送下。

诗曰：

白鹤飞来下九天，数声嘹亮出辉烟。

日月不催人自老，不如访道学神仙。

彭祖明目法

栖地坐定，以手反背，伸左胫，屈右膝，压左腿上，行五息，引肺去风。久为之，夜视物如昼。又法：鸡鸣时，以两手擦热，熨两目，行三度[1]，以指拭目[2]左右，有神光。

明目地黄丸 [3]

生地酒洗　熟地各四两　知母盐水炒　黄柏酒炒，各二两　菟丝子酒制　独活二两　甘枸杞二两　川牛膝酒洗，三两　沙苑蒺藜[4]炒，三两

上为末，蜜丸梧子大，每服八十丸，夏月淡盐汤下，余月酒下。

诗曰：

长生不在说多言，便向坎离采汞铅。

炼就大丹三十两，玉皇天诏定来宣。

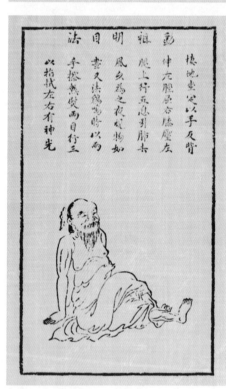

〔1〕度：原脱，据《卫生真诀》补。
〔2〕目：原脱，据《卫生真诀》补。
〔3〕明目地黄丸：原方中菟丝子无剂量。
〔4〕沙苑蒺藜：原书此后无"炒，三两"三字，据《卫生真诀》补。

五禽戏[1] 五

第一虎[2]形

闭气，低头，捻拳，站如虎威势。两手如提千金，轻轻起来，莫放气。平身，吞气入腹，使神气上而复下，觉腹内如雷鸣，或七次。如此运动，一身气脉调和，百病不生。

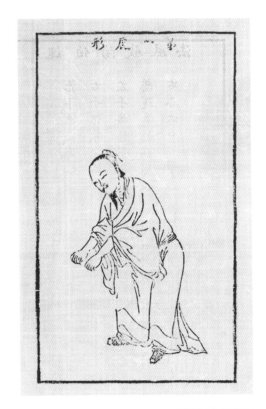

第二熊形

如熊身侧起，左右摆脚，要后立定，使气，两旁胁骨节皆响，亦能动腰力，除肿，或三五次止。能舒筋骨而安，此乃养血之术也。

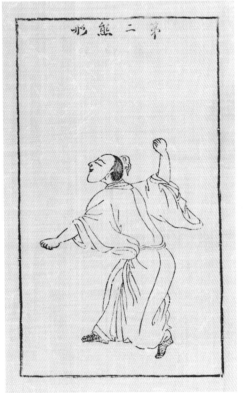

---

〔1〕五禽戏：原书无此标题，整理时加入。
〔2〕虎：原误作"鹿"，据《卫生要诀》及本图后文字说明改。

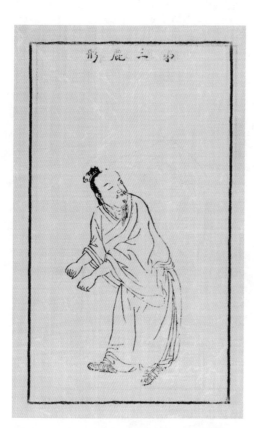

第三鹿形

闭气，低头，捻拳，如鹿转头顾尾。平身缩肩，立脚尖跳趺跟，连天柱通身皆振动。或三次，每日一次也可。如下床做作一次，更妙。

中医养生大成·第三部

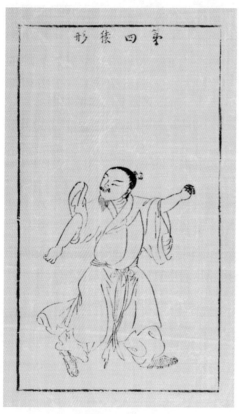

第四猿形

闭气，如猿爬树，一只手如捻果，一只脚如抬起，一只脚跟转身，更运神气，吞入腹内，觉有汗出方可罢。

第五鸟形

闭气，如鸟飞头起，吸尾闾气朝顶，虚双手躬前，头要仰起，迎神破顶。

此谓五禽图，乃汉神医华佗所授。凡人身体不安，作此五禽图之戏，汗出，疾即愈矣。

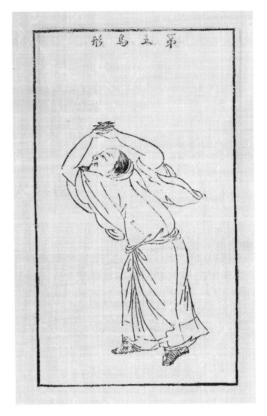

陈希夷睡功图^[1]

陈希夷左睡功图

调和真气五朝元，心息相依念不偏。
三物长居于戊己，龙虎盘结大丹圆。

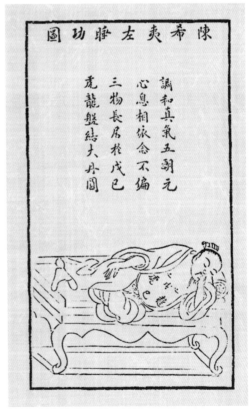

调和真气五朝元
心息相依念不偏
三物长居於戊巳
虎龙盘结大丹圆

---

〔1〕陈希夷睡功图：原书无此标题，整理时加入。

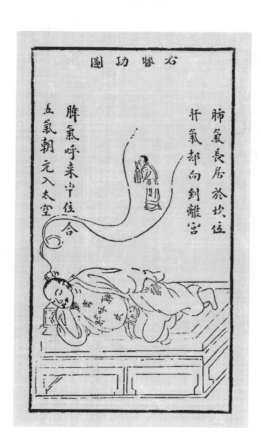

陈希夷[1]右睡功图

肺气长居于坎位，肝气却向到离宫。

脾气呼来中位合，五气朝元入太空。

中医养生大成·第三部

---

[1]陈希夷：原脱，据上图补。

校后记

　　《万育仙书》刊行于明代，是较早的一部按摩导引书。全书分为上下两卷，上卷为"金沙曹无极若水甫订定，古杭张文启开之氏、陆嘉谷穗三氏同参"，下卷为"金沙曹无极若水甫手辑，古杭嘉谷穗三氏、古越陆堃天臣参阅"。作者将上下卷区分为"按摩"与"导引"。

一、作者与成书

　　此书作者曹无极，字若水，诸书无传，生卒年不详。据《万育仙书》明天爵堂本书前之天爵堂主人陆嘉谷（穗三）跋云："曹子若水先生，身体力行，内莹外澈，其信心明悟处，必谘异人异书，湛潜印证，笔之简端，著有成册。此《万育仙书》上下二卷所为作也……先生祖贯金沙。尝游寓于先人救庐之天爵堂。每丙夜聚谭，互为商较，知其传习最真，订正最确，因发其箧，付而梓之，广为传布。"结合此书上下两卷卷首的署名，可知该书的订正辑录者为曹无极（若水），乃金沙（江苏南通金沙镇）人氏。后游寓杭州陆氏天爵堂，由该堂主人陆嘉谷（穗三）参阅并刊行其书。

　　然而，据 2007 年新版的《中国中医古籍总目》（此后简称《总目》），《万育仙书》作者署为明代罗洪先撰，曹若水增辑。但在今存该书的明刻本《万育仙书》中，却找不到罗洪先撰字样。仅在道光印本《万寿仙书》扉页上，题有"罗洪先先生秘传，金沙曹若水先生增辑"。除此本扉页外，无任何序跋题署能证明该书为"罗洪先先生秘传"。

　　考另一种题为罗洪先编的著作为《卫生真诀》（又名《仙传四十九方》），今存两个抄本，分别藏于中国中医科学院与天津市图书馆。中国中医科学院所藏明抄本一册，不分卷。封面有手写题名《仙传四十九方》，书前有明嘉靖乙丑（1565 年）罗洪先《卫生真诀叙》及目录。正文为四十九幅导引图（分别配有释文与内服药方）与五幅五禽戏图，两幅八卦运气图（共五十六幅）。将此书正文与《万育仙书》相比，可知即《万育仙书》卷下的四十九幅"诸仙导引图"、五幅五禽戏图及两幅八卦运气图。此外，《万育仙书》卷下又另辑录了八段锦坐功（八幅）、四时坐功却病图（二十四幅）、陈抟睡功（两幅），共为一卷。因此，该卷作者署名为"金沙曹无极若水手辑"是恰如其分的。

　　被收入《万育仙书》的《卫生真诀》作者是罗洪先。考罗洪先，字达夫，号念庵，道号太玄散人。江西吉水人。曾为明嘉靖八年（1529 年）年一甲第一名进士。他在明嘉靖四十年(1561年)得道士朱神仙所授《卫生真诀》,于明嘉靖四十四年(1565年)为该书写序。

综上所述,《万育仙书》上卷由曹无极所订,原作者无考;下卷为曹无极在罗洪先《卫生真诀》基础上,增补若干导引图而成。

至于《万育仙书》的刊刻年,据《总目》所载为1565年。如上所言,此年当是罗洪先为《卫生真诀》写序的年份。如云《卫生真诀》刊于此年,却也有理。但《万育仙书》既为《卫生真诀》基础上的增补而成,其出刊刻出版,无论如何也应该晚于此年。由于天爵堂主陆嘉谷之序言未署日期,《万育仙书》之确切刊刻年成为一个不解之谜。

二、主要内容与特点

《万育仙书》上下两卷,内容有很大的不同,完全可以区分为两部独立的著作。曹氏本人也认为这是两部分不同的内容。

上卷为按摩,内容包括小儿病证及按摩推拿法。其前半部分为图,后半部分为文字。凡四十六幅图中,包括两幅面形图、十九幅小儿指纹图、六幅按摩穴位及经络图、十九幅按摩手法图。文字部分涉及小儿病证、小儿指纹诊断及小儿面部望诊、小儿按摩手法等。除穴位与手法介绍外,大部分内容采用歌诀形式,朗朗上口。从内容看,此书上卷之儿科部分具有民间医学的特色,属于普及性内容,目的在于示人方法,可依图仿照使用。

下卷为养生祛病导引法,以图为主,只有"六气诀""按摩导引诀"等少量介绍相应功法的文字,这些功法,在当卷的图中均有出现。凡八十九幅导引图中,包括八幅八段锦坐功图、二十四幅四时坐功祛病图、五十幅诸仙导引图(包括一幅八卦周天图)、五幅五禽戏导引图、两幅陈希夷睡功图。其中,诸仙导引图与五禽戏来自罗洪先的《卫生真诀》。

"八段锦坐功图"与"四时坐功祛病图",此前见于《遵生八笺》。"八段锦坐功图"二书同名,共八幅图,均采用坐式,不言治病,大致用以养生保健。在《遵生八笺》也是八幅图集中排列。"四时坐功祛病图"每月各两幅,每幅均配有功法解释文字与所主病证。在《遵生八笺》中,不以"四时坐功祛病图"为名,也不排列在一起,而是分别以"陈希夷孟(仲、季)春(夏、秋、冬)二气坐功图势"为名,分成十二个单元,分散于"四时调摄笺"的春卷、夏卷、秋卷、冬卷之中。此虽称为"坐功图",却有两幅为立式。

诸仙导引图第一幅为八卦周天图,此后为四十九幅借以诸仙命名的导引图,每图都配有一段解释动作的文字、一个方药,以及一首赞诗。如前所述,这部分内容来自罗洪先《卫生真诀》。因罗氏之书传自道士,故这个部分是医道糅合的典型产物。其方药基本上是中医常用的,与所配合之导引图的主治相类。而其赞诗则大致属于道教的内容,其文字艰涩难懂,与所配方药内容不一定十分切合。

五禽戏为五幅图，各模仿虎、熊、鹿、猿、鸟，与相传华佗授徒的五禽戏之五禽相同，每图均配有简单解释文字，说明每一戏的行功动作与方法。

"陈希夷睡功图"共两幅，《遵生八笺》与《卫生真诀》均收录此二图。所谓睡功，与以上各功不同，只是左侧与右侧两个睡姿而已。其解释文字说明了这两种睡姿的功能，并无导引动作。

从此书所载的全部导引图看，均较为简单易行，然其功效是否如图中所云，尚有待进一步研究考查。

三、本次校点的相关说明

《万育仙书》是一部传承关系比较复杂的著作。其前，有《卫生真诀》，曹无极在编辑《万育仙书》时，辑录了《卫生真诀》全书内容。而其后，又有几种不同的《万寿仙书》版本，均辑录了《万育仙书》下卷的内容。

根据《万育仙书》明天爵堂本之陆嘉谷跋看，此本应该是此书的原刻本。该本分别藏于中国中医科学院图书馆与上海中医药大学图书馆，目前所知，以《万育仙书》著录的，只一种传本。该本两卷。封面及上书口均题书名为"万育仙书"。版式为四周单边，白口，上黑鱼尾。每半叶版框高 19.3 厘米，宽 11.2 厘米，8 行，每行 22 字。书前有天爵堂主人陆嘉谷《万育仙书跋》，无序，有目录。该版虽无版刻年，但据纸张、版式及避讳等，可证该本为明刻本。1986 年中医古籍出版社出版此本的影印本，只是其书颇多字迹散漫不清，品相不够精致。

《万寿仙书》当属与《万育仙书》有传承关系的另一部著作，收录了《万育仙书》卷下的内容。在此有必要一提的是题为"万寿仙书"的明末刻本。此本书口及卷首均题为"万寿仙书"。今存两本，分藏于中国中医科学院图书馆与安徽省图书馆。中国中医科学院图书馆藏本为两卷，分装为四册。版式为左右双边，白口，上黑鱼口，每半叶版高 18.5 厘米，宽 11.1 厘米，8 行，行 21 字，软体上版。书前有题为大宋咸淳二年（1266 年）的徐幾《万寿仙书序》。无目录。

仔细将该本与陆氏天爵堂本核对，有如下发现：该本之"万寿仙书"名，乃将《万育仙书》天爵堂系统的某种刻本原版挖去其软体之"育"字，嵌入硬体的"寿"字。书口、卷首的《万寿仙书》均系剜补而成。该本的内容，乃节取《万育仙书》卷下，再分成两卷。其卷首署名为"手辑古杭吴惟贞穗三氏，古越徐幾天臣参阅"。与天爵堂本相比，该本"手辑"二字前，明显将"金沙曹无极若水甫"八字剜去。参阅者亦有剜补之处。其中将"陆嘉谷"剜去，补入"吴惟贞"；将"陆堃"剜去，补入"徐幾"。这些剜补做得比较拙劣，不仅字体不同，而且更名不更字。如"吴惟贞"下接着"穗三氏"。从名、字的关系来看，显然"嘉谷"与"穗三"相对应，而与"惟贞"不对应。

该本书前大宋咸淳二年徐幾《万寿仙书序》中，涉及成书仅提到："如是则求之至人，剖秘旨于未尽，祷人工于后天。此用晦子所以卓越乎尘世，而独探坎离龙虎之奥，而能全人之所不能全，造人之所不能造。然其心则有不忍遗教而孑立者。此《万寿仙书》二卷之所由作也。"然全书无一处有"用晦子"之名。该书多处用明版书剜补作伪，又出宋序，故此序当为伪造，不足信。

综上所述，明末刻本的《万寿仙书》，乃节取明版《万育仙书》卷下内容，并无增加正文内容，分作两卷。又将书名《万育仙书》剜改为《万寿仙书》，并剜改校阅者姓名，削去原辑订者曹无极之名。因此，这是一部伪书，实际上就是《万育仙书》的节录本。

本次点校以明代天爵堂本《万育仙书》为底本，以明末《万育仙书》节录刻本为主校本，清道光刻本《万寿仙书》为旁校本。

张志斌

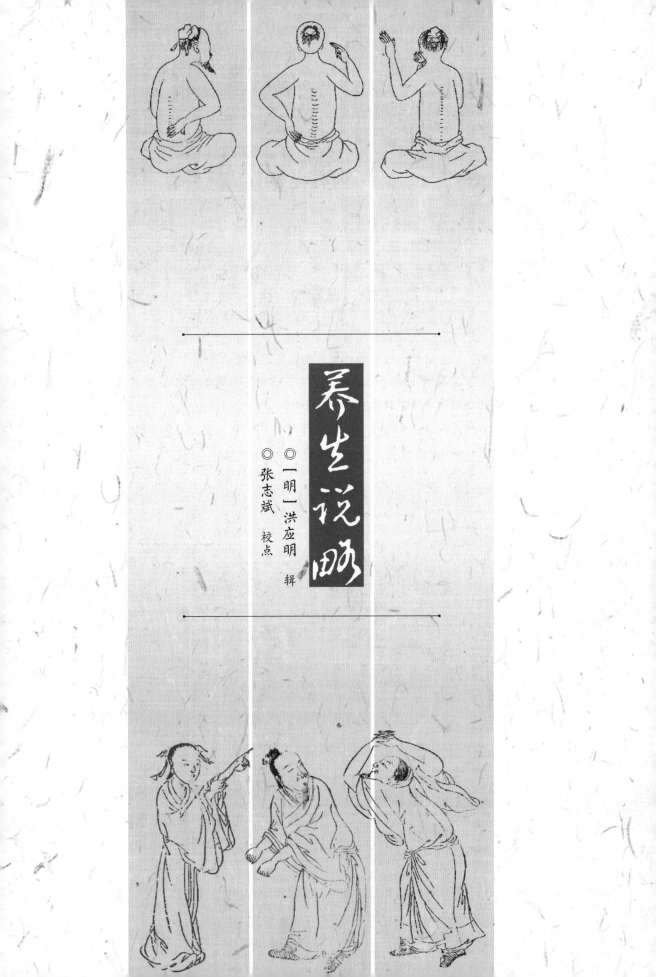

养生说明

◎ [明] 洪应明 辑

◎ 张志斌 校点

内容提要

　　《养生说略》为明代养生专著，约成书于明万历年间（1619 年），原著为明代洪应明所辑。此书篇幅较小，不分卷。其书包括《悟生观》与《养生》两篇。《悟生观》，为明代洪应明辑，又包括两部分内容。第一部分收集了释家人物的养生养心言论，第二部分为带有文字介绍的三十二幅人物图形。据无署名的《养生说略有序》云："有图有说，览而玩之，三十二功要，皆祛疾延季之说。"实际上并非如此。此三十二图中，只有八幅图与导引祛疾相关，其余的二十四幅为释家人物图像与传说，与养生导引基本无关。《养生》原署为明代陈凌云选著，收集了道家人物的养生养心言论，实际上也是从洪应明著作中选录的。

　　此书现仅存孤本——明万历建邑书林陈氏刻本，本次以此为底本进行校点整理，以复旦大学图书馆藏明万历刻本《仙佛奇踪》及明代天爵堂《万育仙书》为校本。

中医养生大成·第三部

养生说略有序

养生之说，其来久矣。轩岐而下，无虑数十家。其说有繁有简，或精或粗。高者入于清虚，卑者流于方技。说玄者每有望洋兴叹，殊不知天地间一气而已矣。天地之气，和则为景星庆云，为醴泉甘露。心身之气，和则为肢体轻健，为生命长永。否则非天人之常者也。予自壮季以来，颇庼此术，近得一帙，有图有说，览而玩之，三十二功要，皆祛疾延季之说。玩而爱，爱而传，有志于诰摄者不可不知也。回命诸锓梓以广之，使与八段锦并行于世，是亦养生之上助也。若夫"铅火"二字，仙筌妙诀，竹帛所禁，非其人不可授也。予焉得而知之哉？

目 录

悟生观

养 生

悟生观

还初道人自诚氏　辑

释迦牟尼佛

法本法无法，无法法亦法。今付无法时，法法何曾法。

摩诃迦叶尊者

法法本来法，无法无非法。何于一法中，有法有不法。
悟心容易息心难，息得心源到处闲。斗转星移天欲晓，白云依旧复青山。

商那和修尊者

非法亦非心，无心亦无法。说是心法时，是法非心法。

优波毱多尊者

心自本来心，本心非有法。有法有本民，非心非本法。

菩提达摩大师

在胎为身，在世为人。在眼曰见，在耳曰闻。在鼻辨香，在口谭论。在手执捉，在足运奔。遍现俱该法界，收摄在一微尘。识者知是佛性，不识唤作精魂。

僧璨大师

华种虽因地，从地种华生。若无人下种，华地尽无生。

见道方修道，不见复何修？道性如虚空，虚空何所有？遍观修道者，拨火觅浮沤。但看美傀儡，线断一齐休[1]。

弘忍大师

道本无心，无心名道。若了无心，无心即道[2]。

邂庵珠师

玉露垂青草，金风动白萍。一声寒雁过，唤越未醒人。

慧能大师

菩提本无树，明镜变非台。本来无一物，何处若尘埃。

白杨顺师

好事堆堆叠叠来，不须造作与安排。落林黄叶水推去，横谷白云风卷回。寒雁一声情念断，霜钟才动我山摧。白杨更有过人处，尽夜寒炉拨元灰。

---

〔1〕见道……一齐休：此四十字，《仙佛奇踪》为本净禅师所云。
〔2〕道本……即道：此十六字，《仙佛奇踪》为本净禅师所云。

本净禅师

佛因心悟，心以佛彰。若悟无心，佛亦不有。

坠灶和尚

镜凹照人瘦，镜凸照人肥。不如打破镜，还我旧面皮。

龙济禅师

风动心摇树，云生性起尘。若明今日事，昧却本来人。

南华昺师

水中捉月，镜里寻头。刻舟求剑，骑牛觅牛。空华阳焰，梦幻浮沤。一笔勾下，要休便休。巴歌社酒村田乐，不风流处自风流。

慧忠禅师

念想由来幻，真性无终始。若得此中意，长波当自止。
人法双净，善恶两忘。直心真意，菩提道场。

同安禅师

枯木岩前差路多，行人到此尽蹉跎。鹭鸶立雪非同色，明月芦花不似他。了了了时无所了，玄玄玄处亦须呵。殷勤为唱玄中曲，空里蟾光撮得么。

云顶山僧

闲坐冥然圣莫知，纵言无物比方伊。石人把板云中拍，水女含笙水底吹。若道不闻渠未晓，欲寻其乡你还疑。教君唱和仍须和，休问宫商竹与丝。

云峰濬师

瘦竹长松滴翠香，流风疏月度微凉。不知谁在原西寺，每日钟声送夕阳。

绍悟禅师

一重山尽一重山，坐断孤峰子细看。云卷雾收山岳静，楚天空阔一轮寒。

鉴贞禅师

眼光随色尽，耳识逐声消。还源无别旨，昨日与今朝。

南台和尚

南台静坐一炉香，终日凝然万虑忘。不是息心除妄息，都缘无事可思量。

宗一禅师

美玉藏顽石，莲华出淤泥。须知烦恼处，悟即是菩提。

傅大士

水中盐味，色里胶青。毕竟是有，不见其形。

妄计因成执，迷绳谓是蛇。疑心生暗鬼，病眼见空花。一境虽无异，三人乃见差。了兹名不实，长御白牛车。

景岑禅师

碍处非墙壁，通处没虚空。若人如是解，心色本来同。

空手把锄头，步行骑水牛。人从桥上过，桥流水不流。

夜夜抱佛眠，朝朝还共起。起坐镇相随，语默同居止。纤毫不相离，如形影相似。欲识佛去处，只这语声是[1]。

一叶扁舟泛渺茫，呈挠舞棹别宫商。云山水月都抛却，赢得庄周一梦长[2]。

铁拐李先生[3]

铁拐先生姓李，质本魁梧。早岁闻道，修真岩穴。时李老君与宛丘先生尝降山斋，诲以道教。一日，先生将赴老君之约，于华山嘱其徒曰：吾魄在此，倘游魂七日而不返，若甫可化吾魄也。徒以母疾迅归，六日化之，先生至七日果归，失魄无依，乃附一饿殍之尸而起，故形跛恶，非其质矣。

靠拐势却病势

治腰背疼痛。背手立住，以拐顶腰，左边靠之，运气一百八口，分三咽，后用膝跪下，扫地摆进数次。右同法。

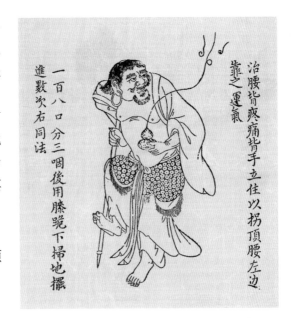

治腰背疼痛背手立住以拐顶腰左边靠之运气

一百八口分三咽后用膝跪下扫地摆进数次右同法

---

〔1〕空手……语声是：此六十字，《仙佛奇踪》为善慧大士所云。

〔2〕一叶……梦长：此二十八字，《仙佛奇踪》为无着禅师所云。

〔3〕铁拐李先生：此前有二十八幅佛家人物图像并传说，与养生无关，删除。

当归拈痛汤

羌活　甘草炙　黄芩酒浸　茵陈酒炒，各五钱　人参　升麻　苦参酒洗　葛根　苍术

各二钱　防风　归身　知母酒洗　茯苓各三钱　泽泻　猪苓各三钱

每服八钱，水煎，不拘时服。力效。

诗曰：

芦芽穿膝两边分，石女戴帽辨前程。

立雪绝倒腰脐上，梁柱根倒尾儿倾。

黄安仙

黄安，代郡人，年万岁余，貌若童子，常服朱砂，举身皆赤，不着衣，坐一视龟，龟广二尺，时人问安：坐龟几年？曰：三千岁一出头，我得龟以来已五出头，今共一万五千岁，传方留后用之长生。

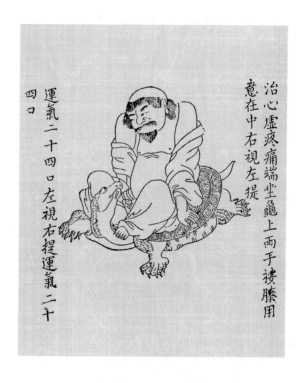

坐龟势[1]

治心虚疼痛。端坐龟上[2]，两手按膝，用意在中，右视左提，运气二十四[3]口，左视右提，运气二十四口。

却痛散

五灵脂三两　蒲黄炒[4]，一两

当归一两　肉桂八钱　石菖蒲八钱　木香七钱

为细末，每服四钱，水煎，入盐、醋少许。

诗曰：

一气熏蒸从此[5]起，三车搬运向东边。

吾非漏泄天机事，切恐愚人爱乱传。

---

〔1〕坐龟势：《万育仙书》作"张真奴神注法"，行功法与处方均基本一致。

〔2〕龟上：《万育仙书》无此二字。

〔3〕二十四：《万育仙书》作"十二"。

〔4〕炒：原作"砂"，据《万育仙书》改。

〔5〕此：《万育仙书》作"北"。

锺离权

锺离权，燕台人，后改觉，字寂道，号王阳子。又号云房先生。父为列侯，宦云中，诞生真人时，异光数丈，侍卫皆惊。一日迷路，入山谷深林，遇胡僧，同往丹云，游至鲁居邹城，入崆峒，于紫金四皓峰居之。时得玉匣秘诀，遂仙去。

散痛势[1]

治时气遍身作疼。正身踏定，将左脚向前，右脚向后，两手握拳拄[2]肚，运气二十四口。左右行功同[3]。立效如神。

人参顺气散

川芎中　桔梗中　白芷中　陈皮多枳壳多　甘草多　麻黄中　乌药多　人参中

羌活多

水煎服。

诗曰：

海外三山一洞天，金楼玉室有神仙。

大丹炼就炉无火，桃在[4]开花知几年。

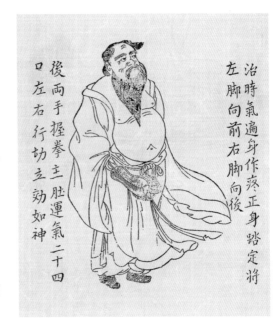

后左右行功立劾如神

两手握拳主肚运气二十四口

治时气遍身作疼正身踏定将左脚向前右脚向后

许　逊

许逊，字敬之，号真君。南昌人，吴赤乌二年，母梦金凤衔珠坠于掌上，玩而吞之，因是有娠而生真君。少小疏通，与物无忤，尝从猎射，一麀鹿中之而毙，鹿母皇顾舐之，因感悟，折弃弓矢，克意为学，博通经史，尤嗜仙修之术矣。

---

〔1〕散痛势：原无此三字，此条与《万育仙书》作"王玉阳散痛法"同，据补。
〔2〕拄：原作"主"，据《万育仙书》改。
〔3〕同：原脱，据《万育仙书》补。
〔4〕在：《万育仙书》作"李"。

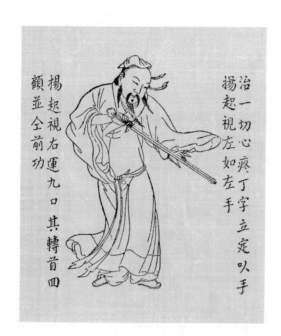

揚起视右運九口其轉首回顧並全前功
揚起视左如左手
治一切心疼丁字立定以手

拔剑势[1]

治一切心疼。丁字立定，以右[2]手扬起视左，如左手扬起视右，运气九口，其转首回顾，并同前功。

落盏汤

玄胡索　五灵脂烧烟尽　建蔻仁各六分　良姜[3]　石菖蒲　厚朴　陈皮　藿香各一钱　枳壳　苏梗各六分

用水煎服。

诗曰：

一月三旬一遇逢，以时易日法神功。
守城野战知凶吉，增得灵砂满顶红。

张果老

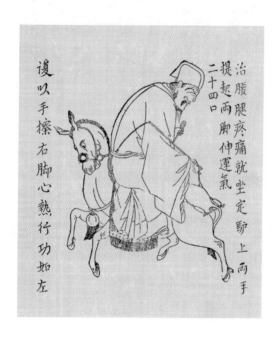

谩叹手擦右脚心熱行功如左
提起两脚伸運氣二十四口
治腰腿疼痛就坐定驴上两手

张果隐于恒州中条山，往来汾晋间，得长生秘术，常乘一白驴，日行数万里。

乌龙探爪势[4]

治腰腿疼痛，就坐定驴上，两手提起两脚，伸，运气二十四口，复以手擦右脚心热，行功如左[5]。

牛膝酒

地骨皮　五加皮　薏苡炒　川芎　牛膝各二[6]两　甘草一两　生地三两　海桐皮一两半　羌活一两　杜仲炒，二两

用无灰好酒如法煮熟，每服一二杯，日常三四次，常饮。

---

〔1〕拔剑势：原无标题，《万育仙书》此条为"孚祐帝君拔剑势"，据此补出标题。

〔2〕右：原脱，据《万育仙书》补。

〔3〕良姜：此后原衍"中"，据文义删。

〔4〕乌龙探爪势：原无，据其下势式说明及所配方剂，大致与《万育仙书》"孙玄虚乌龙探爪形"同，据补。

〔5〕复以……如左：此十二字显然与前文义不符，核《万育仙书》，系从另一条误录。

〔6〕二：原脱，据《万育仙书》补。

诗曰：

火取南方赤龙血，水涌北山黑虎精。

和合二物居一处，婴儿养就是长生。

吕纯阳

吕岩，字洞宾。唐蒲州永乐县人，号纯阳子。初母就蓐时，异香满空，天乐浮空。一白鹤自天而下，飞入帐内不见，生而金形木质，鹤顶龟背，凤眼朝天，双眉入鬓[1]，少聪明，矢口成文，身长八尺二寸。

治酒醉法[2]

治酒醉法，以身立定，令人以手摩腰，呼出酒气，鼻吸青气入即醒。

菊花散[3]

甘菊花　羌活　木贼　黄连　川芎
荆芥　防风　当归　白芍　甘草　蔓荆子
黄芩[4]各等分[5]

水煎，食后服。

诗曰：

一步为足未悠游，吾今背痛甚堪忧。

磨三顶兮真消息，昆仑冰雪不能流。

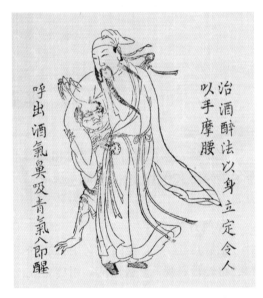

马成子[6]

马成子，秦扶风人。性喜恬退，不乐纷荣。尝自叹曰：人生若流电尔，奈何久变尘寰中。于是弃家访道，入蜀之鹤鸣山石室中，修炼二十余年。后遇异人授以神丹，曰：气为内丹，药为外丹，子得此服之，当列为上仙矣。言讫而去，成子遵其术行之，逐白日升天。

---

[1]入鬓：原脱，据《仙佛奇踪》补。

[2]治酒醉法：原无，据文义补。

[3]菊花散：在《万育仙书》中，此方治"血热上攻，眼目昏暗"。

[4]芩：原作"苓"，据《万育仙书》改。

[5]各等分：原脱，据《万育仙书》补。

[6]马成子：原无标题，人物介绍为马成子，据补。

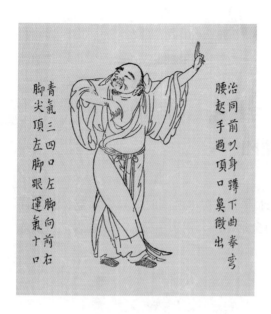

凤张势[1]

治同前。以身蹲下，曲拳弯腰，起手过顶，口鼻微出清气三四口，左脚向前，右脚尖顶左脚跟，运气十口。

流气饮子

羌活　苍术　川芎　当归　香附　白芍　半夏　木香　枳壳　木通　甘草　槟榔　紫苏各等分

水煎服。

诗曰：

如来断臂少人知，华池枯竭好孤凄。

麒麟掣断黄金锁，狮子冲开白玉梯。

李老君[2]

老子者，太上老君也。累世化身而未有诞生之迹，迨商阳甲时，分神化气，始寄胎玄妙，玉女八十一年，暨武丁庚辰二月十五日，卯时降诞于楚之苦县濑乡曲仁里，从母左腋而生于李树下，指树为名。

存气开关法[3]

治腹虚饱[4]。坐西牛，手抱腹脐，以目瞑瞑，谷道紧提，左视[5]，运气十二口，再转目右视，呼吸同前。用功立效。

保和丸

山楂肉二两　神曲炒过　半夏　茯苓各一两　蔓荆子[6]炒过　陈皮　连翘各五钱

上为末，以神曲打糊为丸，每服三五十丸，白汤下。

诗曰：

玉炉夜夜烹铅火，金鼎时时治汞乾。

熄火不差七百二，泥丸霹雳觉生寒。

---

[1] 凤张势：原无标题，《万育仙书》此势为"高象先凤张势"，据补。

[2] 李老君：原无标题，人物介绍是李老君，据补。

[3] 存气开关法：原无标题，功法同《万育仙书》"徐神翁存气开关法"，据补。

[4] 饱：原作"抱"，据《万育仙书》改。

[5] 左视：原脱，据《万育仙书》补。

[6] 蔓荆子：《万育仙书》作"萝卜子"，义长。

养　生

建邑书林　素心子陈凌云　选著

逍遥子

父母未生前，与母共相连。十月胎在腹，能动不能言。昼夜母呼吸，往来通我玄。无情生有情，虚灵彻洞天。剪断脐带子，一点落根源。性命与真土，此处觅真铅。时时防意马，刻刻锁心猿。迷失当来路，轮回苦万千。若遇明师指，说破妙中玄。共成二十句，悟者上青天[1]。

中黄真人

天门常开，地户须闭。息息绵绵，勿令暂废。吸到于根，呼至于蒂。子谓之神，母谓之气。如鸡抱卵，似鱼在水。结就圣胎，自然蝉蜕。

马丹阳

道性虽无修无证，尘心要日损日消。消到忘心忘性，方契无修无证。

纯阳真人

一日清闲一日仙，六神和合自安然。丹田有宝休寻道，对境无心莫问禅。

养气忘言守，降心为不为。动静知宗祖，无事更寻谁。真常须应物，应物要不

---

[1] 共成……青天：《仙佛奇踪》作"都来二十句，端的上青天"。

迷。不迷性自住，性住气自回。气回丹自结，壶中配坎离。阴阳生返复，普化一声雷。白云朝顶上，甘露洒须弥。自饮长生酒，逍遥谁得知？坐听无弦曲，明通造化机。都来二十句，端的上天梯。

虚静天师

不怕念起，惟恐觉迟。念起是病，不续是药。

大道不远在身中，万物皆空性不空。性若不空和气住，气归元海寿无穷。

欲得身中神不出，莫向灵台留一物。物在心中神不清，耗散真精损筋骨。

元神一出便收来，神返身中气自回。如此朝朝并暮暮，自然赤子产真胎。

三茅真君

灵台湛湛似冰壶，只许元神在里居。若向此中留一物，岂能证道合清虚。

寒山子

冬则朝勿饥，夏则夜勿饱。早起不在鸡鸣前，晚起不过日出后。心内澄，则真人守其位；气内定，则邪秽去其身。

玉虚子

物物原无物，心[1]非形亦非。三般观晓悟，悟者不知谁。

无无藏妙有，有有现真空。湛然俱不立，常寂性融融。

---

〔1〕玉虚子……心：此九字原书破损脱缺，据《仙佛奇踪》补。

马丹阳[1]

炼气作生涯，怡神为日用。常教龙虎调，不使马猿弄。
性定则情忘，形虚则气运。心死则神活，阳盛则阴衰。
修心要作长生客，炼性当为活死人。

天来子

欲捞北海波心月，先缚南山岭上云[2]。月落[3]鸟飞寻不见，广寒宫内倒骑牛。
玄牝之间镇日开，中间一窍混灵台。无关无锁无人守，日月东西自往来。
采药要明天上月，修行须识水中金。月无庚气金无水，纵有真铅枉用心。

王栖云

遣欲澄心亦是心，将心擒欲欲应深。争如不起群迷念，方现无中百炼金。

白玉蟾

大道：以无心为体，忘言为用，柔弱为本，清净为基。
神气归根处，身心复命时。这般真孔窍，料得少人知。
万籁风初起，千山月正圆。急须行正令，便可运周天。
云散海棠月，春深杨柳风。阿谁知此意，举目问虚空[4]。
神是性兮气是命，神不外驰气自定。本来二物互相亲，失却将何为本柄[5]。

---

〔1〕马丹阳：原脱，据《仙佛奇踪》补。
〔2〕岭上云：《仙佛奇踪》此后尚有"若也有人知此意，便堪飞鸟见元君"十四字。
〔3〕月落：《仙佛奇踪》此前尚有"半轮月照西江上，一个鸟飞北海头"十四字。
〔4〕神气……虚空：此六十字《仙佛奇踪》为翠玄真人所云。
〔5〕神是……本柄：此二十八字《仙佛奇踪》为文逸曹仙姑所云。

重阳祖师

弃了惺惺学得痴，到无为处无不为。眼前世事只如此，耳畔风雷迥不知。两脚任从行处去，一灵常与气相随。有时四大熏熏醉，借问青天我是谁。

石杏林

万物生皆死，元神死复生。以神居气内，丹道自然成。

心天无点翳，性地绝尘飞。夜静月明处，一声春鸟啼。

施肩吾

气本延年药，心为使气神。能知行气主，便可作真人。

张紫阳

虚无生白云，寂静发黄芽。玉炉火温温，鼎上飞紫霞。

身为客兮心为主，主人平和客安处。若还主客不安宁，精神管是辞君去[1]。

龙眉子

丹田完固气归根，气聚神凝道合真。久视定须从此始，莫教虚度好光阴。

却老扶衰别有方，不须身外觅阴阳。玉关谨守尝渊默，气固神完寿自康。

混沌生前混沌圆，个中消息不容传。擘开窍内窍中窍，踏破天中天外天。斗柄逆旋方有象，台光返照始成仙。一朝捞得潭心月，觑破胡僧面壁禅[2]。

---

〔1〕身为……君去：《仙佛奇踪》此二十八字为无梦子所云。

〔2〕混沌……壁禅：《仙佛奇踪》此五十六字为陈虚白所云。

翠玄真人

炼气徒施力，存神枉用功。岂知丹诀妙，镇日玩真空。

玉液滋神室，金胎结气枢。只寻身内药，不用检丹书[1]。

火枣原无核，交梨岂有查。终朝行火候，神水灌[2]金花。

---

〔1〕丹书：原脱，据《仙佛奇踪》补。

〔2〕火候……灌：原书破损脱缺，据《仙佛奇踪》补。

校后记

　　《养生说略》为明代养生专著，约成书于明万历年间（1619 年）。

　　《中国中医古籍总目》载：两卷。《悟生观》一卷，明洪应明辑；"养生"一卷，明陈凌云辑。从原书来看，此书篇幅较小，无分卷。其书包括《悟生观》与《养生》两篇。《悟生观》，为明代洪应明辑，包括两部分内容。第一部分收集了释家人士的养生养心言论，第二部分为带有文字介绍的三十二幅人物图形。据无署名的《养生说略有序》云："有图有说，览而玩之，三十二功要，皆祛疾延季之说。"实际上并非如此。此三十二图中，只有八幅图与导引祛疾相关，其余的二十四幅为释家人物图像与传说，与养生导引基本无关。

　　分析书中的八幅导引图之图形，"铁拐李""锺离权""马成子""李老君"等四幅，图像取自《仙佛奇踪》，"许逊"来自《万育仙书》之"孚祐帝君拔剑势"，"吕纯阳""张果老"与《万育仙书》之同人名图不同势。其中前七位均在《仙佛奇踪》之道教人物之例，唯独"黄安仙"一名，既不见于《仙佛奇踪》，亦不见于《仙传四十九方》，但其功法及处方则来自《万育仙书》之"张真奴神注法"。分析八幅导引之功法及所用处方，大多来自明代十分流行的"四十九仙导图"。"四十九仙导图"当首见于明嘉靖乙丑年（1565 年）罗洪先序刊抄本《仙传四十九方》，与原图相比，图名中的人物被改动，功法介绍中的文字也有差误。

　　考明洪应明，字自诚，号还初道人，明代万历年间人。另著有《菜根谭》与《仙佛奇踪》。《四库全书总目·子部·小说类存目二》载："《仙佛奇踪》四卷，明洪应明撰。应明，字自诚，号还初道人，其里贯未详，是编成于万历壬寅。"《四库全书·喜咏轩丛书》卷首收有明人袁黄的《仙引》和冯梦桢的《佛引》。《仙引》曰："洪生自诚氏，新都弟子也。"《佛引》曰："洪生自诚氏，幼慕纷华，晚栖禅寂。"又曰："万历壬寅季冬朔，还初道人洪应明书于秦淮小邸。"可见，洪应明可能是四川新都人（今治在四川省新都县）。早年热衷于仕途，到南京居住。晚年，静心向佛，归隐著述，主张出世无为。《四库全书》与《正统道藏》都收录了洪氏《仙佛奇踪》。其书八卷，前四卷属道家，后四卷属佛家，共收录历代仙真一百人，每人一传一画，末尾附录养生、精修等文辞。经核实，《养生说略》之《悟生观》实际上是《仙佛奇踪》的节选。何人所选，不得而知。据《养生说略有序》，序者所见，只有三十二图，故已经是经过节选的内容。

　　《养生》原题为"建邑书林素心子陈凌云选著"，笔者核实了此篇中的文字，同样全部是来自于洪应明的《仙佛奇踪》。而陈凌云，生平故里无从考证。有可能正是从《仙佛奇踪》选录此书之人，不然其名不应该在书中出现。

此书现仅存孤本——明万历建邑书林陈氏刻本，本次以此为底本进行校点整理。原书中二十四幅佛家人物画像与养生无关，整理时予以删除，只收入八幅养生导引图。书中除八幅导引图的说明文字及处方外，绝大部分文字与《仙佛奇踪》重合的部分，以复旦大学图书馆藏明万历刻本《仙佛奇踪》作校本；而导引图中与"四十九仙导引图"重合的部分，以明代天爵堂本《万育仙书》（此书为"四十九仙导引图"现存最早的明代刻本）作校本。

张志斌

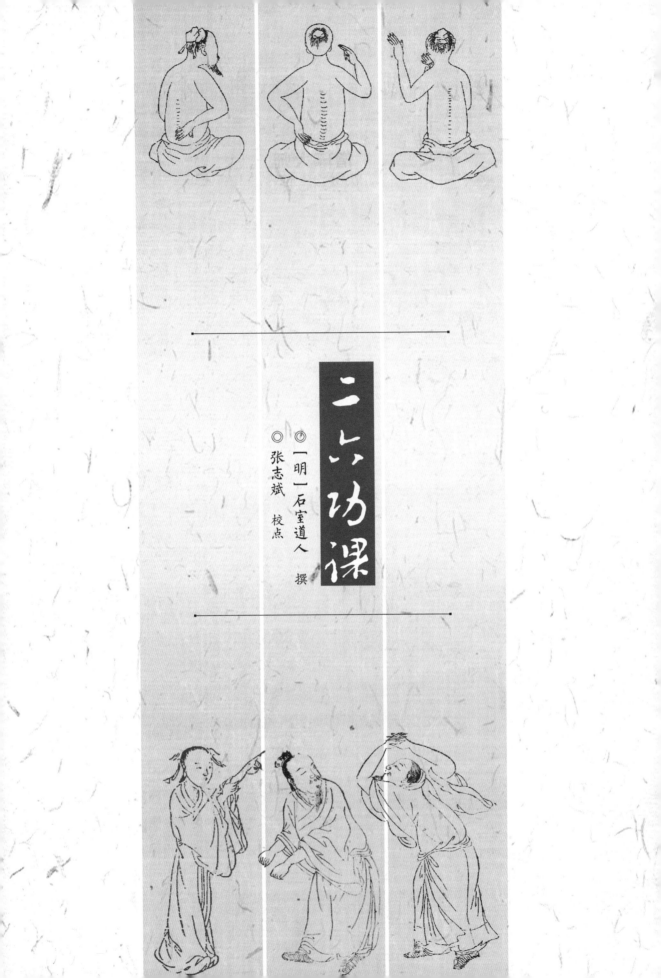

二六功课

◎〔明〕石室道人 撰

◎ 张志斌 校点

内容提要

  《二六功课》不分卷，明代石室道人著，为养生导引专著。此书极精悍，仅八百余文。所谓"二六"，即十二时辰；所谓"功课"，即应该做的事，或应该进行的锻炼方法。所以，此"二六功课"，从"辰"时开始，到"卯"时结束，不仅谈到适合于各个时辰的导引方法，而且包括了正常的衣、食、住、行等生活规律。

  本次以清道光十一年辛卯（1831年）六安晁氏木活字《学海类编》本为底本进行校点整理。

二六功课

［明］石室道人　撰

撒开两手，鱼跃鸢飞，打破桶底，中流自在。此是转身，向上一路，还从法外，护持所以。饥食困眠，假借四大，行住坐卧，不离色身。但令二六时中，随方作课，使生气流行，身无奇病。只此着衣吃饭，家风便是，空假中观正局。

辰

夙兴整衣襟，坐明窗中，调息受天气，进白汤一瓯，勿饮茶。栉发百余遍，使疏风清火，明目，去脑中热。盥漱毕，早餐宜粥，宜淡素饱，徐行百步，以手摩腹，令速下食。天气者，亥子以来真气也。静而清，喧而浊，故天气至巳午而微矣。

巳

读书，或楞严，或南华，或易一卦。循序勿泛滥，勿妄想，勿聚谈，了大义知止，勿积疑。倦即闭目，咽津数十口。见宾客，寡言以养气。

午

坐香一线毕，经行，使神气安顿。始饭，用素汤，当饥而食，未饱先止。茶涤口腻，漱去乃饮。行步，少坐勿伛。胸中闷，则默呵气二三口。凡饮食之节，减满受虚，故当饥，节其满，未饱留其虚。

未

猎史，看古人大局，穷事理，流览时务，事来须应，遇物来须识破。勿昼卧，无事无物，不妨事物之来，涉猎流览，都是妙门生趣，读书人日用不知。

申

朗诵古人得意文一二篇，引满数酌，勿多饮，令昏志，或吟名人诗数首，弄笔仿古帖，倦即止。吟诵浮白，以王真气，亦是张颠草书被酒入圣时也。

酉

坐香一线，动静如意。晚餐宜早，课儿子一日程，如法即止。小饮，勿沉醉陶然。热水濯足，降火除湿。暮漱，涤一日饮食之毒。

戌

灯夜默坐，忽多思，勿多阅。多思伤心，多阅伤目。坐勿过二更，安睡以培元气。卧必侧身，屈上一足。先睡心，后睡眼，睡心是正法，睡眼是观法。

亥子

亥末子初，婴始孩也，一身元气于焉发陈。当其机候，起坐拥衾，虚心静宁，无为而行，约香一线。固其命门，精神日余，元气大盈。醒而行之，难老而长存也。

丑寅

丑寅间，精气发生时也。勿酣睡，静守，令精住其宅。或转侧卧如弓，气亦周流不漏泄，如句萌不折，迎生气也。

卯

醒见晨光，披衣坐床，叩齿三百，转动两肩，调其筋骨，以和阴阳。振衣下榻，俾勿滥觞。

校后记

《二六功课》不分卷，明代石室道人著，为养生导引专著。

此书极精悍，仅八百余文。所谓"二六"，即十二时辰；所谓"功课"，即应该做的事，或应该进行的锻炼方法。此书从"辰"时开始，到"卯"时结束，不仅谈到合适于各个时辰的导引方法，而且包括了正常的衣、食、住、行等生活规律。如辰时，从起床"整衣襟，坐明窗中，调息受天气"开始，"进白汤一瓯，勿饮茶，栉发百余遍，使疏风清火，明目，去脑中热。盥漱毕，早餐宜粥，宜淡素饱"，其实都是正常的生活起居内容，然后才是"徐行百步，以手摩腹，令速下食"等导引按摩的养生保健内容。其他时辰亦如此，甚至包括读什么书、怎么读。此书的特点就是简单易行，没有任何有难度的功法动作。

石室道人，姓程名羽文，字荩臣，有《鸳鸯牒》《诗本事》《一岁芳华》《剑气》等著作，生平不详，生活于明末。

此书现无单行本存世，见于丛书《学海类编》及《水边林下》。本次以清道光十一年辛卯（1831年）六安晁氏木活字《学海类编》本为底本进行整理校点。

张志斌

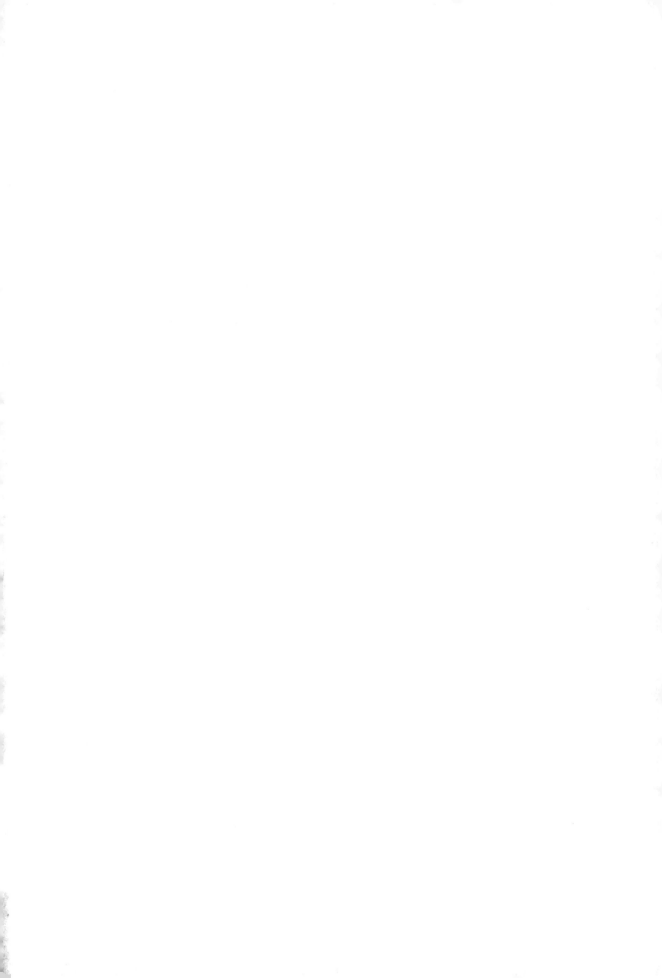